Impfung	Alter in Monaten				
	5–6	9–11	12–17	ab 18	ab 60
Tetanus	A1		A2	A (ggf. N)**	
Diphtherie	A1		A2		
Pertussis	A1		A2		
Poliomyelitis			A1	ggf. N	
Hepatitis B		N			
Pneumokokken					S[b]
Meningokokken		N			
Masern		N		S[c]	
Mumps, Röteln		N			
Varizellen		N			
Influenza					S***
Humanes Papillomvirus (HPV)			G1–G3*		

G	Grundimmunisierung (in bis zu 4 Teilimpfungen G1–G4)
A	Auffrischimpfung
S	Standardimpfung
N	Nachholimpfung (Grundimmunisierung aller noch nicht Geimpften bzw. Komplettierung einer unvollständigen Impfserie)

Impfkalender (Standardimpfungen) 2011 für Kinder ab 5 Jahre, Jugendliche und Erwachsene (unter Berücksichtigung eines Erratums (STIKO 2011)).
Empfohlenes Impfalter und Mindestabstände zwischen den Impfungen.
Der jeweils aktuelle Impfkalender kann unter www.rki.de/impfen eingesehen werden.
b): Einmalige Impfung mit Polysaccharidimpfstoff, Auffrischimpfung nur für bestimmte Indikationen empfohlen, vgl. Kap. 10.
c): Einmalige Impfung für alle nach 1970 geborenen Personen ≥ 18 Jahre mit unklarem Impfstatus, ohne Impfung oder mit nur einer Impfung in der Kindheit.
* Standardimpfung für Mädchen und junge Frauen.
** Auffrischungsimpfung jeweils 10 J. nach der letzten vorangegangenen Dosis. Die nächste fällige Td-Impfung einmalig als Tdap- bzw. bei entsprechender Indikation als Tdap-IPV-Kombinationsimpfung.
*** Jährliche Impfung.

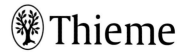

Impfkompendium

Heinz Spiess
Ulrich Heininger
Wolfgang Jilg

Unter Mitarbeit von

Klaus Cichutek
Maia Funk-Baumann
Walter H. Haas
Christoph Hatz
Friedrich Hofmann
Brigitte Keller-Stanislawski
Magnus von Knebel Döberitz
Markus Knuf
Herwig Kollaritsch
Hans Wolfgang Kreth
Jan Leidel
Johannes G. Liese

Mark Peter Gerard van der Linden
Claudius U. Meyer
Michael Pfleiderer
Dietrich Reinhardt
Sabine Reiter
Erich Samson
Jürgen Scherer
Frank von Sonnenburg
Robert Steffen
Peter Weber
Ole Wichmann
Fred-Philipp Zepp

7., vollständig überarbeitete und erweiterte Auflage

43 Abbildungen
59 Tabellen

Georg Thieme Verlag
Stuttgart · New York

*Bibliografische Information
der Deutschen Nationalbibliothek*

Die Deutsche Nationalbibliothek verzeichnet diese Publikation in der Deutschen Nationalbibliografie; detaillierte bibliografische Daten sind im Internet über http://dnb.d-nb.de abrufbar.

1. Auflage 1973
2. Auflage 1976
3. Auflage 1987
4. Auflage 1994
5. Auflage 1999
6. Auflage 2005

Wichtiger Hinweis: Wie jede Wissenschaft ist die Medizin ständigen Entwicklungen unterworfen. Forschung und klinische Erfahrung erweitern unsere Erkenntnisse, insbesondere was Behandlung und medikamentöse Therapie anbelangt. Soweit in diesem Werk eine Dosierung oder eine Applikation erwähnt wird, darf der Leser zwar darauf vertrauen, dass Autoren, Herausgeber und Verlag große Sorgfalt darauf verwandt haben, dass diese Angabe **dem Wissensstand bei Fertigstellung des Werkes** entspricht. Für Angaben über Dosierungsanweisungen und Applikationsformen kann vom Verlag jedoch keine Gewähr übernommen werden. **Jeder Benutzer ist angehalten**, durch sorgfältige Prüfung der Beipackzettel der verwendeten Präparate und gegebenenfalls nach Konsultation eines Spezialisten festzustellen, ob die dort gegebene Empfehlung für Dosierungen oder die Beachtung von Kontraindikationen gegenüber der Angabe in diesem Buch abweicht. Eine solche Prüfung ist besonders wichtig bei selten verwendeten Präparaten oder solchen, die neu auf den Markt gebracht worden sind. **Jede Dosierung oder Applikation erfolgt auf eigene Gefahr des Benutzers**. Autoren und Verlag appellieren an jeden Benutzer, ihm etwa auffallende Ungenauigkeiten dem Verlag mitzuteilen.

© 1973, 2012 Georg Thieme Verlag KG
Rüdigerstraße 14
70469 Stuttgart
Deutschland
Telefon: +49/(0)711/8931-0
Unsere Homepage: www.thieme.de

Printed in Germany

Zeichnungen: Christiane und
Dr. Michael von Solodkoff; BITmap, Mannheim
Umschlaggestaltung: Thieme Verlagsgruppe
Umschlagfotos: fotolia.com
Redaktion: Thomas Koch-Albrecht, Münchwald/Hunsrück
Satz: Fotosatz Buck, Kumhausen
gesetzt aus InDesign CS5
Druck: Grafisches Centrum Cuno, Calbe

ISBN 978-3-13-498907-6   1 2 3 4 5 6
Auch erhältlich als E-Book:
eISBN (PDF) 978-3-13-161197-0

Geschützte Warennamen (Marken) werden **nicht** besonders kenntlich gemacht. Aus dem Fehlen eines solchen Hinweises kann also nicht geschlossen werden, dass es sich um einen freien Warennamen handelt.

Das Werk, einschließlich aller seiner Teile, ist urheberrechtlich geschützt. Jede Verwertung außerhalb der engen Grenzen des Urheberrechtsgesetzes ist ohne Zustimmung des Verlages unzulässig und strafbar. Das gilt insbesondere für Vervielfältigungen, Übersetzungen, Mikroverfilmungen und die Einspeicherung und Verarbeitung in elektronischen Systemen.

Vorwort

Wirkung und Notwendigkeit von Schutzimpfungen sind mit der Ausrottung der Pocken durch die von der Weltgesundheitsorganisation (WHO) weltweit durchgeführten Pockenschutzimpfungen bewiesen. Auch die Poliomyelititis ist durch konsequent durchgeführte Schutzimpfungen und seuchenhygienische Maßnahmen weltweit zunehmend unter Kontrolle. Das gilt potenziell auch für die Masern, die als „Kinderkrankheit" bezeichnet unterschätzt werden, besonders deren Komplikation, die Masern-Enzephalititis.

Impfempfehlungen werden seit 1972 von der ständigen Impfkommission (STIKO) des Robert Koch-Instituts (früher Bundesgesundheitsamt genannt) gegeben und kontrolliert. Mit Beschluss der Gesundheitsministerkonferenz 1991 wurde erreicht, die öffentliche Empfehlung von Schutzimpfungen auf der Grundlage der Ergebnisse der STIKO durchzuführen.

Um die Impfempfehlungen nach dem neuesten Stand der Wissenschaft für die Lehre von Studenten und von in Impffragen Auskunft suchenden Ärzten und medizinischem Personal darzustellen, sind auch in der 7. Auflage des Impfkompendiums Autoren mit speziellen Sachkenntnissen in der Vakzinologie für die Bearbeitung der verschiedenen Kapitel gewonnen worden. Mehrere davon sind Mitglieder der STIKO.

Neu ist das Kapitel „HPV-Impfung", bearbeitet von Professor von Knebel-Döberitz, einem Mitarbeiter von Prof. Dr. H. zur Hausen, Deutsches Krebsforschungszentrum Heidelberg, dem Entdecker der Assoziation des humanen Papillomavirus (HPV) in der Entstehung des Gebärmutterhalskrebses und der antiviralen Schutzwirkung durch die HPV-Impfung.

Als neuer Mitherausgeber des Impfkompendiums wurde der bereits ab der 4. Auflage mitarbeitende Virologe Prof. Dr. Wolfgang Jilg gewählt.

München, Basel, *Heinz Spiess*
Regensburg, *Ulrich Heininger*
im Sommer 2011 *Wolfgang Jilg*

Anschriften

Prof. Dr. Heinz Spiess
Kinderpoliklinik
der Ludwig-Maximilians-Universität
Pettenkoferstr. 8a
80336 München

Prof. Dr. Ulrich Heininger
Pädiatrische Infektiologie und Vakzinologie
Universitäts-Kinderspital UKBB
Spitalstr. 33
4056 Basel
SCHWEIZ

Prof. Dr. Klaus Cichutek
Bundesinstitut für Impfstoffe
und biomedizinische Arzneimittel
Paul-Ehrlich-Institut
Paul-Ehrlich-Str. 51-59
63225 Langen

Dr. Maia Funk-Baumann
Institut für Sozial- und Präventivmedizin
Hirschgraben 84
8001 Zürich
SCHWEIZ

Priv.-Doz. Dr. Walter H. Haas
Abteilung für Infektionsepidemiologie
Fachgebiet für Respiratorisch
übertragbare Erkrankungen
Robert Koch-Institut
DGZ-Ring 1
13086 Berlin

Prof. Dr. Christoph Hatz
Institut für Sozial- und Präventivmedizin
Hirschgraben 84
8001 Zürich
bzw.
Schweizerisches Tropen- und
Public Health-Institut
Socinstr. 57
4002 Basel
SCHWEIZ

Prof. Dr. Wolfgang Jilg
Institut für Medizinische Mikrobiologie
und Hygiene
Bereich Klinische Virologie u.
Infektionsimmunologie
Universität Regensburg
Franz-Josef-Strauß-Allee 11
93053 Regensburg

Prof. Dr. Dr. Friedrich Hofmann
Bergische Universität
Fachbereich D
Gaußstr. 20
42119 Wuppertal

Dr. Brigitte Keller-Stanislawski
Bundesinstitut für Sera und Impfstoffe
Paul-Ehrlich-Institut
Paul-Ehrlich-Str. 51–59
63225 Langen

Prof. Dr. Magnus von Knebel Döberitz
Pathologisches Institut
Abteilung für Angewandte Tumorbiologie (ATB)
Universität Heidelberg
Im Neuenheimer Feld 220/221
69120 Heidelberg

Univ.-Prof. Dr. Markus Knuf
Klinik für Kinder und Jugendliche
Pädiatrische Infektiologie
der Universitätsmedizin Mainz
HSK Dr. Horst Schmidt Klinik
Ludwig-Erhard-Str. 100
65199 Wiesbaden

Univ.-Prof. Dr. Herwig Kollaritsch
Institut für Spezifische Prophylaxe
und Tropenmedizin
Medizinische Universität Wien
Kinderspitalgasse 15
1090 Wien
ÖSTERREICH

Prof. Dr. Hans Wolfgang Kreth
ehem. Kinderklinik und Poliklinik
Universitätsklinik Würzburg
Josef-Schneider-Str. 2, Haus C5
97080 Würzburg

Dr. Jan Leidel
Aachener Str. 1313
50859 Köln

Prof. Dr. Johannes G. Liese
Kinderklinik und Poliklinik
Universitätsklinik Würzburg
Josef-Schneider-Str. 2, Haus C5
97080 Würzburg

Dr. Mark Peter Gerard van der Linden
Nationales Referenzzentrum für Streptokokken
Abteilung Medizinische Mikrobiologie
Universitätsklinikum RWTH Aachen
Pauwelsstr. 30
52074 Aachen

Dr. Claudius U. Meyer
Labor f. Pädiatrische Immunologie
Zentrum für Kinderheilkunde und Jugendmedizin
Johannes-Gutenberg-Universität
Langenbeckstr. 1
55131 Mainz

Dr. Michael Pfleiderer
Bundesinstitut für Impfstoffe
und biomedizinische Arzneimittel
Paul-Ehrlich-Institut
Paul-Ehrlich-Str. 51–59
63225 Langen

Prof. Dr. Dietrich Reinhardt
Kinderklinik u. Poliklinik
Dr. von Haunersches Kinderspital
Klinikum Innenstadt der LMU
Lindwurmstr. 4
80337 München

Dr. Sabine Reiter
Fachgebiet Impfprävention
Robert Koch-Institut Berlin
DGZ-Ring 1
13086 Berlin

Prof. Dr. Erich Samson
Bucerius Law School
Jungiusstr. 6
20355 Hamburg

Dr. Jürgen Scherer
Abteilung Medizinische Biotechnologie
Paul-Ehrlich-Institut
Paul-Ehrlich-Str. 51–59
63225 Langen

Prof. Dr. Frank von Sonnenburg
Institut für Infektions- und Tropenmedizin
Medizinische Fakultät
Universität München
Leopoldstr. 5
80802 München

Prof. (em.) Dr. Robert Steffen
Institut für Sozial- und Präventivmedizin
Hirschgraben 84
8001 Zürich
SCHWEIZ
bzw.
Epidemiology and Disease Prevention Division
School of Public Health
University of Texas
Houston, TX
U.S.A.

Prof. Dr. Peter Weber
Abteilung Neuro- u. Entwicklungspädiatrie
Universitäts-Kinderspital UKBB
Spitalstr. 33
4056 Basel
SCHWEIZ

Dr. Ole Wichmann
Fachgebiet Impfprävention
Robert Koch-Institut Berlin
DGZ-Ring 1
13086 Berlin

Prof. Dr. Fred-Philipp Zepp
Zentrum für Kinderheilkunde und Jugendmedizin
Johannes-Gutenberg-Universität
Langenbeckstr. 1
55131 Mainz

Abkürzungen

ACYW (tetravalenter Konjugatimpfstoff gegen Meningokokken der) Serotypen A, C, Y, W135
ADA Adenosindeaminase
ADCC antikörperabhängige, zellvermittelte Zytotoxizität
AFP acute flaccid Paralysis
AMG Arzneimittelgesetz
aP azellulärer Pertussis-Impfstoff mit hoher Antigenkonzentration
ap azellulärer Pertussis-Impfstoff mit niedriger Antigenkonzentration
API active pharmaceutical ingredient
APV azelluläre Pertussisvakzine
ArbMedVV Verordnung zur arbeitsmedizinischen Vorsorge

BALT bronchus associated lymphoid tissue
BCG Bacille Calmette-Guérin (attenuierter Lebendimpfstoff gegen Tuberkulose)
BMG Bundesministerium für Gesundheit
BSE bovine spongiforme Enzephalopathie
BWP Biologics Working Party

CDC (US) Centers for Disease Control and Prevention
CHMP Committee for Human Medicinal Products
CIN cervical intraepithelial neoplasia
CMV Zytomegalievirus
CTD common technical document
cVDPV circulating vaccine-derived poliovirus
CVID common variable immunodeficiency; variables Immundefektsyndrom

D Diphtherie-Impfstoff mit hoher Toxinkonzentration
d Diphtherie-Impfstoff mit niedriger Toxinkonzentration
DAKJ Deutsche Akademie für Kinderheilkunde und Jugendmedizin
DGUV Deutsche Gesetzliche Unfallversicherung
DTG Deutsche Gesellschaft für Tropenmedizin und Internationale Gesundheit
DTP Diphtherie, Tetanus, Pertussis
DTPa Diphtherie-Tetanus-Pertussis (azellulär)

EBV Epstein-Barr-Virus
EDQM European Directorate for the Quality of Medicines and Healthcare
EIA Enzym-Immunoassay
eIPV inaktivierte Poliovakzine mit „enhanced potency"
EKIF Eidgenössische Kommission für Impffragen
EMA European Medicines Agency
EPI Expanded Programme for Immunization
ESPED Erhebungseinheit für seltene pädiatrische Erkrankungen in Deutschland
EU Europäische Union
EU/ml ELISA-Einheiten/ml

FCS fetal calf serum
FHA filamentöses Hämagglutinin
FSME Frühsommermeningoenzephalitis

G 42 DGUV-Grundsatz G 42, Tätigkeiten mit Infektionsgefährdung
GALT gut associated lymphoid tissue
GAVI Global Alliance for Vaccines and Immunization
G-BA Gemeinsamer Bundesausschuss
GBS Guillain-Barré-Syndrom
GKV gesetzliche Krankenversicherung
GMP Good Manufacturing Practice, Gute Herstellungspraxis
GPEI Global Polio Eradication Initiative
GPV Ganzkeimpertussisvakzine
GvHD graft-versus-host Disease

HAV Hepatitis-A-Virus
HB Hepatitis B
HBcAg Hepatitis-B-Core-Antigen
HBeAg Hepatitis-B-e-Antigen
HBIG Hepatitis-B-Immunglobulin
HBsAg Hepatitis-B-Surface-Antigen
HBV Hepatitis-B-Virus
HCV Hepatitis-C-Virus
HDCV human diploid cell vaccine
HDV Hepatitis-D-Virus
HEA Hühnereiweißallergie
HEV Hepatitis-E-Virus
Hib Haemophilus influenzae Typ b
HPV humanes Papilloma-Virus

HR	high-risk(-HPV)	PRR	pattern-recognition receptors
HSA	humanes Serumalbumin	PS	Polysaccharid(-Impfstoff)
HSF	histaminsensitivierender Faktor	PT	Pertussistoxin/-toxoid
		PVCV	purified vero cell culture vaccine
i.d.	intradermal		
i.d.R.	in der Regel	RAG	recombination activating genes
IfSG	Infektionsschutzgesetz	rHA	rekombinantes humanes Albumin
IGV	Internationale Gesundheitsvorschrift	RKI	Robert-Koch-Institut
IHN	infektiöse hämatopoetische Nekrose	RSV	Respiratory-syncytial-Virus
IPV	inaktivierte Poliovakzine, inaktiviertes Poliovirus	SCID	severe combined immunodeficiency
IVIG	i.v.-Immunglobulin	SCIG	subkutanes Immunglobulin G
		SGB	Sozialgesetzbuch
J1	Jugendgesundheitsuntersuchung (= U10)	SIKO	Sächsische Impfkommission
JAK	janusaktivierende Kinase	SOT	solid organ transplantation
JE	Japanische Enzephalitis	SPF	specific pathogen free
		SSPE	subakute sklerosierende Panenzephalitis
kb	Kilobasenpaar	SSW	Schwangerschaftswoche
KG	Körpergewicht	STIKO	Ständige Impfkommission am Robert Koch-Institut
KI	Konfidenzintervall		
KV	Kassenärztliche Vereinigung	SZT	Stammzelltransplantation
LLV	Lanzhou lamb rotavirus vaccine	T	Tetanus(-Impfstoff)
LPF	lymphocytosis promoting factor	Td	Tetanus-Diphtherie-Impfstoff mit vermindertem Toxoidgehalt
LR	low-risk(-HPV)		
		TdPa	Tetanus-Diphtherie-Pertussis azellulär(-Impfstoff)
MDCK	Madin-Darby canine kidney		
MenC	Meningokokken der Serogruppe C	TLR	toll-like receptor
MHC	major histocompatibility complex	TSE	transmissible spongiforme Enzephalopathie
MMR	Masern-Mumps-Röteln(-Impfstoff)		
MMRV	Masern-Mumps-Röteln-Varizellen(-Impfstoff)	UN	United Nations
		UNICEF	United Nations International Children's Emergency Fund
MRC	Medical Research Council		
NTM	nicht tuberkulöse Mykobakterien	V	Varizellen(-Impfstoff)
		VAPP	vakzineassoziierte paralytische Poliomyelitis
OCABR	Official Control Authority Batch Release		
ÖGD	öffentlicher Gesundheitsdienst	VIEU/ml	Vienna-Einheiten/ml
OPV	orale Poliovakzine	VLP	virusähnlicher Partikel
ORS	orale Rehydratationslösung	VWP	Vaccine Working Party
		VZIg	Varizella-Zoster-Immunglobulin
p.v.	post vaccinationem	VZV	Varizella-Zoster-Virus
PAMP	pathogen-associated molecular pattern		
PCECV	purified chick embryo cell culture vaccine	WHO	World Health Organization
		WI	Wistar Institute
PCR	polymerase chain reaction		
pfu	plaque forming unit	YEL-AND	yellow fever vaccine-associated neurologic disease
PID	primärer Immundefekt		
PNK	Pneumokokken	YEL-AVD	yellow fever vaccine-associated viscerotropic disease
PPS	Postpoliosyndrom		
PRP	Hib-Kapselpolysaccharid		

Inhaltsverzeichnis

I Grundlagen

1 Historie und Zukunft von Schutzimpfungen ... 1
K. Cichutek, J. Scherer, U. Heininger u. H. Spiess

Vergangenheit ... 1
Gegenwart ... 4
Zukunft ... 5
    Literatur ... 7

2 Immunität und Schutzimpfungen ... 8
C. Meyer u. F. Zepp

Das Immunsystem ... 8
    Angeborene und erworbene Immunität ... 8
    Die Immunantwort startet mit einer Entzündung ... 8
    Aktivierung naiver Lymphozyten ... 9
    Entstehung von Gedächtnis-T-Zellen ... 10
    Entwicklung der B-Zell-Antwort und die Antikörperproduktion ... 12
    Immungedächtnis ... 13
Impfungen ... 14
    Passive Immunisierung ... 14
    Therapeutische Impfung ... 14
    Konjugatimpfstoffe ... 14
    Adjuvanzien ... 14
    Lebend- und Totimpfstoffe ... 15
    Literatur ... 15

3 Herstellung und Prüfung von Impfstoffen ... 16
M. Pfleiderer u. K. Cichutek

Einleitung ... 16
Impfstoffe als biologische Arzneimittel ... 16
Gesetze und Leitfäden zur Sicherung der Qualität ... 17
Grundlagen zu den Herstellungsprozessen ... 19
    Kontrolle der Roh- und Ausgangsmaterialien ... 19
    Von den Saatmaterialien zum Impfstoff ... 21
Nicht klinische und klinische Prüfung von Impfstoffen ... 25
    Literatur ... 27

4 Versagensursachen von Schutzimpfungen ... 29
U. Heininger u. H. Spiess

    Literatur ... 30

II Allgemeines, Rechtliche Belange

5 Aufklärung vor Schutzimpfungen 31
E. Samson

Grundsatz 31
Einzelheiten 31
    Vorhandene Rechtsprechung 31
Verallgemeinerungen 32
Haftung 33
Form der Aufklärung..................... 33
Sonderfall: Klinische Prüfung
von Impfstoffen......................... 34
    Literatur 34

6 Dokumentation der Schutzimpfungen............. 35
O. Wichmann

Gesetzliche Vorgaben 35
Ziel der Dokumentation von Maßnahmen
der Immunisierung 35
    Literatur 36

7 Impfkomplikationen und Impfschäden................. 37
B. Keller-Stanislawski

Allgemeine Regeln 37
Aufklärungs- und Beratungspflicht 37
Feststellung zur Impffähigkeit 37
Erkrankungen nach einer Impfung 38
Handhabung von Impfstoffen 38
Impfreaktionen 38
Komplikationen nach Impfungen 39
Impfschaden und gesetzliche
Schadensregelung 39
Meldung des Verdachts auf
eine Impfkomplikation................... 39
Schadensverhütung bei passiver
Immunisierung 41
    Literatur 41

8 Leitlinien für Schutzimpfungen .. 43
O. Wichmann

Die Ständige Impfkommission 43
Impfempfehlungen im historischen
Überblick 44
Empfehlungen zur Durchführung
der Impfung 46
Vorgehen bei fehlender Impfdokumentation 46

Kontraindikationen und falsche
Kontraindikationen 46
Umgang mit Impfstoffen und Hinweise
zur Impfung 47
Hinweise zu Kostenübernahmen
von Schutzimpfungen 48
Umsetzung der Impfempfehlungen 48
    Literatur 49

9 Impfungen für Kinder und Jugendliche 50
O. Wichmann

Indikationsimpfungen für Kinder
und Jugendliche 50
    Impfempfehlungen für Kinder
    und Jugendliche in Gemeinschafts-
    unterkünften für Aussiedler,
    Flüchtlinge oder Asylbewerber 50
    Literatur 53

10 Schutzimpfungen für Erwachsene – Indikations- und Auffrischimpfungen 54
J. Leidel

Impfempfehlungen für Aussiedler,
Flüchtlinge oder Asylbewerber
in Gemeinschaftsunterkünften 54
Indikations- und Auffrischimpfungen 55
    Literatur 55

11 Impfkalender 63
O. Wichmann
    Literatur 65

12 Schutzimpfungen im Arbeitsleben 66
F. Hofmann

Gesetzliche Grundlagen 66
DGUV-Grundsätze für arbeitsmedizinische
Vorsorgeuntersuchungen................. 66
    Grundsatz G 35 66
    Grundsatz G 42 66
Diphtherie, Pertussis, Poliomyelitis
und Tetanus 67
FSME 67
Hepatitis A 67
Hepatitis B 68

Influenza	69
Masern, Mumps, Röteln, Varizellen	69
Tollwut	71
Tuberkulose	71
Literatur	71

13 Impfempfehlungen und Prophylaxe für Auslandsreisende 72
F. von Sonnenburg

Einleitung	72
Reiseimpfungen und Beratungspraxis	72
Vorgeschriebene Reiseimpfungen	73
Gelbfieber	73
Generell empfehlenswerte Reiseimpfungen	76
Tetanus/Diphtherie/Pertussis	76
Poliomyelitis	77
Hepatitis A und B	77
Indikationsimpfungen	77
Typhus abdominalis	78
Meningokokkenmeningitis	78
Japanische Enzephalitis	78
Tollwut	78
FSME	79
Influenza	79
Cholera	79
Tuberkulose	79
Reiseimpfungen bei besonderen Personengruppen	79
Ältere Menschen	79
Schwangere	79
Kinder und Jugendliche	79
Immunkompromittierte Personen	80
Impfplan und Impfabstände	80
Malaria	81
Prophylaxe	81
Expositionsprophylaxe	82
Chemoprophylaxe	82
Malariagebiete mit hohem Übertragungspotenzial	83
Verhalten im Erkrankungsfall und notfallmäßige Selbstbehandlung	85
Besondere Personengruppen	85
Beratungspraxis und Information	85
Literatur	86

14 Postexpositions- und Riegelungsimpfungen 88
U. Heininger

Tetanus	88
Diphtherie	89
Pertussis	89
Hepatitis B	89
Hepatitis A	90
Masern	91
Mumps	91
Röteln	91
Varizellen	92
Tollwut (Rabies)	92
Frühsommermeningoenzephalitis (FSME)	93
Pocken	93
Literatur	94

15 Zeitabstände und Kombination von Schutzimpfungen 95
U. Heininger u. H. Spiess

Zeitabstände zwischen Impfungen mit dem gleichen Impfstoff	95
Inaktivierte Impfstoffe	95
Lebendimpfstoffe	95
Zeitabstände zwischen Impfungen mit unterschiedlichen Impfstoffen	95
Inaktivierte Impfstoffe	95
Lebendimpfstoffe	96
Koadministration von Impfstoffen	96
Zeitabstände zwischen Impfungen und der Gabe von Immunglobulinen	96
Literatur	97

16 Akzeptanz von Schutzimpfungen 98
F. Hofmann

Impfakzeptanz bei Schülern und Auszubildenden	98
Bevölkerungsumfrage	99
Ärzteumfragen	99
Akzeptanz von Impfungen bei Hebammen	100
Verbesserung der Impfmotivation	100
Literatur	101

17 Staat und Impfungen 102
S. Reiter

Rechtliche Rahmenbedingungen	102
Die rechtliche Bedeutung der Empfehlungen der Ständigen Impfkommission	103
Internationale und nationale Impfprogramme	103
Maßnahmen zur Verbesserung des Impfschutzes	104
Literatur	105

III Impfungen — 107

18 Anthrax 107
R. Steffen

Epidemiologie 107
Erreger 107
Pathogenese und Klinik 107
Impfung 107
    Impfstoffe 107
    Impfdurchführung 108
    Wirksamkeit 108
Wichtige Informationen 108
    Nebenwirkungen 108
    Indikation/Kontraindikation 108
    Therapie 108
    Meldepflicht 108
    Literatur 108

19 Cholera 110
H. Kollaritsch

Epidemiologie 110
Erreger 110
Pathogenese 110
Klinik 111
Impfung 112
    Impfstoffe 112
    Impfdurchführung 113
    Wirksamkeit 113
Wichtige Informationen 113
    Nebenwirkungen 113
    Indikation/Kontraindikation 114
    Therapie 114
    Meldepflicht 115
    Literatur 115

20 Diphtherie 116
F. Hofmann

Epidemiologie 116
Erreger 117
Pathogenese 118
Klinik 118
Impfung 118
    Impfstoff 119
    Impfdurchführung 119
    Wirksamkeit 119

Wichtige Informationen 119
    Nebenwirkungen 119
    Indikation/Kontraindikation 120
    Therapie 120
    Passive Immunisierung 120
    Meldepflicht 121
    Literatur 121

21 Enzephalitis, japanische 123
M. Funk-Baumann u. R. Steffen

Epidemiologie 123
Erreger 123
Pathogenese 123
Klinik 124
Impfung 124
    Impfstoffe 124
    Impfdurchführung 125
    Wirksamkeit 125
Wichtige Informationen 126
    Nebenwirkungen 126
    Indikation/Kontraindikation 126
    Therapie 126
    Passive Immunisierung 126
    Meldepflicht 127
    Literatur 127

22 Frühsommermeningo-enzephalitis (FSME) 128
U. Heininger u. H. Kollaritsch

Epidemiologie 128
Erreger 130
Pathogenese 130
Klinik 130
Impfung 131
    Impfstoffe 131
    Impfdurchführung 131
    Wirksamkeit 132
Wichtige Informationen 132
    Nebenwirkungen 132
    Indikation/Kontraindikation 133
    Therapie 133
    Meldepflicht 133
    Literatur 134

23 Gelbfieber ... 135
W. Jilg

Epidemiologie ... 135
Erreger ... 136
Pathogenese ... 136
Klinik ... 137
Impfung ... 137
    Impfstoffe ... 137
    Impfdurchführung ... 138
    Wirksamkeit ... 138
Wichtige Informationen ... 138
    Autorisierte Gelbfieberimpfstellen ... 138
    Nebenwirkungen ... 139
    Indikation/Kontraindikation ... 140
    Therapie ... 140
    Passive Immunisierung ... 141
    Meldepflicht ... 141
    Literatur ... 141

24 Haemophilus influenzae Typ b ... 142
U. Heininger

Epidemiologie ... 142
Erreger ... 142
Pathogenese ... 143
Klinik ... 143
Impfung ... 144
    Impfstoffe ... 144
    Impfdurchführung ... 144
    Wirksamkeit ... 144
Wichtige Informationen ... 145
    Nebenwirkungen ... 145
    Indikation/Kontraindikation ... 145
    Therapie ... 145
    Chemoprophylaxe ... 145
    Meldepflicht ... 146
    Literatur ... 146

25 Hepatitis A ... 147
W. Jilg

Epidemiologie ... 147
Erreger ... 148
Pathogenese ... 148
Klinik ... 149
Impfung ... 149
    Impfstoffe ... 149
    Impfdurchführung ... 150
    Wirksamkeit ... 150

Wichtige Informationen ... 151
    Nebenwirkungen ... 151
    Indikation/Kontraindikation ... 151
    Therapie ... 152
    Passive Immunisierung ... 152
    Meldepflicht ... 152
    Literatur ... 152

26 Hepatitis B ... 154
W. Jilg

Epidemiologie ... 154
Erreger ... 155
Pathogenese ... 156
Klinik ... 156
Impfung ... 157
    Impfstoffe ... 157
    Impfdurchführung ... 157
    Wirksamkeit ... 158
Wichtige Informationen ... 161
    Nebenwirkungen ... 161
    Indikation/Kontraindikation ... 161
    Therapie ... 161
    Passive Immunisierung ... 162
    Meldepflicht ... 162
    Literatur ... 162

27 Hepatitis C, D, E ... 165
W. Jilg

Hepatitis C ... 165
    Epidemiologie ... 165
    Erreger ... 165
    Pathogenese ... 165
    Klinik ... 165
    Impfung ... 165
Hepatitis D (Delta) ... 166
    Epidemiologie ... 166
    Erreger ... 166
    Klinik ... 166
    Impfung ... 166
Hepatitis E ... 166
    Epidemiologie ... 166
    Erreger ... 167
    Pathogenese ... 167
    Klinik ... 167
    Impfung ... 167
Wichtige Informationen ... 168
    Meldepflicht ... 168
    Literatur ... 168

28 Humane Papillomaviren (HPV) ... 169
M. von Knebel Doeberitz

Epidemiologie 169
Erreger................................... 170
Pathogenese............................. 170
Klinik 171
Impfung.................................. 171
    Impfstoffe........................... 171
    Impfdurchführung 172
    Wirksamkeit 173
Wichtige Informationen................... 173
    Nebenwirkungen 173
    Indikation/Kontraindikation 173
    Literatur 173

29 Influenza (Grippe) 175
U. Heininger u. W. Jilg

Epidemiologie 175
Erreger................................... 176
Pathogenese............................. 176
Klinik 176
Impfung.................................. 177
    Impfstoffe........................... 177
    Impfdurchführung 178
    Wirksamkeit 178
Wichtige Informationen................... 179
    Nebenwirkungen 179
    Indikation/Kontraindikation 179
    Therapie 180
    Prophylaxe durch Virostatika 180
    Meldepflicht 180
    Literatur 180

30 Masern 182
W. Jilg u. U. Heininger

Epidemiologie 182
Erreger................................... 183
Pathogenese............................. 183
Klinik 184
Impfung.................................. 185
    Impfstoffe........................... 185
    Impfdurchführung 185
    Wirksamkeit 185
Wichtige Informationen................... 186
    Nebenwirkungen 186
    Indikation/Kontraindikation 186
    Therapie 187
    Passive Immunisierung 187
    Meldepflicht 187
    Literatur 187

31 Meningokokken 189
U. Heininger

Epidemiologie 189
Erreger................................... 189
Pathogenese............................. 189
Klinik 190
Impfung.................................. 190
    Impfstoffe........................... 191
    Impfdurchführung 192
    Wirksamkeit 192
Wichtige Informationen................... 193
    Nebenwirkungen 193
    Indikation/Kontraindikation 193
    Therapie 194
    Meldepflicht 194
    Literatur 194

32 Mumps 196
U. Heininger u. W. Jilg

Epidemiologie 196
Erreger................................... 196
Pathogenese............................. 196
Klinik 196
Impfung.................................. 197
    Impfstoffe........................... 197
    Impfdurchführung 197
    Wirksamkeit 198
Wichtige Informationen................... 198
    Nebenwirkungen 198
    Indikation/Kontraindikation 198
    Therapie 199
    Passive Immunisierung 199
    Meldepflicht 199
    Literatur 199

33 Pertussis 200
U. Heininger

Epidemiologie 200
Erreger................................... 200
Pathogenese............................. 200
Klinik 201
    Chemoprophylaxe 201
Impfung.................................. 201
    Impfstoffe........................... 201
    Impfdurchführung 202
    Wirksamkeit 202
Wichtige Informationen................... 204
    Nebenwirkungen 204
    Indikation/Kontraindikation 205
    Therapie 206
    Meldepflicht 206
    Literatur 206

34 Pest ... 208
R. Steffen u. Chr. Hatz

Epidemiologie ... 208
Erreger ... 208
Pathogenese ... 209
Klinik ... 209
Impfung ... 209
    Impfstoffe ... 209
    Wirksamkeit ... 209
Wichtige Informationen ... 210
    Nebenwirkungen ... 210
    Indikation/Kontraindikation ... 210
    Therapie ... 210
    Expositions- und Chemoprophylaxe ... 210
    Meldepflicht ... 210
    Literatur ... 211

35 Pneumokokken ... 212
U. Heininger u. M. van der Linden

Epidemiologie ... 212
Erreger ... 212
Pathogenese ... 212
Klinik ... 212
Impfung ... 213
    Impfstoffe ... 213
    Impfdurchführung ... 214
    Wirksamkeit ... 214
Wichtige Informationen ... 217
    Nebenwirkungen ... 217
    Indikation/Kontraindikation ... 217
    Therapie ... 218
    Meldepflicht ... 218
    Literatur ... 218

36 Pocken ... 220
M. Pfleiderer u. H. Spiess

Epidemiologie ... 220
Erreger ... 220
Pathogenese ... 220
Klinik ... 220
Impfung ... 220
    Impfstoffe ... 220
    Impfdurchführung ... 221
    Wirksamkeit ... 222
Wichtige Informationen ... 222
    Nebenwirkungen ... 222
    Indikation/Kontraindikation ... 222
    Meldepflicht ... 223
    Literatur ... 223

37 Poliomyelitis ... 224
S. Reiter

Epidemiologie ... 224
    Globales Eradikationsprogramm ... 224
Erreger ... 225
Pathogenese ... 225
Klinik ... 226
Impfung ... 226
    Impfstoffe ... 226
    Impfdurchführung ... 227
    Wirksamkeit ... 227
Wichtige Informationen ... 227
    Nebenwirkungen ... 227
    Indikation/Kontraindikation ... 228
    Therapie ... 228
    Meldepflicht ... 228
    Literatur ... 229

38 Röteln ... 230
W. Jilg u. U. Heininger

Epidemiologie ... 230
Erreger ... 231
Pathogenese ... 231
Klinik ... 231
    Postnatale Röteln ... 231
    Kongenitale Röteln ... 231
Impfung ... 233
    Impfstoff ... 233
    Impfdurchführung ... 233
    Wirksamkeit ... 233
Wichtige Informationen ... 233
    Nebenwirkungen ... 233
    Indikation/Kontraindikation ... 234
    Therapie ... 234
    Passive Immunisierung ... 234
    Meldepflicht ... 234
    Literatur ... 235

39 Rotavirus ... 236
W. Jilg

Epidemiologie ... 236
Erreger ... 236
Pathogenese ... 237
Klinik ... 237
Impfung ... 237
    Impfstoffe ... 237
    Impfdurchführung ... 238
    Wirksamkeit ... 238
Wichtige Informationen ... 239
    Nebenwirkungen ... 239

Indikation/Kontraindikation	239
Therapie	240
Passive Immunisierung	240
Meldepflicht	240
Literatur	240

40 Tetanus ... 242
F. Hofmann

Epidemiologie	242
Erreger	242
Pathogenese	242
Klinik	243
Impfung	243
Impfstoffe	243
Impfdurchführung	243
Wirksamkeit	244
Wichtige Informationen	244
Nebenwirkungen	244
Indikation/Kontraindikation	244
Therapie	244
Passive Immunisierung	245
Meldepflicht	245
Literatur	245

41 Tollwut ... 247
W. Jilg

Epidemiologie	247
Erreger	248
Pathogenese	249
Klinik	249
Impfung	250
Impfstoffe	250
Impfdurchführung	251
Wirksamkeit	252
Wichtige Informationen	254
Nebenwirkungen	254
Indikation/Kontraindikation	254
Therapie	255
Passive Immunisierung	255
Meldepflicht	255
Literatur	255

42 Tuberkulose ... 257
W. Haas

Epidemiologie	257
Erreger	257
Pathogenese	257
Impfung	258
Impfstoffe	258
Impfdurchführung	258
Wirksamkeit	259
Wichtige Informationen	260
Nebenwirkungen	260
Indikation/Kontraindikation	260
Meldepflicht	261
Literatur	261

43 Typhus ... 262
H. Kollaritsch

Epidemiologie	262
Erreger	263
Pathogenese	263
Klinik	263
Impfung	264
Impfstoffe	265
Impfdurchführung	265
Wirksamkeit	266
Wichtige Informationen	267
Nebenwirkungen	267
Indikation/Kontraindikation	267
Therapie	267
Meldepflicht	267
Literatur	267

44 Varizellen ... 269
J. G. Liese u. H. W. Kreth

Epidemiologie	269
Erreger	269
Pathogenese	269
Klinik	269
Impfung	271
Impfstoffe	271
Impfdurchführung	271
Wirksamkeit	271
Wichtige Informationen	272
Nebenwirkungen	272
Indikation/Kontraindikation	272
Passive Immunisierung	273
Meldepflicht	274
Literatur	274

IV Impfungen unter besonderen Umständen — 277

45 Allergien — 277
J. G. Liese u. D. Reinhardt

Impfungen bei Allergikern und Patienten mit Risiko für die Entwicklung von Allergien — 277
Impfungen bei Patienten mit Hühnereiweißallergie — 278
    Mumps-Masern-Röteln-Impfung — 278
    Influenza-Impfung — 280
    Gelbfieber-Impfung — 281
Die Bedeutung von Zusatzsubstanzen in Impfstoffen — 281
    Thiomersal — 281
    Formaldehyd — 282
    Antibiotika — 282
    Polygeline — 283
    Humanalbumin — 283
    Weitere Bestandteile — 283
Durch Impfungen erzeugte Allergien — 284
Schlussfolgerung — 284
    Literatur — 285

46 Immundefizienzen und HIV-Infektion — 286
M. Knuf u. F. Zepp

Impfungen und Immundefekt/Immunsuppression — 286
Immundefekte — 286
    Primäre Immundefekte — 286
    Sekundäre Immundefekte — 288
    Literatur — 292

47 Operationen — 294
M. Knuf u. F. Zepp

Immunologische Grundlagen — 294
Unerwünschte Wirkungen von Impfungen — 294
Vorgehen in der Praxis — 295
    Literatur — 295

48 Zerebralschäden — 296
P. Weber u. U. Heininger

Impfindikationen — 296
Kontraindikationen bei vorbestehenden neurologischen Krankheiten — 296
Impfrisiken — 298
    Literatur — 300

49 Schwangerschaft — 301
U. Heininger u. B. Keller-Stanislawski

Poliomyelitis — 301
Masern — 302
Röteln — 303
Mumps — 303
Varizellen — 303
Tetanus — 304
Diphtherie — 304
Pertussis — 304
Influenza (Grippe) — 304
HPV — 305
Tollwut — 305
Gelbfieber — 305
Passive Immunisierung — 305
    Literatur — 305

Sachverzeichnis — 307

# I Grundlagen

1 Historie und Zukunft von Schutzimpfungen

K. Cichutek, J. Scherer, U. Heininger u. H. Spiess

Der Grundgedanke der Schutzimpfung entstammt jahrtausendealten Erfahrungen, dass Infektionskrankheiten und Vergiftungen einen Schutz gegen spätere gleichartige Infekt- und Gifteinwirkungen hinterlassen. Die als Inokulation bezeichnete Übertragung von Pockenblaseninhalt oder Pockenkrusten zum Schutz gegen die Pockenerkrankung soll schon 1500 v. Chr. in Indien durchgeführt worden sein (Fenner et al. 1988).

Die *Vakzination* – heute ein Begriff für alle aktiven Impfungen – gründet sich auf die Beobachtung, dass Kuhpocken (lat. vacca = Kuh), auf die Hände von Melkern übertragen, vor echter Pockenerkrankung schützen. Dem englischen Arzt Jenner gebührt das Verdienst, durch exakte Untersuchung nachgewiesen zu haben, dass eine am 14.05.1796 bei einem Jungen durchgeführte Impfung mit Kuhpockenblaseninhalt gegen eine 6 Wochen später vorgenommene virulente Prüfinfektion mit inokuliertem menschlichem Pockenblaseninhalt gegen die Pockenerkrankung schützte.

Die *passive Immunisierung* gründet sich auf den Nachweis der Schutzwirkung von Diphtherie- und Tetanusantitoxin durch Behring und Kitasato.

Vergangenheit

Seit Beginn des 20. Jahrhunderts wurden viele Impfstoffe gegen bakterielle und virale Krankheiten entwickelt (Tab. 1.1). Die 1. Generation von Vakzinen bestand aus partiell gereinigten Toxoiden (Diphtherie und Tetanus) oder abgetöteten Bakterien (Typhus, Cholera, Keuchhusten). Diese Impfstoffe sind teilweise heute noch ohne wesentliche Modifikationen im Gebrauch. Wegen der besseren Verträglichkeit werden der Pertussisganzkeimvakzine seit einiger Zeit in vielen Ländern azelluläre Keuchhustenimpfstoffe (aP) vorgezogen. Gegen Typhus ist seit geraumer Zeit auch eine orale attenuierte Lebendvakzine zugelassen.

Die Einführung der Zellkulturtechniken in den späten 1940er-Jahren brachte auch große Fortschritte für die Entwicklung von Impfstoffen gegen virale Erreger. Die neue Technik erlaubte nicht nur, Viren in großen Mengen unter kontrollierten Bedingungen herzustellen, sondern sie bot zugleich die Möglichkeit, durch kontinuierliche Passagen Viren zu attenuieren.

1955 wurde durch Salk die erste inaktivierte Poliovakzine eingeführt, 1962 wurden die ersten erfolgreichen Versuche unternommen, die Poliomyelitis durch Massenimpfung mit einem oralen Lebendimpfstoff zu kontrollieren. Wenige Jahre später standen Lebendimpfstoffe gegen Masern, Mumps und Röteln und seit den 1980er-Jahren auch gegen Varizellen zur Verfügung. Pasteur reduzierte die Virulenz der Tollwutviren durch Passagen in Kaninchen. 1936 wurde ein attenuierter Impfstoff gegen Gelbfieber durch Passagen der Viren in Hühnerembryonen gewonnen. Nach anfänglichen Arbeiten, die vor allem in der Herstellung der BCG-Vakzinen bestanden, wurde die Entwicklung von bakteriellen Lebendimpfstoffen aufgegeben. Das war nicht nur in der Komplexität der Bakterien begründet, sondern auch darin, dass die meisten bakteriellen Erkrankungen durch Antibiotika erfolgreich behandelt werden konnten. Erst Mitte der 1970er-Jahre wurde ein oraler Lebendimpfstoff gegen Typhus produziert. Dieser Impfstoff verfügt zwar über einen definierten Enzymdefekt (Galaktose-Epimerase-Defekt), ist aber noch über einen ungerichteten physikochemischen Mutationsdruck selektiert worden. Erst die Entwicklung eines lebenden oralen Choleraimpfstoffs (Orochol Berna – Impfstamm CVD 103 HgR) erfolgte durch gezielte gentechnische Veränderung, die eine Detoxifizierung des Choleratoxins bewirkte.

Die Kenntnis, dass bei Viren und einigen Bakterien nur bestimmte Strukturen für die Entstehung von schützenden Antikörpern verantwortlich sind, führte zur Entwicklung der ersten Subunit-Vakzi-

Tabelle 1.1 Einige historische Daten zur aktiven und passiven Immunisierung.

Jahr	Krankheit/Infektion	Art des Impfstoffs
1796	Pocken	natürlich attenuierte Kuhpockenviren
1885	Tollwut	attenuierte bzw. inaktivierte Viren
1890	Diphtherie, Tetanus	Antitoxine
1896	Typhus	inaktivierte Bakterien
1896	Cholera	inaktivierte Bakterien
1923	Diphtherie	partiell gereinigtes Toxoid
1926	Keuchhusten	inaktivierte Bakterien
1926	Tetanus	partiell gereinigtes Toxoid
1927	Tuberkulose	lebende attenuierte Bakterien (BCG, Bacille-Calmette-Guérin)
1936	Gelbfieber	replikationsfähige attenuierte Viren
1936	Influenza	inaktivierte Viren
1953	Anthrax	attenuierte Bakterien
1955	Poliomyelitis	inaktivierte Viren
1961	Poliomyelitis	replikationsfähige attenuierte Viren
1963	Masern	inaktivierte Viren replikationsfähige attenuierte Viren
1967	Mumps	replikationsfähige attenuierte Viren
1969	Röteln	replikationsfähige attenuierte Viren
1972	Meningokokken	gereinigte Polysaccharide (Gruppe A und C)
1976	Tollwut	inaktivierte Viren (HDCV, Human Diploid Cell Vaccine)
1977	Pneumokokken	gereinigte Polysaccharide (14-valent)
1980	Typhus	lebende attenuierte Bakterien
1981	Hepatitis B	inaktiviertes Plasma-Hepatitis-B-Oberflächenantigen (HBsAg)
1981	Pertussis	azelluläre Antigene (Japan)
1983	Varizellen	replikationsfähige attenuierte Viren
1983	Frühsommermeningoenzephalitis	inaktivierte Viren
1986	Hepatitis B	rekombinantes HBsAg
1987	Haemophilus-influenzae-Typ-b-Meningitis	Polysaccharid-Diphtherietoxoid-Konjugat und andere Konjugatimpfstoffe
1992	Hepatitis A	inaktivierte Viren
1994	Pertussis	azelluläre Antigene (Europa)
1998	Rotavirus	rekombinante Viren
1999	Meningokokken	Konjugatimpfstoff (Gruppe C)

Tabelle 1.1 Fortsetzung. Einige historische Daten zur aktiven und passiven Immunisierung.

Jahr	Krankheit/Infektion	Art des Impfstoffs
2000	Pneumokokken	Konjugatimpfstoff (7-valent)
2003	Influenza	replikationsfähige, kälteadaptierte attenuierte Viren zur intranasalen Applikation (USA)
2005	Rotavirus	bovin, reassortiert (pentavalent); human, reassortiert (monovalent)
2006	Humanes Papillomavirus	rekombinantes L1-Protein in Form virusähnlicher Partikel (VLP), Virus-like Particles)
2007	Influenza, pandemisch	inaktivierte Viren, adjuvantiert
2007	Herpes Zoster	replikationsfähige attenuierte Viren
2008	Influenza, präpandemisch	inaktivierte Viren, adjuvantiert
2009	Japanische Enzephalitis	inaktivierte attenuierte Viren
2009	Pneumokokken	Konjugatimpfstoff (10-valent)
2010	Pneumokokken	Konjugatimpfstoff (13-valent)
2010	Meningokokken	Konjugatimpfstoff (Gruppen A, C, W135, Y)
2011	Influenza	replikationsfähige, kälteadaptierte attenuierte Viren zur intranasalen Applikation (Europa)

nen. Zwischen 1972 und 1984 wurden die Impfungen mit hoch gereinigten Kapselpolysacchariden gegen Erkrankungen durch Streptococcus pneumoniae, Neisseria meningitidis und Haemophilus influenzae Typ b (Hib) eingeführt. 1981 stand erstmals ein Impfstoff gegen Hepatitis B, der aus inaktiviertem hoch gereinigten HBsAg aus menschlichem Plasma bestand, zur Verfügung. Er wird heute gentechnisch produziert.

Ein weiterer Meilenstein war die Einführung der Hib-Konjugatimpfstoffe zu Beginn der 1990er-Jahre. Damit war es erstmals möglich, bereits im Säuglingsalter erfolgreich gegen Polysaccharidantigene (d. h. bekapselte Bakterien) zu impfen. Dies führte zu einem drastischen Rückgang invasiver Hib-Infektionen. In Analogie dazu wurden später Konjugatimpfstoffe gegen invasive Pneumokokken- und Meningokokkeninfektionen entwickelt und eingeführt (Heininger 2002, 2003).

Im Sommer 2009 wurde von der WHO aufgrund der anhaltenden Mensch-zu-Mensch-Übertragung des Neuen Influenza-Virus (H1N1; sogenanntes Schweinegrippevirus) in mehreren WHO-Regionen die höchste Pandemiestufe 6 ausgerufen. Aufgrund der seit vielen Jahren laufenden Vorbereitungsmaßnahmen auf eine zukünftige Pandemie gelang es, einen Impfstoff gegen die sogenannte „Schweinegrippe" für die Impfung von Risikogruppen und die allgemeine Bevölkerung zur Verfügung zu stellen. Damit war es erstmals gelungen, einen geeigneten Impfstoff zur Bekämpfung einer Pandemie in größeren Mengen bereits kurz nach dem Beginn der Pandemie zur Verfügung zu haben. Wenngleich zukünftig sicherlich noch Verbesserungen in der zeitlichen und mengenmäßigen Versorgung mit Impfstoffen vor und während einer Pandemie möglich sind, so ist die Bereitstellung von Schutzimpfstoffen eine wichtige Abwehr- und Schutzmaßnahme gegen eine Influenza-Pandemie.

Da Adjuvanzien die Immunogenität von Impfstoffen modulieren können, stellt das Hinzufügen eines Adjuvans eine wichtige und hilfreiche Option bei der Entwicklung wirksamer und gegebenenfalls antigensparender Impfstoffe dar. Neben den seit Langem verwendeten Aluminiumsalzen wurden in den letzten Jahren verschiedene Impfstoffe mit neuartigen Adjuvanzien zugelassen. Hierbei handelt es sich um squalenhaltige Öl-in-Wasser-Emulsionen (MF59, AS03) bzw. um Adjuvanzien, die Bestandteile von Bakterienzellwänden enthalten (AS04). Adjuvanzien können die Persistenz eines Antigens im Körper, aber auch die Wanderung der Lymphozyten im Lymphgewebe beeinflussen und zu einem erhöhten Antikörper-Titer führen. Aufgrund dieser gesteigerten Immunogenität kann ggf. ein wirksamer Schutz auch bei nicht vorhandener Basisimmunität gegenüber einem neuartigen pandemischen Erreger erreicht werden. Zudem kann eine schützende Immunantwort mit einer reduzierten Antigenmenge erreicht werden. Letzteres hat z. B. im Falle der bereits erwähnten Influenzapandemie zu einer deutlich besseren Verfügbarkeit von Impfstoffen geführt. Die Immunantwort kann aber nicht nur quantitativ verändert werden, sondern auch qualitativ, indem beispielsweise ein breiteres Antikörperspektrum induziert wird. Die Einführung der oben genannten neuen Adjuvanzien stellt daher einen weiteren wichtigen Schritt in der Historie der Impfstoffe dar. Die Optimierung und Entwicklung weiterer effizienter Adjuvanzien ist aber nicht abgeschlossen und Gegenstand zahlreicher Forschungs- und Entwicklungsarbeiten. Die Ergebnisse werden sicherlich auch zukünftig deutlich zur Verbesserung oder Neuentwicklung von Impfstoffen beitragen können.

Neben dem Schutz vor Infektionskrankheiten gelang es mit Impfstoffen aber auch, einen sehr wirksamen Schutz vor virusassoziierten Tumoren zu erzielen. Da eine Impfung gegen die Hepatitis-B-Virus-Infektion (HBV-Infektion) eine chronische Hepatitis-B-Erkrankung, die eine der wichtigsten Ursachen für Leberkrebs darstellt, effizient verhindern kann, wird mit dieser Impfung zugleich auch ein Schutz vor dieser Tumorerkrankung vermittelt. Ein zweites beeindruckendes Beispiel aus jüngerer Zeit stellt die HPV-Impfung dar. Hier dient die Schutzimpfung gegen bestimmte HPV-Typen der Prävention von (prä)malignen Läsionen sowie Karzinomen der Gebärmutter, die durch diese Viren ausgelöst werden können.

Die Geschichte der Impfungen, die vor fast 200 Jahren mit den Experimenten von Jenner begann, erreichte ihren vorläufigen Höhepunkt mit der Ausrottung der Pocken im Jahr 1977 (Übersicht Fenner et al. 1988). Dieses Ereignis hatte großen Einfluss auf die Gründung des EPI (Expanded Programme of Immunization) und anderer Impfprogramme sowie auf die Entscheidung der WHO im Mai 1988, die Welt bis zum Jahr 2000 von der Poliomyelitis befreien zu wollen. Europa wurde 2002 von der WHO zur poliofreien Region erklärt. Weltweit wurde dieses Ziel – aufgrund einer unzureichenden Durchimpfung – bisher aber nicht erreicht. 2009 wurden der WHO weltweit noch über 1600 Polio-Fälle gemeldet, die meisten davon in Afrika und Indien. Im neuen strategischen Plan der WHO wird jetzt die Eradikation des Poliowildvirus für 2013 erwartet. Da die Verwendung des oralen Polioimpfstoffes (OPV) jedoch mit einer Ausscheidung von Polioimpfviren verbunden ist und die Möglichkeit einer Rückmutation dieser Impfviren in eine virulentere Form grundsätzlich nicht ausgeschlossen werden kann, beinhaltet dieser Plan im nächsten Schritt auch die Ersetzung des Lebendimpfstoffs mit dem inaktivierten Polioimpfstoff (IPV). Länder mit geringer Poliomyelitisinzidenz sind bereits jetzt dazu übergegangen, anstelle des OPV wieder den IPV einzusetzen.

Gegenwart

Zurzeit sind in den Industrieländern mehr als 30 am Menschen verwendete Impfstoffe im Gebrauch. In den letzten 2 Jahrzehnten wurden Fortschritte bei der konsekutiven Erweiterung von Kombinationsimpfstoffen über die Diphtherie-Tetanus-Pertussis-azellulär-Kombination (DTPa-Kombination) hinaus zu DTPa-Hib-, -IPV- und -HBV-Kombinationsvakzinen bis hin zum sogenannten „Sechsfachimpfstoff" DTPa-IPV-HBV/Hib und der Entwicklung eines quadrivalenten Masern-Mumps-Röteln-Varizellen-Impfstoffs sowie eines quadrivalenten Meningokokken-Konjugatimpfstoffs (Gruppen A, C, W135 und Y) erzielt. Diese Entwicklungen sind beeindruckend und im Hinblick auf die Reduktion von Injektionen (und damit auch von Impfterminen) für den individuellen Patienten und im Interesse einer besseren Impfbeteiligung vorteilhaft.

Die derzeit üblichen Methoden der aktiven und passiven Immunisierung werden im speziellen Teil dargestellt. Die Entscheidung über Beibehaltung, Neueinführung oder Aufgabe einer Impfung hängt von verschiedenen Parametern ab, die immer wieder überprüft werden müssen und die die geltenden Impfempfehlungen bestimmen. In Deutschland gehören generelle *Schutzimpfungen* gegen Diphtherie, Tetanus, Pertussis, Hib, Poliomyelitis, Masern, Mumps, Röteln, Hepatitis B, Varizellen, Pneumokokken, und – bei Mädchen und jungen Frauen – gegen humane Papillomaviren zum Standard. Sie sind im Impfplan für Kinder und Erwachsene (s. Kap. 11) dargestellt.

Davon abgegrenzt werden die *Indikationsimpfungen*, die unter besonderen Bedingungen durchgeführt werden. Darunter befinden sich solche für berufliche Risikogruppen, für Reisende und für Personen mit erhöhter Gefährdung durch die jeweilige Krankheit. Diese Impfungen richten sich z. B. gegen Typhus, Cholera, Meningokokkenerkrankungen sowie gegen die Viruskrankheiten Influenza, Hepatitis A, Tollwut, Frühsommermeningoenzephalitis (FSME), durch das Rotavirus verursachte Erkrankungen, japanische Enzephalitis und Gelbfieber. Für Ausnahmesituationen sind die Impfungen gegen Anthrax, Pest und Pocken dargestellt.

Zukunft

Die spektakulären Erfolge der Impfungen gegen Pocken und – zumindest in den entwickelten Ländern – gegen Tetanus, Diphtherie, Keuchhusten, Haemophilus-influenzae-Erkrankungen, Poliomyelitis, Masern, Mumps und Röteln dürfen nicht darüber hinwegtäuschen, dass es viele Infektionskrankheiten gibt, gegen die noch keine Impfstoffe zur Verfügung stehen. Einige von ihnen sind in Tab. 1.2 aufgelistet.

Besonders in den Entwicklungsländern tragen die Infektionskrankheiten in großem Ausmaß zu Invalidität und Tod bei. Es gibt noch keine Immunprophylaxe gegen Erkrankungen durch Parasiten und Würmer. Gegen Malaria, HIV und Lepra, die zusammen mehr als 1 Milliarde Menschen betreffen, werden dringend Impfstoffe gebraucht. Die durch infektiöse Darmerkrankungen hervorgerufenen Todesfälle werden allein auf 15 Mio. pro Jahr geschätzt. Für manche dieser Infektionskrankheiten werden allerdings die bei den bisherigen Impfstoffen angewandten Strategien nicht ausreichen (Übersicht: Bethony et al. 2011). Neben technischen und methodischen Problemen spielt sicherlich auch die geringe wirtschaftliche Bedeutung dieser Impfstoffe eine Rolle für ihre unzureichende Verfügbarkeit. Es bleibt zu hoffen, dass Neuentwicklungen auch als Resultat entsprechender Fördermaßnahmen hier in naher Zukunft zumindest teilweise Abhilfe schaffen.

Die methodischen Entwicklungen der letzten Jahrzehnte haben das Verständnis für molekulare und zelluläre Vorgänge tief greifend verändert. Die neueren Technologien (Tab. 1.3) haben zur Entwicklung von vielen neuen Impfstoffen und immunmodulatorischen Substanzen geführt, von denen einige bereits zugelassen wurden, viele aber zurzeit noch präklinisch oder klinisch evaluiert werden. Auch die weitere Optimierung der verfügbaren Impfstoffe wird zukünftig eine wichtige Rolle spielen. So könnten z. B. universelle stammunabhängige Influenzaimpfstoffe und eine verlängerte Persistenz des Immunschutzes viele Vorteile mit sich bringen und eine Alternative zur derzeitigen saisonalen Grippeschutzimpfung eröffnen.

Für den Erfolg einer Vakzine kommt es aber auch darauf an, wie die Komponenten dem Immunsystem präsentiert werden. Viele Erreger nutzen als Eintrittspforte in den menschlichen Organismus die Haut oder die Schleimhäute des Gastrointestinal-, Respirations- und Urogenitaltrakts. Das mukosale Immunsystem sowie die Haut stellen ein spezielles Kompartiment des Immunsystems dar und werden deshalb zzt. intensiv untersucht. Die Erfolge des von Germanier und Fürer 1975 auf der Basis der stoffwechseldefekten Salmonella-typhi-Mutante Ty21a entwickelten Typhusimpfstoffs sowie die Entwicklung von Impf-

Tabelle 1.2 Wichtige Infektionskrankheiten ohne verfügbare Impfung.

virale	bakterielle	parasitäre
AIDS	Escherichia-coli-Diarrhöen	Leishmaniose
Dengue-Fieber	Lepra	Malaria
Hepatitis C	Shigellosis	Schistosomiasis
RSV-Bronchiolitis und -Pneumonie	Staphylococcus aureus einschl. MRSA	Trypanosomiasis Amöbenruhr
West-Nil-Virus	Meningokokken Gruppe B	Chagas-Krankheit
SARS Coronavirus		Wurmerkrankungen

Tabelle 1.3 Neuere Technologien zur modernen Impfstoffentwicklung.

Technologie	Beitrag (Beispiel)
monoklonale Antikörper	Antigenidentifizierung und -isolierung
Reverse Vaccinology	Antigenidentifizierung über Analyse der Genomsequenz eines Erregers und der Immunogenität der exprimierten Proteine
Peptidsynthese	Identifizierung und Herstellung von sequenziellen B- und T-Zellepitopen Peptidimpfstoff
rekombinante DNA	rekombinante Proteine (Hepatitis-B-Impfstoff) Deletionsmutanten als attenuierte Lebendimpfstoffe (Salmonella typhi) rekombinante Stämme als polyvalente Lebendimpfstoffe (Vacciniaviren, BCG, Salmonella-typhi-Mutanten)
Immunmodulation	Anwendung von Lymphokinen und neuen Adjuvanzien
genetische Immunisierung	Einbau von DNA, die ein Immunogen kodiert, in ein Plasmid
virale Vektoren	Expression von Fremdantigenen nach Infektion der Zielzellen

stoffen gegen Rotavirus zeigen, dass die Darmimmunität durch oral verabreichte Lebendvakzinen äußerst wirkungsvoll stimuliert werden kann. Auch eine Applikation über die Haut stellt einen Erfolg versprechenden Ansatz dar, der in vielen Entwicklungsarbeiten verfolgt wird. Eine transdermale Applikation bietet u. a. auch die Möglichkeit einer nadelfreien Applikation von Impfstoffen und könnte auf diesem Weg die Akzeptanz von Impfungen deutlich verbessern.

Da Lebendimpfstoffe im Allgemeinen eine lang anhaltende Immunität hervorrufen, ist zu hoffen, dass bestimmte attenuierte Bakterien und Viren auch als Träger für die Expression von Antigenen anderer Erreger benutzt werden können (rekombinante Lebendimpfstoffe). Ebenso wird nach dem Erfolg des rekombinanten Hepatitis-B-Impfstoffs erwartet, dass mit derselben Strategie auch Vakzinen gegen andere Erreger, wie z. B. HIV, entwickelt werden. Hier bestehen zurzeit aber noch zahlreiche ungelöste Probleme, wobei auch DNA- und Vektorvakzinen Erfolg versprechende Ansätze darstellen.

DNA- und RNA-Vakzinen sind eine mittlerweile nicht mehr ganz neue Entwicklung auf dem Impfstoffsektor und basieren auf dem Prinzip der sog. genetischen Immunisierung. Dabei wird DNA, die ein gewünschtes Immunogen kodiert, hinter einen Promoter in ein Plasmid eingebaut, welches dann in das Muskelgewebe injiziert wird. Die Expression des Antigens im Muskelgewebe löst – vermittelt von antigenpräsentierenden Zellen – eine Antikörperreaktion und die Entwicklung von T-Helferzellen (CD4+-Zellen) und zytotoxischen Zellen (CD8+-Zellen) aus. Bei der RNA-Immunisierung wird RNA injiziert, die die kodierende Region eines Antigens und, in der RNA-aufnehmenden Zelle, die Synthese des Antigens stimulierende Sequenzsignale umfasst. DNA- und RNA-Vakzinen können den Vorteil haben, dass – verglichen mit der klassischen Immunisierung mit einem inaktivierten Erreger oder Antigen – eine stärkere zelluläre Immunantwort ausgelöst wird.

Im Veterinärbereich wurden bereits 2 DNA-Impfstoffe gegen Infektionskrankheiten zugelassen: in den USA ein Impfstoff gegen das West-Nil-Virus für Pferde und in Kanada ein Impfstoff gegen den Erreger der „Forellenseuche" (IHN, infektiöse hämatopoetische Nekrose) in Lachsen. Im Menschen zeigt sich bisher leider eine vergleichsweise geringere Immunogenität der DNA-Impfstoffe. Daher werden verschiedene Ansätze verfolgt, die Immunantwort zu verstärken. Zum einen strebt man an, durch Veränderungen der Plasmide selbst oder Ko-Administration mit Immunmodulatoren eine stärkere Expression des Antigens zu erzielen. Zum anderen versucht man die Administration der Plasmide und die sich anschließende Aufnahme bzw. Expression der entsprechenden Proteine in Körperzellen zu verbessern, z. B. durch Elektroporation oder mukosale Anwendung. So ist zu hoffen, dass es auch gelingen wird, DNA-Impfstoffe zur Anwendung beim Menschen zu entwickeln (Liu 2011), ebenso wie RNA-Impfstoffe in der Entwicklung sind.

Die genetische Immunisierung könnte zu großen Fortschritten bei der Impfstoffentwicklung führen. Besonders die effizienten Methoden, DNA und RNA zu handhaben und zu verändern, sind sehr vorteilhaft, gerade wenn nur wenig Zeit für die Impfstoffentwicklung zur Verfügung steht, wie z.B. bei dem Auftreten neuartiger Erreger. Auch die Stabilität des DNA-Moleküls, in eingeschränkter Weise auch die Stabilität modifizierter RNA, lässt eine gute Haltbarkeit und Transportfähigkeit solcher Impfstoffe erwarten, was gerade unter praktischen Gesichtspunkten nicht zu unterschätzen ist. Von größter Wichtigkeit ist es aber, die Sicherheit der DNA-Impfstoffe zu gewährleisten. Vor allem eine mögliche Integration von DNA in das menschliche Erbgut und damit verbunden eine mögliche Zelltransformation müssen sorgfältig untersucht werden. Die bisherigen Daten deuten aber darauf hin, dass die chromosomale Integration bei DNA-Impfstoffen ein äußerst seltenes Ereignis ist; eine Tumorinduktion wurde bisher nie beobachtet. Bei den RNA-Impfstoffen wird eine Integrationsproblematik nicht erwartet und die genetische Modifizierung der Zellen durch RNA in vivo wird nach bisherigem Stand der Erkenntnisse nur vorübergehend sein.

Die Erweiterung von *Kombinationsimpfstoffen* über die Diphtherie-Pertussis-Tetanus-Kombination (DPT) hinaus zu DPT-Hib-IPV-HB-Kombinationsvakzinen (sog. „Sechsfachimpfstoffe") oder zu einem Masern-Mumps-Röteln-Varizellen-Impfstoff ist bereits erfolgt. Eine Weiterentwicklung wäre zur Reduktion der Impftermine und im Interesse einer besseren Impfbeteiligung zwar wünschenswert, solche noch weitere Antigene enthaltenden Impfstoffe wären aber eingehend hinsichtlich ihrer Wirksamkeit und Sicherheit zu untersuchen. Da insbesondere die inaktivierten Impfstoffe keinen lebenslangen Schutz gewähren, wird es zunehmend wichtig, neben der Impfung von Kindern und Jugendlichen auch Erwachsene systematisch in definierten Abständen zu impfen. Kombinationsimpfstoffe mit bis zu 4 Komponenten (Tdpa-IPV), die in ihrer Zusammensetzung auch für diese Altersgruppe geeignet sind, stehen zur Verfügung.

Das Prinzip der Immunisierung wird auch unter therapeutischen Aspekten intensiv verfolgt. Beispielhaft seien hier nur die Versuche genannt, therapeutische Impfstoffe z.B. gegen eine chronische Hepatitis-C-Infektion zu entwickeln (Houghton 2011) oder durch Immunisierung mit geeigneten Antigenen eine Immunantwort gegen Tumoren auszulösen und damit die körpereigene Immunabwehr zur Bekämpfung eines Tumors zu nutzen (Klebanoff et al. 2011).

Die Explosion unseres Wissens über das Immunsystem, seine Wechselwirkungen mit Krankheitserregern und die Möglichkeit, die Immunantwort in gewünschter Weise beeinflussen zu können, haben neue Möglichkeiten zur Impfstoffherstellung eröffnet. Es ist jedoch kritisch anzumerken, dass die in jüngster Zeit in erheblichem Maße gestiegenen Anforderungen an den Sicherheitsnachweis von neuen Impfstoffen – nicht zuletzt gefördert durch die 1998 erst nach Einführung eines Rotavirusimpfstoffs in den USA aufgedeckte Auslösung von Invaginationen als Nebenwirkung – eine Kostenexplosion in der Impfstoffentwicklung ausgelöst haben. Dies hat dazu geführt, dass zahlreiche Hersteller mangels wirtschaftlicher Rentabilität ihre Aktivitäten in der Impfstoffherstellung reduziert oder gar eingestellt haben (Rappuoli et al. 2002) bzw. auf wirtschaftlichen Erfolg versprechende Impfstoffe gerichtet haben. Neue Konzepte der finanziellen Unterstützung von Impfstoffentwicklungen sind gefragt, um einen Ausweg aus diesem Dilemma zu finden.

Literatur

Bethony JM, Cole RN, Guo X et al. Vaccines to combat the neglected diseases. Immunol Rev 2011; 239: 237–270

Fenner F, Henderson DA, Arita I et al. Smallpox and its eradication. Geneva: World Health Organization; 1988

Germanier R, Fürer E. Isolation and characterization of gal E mutant Ty2-1a of Salmonella typhi: a candidate strain for a life, oral typhoid vaccine. J Infect Dis 1975; 131: 553–558

Heininger U. Prävention von invasiven Meningokokkeninfektionen. Monatsschr Kinderheilkd 2002; 150: 1005–1015

Heininger U. Prävention von Pneumokokkeninfektionen. Monatsschr Kinderheilkd 2003; 151: 391–396

Houghton M. Prospects for prophylactic and therapeutic vaccines against hepatitis C viruses. Immunol Rev 2011; 239: 99–108

Klebanoff CA, Acquavella, Yu Z, Restifo NP. Therapeutic cancer vaccines: are we there yet? Immunol Rev 2011; 239: 27–44

Liu MA. DNA vaccines: an historical perspective and view to the future. Immunol Rev 2011; 239: 62–84

Rappuoli R. Miller HI, Falkow S. Medicine. The intangible value of vaccination. Science 2002; 297: 937–939

2 Immunität und Schutzimpfungen

C. Meyer u. F. Zepp

Das Immunsystem

Angeborene und erworbene Immunität

Der Organismus des Menschen verfügt über ein komplexes immunologisches Abwehrsystem, das Gewebeschädigungen durch Krankheitserreger verhindern oder begrenzen kann. Das Abwehrsystem ist mehrstufig aufgebaut und weist mit zunehmender Effizienz eine höhere Spezifität für bestimmte Krankheitserreger auf.

Die 1. Abwehrstufe wird durch die *physikalischen Barrieren* (Haut und Schleimhäute) des Körpers dargestellt. Überwindet ein pathogener Organismus diese erste Barriere, werden die Sofortmechanismen der 2. Abwehrstufe aktiviert, die als *unspezifische, angeborene Immunabwehr* bezeichnet wird. Das Ziel dieser angeborenen Abwehrreaktion, die u. a. durch Phagozyten und das Komplementsystem vermittelt wird, ist die unmittelbare Elimination eines Krankheitserregers. Gelingt dies nicht oder nur unzureichend, wird die 3. Stufe der Abwehr ausgelöst. Diese umfasst die Mechanismen der *spezifischen (erworbenen) Abwehr,* zu der die T-und B-Lymphozyten sowie die von Letzteren produzierten spezifischen Antikörper gehören. Zwar erfolgt die Aktivierung der spezifischen Immunantwort zeitverzögert, sie zeichnet sich jedoch durch eine hohe Pathogenspezifität aus, die im Verlauf einer Abwehrreaktion zudem noch optimiert wird. Der wesentliche Vorteil der erworbenen Immunität besteht darin, dass sie im Gegensatz zur angeborenen Immunantwort ein *immunologisches Gedächtnis* hinterlässt. Bei einem erneuten Kontakt mit dem betreffenden Pathogen kann die spezifische Abwehrreaktion durch die Gedächtnisfunktion schneller und mit erhöhter Effektivität erfolgen.

Das Immunsystem sollte als ein eigenes Organ verstanden werden, das den gesamten Organismus wie ein Netzwerk durchzieht. Zu den Komponenten dieses Netzwerks gehören
- die primären lymphatischen Organe, in denen die Lymphozyten entstehen (Thymus und Knochenmark), und
- die sekundären (oder „peripheren") lymphatischen Organe, die die Orte sind, in denen die adaptive Immunantwort initiiert wird.

Zu den sekundären lymphoiden Organen gehören die Lymphknoten, die Milz, lymphatische Gewebe des Darms („gut associated lymphoid tissue", GALT) und der Atemwege („bronchus associated lymphoid tissue", BALT). Während man in der Vergangenheit unterstellt hatte, dass die Gesamtheit dieser Strukturen einheitlich reagiert, zeigt sich heute, dass neben einer intensiven „Kommunikation" zwischen diesen Strukturen die einzelnen Teilorgane auch über gewebespezifische Mechanismen verfügen. Bei der Neukonzeption von Impfstoffen ist dies hinsichtlich des Zielgewebes der Impfung (z. B. Muskelgewebe oder Schleimhäute) und bezüglich der Darreichungsform zu beachten.

Die Immunantwort startet mit einer Entzündung

Für die Einleitung einer erfolgreichen Immunantwort bedarf es i. d. R. der Erkennung molekularer Gefahrensignale („danger signals"). Zellen des angeborenen Immunsystems spielen dabei eine große Rolle. Diese Zellen sind in der Lage, molekulare Strukturen eines Pathogens als fremd zu erkennen, das Pathogen aufzunehmen, zellintern zu verarbeiten und die daraus entstehenden Fragmente als *Antigene* (Substanz, die von einem Immunrezeptor erkannt werden kann) den Komponenten des spezifischen Immunsystems zu präsentieren.

Dem angeborenen Immunsystem kommt somit die Aufgabe zu, zwischen irrelevanten ungefährlichen Substanzen und solchen, die dem Organismus schaden könnten, zu unterscheiden. In dieser Hinsicht stellt es eine qualifizierte Information für die nächsten Schritte der Immunantwort bereit. Zu diesen ersten Reaktionen des Immunsystems auf ein Pathogen bzw. einen Pathogenbestandteil (z. B. ein Impfantigen) gehört die Einleitung einer *Entzündungsreaktion,* die zusätzlich durch die Produktion von Entzündungsmediatoren unterstützt wird:

- Eikosanoide (z. B. Prostaglandine) induzieren Fieberreaktionen sowie Blutgefäßerweiterungen,
- Zytokine sind verantwortlich für die Kommunikation zwischen Leukozyten,
- Chemokine fördern die zelluläre Chemotaxis und
- Interferone wirken u. a. antiviral.

Die Entzündungsreaktion mündet in der Rekrutierung von weiteren Immunzellen.

Eine entscheidende Zellpopulation im Zusammenwirken von spezifischer und unspezifischer Immunabwehr stellen die *Phagozyten* dar. Zu den wichtigsten Vertretern der Phagozyten zählen Monozyten, die im peripheren Blut etwa 3–8 % der zirkulierenden Leukozytenpopulation ausmachen, deren größerer Anteil jedoch in Geweben patrouillieren. Entlang den Konzentrationsgradienten der Entzündungsmediatoren wandern Monozyten zum Entzündungsherd. Dort ist es ihre Aufgabe, körperfremde Strukturen durch Phagozytose unschädlich zu machen.

Monozyten sind eine sehr dynamische Zellpopulation, deren Vertreter bei geeigneten Stimuli in verschiedene Subpopulationen differenzieren können. Eine dieser Subpopulationen sind die Makrophagen, die gewebeständig und vorwiegend sessil bei Kontakt zu antigenem Material daran beteiligt sind, den nächsten Schritt in der Entzündungskaskade durch die Ausschüttung von weiteren Inflammationsmediatoren (IL-1, IL-8, TNF-α) einzuleiten. Auf diese Signale hin migrieren die Lymphozyten zum Ort des Entzündungsgeschehens.

Ebenfalls phagozytierende Aktivitäten besitzen die Dendritischen Zellen, die morphologisch und ontogenetisch mit Monozyten verwandt sind. Dendritische Zellen verfügen über ein großes Arsenal an Rezeptoren, mit denen potenzielle Gefahrensignale aus der Umgebung detektiert werden können. Diese Rezeptoren an der Oberfläche von Dendritischen Zellen erkennen sogenannte pathogenassoziierte molekulare Strukturen („pathogen-associated molecular pattern", PAMP). Die Anzahl bekannter pathogenerkennender Rezeptoren („pattern-recognition receptors", PRR) wächst zunehmend. Zusätzlich zu den in den vergangenen Jahren intensiv untersuchten Toll-like-Rezeptoren (TLR) wurden weitere Rezeptoren an der Zelloberfläche und auch im Zellinneren beschrieben. Dazu gehören die Lektine des C-Typs (z. B. DC-SIGN), oder auch NOD-Proteine, die Komponenten der intrazellulären bakteriellen Pathogene erkennen.

Ein Defekt eines intrazellulären Rezeptors, wie z. B. eines NOD-Rezeptors oder eines nukleinsäurespezifischen RIG-I-Rezeptors, kann zu chronisch entzündlicher Darmerkrankung („inflammatory bowel disease") und anderen Autoimmunerkrankungen führen.

Die klassische Aufgabe der Dendritischen Zellen ist die Phagozytose von Antigenen und deren Zerlegung (Prozessierung) in (Peptid-)Fragmente. Die Antigenaufnahme induziert einen Reifungsprozess in den Dendritischen Zellen, der diese stimuliert, mit den prozessierten Antigenen in Lymphknoten einzuwandern und ihr physiologisches Leistungsspektrum deutlich zu verändern. Reife Dendritische Zellen treten intensiv in Kontakt mit den Zellen des adaptiven (erworbenen) Immunsystems, durch welche eine spezifische und dauerhafte Immunantwort eingeleitet werden kann (s. Abb. 2.1).

Mit Blick auf die Entwicklung moderner Vakzine ergeben sich aus der Entdeckung der PRR neue Perspektiven für die Modulierung des Immunisierungsgeschehens nach Impfstoffgabe. Aktuell wird intensiv erforscht, in welcher Weise Adjuvanzien, also Hilfskomponenten, welche z. B. einen geeigneten PRR stimulieren, konstruiert sein müssen, um einerseits die erwünschten inflammatorischen Impulse für eine erfolgreiche protektive Immunantwort auslösen zu können, andererseits jedoch die oft gleichfalls auf der Entzündungsreaktion beruhenden Nebenwirkungen nachweisbar gering zu halten.

Aktivierung naiver Lymphozyten

Unter den Lymphozyten, die etwa 20 % aller Leukozyten ausmachen, findet man T-Lymphozyten (T-Zellen) und B-Lymphozyten (B-Zellen). Lymphozyten sind im Gegensatz zu den Zellen des phagozytierenden Systems in der Lage, pathogene körperfremde Strukturen über antigenspezifische Rezeptoren zu erkennen. Sowohl T- als auch B-Zellen verfügen dazu über ein immens großes Repertoire an unterschiedlichen, antigenspezifischen Rezeptoren. Jeder einzelne Lymphozyt besitzt jedoch lediglich eine einzige Rezeptorspezifität für eine konkrete Antigenerkennungsstruktur (Epitop). Die Gesamtheit der Rezeptorspezifitäten, also die Mindestgesamtheit der Lymphozyten mit unterschiedlicher Antigenspezifität, liegt bei geschätzten 10^9–10^{12} unterschiedlichen Möglichkeiten. Der Organismus produziert diese Vielfalt initial, durch zufällige Rekombination bestimmter Genabschnitte, insbesondere in den ersten Lebensjahren im Thymus und im lymphatischen Gewebe. Aufgrund der hohen Vielfalt besitzt jeder immunologisch gesunde Mensch zwar nicht ein identisches, aber in jedem Fall ausreichendes Rezeptorrepertoire, um auf nahezu alle möglichen Antigene/Fremdsubstanzen vorbereitet zu sein.

Die im Thymus gereiften, jedoch hinsichtlich des erstmaligen Antigenkontakts noch naiven Lymphozyten durchwandern die Gewebe des Organismus und halten sich insbesondere in den Lymphknoten auf. Bei der Passage durch lymphatische Gewebe findet eine Vielzahl an Zell-zu-Zell-Kontakten statt, darunter Kontakte von T-Zellen mit antigenpräsentierenden Dendritischen Zellen. T-Zellen, für die kein passendes Antigen durch Dendritische Zellen präsentiert wird, verlassen das lymphatische Organ über die Lymphgefäße, um über den Blutkreislauf erneut auf den gesamten Organismus verteilt zu werden.

Präsentiert eine Dendritische Zelle ein Antigen, das von einem T-Zellrezeptor erkannt werden kann, setzt dies eine Kette von Reaktionen in Gang und führt zur Aktivierung der spezifischen Immunantwort (s. Abb. 2.1). Die Präsentation von Antigen durch Dendritische Zellen erfolgt durch die Kopplung prozessierter Antigenstrukturen an MHC-Moleküle („major histocompatibility complex", MHC) auf der Oberfläche der Zelle. Der T-Zellrezeptor muss in der Lage sein, das Fremdantigen in Kombination mit den körpereigenen MHC-Strukturen zu erkennen (MHC-Restriktion), damit sichergestellt ist, dass es sich um eine „gewünschte" Antigenerkennung handelt und sich die nachfolgende Immunreaktion nicht gegen körpereigene Strukturen richtet. Man unterscheidet 2 MHC-Typen: MHC-I und MHC-II. MHC-II-Moleküle werden auf antigenpräsentierenden Dendritischen Zellen und Monozyten nach Aktivierung exprimiert. Hingegen findet sich das MHC-I-Molekül permanent auf der Oberfläche nahezu aller Körperzellen. Auf MHC-I-Molekülen werden bevorzugt intrazellulär produzierte Antigene präsentiert, wie z. B. virale Strukturen, während MHC-II-Moleküle meist phagozytierte und prozessierte Antigenstrukturen darstellen. Antigen, das kombiniert mit MHC-I präsentiert wird, kann nur von T-Zellen erkannt werden, die das Oberflächenmolekül CD8 tragen (sogenannte Zytotoxische T-Zellen). CD4-positive T-Zellen (T-Helferzellen) erkennen hingegen nur jene Antigene, die an MHC-II kombiniert wurden.

Der antigenspezifische Kontakt leitet bei der erkennenden T-Helferzelle eine Differenzierung zu verschiedenen Funktionsvarianten ein. Dazu sezerniert die Dendritische Zelle Zytokine, wie z. B. IL-12 oder IL-10. Zwei Funktionsvarianten der T-Helferzellen, Th1 und Th2, sind für die spezifische Immunantwort von grundlegender Bedeutung. Charakteristischerweise produzieren Th1-Zellen IFN-γ. Mit weiteren Zytokinen (IL-2, TNF-α) unterstützen Th1-Zellen die Abwehr gegen intrazelluläre Mikroorganismen (Viren, intrazelluläre Bakterien) und Tumorzellen. Th2-Zellen werden oft durch Sekretion von IL-4, IL-5, IL-6, IL-9, IL-10 und IL-13 erkennbar. Mit der Sekretion dieser Zytokine unterstützen sie die humorale Immunantwort (Antikörperproduktion) und stärken die Abwehr gegen Parasiten.

Weitere T-Zell-Funktionstypen wurden in den letzten Jahren beschrieben. Sie übernehmen im Gesamtgefüge einer Immunantwort Teilaufgaben (Th17, Th3, Th9, Th22) oder kommen gewebetypisch vor (follikuläre Helfer-T-Zellen). Es gibt Hinweise, die zeigen, dass diese Funktionstypen über lange Zeit erhalten bleiben können. Den überwiegend aktivierenden T-Helfertypen wirken die T-Lymphozyten aus der Gruppe der regulatorischen T-Zellen (Treg) hemmend entgegen, diese tragen zu einer balancierten Immunantwort bei und verhindern überschießende, ggf. autoimmunitätvermittelnde Aktivitäten der T-Helferzellen. An der Suppression durch regulatorische T-Zellen sind meist die Zytokine TGF-β und IL-10 beteiligt.

Entstehung von Gedächtnis-T-Zellen

Der T-Zell-Aktivierung folgt eine massive klonale Zellvermehrung, die zur 10 000- bis 100 000-fachen Expansion der spezifisch aktivierten T-Zellen führt. Die resultierende Population besteht aus aktiven, die Immunabwehr bestreitenden T-Zellen, die als Effektor-T-Zellen für wenige Stunden bis Tage bereitstehen, dann jedoch größtenteils wieder eliminiert werden. Nicht die gesamte Population kontrahiert sich, ein kleiner Teil der antigenspezifischen Population entwickelt sich zu langlebigen *Gedächtnis-T-Zellen* (s.a. Abb. 2.1). Über die Entwicklung zur Gedächtniszelle existieren heute zwar verschiedene Modellvorstel-

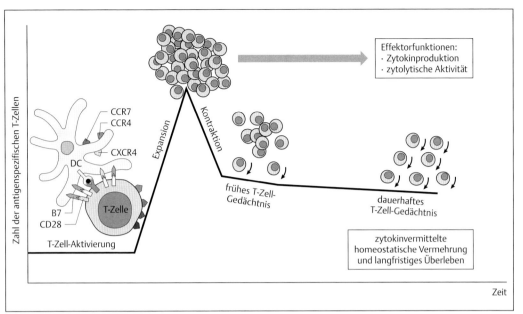

Abb. 2.1 Aktivierung von T-Zellen durch Dendritische Zellen (DC) und die Entstehung eines dauerhaften T-Zell-Immungedächtnisses. *Aktivierung:* Durch Antigenkontakt gereifte Dendritische Zellen präsentieren spezifischen T-Zellen Antigen. Dieses Signal 1 (Antigen-MHC-Komplex gebunden an T-Zellrezeptor [TCR]) führt gemeinsam mit kostimulatorischen Faktoren (= Signal 2; z. B. CD80/86:CD28) zur Aktivierung der T-Zelle. *Expansion:* Die Aktivierung führt zu einer raschen und nachhaltigen Vermehrung der T-Zelle durch Zellteilung. Die entstandene Population an Effektor-T-Zellen sezerniert Zytokine (z. B. IL-12, IFN-α and IFN-β), CD8-positive T-Zellen können zudem pathogeninfizierte Zellen lysieren. *Kontraktion:* Nachfolgend gehen 90–95% dieser Effektorzellen zugrunde, während die verbleibenden 5–10% der T-Zellen beginnen, sich in dauerhaft lebende Gedächtnis-T-Zellen zu entwickeln. *Dauerhaftes T-Zell-Gedächtnis:* Mittels Zytokinen (IL-7 und/oder IL-15) erhalten die Gedächtnis-T-Zellen Überlebenssignale und treten in eine langsame, aber anhaltende, homöostatische Vermehrungsphase ein.

lungen, für eine rationale Impfstoffentwicklung sind diese jedoch weiterhin noch zu lückenhaft und es müssen empirische Daten genutzt werden. Die Gedächtnis-T-Zellen bleiben über Monate oder Jahre nachweisbar. Dies wird durch eine fortwährende langsame Erneuerung (homöostatische Proliferation) ermöglicht, die durch die Zytokine IL-7 und IL-15 gesteuert wird. Man unterscheidet jene T-Gedächtniszellen, die in der Peripherie patrouillieren („T-effector memory", Tem, CD62L–, CCR7–), von den zentralen T-Gedächtniszellen („T-central memory", Tcm, CD62L+, CCR7+), die vor allem in den sekundären Lymphknoten anzutreffen sind. Periphere T-Gedächtniszellen sind deutlich resistenter gegenüber Signalen, die zum Zelltod (Apoptose) führen, als die zentralen Gedächtnis-T-Zellen. Tem verfügen zudem über präformierte Perforin-mRNA, was sie in die Lage versetzt, nach sekundärem Antigenkontakt sehr rasch mit zytotoxischer Aktivität zu reagieren. Tcm produzieren ausnehmend viel IL-2, einen Lymphozytenwachstumsfaktor, wodurch im Falle des erneuten Antigenkontakts eine intensive T-Zellvermehrung und damit rasche Vergrößerung des spezifischen Gedächtnis-T-Zell-Pools erfolgt.

T-Gedächtniszellen sind interessanterweise „gewebetreu", was für den Einsatz von Impfstoffen relevant sein kann. Grundsätzlich können sie jedes Gewebe besuchen, über Rezeptoren auf der Zelloberfläche (P-Selektine, E-Selektine) werden die wahrscheinlichsten Aufenthaltsorte definiert. Diese Gewebetreue kann jedoch gebrochen werden: Falls eine Infektion mit der betreffenden Pathogenspezifität an einem anderen Ort stattfindet, können die Gedächtnis-T-Zellen neu programmiert werden, was man sich bei aktuellen Impfstoffkonzepten zunutze macht.

Entwicklung der B-Zell-Antwort und die Antikörperproduktion

B-Zellen entwickeln sich zunächst antigenunabhängig aus Stammzellen des Knochenmarks. Reife B-Zellen besiedeln nach Verlassen des Knochenmarks die lymphatischen Organe (Lymphknoten, Peyer'sche Plaques im Darm, den Respirationstrakt sowie Milz und Leber). Wie T-Zellen werden B-Zellen durch den spezifischen Kontakt zu Antigenmolekülen aktiviert und entwickeln sich entweder zu antikörperproduzierenden Plasmazellen oder B-Gedächtniszellen.

Eine B-Zelle, die gereift ist, produziert ein Rezeptormolekül mit einer einzigen Spezifität. Wie die T-Zellen verfügt die Gesamtheit der B-Zellpopulation über ein immens vielfältiges Antigenerkennungspotenzial. Diese Antigenrezeptormoleküle sind entweder membrangebunden als B-Zellrezeptoren (Antikörper der Immunglobulinklassen IgM und IgD) oder können von der betreffenden B-Zelle als lösliche Antigenrezeptoren (= Antikörper) über Blut und Lymphe in den Organismus sezerniert werden. Die von einer B-Zelle angebotene Spezifität der Antigenbindung kann im Hinblick auf die Bindungsaffinität im Verlauf der Immunantwort optimiert, jedoch nicht grundsätzlich verändert werden.

Die Antikörper-Antigen-Bindung führt zu einer Agglutinierung und danach zur Eliminierung der Antigene. Da in diesem Kontext weitere Effektorfunktionen angestoßen werden, greifen Antikörper in viele immunologische Vorgänge ein. Dazu zählen die Aktivierung des Komplementsystems, die Steigerung der Phagozytose und das Auslösen einer antikörperabhängigen, zellvermittelten Zytotoxizität (ADCC).

Im Unterschied zum T-Zellrezeptor erkennt der Antikörper-/B-Zellrezeptor nicht nur (Peptid-)Fragmente des Antigens, sondern Teile von dessen komplexer, 3-dimensionalen Struktur, dies zudem unabhängig von MHC-Molekülen, also direkt. Eine Veränderung dieser molekularen Strukturmerkmale, wie beispielsweise durch Denaturierung eines Proteins, verändert die Erkennbarkeit des Antigens. Dies gilt es in der Diagnostik zu beachten, aber auch bei Impfstoffentwicklung, -herstellung, -transport und -lagerung kann dies zur Herausforderung werden. Antigene müssen in den Impfstoffformulierungen in weitestgehend nativer Form zur Immunisierung eingesetzt werden. Bindet ein lösliches Antigen den passenden B-Zellrezeptor, kann dieser samt Antigen internalisiert und verarbeitet werden. Dadurch ist es den B-Zellen möglich, auch als antigenpräsentierende Zelle eine T-Zell-vermittelte Immunantwort einzuleiten; ein Weg, der von Dendritischen Zellen allerdings weitaus effizienter beschritten wird.

B-Zellen zirkulieren im Blut und in peripheren lymphatischen Organen. Treffen die B-Zellen dort auf ein Antigen, wird ein Aktivierungssignal in das Zellinnere übermittelt. Mit wenigen Ausnahmen unterliegen alle durch den Antigenkontakt ausgelösten B-Zelldifferenzierungen der Kontrolle durch T-Zellen. Dies setzt neben einem direkten B-Zell-zu-T-Zell-Kontakt eine vielschichtige Kommunikation über Zytokine und Chemokine voraus. In den Follikeln des Lymphknotens vermehren sich die B-Zellen zu Zentroblasten (klonale Expansion mit somatischer Hypermutation) und schließlich zu Zentrozyten, deren B-Zellrezeptor-Antigenaffinität sich nochmals stark erhöht hat. Voraussetzung für die Langlebigkeit und Selektion der nun hoch affinen Zentrozyten ist deren antigenspezifische Interaktion mit follikulären Helfer-T-Zellen (T_{FH}).

Nach einer Induktionsphase von wenigen Tagen, während derer eine große Zahl antigenspezifischer, antikörperproduzierender Plasmablasten in den sekundären Lymphorganen gebildet wird, entstehen zunächst bevorzugt Prä-B-Gedächtniszellen, aber bereits in dieser Phase und im weiteren Verlauf verlassen Plasmablasten die lymphatischen Gewebe. Im Knochenmark erfolgt die endgültige Differenzierung der Plasmablasten zu den langlebigen Plasmazellen, die mit konstanter Antikörperproduktion die Konzentration an spezifischen Antikörpern in der Peripherie aufrecht erhalten. Das Überleben der Plasmazellen wird durch das Mikromilieu im Knochenmark beeinflusst. Neu einwandernde Plasmazellen konkurrieren mit den bereits vorhandenen um eine begrenzte Anzahl von Gewebebereichen im Knochenmark. Ein leistungsfähiger Impfstoff sollte daher auch aus diesem Grund eine von Beginn an große, kompetitive Startpopulation an impfstoffantigenspezifischen Plasmazellen induzieren.

B-Gedächtniszellen sind in geringer Frequenz in der Peripherie für 3–4 Wochen nach Initiierung der Immunantwort nachweisbar. Im Gegensatz zu Plasmazellen tragen B-Gedächtniszellen weiterhin spezifische B-Zellrezeptoren und sind in der Lage, nach Antigenkontakt innerhalb weniger

Stunden die Bildung von Zentroblasten zu induzieren. Bei dieser Reaktivierung kommt es bei den B-Gedächtniszellen zur somatischen Hypermutation und zur Affinitätsreifung (Optimierung der spezifischen Bindungsfähigkeit des Antikörpers an das Antigen).

Nach Aktivierung produzieren die entstehenden Plasmablasten zunächst pentamere Antikörper (IgM). Der dauerhafte Schutz des Organismus wird jedoch erst ab der anschließenden Phase durch Produktion von IgG, daneben aber auch IgA und IgE, vermittelt, also nach dem sogenannten „Isotyp-Switch".

Es gibt wenige Antigene, die B-Zellen nur über T-Zell-unabhängige Mechanismen aktivieren. Dazu gehören Strukturen, die repetitive Sequenzen aufweisen und dadurch in der Lage sind, mehrere B-Zellrezeptoren quer zu vernetzen. Typische Beispiele für T-Zell-unabhängige Antigene sind Polysaccharide, wie sie z. B. in bakteriellen Kapselwandbestandteilen vorkommen, oder Bestandteile aus Mikroorganismen, die an Toll-like-Rezeptoren binden. In der Pädiatrie gut bekannt sind die Kapselpolysaccharide von Haemophilus influenzae Typ b oder jene von Pneumokokken und Meningokokken. Insbesondere für Säuglinge stellen diese Polysaccharide sehr schlechte Antigene dar, die keine oder nur eine limitierte spezifische Immunantwort auslösen. Erst durch die Kombination dieser Antigene mit T-Zellantigenen, wie z. B. Tetanustoxoid (Konjugation), konnten sie erfolgreich in Impfstoffen eingesetzt werden. Generell induzieren T-Zell-unabhängige Antigene meist nur geringe oder gar ungenügende B-Zell-Gedächtnisantworten, da kurzlebige, extrafollikuläre Plasmazellen entstehen, deren Antikörper lediglich eine geringe Antigenaffinität aufweisen.

Immungedächtnis

Die oben skizzierten Details zur Immunanwort prägen unser aktuelles Verständnis über den Aufbau eines wirksamen Impfstoffs und darüber, was als erfolgreiche Immunisierung zu bewerten ist. Die heute verfügbaren Impfstoffe richten sich i. d. R. gegen vergleichsweise invariante Pathogene mit geringer Neigung, chronifizierte Erkrankungen auszulösen. Unter anderem erlaubt dies z. T. die Verabreichung als stabile Kombinationen mit weiteren Impfstoffkomponenten (Kombinationsvakzine). Für viele der klassischen, bereits Jahrzehnte verfügbaren Impfstoffe, wie jene gegen Tetanus, Diphtherie, Varizellen, Pocken, Mumps, Masern etc., belegt eine erheblich Datenfülle die Dauerhaftigkeit des Impfschutzes, meist auf Basis der Messung spezifischer Antikörpertiter. So geht man bei der Impfung gegen Tetanus von einer Antikörperhalbwertszeit von 11 Jahren aus, für die Varizellenimpfung liegt die Antikörperhalbwertzeit sogar über 50 Jahre. Mumps- und Masernantikörpertiter würden theoretisch erst nach weit über 100 Jahren auf die Hälfte abfallen.

Bei der aktuellen Entwicklung von Impfstoffen trifft man auf die Schwierigkeit, dass der Antikörpertiter/die Antikörperkonzentration nicht in jedem Fall eine zuverlässige Aussage über den Impferfolg bzw. den Impfschutz zulässt. In Abhängigkeit vom Pathogen können auch andere spezifische Komponenten des Immunsystems (T-Zellen, NK-Zellen) relevantere Beiträge leisten oder gar die Hauptlast der Pathogenabwehr tragen. In dieser Situation versagen z. T. die methodischen Möglichkeiten, ein aussagekräftiges Korrelat für eine protektive Immunisierung zu finden. Neben der methodischen Limitation stößt unser derzeitiges Wissen – über die immunologische Auseinandersetzung mit relevanten Pathogenen (Denguevirus, HIV u. a.) sowie die grundsätzliche Modulierbarkeit des Immunsystems – an seine Grenzen. Die Wirkung wiederholter Impfstoffdosen im Rahmen von Grundimmunisierungen kann offenbar noch deutlich durch sogenannte Prime-Boost-Konzepte (z. B. die Kombination von DNA- und Proteinvakzinen) verbessert werden. Substanzen, die fokussiert die Entwicklung von T-Gedächtniszellen steuern, befinden sich konzeptionell noch in einer sehr frühen Phase. Darüber hinaus relevant, jedoch nur lückenhaft beschrieben, ist der Verbleib der T- und B-Gedächtniszellen, sowohl in physiologisch-anatomischer Hinsicht als auch hinsichtlich des systemisch geregelten Gesamtbestands an T- und B-Zellen: Wie konkurrieren neu gebildete Gedächtniszellen beispielsweise mit den bereits vorhandenen Gedächtniszellen? Da viele Pathogene den Organismus über einen mukosalen Bereich infizieren, muss für zukünftige Impfstoffe untersucht werden, wie mukosale und systemische Bereiche des Immunsystems beim Erhalt des Immungedächtnisses zusammenarbeiten.

Impfungen

Passive Immunisierung

Von einer *passiven Impfung* spricht man, wenn dem Organismus Antikörper zugeführt werden, die sein eigenes Immunsystem nicht produziert hat.

Die Verweildauer passiv applizierter Antikörper beschränkt sich auf wenige Wochen bis Monate, bei einer Halbwertszeit von etwa 30 Tagen sind die Antikörper dann größtenteils abgebaut. Der Organismus ist bei einer erneuten Infektion durch denselben Erreger erneut gefährdet, weil das Immunsystem kein eigenes antigenspezifisches Immungedächtnis aufgebaut hat. Die passive Immunisierung entspricht daher im eigentlichen Sinne keiner Impfung, und wird meist, falls ein Erregerkontakt stattgefunden hat und unzureichend Zeit für eine aktive Immunisierung besteht, nur als *Postexpositionsprophylaxe* genutzt.

Oft werden aufgereinigte Antikörper für eine passive Immunisierung aus Blutkonserven hergestellt, was das Risiko für die Übertragung von Infektionserkrankungen nicht ausschließt. In den zurückliegenden Jahren hat man daher vermehrt spezifische Antikörper mit gentechnischen Methoden entwickelt. Diese sogenannten monoklonalen Antikörper stehen dann in Reinform speziell gegen einen bestimmten Erreger zur Verfügung. So setzt man z. B. bei sehr kleinen Frühgeborenen eine solche passive Immunisierung mit humanisierten monoklonalen Antikörpern gegen das RS-Virus ein.

Eine natürliche Art einer passiven Immunisierung findet bei der Übertragung von Antikörpern über die Plazenta aus dem Blut der Mutter auf das ungeborene Kind statt (Nestschutz). Durch die Übertragung des mütterlichen Antikörperbestands in der Spätschwangerschaft ist das Neugeborene für eine begrenzte Zeit gegen jene Infektionskrankheiten geschützt, gegen die auch die Mutter immun ist. Zusätzlich wird diese „Leihimmunität" in den Wochen nach der Geburt bei Säuglingen durch die in der Muttermilch vorhandenen Antikörper ergänzt.

Zukünftig denkbar sind auch Impfkonzepte, bei denen passive, antikörpervermittelte Vakzinkomponenten die aktive Immunisierung unterstützen oder modulieren.

Therapeutische Impfung

Mit den beachtlichen Fortschritten der letzten Jahrzehnte auf dem Gebiet der Immunologie wurden völlig neue Perspektiven zur Bekämpfung von Krebserkrankungen eröffnet. Sogenannte therapeutische Impfstoffe sollen in Zukunft mithilfe spezifischer Krebsantigene und stimulierender Komponenten die Immunantwort so steuern, dass maligne Zellen aus dem Organismus dauerhaft entfernt werden. Um dies zu erreichen, werden antigenpräsentierende Zellen (Dendritische Zellen) und/oder T-Zellen ex vivo für eine therapeutische Reinjektion konditioniert.

Konjugatimpfstoffe

Wie oben erwähnt, stellen die T-Zell-unabhängigen, reinen Polysaccharidimpfstoffe für Immunsysteme eine Herausforderung dar. Zwar werden reine polysaccharidbasierte Impfstoffe weiterhin eingesetzt, die Wirksamkeit und die Dauerhaftigkeit des Immungedächtnisses sind jedoch generell beschränkt. Gekoppelt an ein T-Zellantigen werden Polysaccharide von bekapselten Bakterien, wie beispielsweise Haemophilus influenzae Typ b, Neisseria meningitidis und Streptococcus pneumoniae, durch das Immunsystem wesentlich besser erkannt.

Diese Impfstoffe aktivieren T-Zellen, welche die notwendigen Signale für eine B-Zellaktivierung beitragen und die Bildung von germinalen Zentren einleiten. Dort wird die Entstehung von polysaccharidspezifischen, langlebigen Plasma- und Gedächtnis-B-Zellen ermöglicht, die hochspezifisch bindende IgG-Antikörper produzieren.

Trotz Konjugation mit T-Zellantigenen fällt die Antikörperantwort gegen bakterielle Polysaccharide bei kleinen Kindern und Neugeborenen aufgrund der Unreife des Immunsystems niedrig aus, was eine höher dosierte und mehrfache Gabe des Impfstoffs notwendig macht.

Adjuvanzien

Durch immer weiter verbesserte Reinigung der Antigenkomponenten durch fortschreitende Entwicklung der Produktionstechniken, konnte häufig eine deutliche Verringerung der Nebenwirkungen von Impfstoffen erreicht werden. Dies geht in einigen Fällen allerdings auch mit einer unerwünscht stark reduzierten Wirksamkeit des gereinigten Antigens einher. In aktuellen Impfstoffentwicklungen werden daher in einigen Fällen Adjuvanzien zur Verbesserung und Modulierung der induzierten Immunantwort eingesetzt.

Adjuvanzien unterscheiden sich in der Art ihres Wirkmechanismus:
- Erkennung pathogenassoziierter Strukturen (PAMS) durch Toll-like-Rezeptoren (TLR)
- Verbesserung der Antigenpräsentation
- Nutzung von Kostimulatoren (CD28 oder CD40L)
- Steuerung/Verbesserung der intrazellulären Signaltransduktion in den antigenpräsentierenden Zellen

Trotz langjähriger Erfahrung mit einigen Adjuvanzien, wie dem klassischen Aluminiumhydroxid und weiteren, muss der Einsatz neuerer Substanzen mit großer Sorgfalt vorbereitet werden, da noch nicht alle Effekte der adjuvanten Substanzen in ihrer klinischen Wirkweise verstanden sind.

Lebend- und Totimpfstoffe

Die verfügbaren Impfstofftypen versuchen, den unterschiedlichen Anforderungen, die sich aus Epidemiologie und Pathogenese des Pathogens ergeben, gerecht zu werden. Man unterscheidet
- attenuierte Lebendimpfstoffe,
- inaktivierte Impfstoffe (Totimpfstoffe) bzw.
- Komponenten-Impfstoffe.

Lebendimpfstoffe bestehen aus attenuierten Erregern, die replikationsfähig sind, aber die Fähigkeit verloren haben, eine Infektionskrankheit auszulösen. Lebendimpfstoffe führen also zu einer Infektion, jedoch nicht zu einer Krankheit. Da sich der attenuierte Erreger gegenüber dem Immunsystem wie eine Wildform darstellt, wird eine vollständige protektive Immunantwort ausgelöst. Das Masernvirus oder das Varizella-zoster-Virus werden nach Impfung beispielsweise sowohl über neutralisierende Antikörper wie über spezifische T-Zellen bekämpft. Lebendimpfstoffe können in Einzelfällen für jene Impflinge ein Risiko darstellen, die ein geschwächtes Immunsystem oder einen Immundefekt haben. In diesen Fällen kann die Impfung mit dem Lebendvirus zu einer lebensbedrohlichen oder gar tödlichen Impfinfektion führen.

Totimpfstoffe bestehen aus abgetöteten und inaktivierten Erregern bzw. aus deren Bestandteilen. Sie sind nicht mehr replikationsfähig und beinhalten daher keine der benannten Risiken von Lebendimpfstoffen. Wenn es sich bei Totimpfstoffen um abgetötete, komplette mikrobielle Erreger handelt, besteht eine Tendenz zu verstärkten lokalen Reizungen, in seltenen Fällen auch zu systemischen Reaktionen, wie etwa Fieber. Die Nebenwirkungen werden meist von Komponenten des inaktivierten Erregers ausgelöst, die nicht für die eigentliche spezifische Immunreaktion benötigt werden. Daher ist man heute bestrebt, für Erreger, deren relevante Antigenstrukturen bekannt sind, die für eine protektive Immunantwort relevanten antigenen Strukturen zu identifizieren. Diese werden dann in hoch gereinigter oder gentechnisch reiner Darreichungsform als *Komponenten-* oder *Subunit-Impfstoffe* produziert. Die Beschränkung auf wenige, für die protektive Immunantwort relevante Antigenstrukturen reduziert das Nebenwirkungspotenzial von Impfstoffen erheblich. Allerdings geht dieser Prozess häufig auch mit einer Verminderung der Immunogenität des Impfstoffs einher, die wie vorangehend erwähnt ggf. durch Kombination mit spezifischen Adjuvanzien ausgeglichen werden kann.

Literatur

Butler NS, Nolz JC, Harty JT. Immunologic considerations for generating memory CD8 T cells through vaccination. Cellul Microbiol 2011; 13(7): 925–933

Cerutti A, Puga I, Cols M. Innate control of B cell responses. Trends Immunol 2011; 32: 202–211

Germain RN. Vaccines and the future of human immunology. Immunity 2010; 33: 441–450

Pulendran B, Ahmed R. Immunological mechanisms of vaccination. Nat Immunol 2011; 131: 509–517

Ueno H, Klechevsky E, Schmitt N et al. Targeting human dendritic cell subsets for improved vaccines. Semin Immunol 2011; 23: 21–27

Zielinski CE, Corti D, Mele F et al. Dissecting the human immunologic memory for pathogens. Immunol Rev 2011; 240: 40–51

3 Herstellung und Prüfung von Impfstoffen

M. Pfleiderer u. K. Cichutek

Einleitung

Die Herstellung und Qualitätskontrolle von Impfstoffen unterliegt einer Reihe von wissenschaftlichen und gesetzlichen Regularien, die dem Stand des Wissens fortwährend angepasst werden. Impfstoffe im Sinne der folgenden Ausführungen sind die *präventiven oder zur Postexpositionsprophylaxe eingesetzten Impfstoffe* zum Schutz vor Infektionskrankheiten. Sie werden an gesunde Erwachsene und an Kinder zur Vorbeugung, nicht jedoch an Patienten zur Therapie, verabreicht. Daher müssen Impfstoffe so sicher wie möglich und selbstverständlich wirksam sein. Dies wiederum setzt einen hohen und gleichbleibenden Qualitätsstandard jeder Impfstoffcharge und jeder Dosis voraus. Um das zu erreichen, gibt es für Impfstoffe nicht nur viele Regelungen, die für biologische Arzneimittel im Allgemeinen gelten, zu denen die Impfstoffe ja gehören, sondern auch eine Reihe von Spezialregeln. Diese sind durchaus umfangreich und definieren die erforderliche hohe Qualität und Sicherheit der Impfstoffe. Sie schützen damit Kinder, Jugendliche und Erwachsene, bei denen Impfstoffe angewendet werden, und fordern gleichzeitig die dem Stand von Wissenschaft und Technik entsprechenden technischen Möglichkeiten bei der Herstellung ein.

Die für Impfstoffe geltenden Regeln werden von wissenschaftlichen Experten der nationalen Arzneimittelbehörden aufgestellt. Bereits bei der Entwicklung neuer Impfstoffe und der Weiterentwicklung/Änderung (Variation) bekannter Impfstoffe beraten die zuständigen Behörden die Hersteller, um den Patienten zu schützen, aber auch um im Sinne der öffentlichen Gesundheit („public health") für die Verbesserung vorhandener und die Entwicklung neuer Impfstoffe zu sorgen. Diese Erfahrungen fließen in die Impfstoffregeln ein. Dabei bestehen ausgiebige Kommentierungsmöglichkeiten der Öffentlichkeit, insbesondere auch der in der Impfstoffherstellung und -entwicklung tätigen pharmazeutischen Unternehmer, um auch deren Erfahrung mit einzubeziehen.

Der wissenschaftliche und rechtliche Rahmen der Regulierung von Impfstoffen geht auf Ursprünge in der Mitte der 1950er-Jahre zurück und unterliegt einer ständigen Fortentwicklung. Der Erfolg dieser Entwicklung ist unter anderem daran erkennbar, dass heutzutage im Umlauf befindliche Impfstoffe zu den wirksamsten Arzneimitteln gehören, wobei schwere Nebenwirkungen sehr selten auftreten. Viele neue und komplexe Impfstoffe wurden in den letzten Jahren zugelassen, und – teilweise in enormen Chargengrößen – von den zuständigen Prüflabors freigegeben, ohne dass größere systematische Probleme auftraten.

Impfstoffe als biologische Arzneimittel

Impfstoffe sind als „biologische Arzneimittel" anderen Regeln unterworfen als „chemisch definierte" Arzneimittel. Biologische Arzneimittel werden entweder aus biologischen Ausgangsmaterialien extrahiert (z.B. Gerinnungsfaktoren aus menschlichem Blut oder Impfantigene aus Mikroorganismen) oder mithilfe von biologischen Systemen hergestellt, z.B. unter Verwendung von Gewebekulturzellen oder rekombinanten Vektoren.

Antibiotika, Vitamine und andere (niedermolekulare) Substanzen, die leichter charakterisierbar sind, aber auch niedermolekulare Peptide, die mittels Fermentation aus Mikroorganismen oder mittels chemischer Synthese hergestellt werden, zählen nicht zur Gruppe der biologischen Arzneimittel bzw. Substanzen. Von dieser Systematik abweichend werden niedermolekulare Heparine mittlerweile zu den biologischen Arzneimitteln gezählt und unterliegen demselben regulatorischen Rahmenwerk.

Auch wenn hier keine Aussage gemacht werden soll, ob nun die biologischen oder die chemisch definierten Arzneimittel komplexeren Herstellungsmethoden unterliegen, so ist doch unumstritten, dass die Charakterisierung des Endprodukts bei den chemisch definierten Arzneimitteln einfacher zu vollziehen ist als bei einem biologischen Arzneimittel. Im Allgemeinen ist bei den chemisch definierten Arzneimitteln die Molekularstruktur des Wirkstoffs bekannt und mit physikochemischen

Methoden analysierbar. Mit der gleichen Methodik können Verunreinigungen, die aus dem Herstellungsprozess resultieren, nachgewiesen werden. Im Endeffekt bedeutet dies, dass der Herstellungsprozess für chemisch definierte Arzneimittel zwar genau überwacht, jedoch nicht unbedingt durch enge und zahlreiche Spezifikationen beschrieben werden muss, um eine akzeptable Qualität zu erzielen. Entscheidend ist die Analyse des Endprodukts. Entspricht diese den in der Zulassung beschriebenen Spezifikationen, kann das Produkt für den Verkehr freigegeben werden.

Bei den biologischen Arzneimitteln stellt sich die Situation anders dar. Aufgrund ihrer komplexen Struktur, resultierend aus der primären, sekundären und tertiären Proteinstruktur und vielen möglichen posttranslationalen Modifikationen, können Biologika auf der Ebene des Endprodukts nur unzureichend charakterisiert werden. Je höher das Molekulargewicht eines biologischen Arzneimittels ist und je aufwendiger Modifikationen der Primär-, Sekundär und Tertiärstruktur sind (z. B. durch Glykosylierung, Bildung von Disulfidbrücken, korrekte Faltung, Spaltung in Untereinheiten, Di- und Multimerisierung und vieles mehr), umso unvollständiger ist die Charakterisierung auf der Ebene des Endprodukts. Dies gilt insbesondere für Impfstoffe, die zu den komplexesten biologischen Arzneimitteln zählen. Abb. 3.1 versucht, dies zu veranschaulichen.

Aus den genannten Gründen rückt die präzise Beschreibung des Herstellungsprozesses bei biologischen Arzneimitteln in den Mittelpunkt. Damit ist gemeint, dass alle kritischen Prozessparameter und Qualitätsattribute über ein dichtes Netzwerk von Inprozesskontrollen und produktspezifischen Tests kontrolliert werden müssen. Je zahlreicher die Kontrollen und Tests und je enger die Spezifikationen für die jeweiligen Parameter sind, umso mehr wird sichergestellt, dass jede produzierte Charge von gleichbleibender Qualität ist und den Zulassungskriterien entspricht. Man spricht unter diesen Bedingungen von einem *konsistenten Herstellungsverfahren*. Nur aufgrund dieser strengen Kriterien kann sichergestellt werden, dass jede produzierte Charge den klinischen Prüfmustern entspricht, mit denen die Wirksamkeit und Verträglichkeit zum Zeitpunkt der Zulassung untersucht und akzeptiert wurde.

Gesetze und Leitfäden zur Sicherung der Qualität

Auf nationaler, europäischer und globaler Ebene beschäftigt sich eine Reihe von Organisationen seit vielen Jahrzehnten mit gesetzlichen und wissenschaftlichen Regelungen zur Sicherstellung der bestmöglichen Qualität biologischer Arzneimittel. Die rasante technische Weiterentwicklung von Herstellungsprozessen und Kontrollmethoden und neue Erkenntnisse über mögliche Gefährdungen der Qualität der Biologika (s. TSE-Problematik [TSE = transmissible spongiforme Enzephalopa-

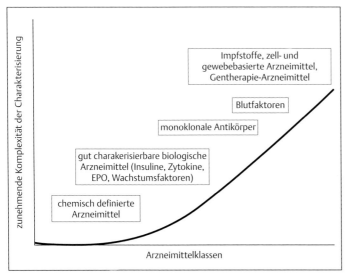

Abb. 3.1 Zunehmende Komplexität der Charakterisierung verschiedener Arzneimittelklassen. Mit der Komplexität von Arzneimitteln nimmt auch die Schwierigkeit zu, das Endprodukt mit analytischen Methoden präzise zu charakterisieren. *EPO*: Erythropoetin.

thie] S. 19, Kontrolle der Roh- und Ausgangsmaterialien) machen die permanente Anpassung der Regelwerke an fortschreitende Erkenntnisse notwendig. Auch Gesetze wie beispielsweise das Arzneimittelgesetz (AMG) unterliegen einer ständigen Evolution, da sie in Zeiträumen von einem bis einigen wenigen Jahren aktualisiert werden. Rechtsverordnungen erlauben, beispielsweise bei akut auftretenden Infektionskrankheiten, dringend notwendige und verbindliche Regelungen zur Sicherstellung der Qualität von Arzneimitteln auch außerhalb der Novellierungen des AMG. Noch flexibler sind jedoch wissenschaftliche Leitfäden („guidelines"), die dem Stand des Wissens jederzeit und zügig angepasst werden können. Sie werden allgemein beachtet und gelten häufig sogar international. Neue Leitfäden zur Regelung der Qualität von Impfstoffen werden auf europäischer Ebene von der Arbeitsgruppe für biologische Arzneimittel (Biologics Working Party, BWP) des Ausschusses für Humanarzneimittel (Committee for Human Medicinal Products, CHMP) der in London ansässigen Europäischen Arzneimittelagentur (European Medicines Agency, EMA) erstellt, die auch vorhandene Leitfäden zu diesem Thema anpasst. Derzeit relevante Leitfäden zur Qualität von Impfstoffen und anderen biologischen Arzneimitteln sind auf den Internetseiten der EMA zu finden (s. S. 27, Lit.). Die Arbeitsgruppe für Impfstoffe (Vaccine Working Party, VWP) des CHMP der EMA erstellt und aktualisiert multidisziplinäre Leitfäden zu nicht klinischer und zu klinischer Prüfung der Impfstoffe.

Das Europäische Direktorat für die Qualität von Arzneimitteln (European Directorate for the Quality of Medicines and Healthcare, EDQM) mit Sitz in Straßburg befasst sich – neben der Pflege des Europäischen Arzneibuchs mit seiner Vielzahl von allgemeinen und spezifischen Texten und Monografien zur Herstellung von Impfstoffen (http://www.edqm.eu/en/European-Pharmacopoeia-1401.html) – auch mit der Erstellung von Leitlinien zur Chargenprüfung von Impfstoffen, den Batch Release Guidelines (s. S. 27, Lit.).

Die Leitfäden der Weltgesundheitsorganisation (World Health Organization, WHO) für Impfstoffe, die sogenannten Technical Report Series (TRS) Vaccines (s. S. 27, Lit.) sowie die Leitfäden der Internationalen Harmonisierungskonferenz (International Conference on Harmonization of Technical Requirements for Registration of Pharmaceuticals for Human Use, ICH; s. S. 27, Lit.) vervollständigen die derzeit von den Behörden und Impfstoffherstellern angewendeten wissenschaftlichen Grundlagen zur Sicherstellung der Qualität von Impfstoffen und anderen biologischen Arzneimitteln.

In Anbetracht der Vielzahl der Leitfäden und der zuständigen Gremien, die für deren Erstellung und Pflege zuständig sind, ist es wichtig zu verstehen, dass Leitfäden mit gleicher Thematik komplementäre und keine gegensätzlichen Informationen beinhalten. Lediglich die Fokussierung mag unterschiedlich sein, so muss beispielsweise ein WHO-Leitfaden global anwendbar und damit allgemeiner ausgelegt sein als ein EU- oder ein nationaler Leitfaden.

Letztlich stellt die Gesamtheit der Leitfäden und der gesetzlichen Vorgaben, wie ein Zulassungsantrag für einen Impfstoff zu gestalten ist, ein international harmonisiertes Rahmenwerk dar, an das sich die Impfstoffhersteller, aber auch die zuständigen Behörden, halten müssen. Ein Zulassungsantrag, heute im Format des Common Technical Document (CTD) einzureichen, ist ein in der EU, in Japan und in den USA gleichermaßen anerkanntes Antragspapier. Es besteht aus 5 Modulen. Im Modul 3 befinden sich Angaben zum Herstellungsverfahren, aus denen für die Experten der Zulassungsbehörden die konsistent hohe Qualität eines Impfstoffs oder eines anderen biologischen Arzneimittels zu entnehmen ist und bewertet werden kann.

Viele der gesetzlichen Grundlagen zur Regulierung der Herstellung, Prüfung, Zulassung und zum Inverkehrbringen von Arzneimitteln sind mittlerweile innerhalb der EU vereinheitlicht. EU-Verordnungen besitzen unmittelbare Gültigkeit, EU-Richtlinien müssen innerhalb eines bestimmten Zeitraums in die nationale Gesetzgebung zur Regulierung von Arzneimitteln – in Deutschland i. d. R. das AMG – integriert und somit umgesetzt werden. Die vollständige EU-Arzneimittelgesetzgebung („The Rules Governing Medicinal Products in the European Union") ist auf der Homepage des EU-Generaldirektorats „Gesundheit und Verbraucherschutz" einsehbar (s. S. 27, Lit.).

Dieses komplexe Regelwerk wird im Allgemeinen auch von den Herstellern als hilfreich verstanden.

Grundlagen zu den Herstellungsprozessen

Die industrielle Herstellung von Impfstoffen gliedert sich in mehrere charakteristische Prozessschritte, die dem jeweiligen Impfantigen individuell angepasst werden. In Verbindung mit der im Folgenden beschriebenen Test- und Kontrollmethodik ergibt sich die Einzigartigkeit eines beliebigen Herstellungsprozesses – was in der Konsequenz bedeutet, dass 2 Herstellungsprozesse unterschiedlicher Hersteller, selbst für das gleiche Impfantigen, nicht miteinander vergleichbar sind. Sie können in vollkommen unterschiedlichen Qualitäten und klinischen Eigenschaften resultieren. Deswegen werden alle regulatorischen Entscheidungen der Arzneimittelbehörden produktspezifisch getroffen und nur in Ausnahmefällen für eine Produktklasse oder gar alle Impfstoffe. Die zuletzt genannten generischen Ansätze beziehen sich zumeist auf Informationen in der Fach- und Gebrauchsinformation, die für alle Impfstoffe relevant sind.

Moderne Herstellungsprozesse für Impfstoffe gliedern sich zumeist in die folgenden charakteristischen Teilschritte auf:
- Vermehrung der Mikroorganismen, die zur Erzeugung des Impfantigens benötigt werden
- Reinigung der Impfantigene
- ggf. Inaktivierung oder Detoxifizierung der Impfantigene
- Formulierung und Abfüllung des Endprodukts

Innerhalb dieser Teilschritte gibt es natürlich weitere Verfahrensschritte, die letztlich zu einem hochreinen Impfantigen führen, das nur noch Spuren von prozess- und produktspezifischen Verunreinigungen enthält. In Abb. 3.2 sind die am häufigsten vorkommenden Prozessschritte exemplarisch zusammengefasst, zusammen mit einigen charakteristischen produktspezifischen Kontrollen, die bei diesen Schritten besonders interessieren.

Kontrolle der Roh- und Ausgangsmaterialien

Die Qualität von Impfstoffen hängt in hohem Maße von den verwendeten Roh- und Ausgangsmaterialien ab. Aus diesem Grunde werden diese, als weitere Besonderheit der biologischen Arzneimittel, als Teil des Herstellungsprozesses betrachtet.

Rohmaterialien sind alle Substanzen, die zur Herstellung benötigt werden, vom einfachen Natriumchlorid bis hin zu hochkomplexen, chemisch definierten Medien zur Gewebekultur oder für die Vermehrung von Bakterien- oder Hefekulturen zur Gewinnung von Impfantigenen. Sie alle müssen hohen Anforderungen gerecht werden und ihre Herstellung muss denselben strengen Kontrollen unterliegen wie die Herstellung der Impfantigene selbst. Eine besondere Rolle spielen Rohmaterialien tierischen oder menschlichen Ursprungs. Seit dem Höhepunkt der BSE-Krise (BSE: Bovine Spongiforme Enzephalopathie) in den 1990er- und zu Beginn der 2000er-Jahre hat man sehr intensiv an der Etablierung von Kontrollmechanismen gearbeitet, die verhindern sollten, dass der BSE-Erreger über kontaminierte Substanzen, die zur Impfstoffherstellung oder zur Herstellung anderer Arzneimittel benötigt werden, insbesondere durch die Verwendung von Substanzen aus Rindern oder Schafen, massenhaft Einzug in die menschliche Population hält. Die Prinzipien zur bestmöglichen Minimierung dieses Risikos sind in einem TSE-Leitfaden („Leitlinien für die Minimierung des Risikos der Übertragung von Erregern der spongifor-

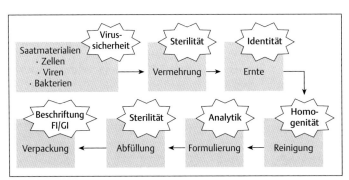

Abb. 3.2 Ablauf der Impfstoffherstellung. Ablauf (verallgemeinert) mit selektierten Kontrollen zur Überprüfung der Qualität der Zwischenprodukte und des Endprodukts. *FI/GI:* Fachinformation/Gebrauchsinformation.

mer Enzephalopathie tierischen Ursprungs durch Human- und Tierarzneimittel") niedergelegt, der auch Teil der gesetzlich verbindlichen Vorschriften des Europäischen Arzneibuchs ist (Europäisches Arzneibuch 6. Ausgabe 2010).

Ähnlich strenge Auflagen gelten für Substanzen, die aus anderen Tierspezies gewonnen werden, wie z. B. Trypsin aus Schweinepankreas, oder die vom Menschen gewonnen werden, wie z. B. humanes Serumalbumin.

In einigen Fällen wurden zur vollständigen Vermeidung solcher Risiken Substanzen tierischen Ursprungs, die in den Herstellungsprozessen für Impfstoffe eingesetzt werden, durch gleichwertige Substanzen pflanzlichen Ursprungs ersetzt, z. B. Detergenzien wie *Tween*.

Als *Ausgangsmaterialien* werden bei der Impfstoffherstellung alle Komponenten bezeichnet, die zur Extraktion oder zur Vermehrung der Impfantigene benötigt werden.
- Für bakterielle Impfstoffe sind dies die entsprechenden Impfstämme,
- für virale Impfstoffe geeignete Zellkulturen und Virusstämme und
- für rekombinante Impfstoffe bakterielle, virale oder hefebasierte gentechnisch veränderte Expressionssysteme (Vektoren), die die Expression des klonierten Gens des Impfantigens vermitteln.

Mikrobiologische Sicherheit von Ausgangsmaterialien

Zellsubstrate und Mikroorganismen zur Impfstoffherstellung müssen strengen mikrobiologischen Auflagen bezüglich ihrer Sicherheit genügen. Unter Sicherheit versteht man in diesem Fall die sichergestellte *Abwesenheit von Fremdkeimen* in den bakteriellen, hefebasierten oder viralen Saatmaterialien sowie in den Zellbänken, die zur Virusvermehrung verwendet werden.

Die Reinheit von bakteriellen und hefebasierten Saatmaterialien lässt sich mit relativ einfachen Methoden und Testverfahren sicherstellen. Geeignete Verfahren hierzu sind
- die Inokulation in selektiv wirkende Wachstumsmedien,
- die Identifizierung über Koloniemorphologien,
- die mikroskopische Analyse von Gramfärbungen oder
- die Identitätsanalyse über spezifische Antiseren.

Die einschlägigen Arzneibuchmonografien für bakterielle und hefebasierte rekombinante Impfstoffe geben die anzuwendende Methodik im Detail wieder (Europäisches Arzneibuch 6. Ausgabe 2010).

Wesentlich aufwendiger ist der Nachweis der Freiheit von Fremdviren in den Ausgangsmaterialien zur Herstellung von Virusimpfstoffen. Während kontaminierende Hefen und Bakterien über Inkubationstests in geeigneten Medien bestätigt oder ausgeschlossen werden können, ist der Ausschluss von Fremdviren in den Virus-Saatmaterialien und den Zellbänken nur über komplexe In-vitro- und In-vivo-Testverfahren zu bewerkstelligen. Die größte Schwierigkeit ergibt sich dabei aus der Verfügbarkeit geeigneter Antiseren zur Neutralisierung der eigentlichen Impfviren, denn diese müssen zunächst „ausgeschaltet" werden, damit sie mögliche Aktivitäten von Fremdviren nicht maskieren. Anschließend lassen sich über die Inokulation der Virus-Saatmaterialien in juvenile und adulte Mäuse und Meerschweinchen sowie in geeignete Gewebekulturzellen viele virale Kontaminationen feststellen. Neben diesen unspezifischen, aber sehr sensitiven Testsystemen setzt sich die Polymerasekettenreaktion („polymerase chain reaction", PCR) zur spezifischen Erkennung von Fremdviren durch Nachweis ihrer Nukleinsäure mehr und mehr durch, insbesondere dort, wo an der Eignung der oben beschriebenen unspezifischen Verfahren Zweifel bestehen.

Die gleichen Strategien werden zum Ausschluss von Viruskontaminationen in Zellbänken und Hühnereiern zur Produktion von Virusimpfstoffen angewendet. Das Europäische Arzneibuch (s. S. 27, Lit.) widmet diesem wichtigen Qualitätsaspekt eigene Kapitel:
- 2.6.16: Prüfung auf fremde Agenzien in Virus-Lebend-Impfstoffen für Menschen
- 5.2.2: SPF-Hühnerherden für die Herstellung und Qualitätskontrolle von Impfstoffen
- 5.2.3: Zellkulturen für die Herstellung von Impfstoffen für Menschen

Ähnliche Texte werden von der EMA, der WHO und der ICH bereitgehalten (s. S. 27, Lit.).

Für die Rohmaterialien zur Impfstoffherstellung gelten die gleichen strengen Anforderungen in Bezug auf Sterilität und Virussicherheit. Oft ist es hier aber möglich, die geforderte Qualität über Sterilisation, Filtration oder Bestrahlung sicherzustellen.

Substanzen tierischen oder menschlichen Ursprungs, die in der Impfstoffproduktion eingesetzt werden, bergen das größte Risiko, Fremdviren in einen Herstellungsprozess einzuschleppen. Insbesondere das zur Zell- und Viruskultur oft notwendige fetale Kälberserum („fetal calf serum", FCS) und auch Trypsin aus porzinem Gewebe bergen ein hohes Risiko der Kontamination mit Fremdviren. Die Bestrahlung von FCS oder Trypsin, der Ersatz von FCS durch synthetische, also chemisch definierte Kulturmedien und die damit verbundene Adaptation von Gewebekulturzellen an völlig proteinfreie Kulturbedingungen sind erfolgreiche Strategien zur Minimierung des Risikos einer Viruskontamination durch tierische Seren oder Enzyme.

Humanes Serumalbumin (HSA), das bisweilen als Stabilisator in Virusimpfstoffen verwendet oder zur Viruskultur benötigt wird, gilt als virussicher, soweit es nach den Vorgaben des Europäischen Arzneibuchs hergestellt wurde. Nur unter diesen Bedingungen darf es überhaupt in Impfstoffen eingesetzt werden. Um hypothetische Risiken, die mit der Verwendung von HSA verbunden sind, weiter zu minimieren, sind einige Hersteller dazu übergegangen, ihre Prozesse so zu optimieren, dass HSA nicht mehr benötigt wird oder durch rekombinantes humanes Albumin (rHA), das in rekombinanten Hefezellen exprimiert wird, zu ersetzen.

Tumorigenität von Gewebekulturzellen zur Virusvermehrung

Impfviren für Virusimpfstoffe können in primären Zelllinien, z. B.
- Hühnerembryofibroblasten,
- Affennierenzellen,
- kontinuierlichen menschlichen Zelllinien, z. B. MRC-5 Zellen, WI-38 Zellen (Embryonalzellen),
- kontinuierlichen Säuger-Zelllinien, z. B. Verozellen (Affennierenzellen), MDCK-Zellen (Hundenierenzellen)
- und Insekten-Zelllinien (z. B. Hi-5, Schmetterlingsovarien) vermehrt werden.

Dies ist eine wesentlich besser kontrollierbare und sicherere Methode verglichen mit der früher praktizierten Virusvermehrung z. B. in Mäusehirnen (z. B. Tollwut-, FSME-, Japanische Enzephalitis-Impfstoffe) oder auf der Haut von Tieren (Pockenimpfstoffe).

Die Liste von weiteren Zelllinien, die sich durch gute Kultureigenschaften auszeichnen und eine optimale Virusreplikation erlauben, wird immer umfangreicher. Damit wird auch der Diskussionsbedarf darüber, welchen Kriterien diese neuen Zellsubstrate genügen müssen, damit sie für die Virusherstellung akzeptiert werden, größer. Ein mögliches Risiko, das mit der Verwendung mancher Zelllinien in Verbindung gebracht wird, ist deren Eigenschaft, in Mäusen nach einer Inokulation Tumore zu erzeugen. Die noch vor wenigen Jahren vorherrschende Lehrmeinung schloss die Verwendung solcher Zellsubstrate für die Impfstoffherstellung kategorisch aus. Mittlerweile hat man sich aber von dieser Vorstellung weitgehend gelöst oder ist zumindest offen für Argumente, die auch im Mausmodell als tumorigen eingestufte Zelllinien als geeignete Substrate für die Herstellung von Humanimpfstoffen qualifizieren. Viele neue Erkenntnisse spielen hier eine tragende Rolle. Zum einen sind nur intakte Zellen tumorigen, lysierte Zellen oder deren gereinigte chromosomale DNA vermögen im Mausmodell i. d. R. keine Tumoren mehr auszulösen. Zum anderen sind die heutigen Herstellungs- und Aufreinigungsmethoden effizient, sodass kaum mehr Wirtszellprotein und nur minimale Mengen von degradierter und somit nicht mehr funktionaler Wirtszell-DNA in das Endprodukt gelangen können, geschweige denn noch intakte Zellen. Es sind diese Überlegungen, die unter Berücksichtigung der einzelnen Schritte des Herstellungsprozesses und der Impfstoffklasse die Verwendung von tumorigenen Zellsubstraten durchaus erlauben.

Unverändert bestehen bleibt aber derzeit noch das Dogma, dass für Impfstoffe, die aufgrund ihrer Natur nur sehr milde Aufreinigungsschritte tolerieren (in erster Linie die lebend-attenuierten Impfstoffe), ausschließlich nicht tumorigene Zellsubstrate verwendet werden dürfen. Dringend benötigte neue Impfstoffe, für deren weitere Entwicklung dieses Dogma einen Hinderungsgrund darstellt, werden zur gegebenen Zeit sicherlich zu einer Neubewertung der gegenwärtigen Risikoeinschätzung führen.

Von den Saatmaterialien zum Impfstoff

Die Herstellung von Impfstoffen beginnt mit definierten Ausgangsmaterialien, also den bakteriellen, hefebasierten oder viralen Saatmaterialen und den Gewebekulturbänken. Was die Impfstämme betrifft, so spricht man von *Master Seeds* (Originalsaatmaterial), *Working Seeds* und ggf. *Production Seeds* (Saatmaterialien für die Produktion). Historie und Herstellung, von der ersten Isolation des Mikroorganismus, der das Impfantigen enthält bzw. repräsentiert, bis hin zu dem in der Produktion verwendeten Saatmaterial, müssen genau dokumentiert sein. Dies ist insbesondere vor dem Hintergrund der TSE-Problematik wichtig, um auszuschließen, dass jemals Kontakt zu möglicherweise BSE-haltigen Substanzen bestand.

Für virale Saatmaterialien zur Herstellung von attenuierten Lebendvirusimpfstoffen verlangt das Europäische Arzneibuch für neurovirulente Virusarten die Durchführung eines Neurovirulenztests in einer geeigneten Tierspezies, der die Abwesenheit neuroinvasiver oder neurovirulenter Eigenschaften bestätigt.

Ähnlich strenge Auflagen zur Beschreibung von Herkunft und Historie gelten für die Master Cell Banks und Working Cell Banks zur Virusvermehrung.

Alle Saatmaterialien und Zellbänke müssen so umfangreich angelegt sein, dass sie für das gesamte Produktleben, also viele Jahrzehnte, ausreichen. Die Neuanlage eines Master Seeds oder einer Master Cell Bank, insbesondere aus uncharakterisierten Vorstufen, ist ein bedeutendes regulatorisches Problem und kann im extremen Fall dazu führen, dass eine vollständige Neuzulassung erfolgen muss.

Alle Impfstoffe basieren auf dem Konzept, dass die Einzelschritte zur Vermehrung des Impfantigens immer im gleichen Zeitmuster und in derselben Schrittabfolge durchgeführt werden müssen. Man bezeichnet dieses Vorgehen als *Seed-Lot-System*, d.h. immer gleiche Saatmaterialien und immer gleiche Fermentationsbedingungen stellen sicher, dass Impfantigene mit immer gleichen Produkteigenschaften produziert werden. Alle Arzneibuchmonografien für Impfstoffe beginnen mit dieser Vorgabe. Eingeschobene Passagen zur Vermehrung der Impfantigene oder Kulturzellen oder beliebig verlängerte bzw. verkürzte Kulturbedingungen können zu vollkommen unterschiedlichen Qualitäten und somit Arzneimitteln mit unvorhersehbaren klinischen Eigenschaften führen und sind deshalb unzulässige Abweichungen von den Zulassungskriterien.

Kontrolle der Intermediate und des Endprodukts

Im Anschluss an die Fermentation zur Vermehrung der Impfantigene erfolgt deren Ernte aus dem zellfreien Überstand, den virusinfizierten Zellen oder den Bakterien bzw. Hefen.

Die Entfernung der enormen Medienmengen, die zur Fermentation benötigt werden (bis zu 10 000 Liter), ist dabei der 1. Schritt. Dies geschieht über einfache Zentrifugationsschritte (Bakterien, Hefen) oder, wie bei den Virusimpfstoffen, über große Durchlauf-Ultrazentrifugen, mit denen die das Impfantigen enthaltenden Viren zumeist in einem Zuckergradienten konzentriert werden. Je nach Impfstoffklasse schließen sich diverse Filtrations-, Chromatografie- und Inaktivierungsschritte an, die letztlich ein hoch gereinigtes Impfantigen ergeben. Lebend-attenuierte Ganzvirusimpfstoffe können aufgrund ihrer Empfindlichkeit nur milden Konzentrations- und Reinigungsschritten unterworfen werden. Spaltantigen- oder Untereinheitenimpfstoffe sowie inaktivierte virale bzw. bakterielle Ganzkeimimpfstoffe sind robuster und können mit einer wesentlich umfangreicheren Auswahl an Methoden gereinigt werden.

Das im Abschnitt „Biologische Arzneimittel" (S. 16) erläuterte Prinzip der Beschreibung des Herstellungsprozesses durch eine geeignete Anzahl von prozess- und produktspezifischen Kontrollen mit möglichst engen technischen und biologischen Spezifikationen findet hier seine Anwendung und gilt für jeden einzelnen Herstellungsschritt.

Die Definition und Bestätigung geeigneter Spezifikationen ist ein langfristiges Vorhaben, das sich über das gesamte pharmazeutische Entwicklungsprogramm, also von den ersten Pilotversuchen bis hin zum letztlichen industriellen Verfahren erstreckt und nur durch unzählige Wiederholungen der einzelnen Prozessschritte möglich ist. Damit erreicht man die Validierung des Herstellungsverfahrens, was eine der fundamentalen Voraussetzungen für eine Impfstoffzulassung ist.

Über die somit vollzogene Beschreibung des Herstellungsprozesses und der Produktintermediate („drug substance") wird die konsistente Qualität einer jeden Impfstoffcharge sichergestellt, ohne dass die Wirkstoffe, also die Impfantigene, im Endprodukt („drug product") molekular analysiert werden müssen, was, wie schon erläutert, aufgrund ihrer Komplexität auch nicht möglich ist.

Kontrollzellen

Moderne Herstellungsanlagen für Impfstoffe ermöglichen die Durchführung nahezu aller im vorigen Absatz beschriebenen Teilschritte in einem geschlossenen Prozess, wodurch das Produkt und seine Intermediate vor allen Risiken, insbesondere mikrobiologischen Kontaminationen, die permanent von außen einwirken, geschützt sind. Bisweilen ist es aber dennoch notwendig, bestimmte Herstellungsschritte per Hand durchzuführen. Dies betrifft bei Virusimpfstoffen insbesondere die initialen Schritte der Zellkultur und die Infektion mit dem Saatvirus sowie bei bakteriellen Impfstoffen und hefebasierten Impfstoffen die Inokulation des Kulturmediums mit den entsprechenden Saatmaterialien. Während mikrobiologische Kontaminationen im Allgemeinen schnell erkannt werden können, besteht bei Virusimpfstoffen das besondere Risiko der Kontamination der Zellkulturen mit Fremdviren durch die am Prozess beteiligten Personen. Obwohl diese heute durch geeignete Schutzkleidung praktisch ausgeschlossen wird, ist es dennoch notwendig, diesen kritischen Schritt besonders genau zu kontrollieren. Dies geschieht über Kontrollzellen, die genauso behandelt werden, wie die für die Virusanzucht vorgesehenen Zellen, aber eben nicht infiziert werden. Am Ende des Fermentationsprozesses werden diese Kontrollzellen in ähnlicher Weise auf mögliche Fremdviruskontaminationen untersucht, wie dies im Abschnitt „Mikrobiologische Sicherheit" (S. 20) für die Zellbänke erläutert wurde. Virusimpfstoffe, die mithilfe bebrüteter Hühnereier als Substrat zur Vermehrung der Impfviren hergestellt werden, werden in ähnlicher Weise, anhand von Kontrolleiern, auf mögliche prozessbedingte Fremdviruskontaminationen untersucht. Die jeweiligen Monografien für Virusimpfstoffe des Europäischen Arzneibuchs (s. S. 27, Lit.) nehmen sehr präzise Bezug auf dieses Testprinzip.

Gute Herstellungspraxis und Herstellung nach dem Stand von Wissenschaft und Technik

Über die wissenschaftlichen und gesetzlichen Vorgaben zum Inhalt der Zulassungsunterlagen kann die Qualität eines Impfstoffs und die Art der Herstellung ausreichend beurteilt werden. Die Eignung der Herstellungsstätte kann dagegen nur bedingt über die Prüfung der Zulassungsunterlagen bewertet werden. Zwar müssen Angaben zum Grundriss der Räumlichkeiten, zur Klassifizierung der Reinräume, zum Produktionsfluss und zur technischen Eignung der Produktionsausrüstung gemacht werden, eine Beurteilung, ob die Herstellung gemäß den gesetzlichen Vorgaben zur Guten Herstellungspraxis (Good Manufacturing Practice, GMP) geschieht, ist anhand solcher Unterlagen allerdings nicht möglich. Die Einhaltung der GMP-Bestimmungen kann nur über die Inspektion der Herstellungsbetriebe überprüft werden.

Die Inspektion eines Betriebs, der biologische Arzneimittel herstellt, ist erheblich aufwendiger als die eines Betriebs für chemisch definierte Arzneimittel. Dies hängt mit den in den vorangegangenen Abschnitten erläuterten Besonderheiten der Biologika zusammen. Die Inspektion eines Betriebs, der Impfstoffe herstellt, umfasst neben der Überprüfung der Eignung der Räumlichkeiten und der technischen Ausstattung auch die Prüfung, ob die Herstellung nach dem Stand von Wissenschaft und Technik erfolgt. Die Eignung der Rohmaterialien, die Herstellung der Ausgangsmaterialien (ab der Ebene der Master Seeds), die einzelnen Herstellungsschritte, die zum Endprodukt führen, und die Kontrollmethoden werden vor Ort überprüft. Ebenso ist die Überprüfung der Schulung und Eignung der mit der Herstellung betrauten Mitarbeiter ein wichtiger Faktor. Letztlich ist das Ziel einer solchen Inspektion die Erteilung einer gültigen Herstellungserlaubnis. Diese soll bei den Biologika immer produktspezifisch erteilt werden, berücksichtigt also die Tatsache, dass 2 im Prinzip identische biologische Arzneimittel, die jedoch mit unterschiedlichen Herstellungsverfahren hergestellt werden, nicht miteinander vergleichbar sind.

Für die Erteilung einer Herstellungserlaubnis sind in Deutschland die Landesbehörden zuständig, die Inspektionen im Benehmen mit den Experten aus den zuständigen Zulassungsbehörden durchführen (für Impfstoffe in Zusammenarbeit mit dem Paul-Ehrlich-Institut). Dabei ist das Paul-Ehrlich-Institut gefordert zu prüfen, ob der Stand von Wissenschaft und Technik bei der Herstellung eingehalten wird. Die weitere Gültigkeit einer einmal erteilten Herstellungserlaubnis muss durch regelmäßige Wiederinspektionen, i.d.R. im 2-Jahres-Rhythmus, sichergestellt werden. Die Erteilung einer Herstellungserlaubnis bescheinigt auch die Einhaltung der GMP-Vorschriften der EU (s. S. 27, Lit.). Wie für die Zulassung gelten also auch in Bezug auf die Gute Herstellungspraxis einheitliche Bedingungen innerhalb der Europäischen Union, sodass es keine Qualitätsunterschiede bei biologischen Arzneimitteln geben kann, auch wenn sie in unterschiedlichen europäischen Mitgliedstaaten hergestellt werden. Annex II der EU-GMP-Vorschriften nimmt besonderen Bezug auf die biologischen Arzneimittel (s. S. 27, Lit.).

Momentan gelten die GMP-Vorschriften nur für die Herstellung der Wirkstoffe („active pharmaceutical ingredients", API) nicht aber für die Herstellung der Hilfsstoffe („excipients"). Mittlerweile ist dies als gravierende Lücke erkannt worden, denn gerade bei Impfstoffen spielen Hilfsstoffe, wie beispielsweise Adjuvanssysteme zur Verstärkung der Immunantwort oder Humanalbumin bzw. andere Substanzen, die als Stabilisatoren eingesetzt werden, eine tragende Rolle in Bezug auf die immunologische Funktionsweise. Ihre Qualität sollte deshalb den gleichen strengen Bestimmungen in Bezug auf die Überwachung der Herstellung unterliegen wie die Impfantigene. Eine Ausweitung der EU-GMP-Vorschriften ist deshalb in Vorbereitung.

Stabilität von Impfstoffen

Impfstoffe haben bei einer Lagertemperatur von 2–8 °C Laufzeiten zwischen 18 Monaten (viele lebend-attenuierte Impfstoffe) und 4 Jahren (einige Tollwutimpfstoffe). Die genaue Kenntnis der Stabilität eines Impfstoffs ist ein wichtiges Kriterium zur Sicherstellung der gleichbleibenden Wirksamkeit. Spezielle Stabilitätsstudien unter realen, aber auch unter aggressiveren Lagerbedingungen, z. B. unterschiedlichen Temperaturstufen, erlauben die Ermittlung des Stabilitätsprofils eines Impfstoffs, das auch Aussagen darüber ermöglicht, wie mit einem Impfstoff vorzugehen ist, der vorübergehend in Abweichung von der vorgeschriebenen Lagertemperatur aufbewahrt wurde. Des Weiteren muss die maximale Laufzeit eines Impfstoffs heute über klinische Daten abgesichert werden. Diese End of Shelf Life Studies sind notwendig, da mit physikochemischen Testmethoden zwar die unverminderte Qualität eines Impfstoffs am Ende der beantragten Laufzeit sichergestellt werden kann, nicht aber unbedingt dessen unveränderte Wirksamkeit.

Konservierungsmittel, insbesondere Thiomersal, eine Quecksilberverbindung, die vielfach Befürchtungen von Überempfindlichkeitsreaktionen und Ängste wegen der kumulierenden Quecksilberbelastung auslöste, sind mittlerweile aus den meisten Impfstoffen verschwunden. Thiomersal wird nur noch im Einzelfall, etwa bei der Abfüllung der pandemischen Influenzaimpfstoffe in Mehrdosenbehältnisse verwendet, um mikrobielle Kontaminationen während der Entnahme der einzelnen Impfdosen zu vermeiden. Die Aufgabe der Konservierungsmittel bestand ursprünglich darin, die mikrobiologische Qualität von Impfstoffen über die gesamte Laufzeit sicherzustellen. Im extremen Fall versteht man darunter, dass sich unvermeidbare mikrobiologische Kontaminationen des Endprodukts im Beisein eines Konservierungsmittels während der Laufzeit nicht weiter ausbreiten können, eine weitere Keimvermehrung also unterbunden wird (z. B. bei Pockenimpfstoffen, die auf der Haut lebender Tiere hergestellt wurden). Eine solche Sichtweise ist heutzutage natürlich nicht mehr akzeptabel. Moderne Produktions- und Abfüllanlagen erlauben die aseptische Herstellung des Produkts und die quasi sterile Abfüllung. Angesichts der enormen Stückzahlen, in denen Impfstoffe abgefüllt werden, ist dies eine beachtliche Leistung. Typische Chargengrößen für Impfstoffe bewegen sich zwischen einigen Tausend und einigen Hunderttausend Fertigspritzen oder Fläschchen. Kein anderes biologisches Arzneimittel kommt auch nur annähernd an diese Stückzahlen heran.

Firmeninterne und behördliche Chargenfreigabe

Die letzten Schritte der Impfstoffherstellung umfassen die Freigabe einer Charge im Herstellungsbetrieb und nachfolgend durch die zuständige staatliche Kontrollbehörde (z. B. das Paul-Ehrlich-Institut). Verantwortlich für die firmeninterne Freigabe einer Charge ist die in der Arzneimittelgesetzgebung definierte sachkundige Person („qualified person"). Natürlich müssen alle mit der Impfstoffproduktion genannten Mitarbeiter sachkundig sein, die Besonderheit der Funktion der Qualified Person liegt aber darin, dass sie persönlich für die Einhaltung aller mit der Zulassung genehmigten Vorgaben zur Herstellung einer Impfstoffcharge haftet. In Anbetracht der in den vorangegangenen Absätzen beschriebenen Komplexität der Impfstoffherstellung eine unverzichtbare zentrale Position. Die Qualified Person stellt also sicher, dass alle Herstellungsschritte ordnungsgemäß abgelaufen sind und die Charge den zugelas-

senen Spezifikationen entspricht. Dies wird über eine umfangreiche Serie von Tests am Endprodukt noch einmal bestätigt. Die wichtigsten dieser Tests dienen der Sicherstellung
- der Sterilität des Endprodukts,
- der Identität und
- des korrekten Antigengehalts.

Eine Charge, die alle Tests erfolgreich durchlaufen hat, wird zur Prüfung und Freigabe an das zuständige staatliche Kontrolllabor geschickt. Das AMG schreibt die Prüfung des Herstellungsprotokolls einer Charge vor, nicht aber unbedingt die experimentelle Testung. Gleichwohl wird die experimentelle Testung der meisten Impfstoffe vom Paul-Ehrlich-Institut seit vielen Jahrzehnten praktiziert.

Im Einklang mit der EU-weiten Harmonisierung der Zulassungskriterien und der GMP-Vorschriften unterliegt auch die Chargenprüfung seit vielen Jahren einem EU-weit akzeptierten Reglement. Dieses legt fest, dass eine Impfstoffcharge nur 1 Mal innerhalb der EU von einer zuständigen nationalen Kontrollbehörde experimentell getestet werden muss (Official Control Authority Batch Release, OCABR). Art und Ausmaß der Testverfahren sind in verbindlichen Leitfäden (Batch Release Guidelines) für Impfstoffe festgelegt (s. S. 27, Lit.). Eine derart geprüfte Impfstoffcharge erhält von der prüfenden Behörde ein EU-weit gültiges Chargenfreigabezertifikat (EU Batch Release Certificate), das als Grundlage zur nationalen Freigabe in den Mitgliedsstaaten dient. Die anderen Kontrolllabors innerhalb der EU dürfen eine Charge zwar unabhängig davon immer noch experimentell prüfen, dies aber nicht mehr zur Voraussetzung für ihre nationale Freigabe machen. Die Koordination der OCABR-Aktivitäten geschieht durch das EDQM (s. S. 27, Lit.) mit Sitz in Straßburg.

Nicht klinische und klinische Prüfung von Impfstoffen

Modul 4 eines Zulassungsantrags im Format eines Common Technical Documents enthält alle Angaben zu den nicht klinischen Untersuchungen, die abgeschlossen sein müssen, bevor ein Impfstoff zum 1. Mal im Menschen getestet werden darf. Aufgrund der besonderen Wirkweise von Impfstoffen, d. h. der Ausbildung einer robusten Immunantwort infolge der Verabreichung einer relativ geringen Menge Wirkstoff (dem Impfantigen), können zur Ermittlung der optimalen Antigenmenge keine klassischen pharmakologischen Studien im Tier und später auch im Menschen durchgeführt werden. Deshalb beschränken sich Tierstudien für neue Impfstoffe im Wesentlichen auf die Untersuchung der Immunogenität der Impfstoffformulierung und deren lokaler und systemischer Toxizität nach einer sowie nach mehreren Teildosen. Diese Studien werden zumeist nur in einer Tierspezies und mit wenigen Tieren durchgeführt und können in einer Versuchsanordnung zusammengefasst werden (s. CPMP 1997). Enthalten Impfstoffe neue Komponenten, die in Vorläuferimpfstoffen noch nicht enthalten waren, etwa neue Adjuvanssysteme (s. EMA 2005, 2006), kann sich der nicht klinische Untersuchungsteil erheblich ausweiten. Das Gleiche gilt, wenn neue Verabreichungswege, z. B. nasal oder transdermal, beabsichtigt sind.

Insgesamt gilt es durch adäquate präklinische Studien das Risiko für die Teilnehmer an klinischen Prüfungen der Phase I so weit wie möglich zu minimieren.

Modul 5 ist i. d. R. am umfangreichsten und enthält alle Angaben zum klinischen Untersuchungsprogramm im Menschen. Wie aufwendig klinische Prüfungen am Menschen sind, verdeutlicht Tab. 3.1.

Während die ersten beiden klinischen Prüfphasen (I und IIa) dem sogenannten *Proof of Concept* gewidmet sind, also dem Nachweis, dass
- das gewählte Impfantigen immunogen ist und
- über die adäquate Dosierung bzw. Anzahl von Teildosen die Etablierung einer akzeptablen Immunantwort, also einer protektiven Immunität erreicht wird,

verfolgen die späteren klinischen Versuchsphasen (IIb und III) einen anderen Zweck. Grundsätzlich muss nämlich die *Verträglichkeit* eines neuen Impfstoffs über groß angelegte Verträglichkeitsstudien („safety studies") nachgewiesen werden. Diese sollten so dimensioniert sein, dass auch seltene Nebenwirkungen, die nur nach jeder 1000. Impfung auftreten, erkannt werden können. Hierbei muss es sich nicht unbedingt um schwere Nebenwirkungen handeln, aber die Kenntnis, dass im Einzelfall hohes Fieber oder verstärkte Irritationen an der Einstichstelle auftreten können, ist notwendig, um die Verträglichkeit eines Impfstoffs hinreichend gut beschreiben zu können und um, als wichtigstes Kriterium, das *Nutzen-Risiko-Verhältnis* exakt bestimmen zu können. In jedem Fall muss der Nutzen eines Impfstoffs die mit der

Tabelle 3.1 Klinisches Untersuchungsprogramm – Studienkonzepte.

Phase		Zahl der Probanden
Phase I (a/b)	vorsichtiges Abschätzen der Immunogenität und Verträglichkeit an einer kleinen Studienpopulation	< 100
Phase II (a/b)	Dosisfindung und Verträglichkeit	> 100
Phase III	Konsistenz des Herstellungsverfahrens Bestimmung der Immunogenität und Verträglichkeit Bestimmung der Wirksamkeit und Verträglichkeit	> 1000 bis > 10 000
Phase IV	Anwendungsbeobachtung nach erteilter Zulassung epidemiologische Studien Effizienzstudien Studien in Risikogruppen	> 100 bis > 10 000

Impfung verbundenen Risiken bei Weitem überwiegen. Eine robuste Nutzen-Risiko-Bewertung lässt sich nur über eine große oder über mehrere kleiner dimensionierte Verträglichkeitsstudien mit 3000–5000 Probanden erzielen.

Phase-III-Studien dienen auch dem Zweck, die *Wirksamkeit* eines neuen Impfstoffs zu bestimmen. Dies ist immer dann notwendig, wenn kein allgemein anerkannter serologischer Ersatzparameter (Surrogatparameter) existiert, der mit einer Schutzfunktion in Zusammenhang gebracht werden kann, also als Schutzkorrelat dient. Solche *Schutzkorrelate*, im Allgemeinen Antikörpertiter, gibt es für eine Vielzahl von Impfstoffen, mitunter kennt man sogar den Schwellenwert, der noch einen Immunschutz garantiert und der nicht unterschritten werden darf bzw. über eine Auffrischimpfung rekonstituiert werden muss (s. Tab. 3.2).

Für neuartige Impfstoffe, zu denen beispielsweise die Zoster-, Rotavirus- und Zervikalkarzinomimpfstoffe zählen, gibt es bisher keine anerkannten Schutzkorrelate, d. h. Antikörpertiter oder andere messbare Immunreaktionen können (noch) nicht mit einem Immunschutz korreliert werden. In solchen Fällen muss die Wirksamkeit eines Impfstoffs über randomisierte, kontrollierte und verblindete Studien ermittelt werden. Dies bedeutet, dass die Studienteilnehmer über einen Zufallsgenerator den Studiengruppen zugewiesen werden, die entweder den Kandidatimpfstoff oder den Vergleichsimpfstoff bzw. ein Plazebo erhalten (die Kontrolle!). Zudem dürfen weder die Probanden noch diejenigen Personen, die mit der Auswertung der Immunantwort befasst sind, wissen, welche Gruppe den Impfstoff bzw. das Plazebo erhalten hat. Die Verblindung der Probanden und der Prüfärzte mag nicht immer möglich sein, insbesondere dann, wenn sich die Art der Anwendung grundsätzlich von der herkömmlichen Anwendungsweise von Impfstoffen unterscheidet, z. B. wenn die intranasale gegen die intramuskuläre Verabreichung geprüft werden soll. In einem solchen Fall ist besonderer Wert darauf zu legen, dass das gesamte Personal, das mit der Laboranalyse und der statistischen Auswertung befasst ist, einer soliden Verblindung unterliegt.

Nur so lässt sich die tatsächliche Wirksamkeit neuer Impfstoffe verlässlich ermitteln. Natürlich müssen alle primären und sekundären Studienziele a priori in Studienplänen festgelegt sein. Eine Festlegung der Studienziele anhand von bekannten Daten, also eine sogenannte Post-hoc-Analyse, ist normalerweise nicht zulässig.

Phase-IV-Studien werden i. d. R. nach der erteilten Zulassung geplant und durchgeführt, etwa um bestimmte Risikosignale, die sich aus den Phase-III-Studien ergeben haben, näher zu untersuchen oder um die Effizienz, die sich aus dem breiten Gebrauch ergibt, erfassen zu können.

Der für die klinische Prüfung von Impfstoffen gültige EU-Leitfaden (Clinical Evaluation of New Vaccines; CHMP/VWP/164653/05) findet sich im Internet (s. EMA 2006).

Tabelle 3.2 Quantitative Korrelate für einen Impfschutz.

Impfstoff	Test	Schutzkorrelat
Diphtherie	Toxin-Neutralisierung	0,01–0.1 IU/ml
Hepatitis A	ELISA	10 mIU/ml
Hepatitis B	ELISA	10 mIU/ml
Haemophilus Influenza Typ b (unkonjugiert)	ELISA	1 µg/ml
Haemophilus Influenza Typ b (konjugiert)	ELISA	0,15 µg/ml
Influenza	Hämagglutination-Inhibition	1 : 40 Verdünnung
Lyme-Borreliose	ELISA	1100 El.U/ml
Masern	Mikroneutralisation	120 mIU/ml
Pneumokokken	ELISA; Opsonophagozytose	0,20–0,35 µg/ml (für Kinder); 1 : 8 Verdünnung
Polio	Serumneutralisation	1 : 4 – 1 : 8 Verdünnung
Röteln	Serumneutralisation	10–15 mIU/ml
Tetanus	Toxinneutralisation	0,1 IU/ml
Windpocken	Serumneutralisation; gp ELISA	1 : 64 Verdünnung; > 5 IU/ml

ELISA: Enzyme linked Immunosorbent Assay, enzymgekoppelter Immunoadsorptionstest; gp: Glykoprotein; IU: International Unit, Internationale Einheit; El.U.: ELISA Units

Literatur

Europäische Kommission, Generaldirektorat Gesundheit und Verbraucherschutz: EudraLex – The Rules Governing Medicinal Products in the European Union. Im Internet: http://ec.europa.eu/health/documents/eudralex/index_en.htm; Stand: 22.03.2011

Europäische Kommission, Generaldirektorat Gesundheit und Verbraucherschutz: EudraLex – The Rules Governing Medicinal Products in the European Union. Volume 4 – EU Guidelines to Good Manufacturing Practice. Medicinal Products for Human and Veterinary Use. Im Internet: http://ec.europa.eu/health/documents/eudralex/vol-4/index_en.htm; Stand: 22.03.2011

Europäische Kommission, Generaldirektorat Gesundheit und Verbraucherschutz: EudraLex – The Rules Governing Medicinal Products in the European Union. Volume 4 – EU Guidelines to Good Manufacturing Practice Medicinal Products for Human and Veterinary Use. Annex 2: Manufacture of Biological Medicinal Products for Human Use. Im Internet: http://ec.europa.eu/health/files/eudralex/vol-4/pdfs-en/anx02en200408_en.pdf; Stand: 22.03.2011

Europarat, Hrsg. Europäisches Arzneibuch. 6. Ausgabe, Amtliche deutsche Ausgabe Stuttgart; 2010

Europarat. 2.6.16. Prüfung auf fremde Agenzien in Virus-Lebend-Impfstoffen für Menschen. In: Europarat, Hrsg. Europäisches Arzneibuch 6. Ausgabe Amtliche deutsche Ausgabe, Deutscher Apotheker Verlag Stuttgart; 2010

Europarat. 2.6.18. Prüfung auf Neurovirulenz von Virus-Lebend-Impfstoffen. In: Europarat, Hrsg. Europäisches Arzneibuch. 6. Ausgabe, Amtliche deutsche Ausgabe Stuttgart: 2010

Europarat. 5.2.8. Minimierung des Risikos der Übertragung von Erregern der spongiformen Enzephalopathie tierischen Ursprungs durch Human- und Tierarzneimittel. In: Europarat, Hrsg. Europäisches Arzneibuch. 6. Ausgabe, Amtliche deutsche Ausgabe Stuttgart: Deutscher Apotheker Verlag; 2010

European Agency for the Evaluation of Medicinal Products, Committee for Proprietary Medicinal Products (CPMP). Note for Guidance on preclinical pharmacological and toxicological Testing of Vaccines (17.12.1997). Im Internet: http://www.ema.europa.eu/docs/en_GB/document_library/Scientific_guideline/2009/10/WC500004004.pdf; Stand: 22.03.2011

European Directorate for the Quality of Medicines and Healthcare (EDQM). Product Specific Guidelines for Official Control Authority Batch Release (OCABR) of Human Biological Medicinal Products & OCABR/ Official Batch Protocol Review (OBPR) of Immunologische Veterinary Medicinal Products (IVMPs). Im Internet: http://www.edqm.eu/site/Product-Specific-Guidelines-Model-Protocol-Templates-OCABROBPR-85.html; Stand: 22.03.2011

European Directorate for the Quality of Medicines and Healthcare (EDGM). General European OMCL Network. Im Internet: http://www.edqm.eu/en/General_European_OMCL_Network-46.html; Stand: 22.03.2011

European Directorate for the Quality of Medicines and Healthcare (EDQM). Startseite des Europäischen Direktorats für die Qualität von Arzneimitteln. Im Internet: http://www.edqm.eu/site/Homepage-628.html; Stand: 22.03.2011

European Medicines Agency (EMA) Committee for Medicinal Products for Human Use (CHMP). Guideline on Adjuvants in Vaccines for Human Use (20.01.2005). Im Internet: http://www.ema.europa.eu/docs/en_GB/document_library/Scientific_guideline/2009/09/WC500003809.pdf; Stand: 22.03.2011

European Medicines Agency (EMA) Committee for Medicinal Products for Human Use (CHMP). Explanatory Note on Immunomodulators for the Guideline on Adjuvants in Vaccines for Human Use (27.07.2006). Im Internet: http://www.ema.europa.eu/docs/en_GB/document_library/Scientific_guideline/2009/09/WC500003810.pdf; Stand: 22.03.2011

European Medicines Agency (EMA) Committee for Medicinal Products for Human Use (CHMP). Guideline on clinical Evaluation of new Vaccines (18.10.2006). Im Internet: http://www.ema.europa.eu/docs/en_GB/document_library/Scientific_guideline/2009/09/WC500003870.pdf; Stand: 22.03.2011

European Medicines Agency (EMA). Scientific Guidelines. Im Internet: http://www.ema.europa.eu/ema/index.jsp?curl=pages/regulation/general/general_content_000173.jsp&murl=menus/regulations/regulations.jsp&mid=WC0b01ac058002d89a; Stand: 22.03.2011

International Conference on Harmonisation of Technical Requirements for Registration of Pharmaceuticals for Human Use (ICH). ICH Harmonized Tripartite Guideline: Derivation and Characterization of Cell Substrates used for Production of biotechnological/biological Products Q5D, Current Step 4 Version (16.07.1997). Im Internet: http://www.ich.org/fileadmin/Public_Web_Site/ICH_Products/Guidelines/Quality/Q5D/Step4/Q5D_Guideline.pdf; Stand: 08.04.2011

International Conference on Harmonisation (ICH). ICH Guidelines. Im Internet: http://www.ich.org/products/guidelines.html; Stand: 22.03.2011

International Conference on Harmonisation (ICH). Quality Guidelines. Im Internet: http://www.ich.org/products/guidelines/quality/article/quality-guidelines.html; Stand: 08.04.2011

World Health Organization (WHO). Technical Report Series: Vaccines. Im Internet: http://www.who.int/biologicals/publications/trs/areas/vaccines/en/; Stand: 22.03.2011

4 Versagensursachen von Schutzimpfungen

U. Heininger u. H. Spiess

Sicherheit, Verträglichkeit und Wirksamkeit von Impfstoffen und einzelnen Impfstoffchargen werden einerseits durch den Hersteller und andererseits durch die Zulassungsbehörden, dem nationalen Paul-Ehrlich-Institut bzw. auf europäischer Ebene der European Medicines Agency (EMA), garantiert. Qualitätsmaßnahmen (Good Manufacturing Practice, GMP) und die Überprüfung ihrer Einhaltung haben im Hinblick auf Patientensicherheit und Vertrauen in Impfprogramme einen hohen Stellenwert. Neben der Produktqualität ist auch der Qualität der die Impfung durchführenden Ärzteschaft ein besonderes Augenmerk zu schenken. Da es naturgemäß keine 100%-Garantie für Fehlerfreiheit gibt und auch kein Impfstoff durch 100% Sicherheit und Wirksamkeit ausgezeichnet ist, wird in Einzelfällen eine unzureichende Schutzwirkung oder gar ein Versagen von Impfungen zu beobachten sein. Zu den möglichen Versagensursachen gehören:

- Nichteinhalten der vorgeschriebenen Lagerungstemperatur von 2–8 °C (eine Unterbrechung der kontinuierlichen Kühlkette kann sich insbesondere auf die Wirksamkeit von Lebendimpfstoffen schädlich auswirken)
- Anwendung des Impfstoffs nach Ablauf der Verwendbarkeitsdauer
- Kontakt des Impfstoffs mit dem Desinfektionsmittel bei der Vorbereitung der Injektion (Spuren genügen bei Lebendvakzinen)
- nicht ausreichend Schütteln und damit nicht ausreichend Homogenisieren des Ampulleninhalts vor dem Aufziehen in die Injektionsspritze (insbesondere bei Adsorbatimpfstoffen können deshalb Impfstoffanteile an der Ampullenwand haften bleiben)
- Verwendung eines anderen Suspensionsmittels als vom Hersteller angegeben oder der falschen Menge des Suspensionsmittels
- nicht ausreichende Homogenisierung nach Zugabe der Resuspensionslösung zum Lyophilisat
- Mischung mit anderen Injektionspräparaten
- Verwechslungen (Gefahr bei der gleichzeitigen Vorbereitung von mehreren Präparaten zur Injektion)
- falsche Impftechnik (z. B. Injektion in das subkutane Fettgewebe eines zur intramuskulären Injektion vorgesehenen Impfstoffs)
- ungenügende Dosierung

Es ist aber auch möglich, dass der Geimpfte nur mangelhaft oder gar nicht auf die Impfung reagiert (sog. *„primäre Impfversager"*), z. B. bei:

- physiologischer Immuntoleranz aufgrund genetischer Konstellationen oder altersbedingt
- Interferenz zwischen vermehrungsfähigen Viren eines Impfstoffs und zirkulierenden Antikörpern als Folge der Anwendung von Immunglobulinen, anderen Blutderivaten, nach Bluttransfusion oder bei noch vorhandener maternaler Leihimmunität in den ersten Lebensmonaten. Der Abstand zwischen der Gabe antikörperhaltiger Präparate und der Impfung mit einem Viruslebendimpfstoff sollte mindestens 3(–12) Monate betragen.
- Störungen des immunologischen Reaktionsvermögens durch angeborene oder erworbene Immundefizienz
- Nachlassen des Immunschutzes durch qualitativen Rückgang der Immunkompetenz und/oder quantitativen Rückgang von protektiven Serumantikörpern und versäumte Auffrischimpfungen (sog. *„sekundäre Impfversager"*).

Darüber hinaus sind weitere, noch unbekannte Ursachen für primäres Impfversagen wahrscheinlich. Möglicherweise spielen dabei auch genetische Determinanten des Immunsystems eine Rolle.

Von *tatsächlichem* Impfversagen muss auch ein *mögliches* Impfversagen unterschieden werden. So ist beispielsweise bei der Anwendung von Polysaccharid-Protein-Konjugatimpfstoffen gegen Infektionen durch bekapselte Bakterien wie Haemophilus influenzae, Pneumokokken und Meningokokken mit den verfügbaren Impfstoffen ein *typenspezifischer* Impfschutz zu erzielen, aber nicht ein speziesumfassender Schutz. Insofern liegt z. B. bei Nachweis von Streptococcus pneumoniae aus an sich sterilem Material (z. B. Blutkultur) bei einem altersgerecht gegen Pneumokokken geimpften Kind zunächst ein mögliches Impfversagen vor. In dieser Situation ist zur Klärung eine Serotypisierung des Isolats erforderlich, um feststellen zu können, ob es sich um einen impfpräventablen Serotyp (d. h. im Impfstoff enthaltenen) handelte und somit ein Impfversagen vorliegt oder ob es sich um einen nicht impfpräventablen Serotyp handelte und damit kein Impfversagen attestiert werden darf.

Literatur

Council for International Organizations of Medical Sciences (CIOMS). CIOMS/WHO Working Group on Vaccine Pharmacovigilance: Vaccination failure – a Position Paper (endorsed 29.04.2008). Im Internet: http://www.cioms.ch/activities/frame_vaccpharmpospaper.htm; Stand: 29.04.2008

II Allgemeines, Rechtliche Belange

5 Aufklärung vor Schutzimpfungen
E. Samson

Grundsatz

Die *Rechtsprechung* hält seit je an dem von der Rechtswissenschaft bekämpften Prinzip fest, dass jeder Heileingriff den Tatbestand der Körperverletzung erfüllt und dass der Arzt nur dann rechtmäßig handelt, wenn der Patient oder der für ihn verantwortliche Sorgeberechtigte in den Eingriff wirksam eingewilligt hat. Die wirksame Einwilligung setzt die Kenntnis des Einwilligenden von all denjenigen Umständen voraus, die für seine Entscheidung erheblich sein können. Will der Arzt also erreichen, dass der von ihm vorgenommene Heileingriff rechtmäßig ist, dann muss er schon im eigenen Interesse dafür sorgen, dass der Patient über die maßgeblichen Umstände hinreichend informiert ist. An dieser Stelle setzt die *Aufklärungspflicht* des Arztes ein. Ihre Erfüllung erst macht die Einwilligung des Patienten wirksam, den Heileingriff des Arztes rechtmäßig.

Da über die Aufklärungspflicht bei Schutzimpfungen erst relativ wenige höchstrichterliche Entscheidungen vorliegen, muss auf die allgemeinen Grundsätze des Arztrechtes zurückgegriffen werden.

Während die Rechtsprechung früher dazu neigte, den Kreis der aufklärungspflichtigen *Risiken* nach dem Maß ihrer Eintrittswahrscheinlichkeit zu bestimmen, gilt seit geraumer Zeit ein anderer Grundsatz. Die höchstrichterliche Rechtsprechung lässt das Maß aufklärungspflichtiger Risiken von dem unmittelbaren Nutzen abhängen, den der Eingriff für den Patienten hat. Das bedeutet, dass z. B. bei einer akuten Blinddarmentzündung, bei der für die Operation praktisch keine Alternative besteht, nur über die wesentlichen Risiken aufgeklärt werden muss, während z. B. bei einer kosmetischen Operation der Patient über jede noch so unwahrscheinliche Eventualität aufzuklären ist.

Dieser im Prinzip vernünftige Grundsatz hat nun freilich die fatale Konsequenz, dass der Kreis der aufklärungspflichtigen Risiken nicht mehr generell anhand bestimmter Wahrscheinlichkeiten festgelegt werden kann.

Für *Schutzimpfungen* ergibt sich aus ihm ein weiteres in Literatur und Rechtsprechung bisher noch nicht behandeltes Problem. Da die Schutzimpfung nicht dazu dient, eine akute, beim Impfling bereits aufgetretene konkrete Krankheit zu bekämpfen, „verdünnt" sich sozusagen der individuelle Nutzen der einzelnen konkreten Schutzimpfung in demselben Maße, in dem bei ausgebliebener Schutzimpfung die Wahrscheinlichkeit einer Infektion gering ist.

Dass demgegenüber bei Gesamtbetrachtung einer ganzen Population der Nutzen von Serienschutzimpfungen erheblich ist, kann gegen die individualisierende Betrachtungsweise zwar in einer theoretischen Diskussion ins Feld geführt werden. Für praktische Handlungsanweisungen ist dieser Gedanke jedoch deshalb nicht geeignet, weil höchstrichterliche Rechtsprechung, die sich mit der Frage befasst hätte, bislang fehlt. Man wird daher aus Gründen der Vorsicht die Aufklärung auf der Basis der individualisierenden Betrachtungsweise sehr weit ziehen müssen.

Einzelheiten

Vorhandene Rechtsprechung

Die wenigen bisher veröffentlichten obergerichtlichen Entscheidungen befassen sich überwiegend mit Sonderfällen.

So wird in einer Entscheidung von 1959 gerügt, dass der Amtsarzt bei einer Schutzimpfung gegen Diphtherie und Scharlach nicht genügend über die Freiwilligkeit aufgeklärt habe. Vor allem sei es pflichtwidrig gewesen, den Lehrern lediglich ein Rundschreiben zur Übermittlung an die Eltern auszuhändigen. Auch dadurch sei der Eindruck einer Zwangsimpfung verstärkt worden (BGH VersR 1959, 855). In einer späteren Entscheidung hat das OLG Stuttgart (VersR 1986, 1198) bei einer DPT-Impfung beanstandet, dass der Impfarzt nicht darüber aufgeklärt hatte, dass diese Impfung nicht unter die amtlich allgemein empfohlenen Impfungen fiel.

In einer Entscheidung aus dem Jahre 1990 hat der BGH etwas grundsätzlichere Ausführungen gemacht (NJW 1990, 2311). Der Amtsarzt hatte hier eine Mehrfachimpfung gegen Diphtherie, Keuchhusten und Wundstarrkrampf vorgenommen, obwohl nach einem ministeriellen Runderlass des Landes eine Keuchhustenimpfung nur bei ungünstigen sozialen Verhältnissen oder Unterbringung in einer Gemeinschaftseinrichtung angezeigt war und diese Voraussetzungen bei dem geimpften Kind nicht vorlagen.

Darüber hinaus weist der BGH den Einwand des Beklagten, im Rahmen der „Massenmedizin" bestünden nur eingeschränkte Möglichkeiten einer Einzeluntersuchung und -aufklärung, als unerheblich zurück. Auch hätten die auf der Rückseite des Impfanmeldungsformulars abgedruckten allgemeinen Hinweise die Aufklärungspflicht nicht erfüllt, weil sie weder etwas darüber aussagten, ob eine Keuchhustenimpfung gerade bei der Klägerin angezeigt gewesen ist, noch auf die Gefahren einer schweren Schädigung hingewiesen hätten.

In einer neuesten Entscheidung aus dem Jahre 2000 (NJW 2000, 1784) ging es wiederum um einen zivilrechtlichen Haftungsprozess wegen eines Impfschadens. Die Mutter des klagenden Kindes war über die Bedeutung und die Risiken der Impfung durch ein ihr überreichtes Formblatt am Tage der Impfung aufgeklärt worden.

Der BGH führt dazu aus, dass angesichts der Routinemäßigkeit der vorgenommenen Mehrfachimpfung eine Aufklärung zu einem früheren Zeitpunkt nicht erforderlich war, weil es sich dabei nicht um eine für die Mutter schwierige Entscheidung gehandelt habe.

Bedeutsam ist die Entscheidung auch deswegen, weil sie ausdrücklich ausführt, dass zwar im Prinzip das „vertrauensvolle Gespräch" zwischen dem Arzt und dem Patienten bzw. seinem Sorgeberechtigten erforderlich ist, dass es jedoch bei *Routineimpfungen* genügt, wenn dem Sorgeberechtigten ein Merkblatt überreicht wird, in dem zuverlässig über die relevanten Umstände aufgeklärt wird. Es ist dann aber erforderlich, dass der Patient bzw. der Sorgeberechtigte darauf hingewiesen wird, dass er jederzeit weitergehende Fragen stellen kann.

Verallgemeinerungen

Aus diesen wenigen Entscheidungen sowie aus den allgemeinen arztrechtlichen Grundsätzen lassen sich folgende Verallgemeinerungen ableiten:

Es ist zunächst über die *Rahmenbedingungen* der Impfung aufzuklären. Das bedeutet z. B., dass darüber aufgeklärt werden muss, ob die Impfung generell *amtlich empfohlen* ist oder ob die Empfehlung Einschränkungen enthält und ob der konkrete Impfling von diesen Einschränkungen erfasst ist. Sodann ist stets über die *Freiwilligkeit der Impfung* aufzuklären sowie jeglicher Eindruck zu vermeiden, dass es sich um eine Zwangsimpfung handelt.

Die Aufklärung muss weiter den *Nutzen der Impfung* zutreffend schildern, nicht begründete Dramatisierungen einer unterbliebenen Schutzimpfung sind zu unterlassen. Darüber hinaus muss auf die möglichen *Komplikationen* eingegangen werden, die mit der Impfung verbunden sein können.

Die Auffassung, dass unterhalb einer bestimmten Komplikationswahrscheinlichkeit die Aufklärungspflicht ende, findet in der Rechtsprechung keine Stütze.

Die Aufklärung muss sich weiter auf *Vorsichtsmaßnahmen* des Impflings und seiner Kontaktpersonen beziehen, die diese nach der Schutzimpfung einzuhalten haben. Auch ist eine Information über die Gründe für solche Vorsichtsmaßnahmen (d. h. die Folgen bei Vernachlässigung der Verhaltensregeln) anzuraten.

Die Aufklärung muss schließlich *individuell* erfolgen. Das bedeutet zweierlei: Soweit die Untersuchung des Impflings Besonderheiten in seiner Person ergibt, die für Nutzen, Risiko und Verhaltensregeln von Bedeutung sind, müssen diese Besonderheiten in das Aufklärungsgespräch eingehen. Außerdem muss das Aufklärungsgespräch das intellektuelle und sprachliche Niveau des Impflings berücksichtigen. Bereits diese Umstände machen deutlich, dass Aufklärungsbroschüren das individuelle Aufklärungsgespräch nicht ersetzen können.

Adressat des Aufklärungsgesprächs ist derjenige, auf dessen Einwilligung es ankommt. Im Normalfall des Volljährigen ist dies der Impfling selbst, allerdings nur dann, wenn er intellektuell und aufgrund psychischer Gesundheit in der Lage ist, eine eigenverantwortliche Entscheidung selbst zu fällen. Sonst kommt es auf den Sorgeberechtigten an.

Bei Minderjährigen (d. h. Personen unter 18 Jahren) ist zu unterscheiden: Die Rechtsprechung fragt hier nicht generell nach der Einwilligung des Sorgeberechtigten. Vielmehr ist *allein* maßgeblich, ob der Minderjährige bereits die intellektuelle und seelische Reife besitzt, die ihm eine eigenverantwortliche Entscheidung ermöglicht. Vom 16. Lebensjahr an wird dies generell angenommen, die genannten Voraussetzungen können aber auch schon früher gegeben sein.

Wegen der damit für den Impfarzt verbundenen Unsicherheit ist zu empfehlen, zwischen dem 14. und dem 18. Lebensjahr stets die Einwilligung des Impflings wie auch seiner Eltern einzuholen. Die Aufklärung muss sich dann aber auch an beide Teile richten.

Haftung

Bei Impfschäden haftet der Staat nach dem *Infektionsschutzgesetz* (IfSG) generell, sofern es sich um eine amtlich empfohlene Impfung handelt. Freilich sind die Ersatzleistungen begrenzt, insbesondere wird kein Schmerzensgeld gezahlt.

Bei Verletzung der Aufklärungspflicht haftet der Impfarzt wegen *Vertragsverletzung* und wegen *unerlaubter Handlung*, was zu einem Schmerzensgeldanspruch des Impflings führt. Im *Zivilprozess* gegen den Arzt muss der Impfling nur beweisen, dass er geimpft wurde und der Schaden auf der Impfung beruhte. Der Arzt muss dagegen beweisen, dass eine wirksame Einwilligung vorlag, und das heißt vor allem, dass er hinreichend aufgeklärt hatte. Misslingt ihm dieser Beweis, dann wird er zur Zahlung von Schadensersatz und ggf. von Schmerzensgeld verurteilt. Hat der Impfarzt als Amtsträger gehandelt, so richtet sich der Anspruch gegen den Staat, der jedoch bei Vorsatz oder grober Fahrlässigkeit beim Arzt Regress nehmen kann.

Günstiger ist die Lage im *Strafprozess*. An sich liegt bei Verletzung der Aufklärungspflicht eine strafbare Körperverletzung vor, die bei schweren Folgen mit empfindlicher Freiheitsstrafe geahndet werden kann. Jedoch ist der Arzt nach dem Grundsatz „in dubio pro reo" freizusprechen, wenn die Verletzung der Aufklärungspflicht nicht nachgewiesen werden kann. Zweifel an der Vollständigkeit der Aufklärung gehen also im Zivilprozess zu Lasten des Arztes, im Strafprozess führen sie dagegen zum Freispruch.

Form der Aufklärung

Dass die Aufklärung selbst nicht ausschließlich schriftlich erfolgen kann, ergibt sich schon aus der notwendigen Individualität des Aufklärungsgesprächs. Dennoch sind Informationsblätter, die dem Aufklärungsgespräch vorausgehen und es vorbereiten, nützlich.

Von der Form der Aufklärung ist die Form ihrer Dokumentation streng zu unterscheiden. Das allgemeine Arztrecht verlangt weder eine schriftliche Einwilligung (Ausnahme S. 34) noch eine schriftliche Dokumentation der Aufklärung. Soweit jedoch die Anstellungsbehörde oder der private Arbeitgeber des angestellten Arztes Schriftlichkeit fordern, muss dem zur Vermeidung von disziplinar- oder arbeitsrechtlichen Sanktionen gefolgt werden.

Der *niedergelassene Arzt* hat die Frage in eigener Verantwortung zu entscheiden. Da der Impfarzt den Zivilprozess verliert, wenn er Einwilligung und Aufklärung nicht beweisen kann, ist eine schriftliche Dokumentation insbesondere des Inhalts des Aufklärungsgesprächs dringend zu empfehlen.

Freilich werden bei Befolgung dieser Empfehlung in der Praxis häufig Fehler begangen. Wer dem Impfling lediglich ein gedrucktes Aufklärungsblatt aushändigt und sich allein dies sozusagen quittieren lässt, dokumentiert damit – zu seinen Lasten –, dass er kein individuelles Aufklärungsgespräch geführt hat. Wer sich auf einem Formblatt bescheinigen lässt, er habe in einem Gespräch die in der Broschüre dargestellten Umstände angesprochen, macht gleich 2 Fehler: Einerseits fehlt vielfach der Hinweis, dass der Patient nachfragen konnte und wirklich alles verstanden hat. Zum anderen wird durch eine so gestaltete Erklärung des Impflings geradezu dokumentiert, dass über andere – als die in der Broschüre aufgeführten – Risiken nicht gesprochen wurde. Gelingt im Streitfall dem Kläger der Beweis, dass die Broschüre unvollständig war, wird der Impfarzt mit Sicherheit verurteilt werden. Das Ganze wird dann sogar strafrechtlich riskant, weil nunmehr zum Nachteil des Arztes anhand seiner eigenen Dokumentation die Unvollständigkeit der Aufklärung bewiesen werden kann.

Der Arzt kann das *Aufklärungsgespräch auch ohne schriftliche Bescheinigung* in seinen eigenen Unterlagen dokumentieren. Aber auch hier gilt: Macht die Dokumentation den Eindruck der Vollständigkeit, beweist sie also, dass über weitere als die dokumentierten Umstände nicht gesprochen wurde, entstehen auch hier erhebliche rechtliche Risiken.

Sonderfall: Klinische Prüfung von Impfstoffen

Abweichend vom soeben dargestellten allgemeinen Arztrecht stellt das Arzneimittelgesetz besondere Regeln auf, wenn Impfstoffe einer klinischen Prüfung unterzogen werden. Soweit eine Vakzine zugelassen ist, gilt die Sondervorschrift des AMG nicht.

Bei der klinischen Prüfung (die auch in der Praxis des niedergelassenen Arztes stattfinden kann) von nicht zugelassenen Impfstoffen gelten folgende Abweichungen:

- §40 I–III AMG stellt eine große Zahl besonderer Voraussetzungen auf, für deren Einhaltung nicht etwa nur das die Prüfung organisierende Pharmaunternehmen zuständig ist. Auch der einzelne an der Prüfung teilnehmende Arzt muss sich darum kümmern, ob die Voraussetzungen eingehalten sind. Im hier interessierenden Zusammenhang ist Folgendes hervorzuheben: Der Impfling muss – anders als nach allgemeinem Arztrecht – seine Einwilligungserklärung schriftlich abgeben.
- Bei Minderjährigen (Personen unter 18 Jahren) gilt Folgendes: Der Impfstoff muss bestimmt und geeignet sein, den Minderjährigen vor Krankheiten zu schützen. Die klinische Prüfung an Erwachsenen darf keine ausreichenden Prüfergebnisse erwarten lassen.
- Stets muss der gesetzliche Vertreter oder Pfleger des Minderjährigen (schriftlich) einwilligen. Ist er selbst in der Lage, Wesen, Bedeutung und Tragweite der Prüfung einzusehen und seinen Willen danach zu bestimmen, so bedarf es (zusätzlich) auch seiner schriftlichen Einwilligung.

Literatur

Gesetz zur Verhütung und Bekämpfung von Infektionskrankheiten beim Menschen. Infektionsschutzgesetz (IfSG) vom 20. Juli 2000 (BGBl. I S. 1045), das zuletzt durch Artikel 2a des Gesetzes vom 17. Juli 2009 (BGBl. I S. 2091) geändert worden ist. Im Internet: http://www.gesetze-im-internet.de/ifsg/; Stand: 09.06.2011

6 Dokumentation der Schutzimpfungen
O. Wichmann

Gesetzliche Vorgaben

Die gesetzlich vorgeschriebene Dokumentation der Impfungen (IfSG §22 Abs.1; s. Lit. S. 36) im *Impfausweis* bzw., wenn dieser nicht verfügbar ist, in einer vom impfenden Arzt auszustellenden Impfbescheinigung verfolgt mehrere Ziele. Sie ist daher genau definiert und relativ umfangreich. Der Inhalt einer Impfbescheinigung sollte sobald wie möglich vom Impfarzt (ggf. vom Gesundheitsamt) in den Impfausweis übertragen werden.

Folgende Angaben müssen dokumentiert sein:
- Datum der Schutzimpfung
- Bezeichnung und Chargennummer des Impfstoffs
- Name(n) der Krankheit(en), gegen die geimpft wird
- Name und Anschrift des impfenden Arztes (Arztstempel)
- Unterschrift des impfenden Arztes oder Bestätigung der Eintragung des Gesundheitsamts

Die ersten 3 Angaben sind auch in den Krankenunterlagen des Arztes festzuhalten. Bei der Gabe von Immunglobulinen ist eine entsprechende Dokumentation durch das Transfusionsgesetz (§14) vorgeschrieben.

Da nach Inkrafttreten des Infektionsschutzgesetzes (IfSG) im Jahr 2000 die unentgeltliche Abgabe der Impfausweise durch das jeweilige Gesundheitsamt nicht mehr vorgesehen ist, können diese von verschiedenen Anbietern produziert werden, soweit sie den Vorgaben des IfSG (§22, Abs.1–3) entsprechen. Das Impfbuch erlaubt die Dokumentation sowohl der Standardimpfungen als auch von Indikationsimpfungen und Immunglobulingaben. Auch Antikörpernachweise (z.B. gegen Hepatitis B oder Röteln) sind darin dokumentierbar und dann für jeden Arzt verfügbar.

Der Impfausweis sollte eine spezielle Rubrik für die nach den Internationalen Gesundheitsvorschriften (International Health Regulations) der WHO vorgesehene *Gelbfieberimpfbescheinigung* enthalten. Die Gelbfieberimpfung ist gegenwärtig die einzige Schutzimpfung, die entsprechend den Empfehlungen der WHO bei der Einreise in bestimmte Länder auch von Touristen gefordert werden kann. Entsprechende Informationen – inklusive einer Liste der Länder, für die die Gelbfieberimpfung empfohlen oder vorgeschrieben ist – sind z.B. der aktuellen WHO-Veröffentlichung „International Travel and Health" zu entnehmen (s. Lit. S. 36).

Ziel der Dokumentation von Maßnahmen der Immunisierung

Die Dokumentation des Zeitpunkts und der Art der erfolgten Impfung dient vor allem der Information des Impflings, aber auch des jeweiligen behandelnden Arztes über den aktuellen Impfstatus und damit auch über notwendige weitere Impfungen des Patienten. Da in Deutschland durch die freie Arztwahl die Patienten häufig unterschiedliche Ärzte konsultieren, ist die Verfügbarkeit und die vollständige Eintragung aller Impfungen im Impfausweis von sehr großer Wichtigkeit – z.B. nach einer Verletzung für die Entscheidung über die Art der vorzunehmenden Tetanusprophylaxe. Ein fehlender Impfnachweis zwingt Chirurgen z.B. nicht selten zu einer unnötigen, ggf. sogar kombinierten Tetanussimultanimpfung.

Die Dokumentation des Namens eines Impfstoffs und der verwendeten Chargennummer hat darüber hinaus jedoch auch eine hohe Bedeutung für den Fall eines Verdachts auf eine Impfkomplikation (Kap.7) oder bei Verdacht oder Nachweis einer fehlenden Wirksamkeit oder einer möglichen Kontamination eines bestimmten Impfstoffs bzw. einzelner Chargen eines Impfstoffs oder Immunglobulins. Die Kenntnis der Chargennummer ist dabei sowohl von Bedeutung für die Zulassungsbehörde, das Paul-Ehrlich-Institut (PEI), zur Zuordnung möglicher Risiken, aber auch für die behandelnden Ärzte im Fall der Notwendigkeit einer gezielten Nachverfolgung („look back") von Patienten, die einen bestimmten Impfstoff oder ein bestimmtes Immunglobulin erhalten haben.

In diesem Zusammenhang hat die notwendige Dokumentation einer Impfung bzw. einer Immunglobulingabe und der erfolgten Aufklärung (Kap.5) in der Patientenakte eine hohe Priorität. Nur wenn der Arzt aufgrund seiner Patientendokumentationen in der Lage ist, Patienten, die bestimmte Impfstoffe oder entsprechende Chargen erhalten haben, gezielt zu ermitteln, kann er bei diesen ggf. notwendige Nachuntersuchungen oder zusätzliche Impfstoffgaben veranlassen. Die Verwendung einer geeigneten Praxissoftware für die Impfdokumentation ist auch eine gute Voraussetzung für die gezielte Einladung von Patienten („recall") zur Fortsetzung eines Mehrdosenimpfschemas bei Säuglingen und Kleinkindern oder von notwendigen Auffrischimpfungen in bestimmten Abständen bei Jugendlichen und Erwachsenen.

Die optimale Dokumentation der vorgenommenen Impfungen ist auch die Voraussetzung für die Abrechnung von Impfleistungen gegenüber der jeweiligen Kassenärztlichen Vereinigung (KV) oder Krankenversicherung. Die Anlage 2 der Schutzimpfungs-Richtlinie des Gemeinsamen Bundesausschusses (G-BA) weist einen einheitlichen Dokumentationsschlüssel für Impfungen aus, der seit dem 01.07.2008 bei der Abrechnung mit den gesetzlichen Krankenkassen verwendet werden soll. Diese Verschlüsselung kann in Zukunft eine differenzierte Erhebung der Impfleistungen und des Impfstatus der geimpften Patienten unterstützen.

Literatur

Bales St, Baumann HG, Schnitzler N. Infektionsschutzgesetz. 2. Aufl. Stuttgart: Kohlhammer; 2003

Gesetz zur Verhütung und Bekämpfung von Infektionskrankheiten beim Menschen. Infektionsschutzgesetz (IfSG) vom 20. Juli 2000 (BGBl. I S. 1045), das zuletzt durch Artikel 2a des Gesetzes vom 17. Juli 2009 (BGBl. I S. 2091) geändert worden ist. Im Internet: http://www.gesetze-im-internet.de/ifsg/; Stand: 09.06.2011

World Health Organization (WHO). International Travel and Health 2011: Situation as on 1 January 2011. Geneva: World Health Organization; 2011. Im Internet: http://www.who.int/ith/en/; Stand: 09.06.2011

7 Impfkomplikationen und Impfschäden

B. Keller-Stanislawski

Allgemeine Regeln

Vom Impfarzt muss stets die *Impffähigkeit* geprüft werden, dazu gehört
- die Erhebung der Eigen- und Fremdanamnese (z.B. durchgemachte Krankheiten, Grunderkrankungen, Verträglichkeit vorausgegangener Impfungen, medikamentöse Behandlung, Erkrankungen in der Familie) sowie
- eine körperliche Untersuchung.

Um Impfkomplikationen zu vermeiden, sind Kontraindikationen und Warnhinweise des jeweiligen Impfstoffs, die in der Fachinformation dargestellt sind, zu beachten.

Grundsätzlich sind nur Kinder, Jugendliche und Erwachsene ohne behandlungsbedürftigen akuten Infekt zu impfen, wenn nicht zwingende Gründe die Impfung erfordern (z.B. postexpositionelle Impfung). Viele Kontraindikationen bestehen jedoch nicht dauerhaft, d.h. eine Impfung kann auf einen späteren Zeitpunkt verschoben werden.

Kontraindikationen (KI) können sein:
- akute behandlungsbedürftige Erkrankungen
- angeborene oder erworbene Immundefekte (KI für Lebendimpfstoffe, s. Kap. 9)
- Schwangerschaft (s. Kap. 49),
- progressive neurologische Erkrankungen
- Anamnese schwerer allergischer Reaktionen auf die Impfung (s. Kap. 45) bzw. auf Impfstoffbestandteile wie Neomycin, Streptomycin und Hühnereiweiß

Bis zur Abklärung der Ursache eines unerwünschten Ereignisses nach Impfung sollte derselbe Impfstoff nicht mehr angewendet werden. Nach sorgfältiger Prüfung und Abklärung ist u.U. die Fortführung des Impfschemas in einzelnen Fällen unter Abwägung von Risiko und Nutzen möglich, z.B. bei hypotonen hyporesponsiven Episoden oder auch lang anhaltendem schrillem Schreien.

Aufklärungs- und Beratungspflicht

Vor Durchführung einer Schutzimpfung hat der Arzt die Pflicht, den Impfling oder seine Eltern bzw. Sorgeberechtigten über die impfpräventable Erkrankung und die Impfung aufzuklären, damit sie über die Teilnahme an der Impfung entscheiden können. Nur ein informierter, aufgeklärter Patient kann rechtswirksam einwilligen. Hiervon hat sich der Impfarzt in einem persönlichen Gespräch zu überzeugen, in dem er den Nutzen der Impfung, den Beginn und die Dauer des Impfschutzes, aber auch mögliche Risiken und Komplikationen verständlich darlegt. Personen mit chronischen Erkrankungen sollen über den Nutzen der Impfung im Vergleich zum Risiko der Krankheit aufgeklärt werden. Die Aufklärung und die Einwilligung des Impflings bzw. dessen Sorgeberechtigten sind in den Patientenunterlagen durch den impfenden Arzt zu dokumentieren. Wird der mündlichen Aufklärung ein entsprechendes Aufklärungsmerkblatt zugrunde gelegt, so kann der impfende Arzt in seiner Dokumentation darauf verweisen (vgl. Kap. 6).

Merkblätter oder Formulare können das Aufklärungsgespräch vorbereiten, das individuelle Gespräch jedoch nicht ersetzen (s.a. Kap. 5)!

Die STIKO (2004) hat „Hinweise für Ärzte zum Aufklärungsbedarf bei Schutzimpfungen (Stand Januar 2004)" im epidemiologischen Bulletin veröffentlicht.

Feststellung zur Impffähigkeit

Häufig werden irrtümlich bestimmte Umstände, wie banale Infekte, als Kontraindikationen angesehen und Impfungen daher nicht zeitgerecht verabreicht. Die Deutsche Akademie für Kinderheilkunde hat zu diesem Thema eine ausführliche Stellungnahme veröffentlicht (DAKJ 2004).

Eine Infektionskrankheit darf dabei bei Kindern als „banal" angesehen werden, wenn lediglich subfebrile Körpertemperaturen (≤ 38,5 °C) bestehen und das Allgemeinbefinden des Impflings (d.h. Verhalten und Nahrungsaufnahme) nicht oder nur wenig beeinträchtigt ist sowie die Anamnese (einschließlich Reise- und Umgebungsanamnese) und die sonstige Symptomatik des Impflings gegen den möglichen Beginn einer schweren Krankheit sprechen. Auch die Exposition gegenüber einem infektiösen Agens stellt keine Kontraindikation für eine Impfung dar.

Indizierte Impfungen sollen auch bei Personen mit chronischen Erkrankungen durchgeführt werden; diese Patienten sind u.U. durch schwere Verläufe und Komplikationen impfpräventabler Krankheiten besonders gefährdet. Es liegen keine gesicherten Erkenntnisse vor, dass evtl. zeitgleich mit der Impfung auftretende Krankheitsschübe durch eine Impfung verursacht sein können.

Auch ein Krampfleiden ist i.d.R. keine Kontraindikation, wenn dieses antikonvulsiv gut eingestellt ist. Das Gleiche gilt auch für neurologische Erkrankungen, sofern der klinische Verlauf als stabil zu bezeichnen ist. Dagegen sind Patienten mit progressivem ZNS-Leiden, nicht stabil medikamentös eingestellte Patienten oder Patienten mit einer bislang nicht abgeklärten neurologischen Symptomatik (einschließlich nicht abgeklärter Entwicklungsverzögerung) von der Impfung vorläufig zurückzustellen (s. Kap. 48).

Nach Empfehlung der STIKO sollten Frühgeborene unabhängig vom Reifungsgrad und dem Körpergewicht unter Abwägung von Risiko und Nutzen entsprechend dem empfohlenen Impfalter geimpft werden.

Erkrankungen nach einer Impfung

Die Weltgesundheitsorganisation (WHO) und das Council for International Organizations of Medical Science (CIOMS) unterscheidet Reaktionen, die
- durch die intrinsische Eigenschaften des Impfstoffs verursacht oder getriggert,
- durch einen Qualitätsdefekt des Impfstoffs verursacht,
- durch (grundsätzlich vermeidbare) Fehler bei der Immunisierung (z.B. unsachgemäße Handhabung, Verschreibung und Anwendung) verursacht,
- durch Ängste des Impflings verursacht sind sowie
- Erkrankungen, die rein zufällig mit der Impfung zusammentreffen, aber in keinem kausalen Zusammenhang mit der Impfung stehen.

Handhabung von Impfstoffen

Die sachgerechte Handhabung von Impfstoffen ist eine wichtige Voraussetzung zur Vermeidung von Impfreaktionen und Komplikationen.
- Zu den Grundregeln des Umgangs mit Impfstoffen gehören sachgerechter Transport und richtige Lagerung.
  - Die meisten Impfstoffe sind bei +2–8 °C zu lagern.
  - Impfstoffpackungen sollten nicht an Kühlaggregate im Kühlschrank gedrückt werden, da dann Frosteinwirkung droht, die insbesondere Adsorbatimpfstoffe unbrauchbar machen kann. Mikropartikel können sichtbar werden.
- Außerdem ist auf die Gültigkeitsdauer, die genaue Dosierung und Impftechnik zu achten (s. Kap. 4).
- Hygienisches Arbeiten ist unbedingt zu gewährleisten.
- Angebrochene Ampullen sollten sofort verbraucht werden, um eine sekundäre Kontamination zu verhindern.
- Sofern selbst geringe Mengen eines Adsorbatimpfstoffs in die Subkutis gelangen, kann es zu Granulombildung und sterilen Abszessen kommen, die gelegentlich chirurgisch entfernt werden müssen. Daher ist eine tiefe i.m.-Injektion insbesondere bei Adsorbatimpfstoffen zu empfehlen.
- Auf den Wechsel der Injektionsstellen ist zu achten. Bei Säuglingen eignet sich die Außenseite der Oberschenkel besonders für die schmerzarme und ungefährliche i.m.-Impfstoffapplikation, später auch die Mm. deltoidei. Dabei sollte die Injektion nicht in Gelenknähe und wechselseitig vorgenommen werden.

Impfreaktionen

Impfreaktionen, wie Rötung, Schwellung und Schmerzhaftigkeit im Bereich der Injektionsstelle oder auch erhöhte Temperaturen, grippeähnliche Symptome, Gliederschmerzen, Müdigkeit oder Magen-Darm-Beschwerden sind als Ausdruck der normalen Auseinandersetzung des Organismus mit dem Impfstoff zu sehen. Innerhalb von 1–3 Tagen, selten später, kann es nach der Applikation von Totimpfstoffen zu Impfreaktionen kommen, die i.d.R. rasch und folgenlos abklingen.

Gegebenenfalls ist eine symptomatische Therapie (z. B. Kühlung, ggf. Gabe von Antipyretika) zu empfehlen. Bei Lebendimpfstoffen werden Allgemeinreaktionen wie erhöhte Temperatur erst wenige Tage nach der Impfung beobachtet. Zwischen 1 Woche und maximal 4 Wochen kann es nach der Masern-Mumps-Röteln-Impfung (MMR-Impfung) zur Impfkrankheit kommen, eine leichte Form der Infektionserkrankung.

Komplikationen nach Impfungen

Impfstoffe werden i. d. R. gut vertragen. Impfkomplikationen mit bleibenden Schäden sind eine ausgesprochene Rarität. Impfkomplikationen sind Risiken, die einer Impfung „spezifisch" anhaften wie z. B. anaphylaktische Reaktionen, Fieberkrämpfe, Neuritis nach Tetanusimpfung, Guillain-Barré-Syndrom (GBS) nach Influenzaimpfung, Thrombozytopenie nach MMR-Impfung, hypotone hyporesponsive Episoden (kurzzeitiger schockähnlicher Zustand mit reduziertem Muskeltonus und Nichtansprechbarkeit) nach DTP- und Hib-Impfung und Arthritis nach Rötelnimpfung.

Treten im zeitlichen Zusammenhang mit Impfungen neurologische Erkrankungen auf, so scheint es naheliegend, zunächst an eine Impfkomplikation zu denken. Obwohl dies in Einzelfällen zutreffen kann, handelt es sich bei neurologischen Impfkomplikationen um so seltene Ereignisse (z. B. GBS nach Influenzaimpfung: ca. 1–2 : 1 Mio. Impflinge), dass unbedingt differenzialdiagnostische Untersuchungen erfolgen sollten, um rasch eine andere Ursache diagnostizieren und frühzeitig mit einer adäquaten Therapie beginnen zu können. Beispielsweise ist bei neurologischen Erkrankungen und Symptomen in zeitlichem Zusammenhang von Impfungen an die Diagnosekategorien und diagnostischen Maßnahmen zu denken, die in Tab. 7.1 aufgeführt sind.

Impfschaden und gesetzliche Schadensregelung

Durch rechtzeitige Diagnostik wird man i. d. R. eine koinzidierende Erkrankung von einer tatsächlichen durch die Impfung induzierten Komplikation trennen können. Impfungen dienen mit wenigen Ausnahmen nicht nur dem Individualschutz, sondern auch dem Schutz der Bevölkerung vor bestimmten Infektionserkrankungen. Die Zahl der Impfschäden ist, im Vergleich zur Zahl der verhinderten Erkrankungen, sehr klein. Moderne Impfstoffe sind gut verträglich. Wegen des hohen öffentlichen Interesses von Impfungen werden Impfschäden gemäß der §§ 60–63 Infektionsschutzgesetz (IfSG) entschädigt, sofern die Impfung von einer zuständigen Landesbehörde öffentlich empfohlen und in ihrem Bereich durchgeführt wurde, gesetzlich angeordnet wurde oder vorgeschrieben war oder aufgrund der Verordnungen zur Ausführung der Internationalen Gesundheitsvorschriften durchgeführt worden ist. Sofern die vorbeugende Maßnahme der Prophylaxe zu Gesundheitsschäden führt, kann u. U. ebenfalls ein Versorgungsanspruch gemäß § 60 IfSG geltend gemacht werden. Wer zum geschützten Personenkreis nach § 60 IfSG gehört und einen Impfschaden erlitten hat, erhält wegen der gesundheitlichen und wirtschaftlichen Folgen der Impfung auf Antrag Versorgung.

In § 2 Nr. 11 IfSG wird ein Impfschaden definiert als die gesundheitliche oder wirtschaftliche Folge einer über das übliche Ausmaß einer Impfreaktion hinausgehenden gesundheitlichen Schädigung durch die Schutzimpfung.

Ein Impfschaden liegt auch vor, wenn mit vermehrungsfähigen Erregern geimpft wurde und eine andere als die geimpfte Person geschädigt wurde. Zur Anerkennung eines Gesundheitsschadens als Folge einer Impfung genügt die Wahrscheinlichkeit eines ursächlichen Zusammenhangs (§ 61 IfSG). Die Versorgung wird von den für die Durchführung des Bundesversorgungsgesetzes zuständigen Behörden der Bundesländer auf Antrag durchgeführt.

Meldung des Verdachts auf eine Impfkomplikation

In § 6 Abs. 1 Nr. 3 IfSG sind Meldeverpflichtungen eines Verdachts einer über das übliche Ausmaß einer Impfreaktion hinausgehenden gesundheitlichen Schädigung gesetzlich geregelt. Die namentliche Meldung durch einen Arzt ist an das Gesundheitsamt zu richten. Das Gesundheitsamt ist nach § 11 Abs. 2 IfSG seinerseits verpflichtet, den gemeldeten Verdacht einer über das übliche Ausmaß einer Impfreaktion hinausgehenden gesundheitlichen Schädigung der zuständigen Landesbehörde und der nach § 77 AMG zuständigen

Tabelle 7.1 Mögliche Diagnosekriterien und die dazu erforderlichen diagnostischen Verfahren bei ausgewählten neurologischen Symptomen und Erkrankungen.

Diagnose	Diagnostik
koinzidierende Meningoenzephalitis viraler oder bakterieller Genese	Lumbalpunktion: Liquordiagnostik mit Zellzahl, Eiweiß, Glukose, Immunglobulinen usw., bakteriologische Diagnostik, Virusanzüchtung, serologische Blut-Liquor-Diagnostik (möglichst 2-mal im Abstand von 10 Tagen)
Hirnfehlbildungen	CT, Kernspintomogramm (NMR), EEG
degenerative ZNS-Erkrankungen	Augenhintergrund, CT, NMR Liquor: Eiweiß, Zellbefund, monooligoklonale Immunglobuline, basisches Myelinprotein, ggf. Dünnschichtchromatografie komplexer Oligosaccharide, Liquoreiweißelektrophorese EEG, evozierte Potenziale, Nervenleitgeschwindigkeit Leukozyten- und Fibroblastenkultur zur Untersuchung auf neurometabolische Enzymdefekte Hautbiopsie (Zeroidlipofuszinose) Energiestoffwechseldefekte über Muskelbiopsie
Ausschluss angeborener Stoffwechselerkrankungen	basale Laborparameter: Blutzucker, Anionenlücke im Serum, pH-Messung im Plasma (mehrfach), DNpH-Probe im Urin auf Fettsäuren, Clinitest (Nachweis reduzierter Substanzen), Clinistix (spezieller Nachweis von Glukose) Blutbildveränderungen: Anämie, Leukopenie, Thrombopenie, Lymphozytenvakuolisierung Serumbestimmung von Lactat, Pyruvat, Carnitin und Ammoniak (quantitativ), Aminosäuren (qualitativ) in Plasma und Harn Screening mit Tandemmassenspektroskopie (in einigen Bundesländern im Rahmen des Neugeborenenscreenings), Bestimmung von Aminosäuren (quantitativ) in Serum und Urin, organischen Säuren (quantitativ) im Urin, überlangkettigen Fettsäuren im Urin (quantitativ) klinische Belastungsuntersuchung: Hungerversuch, Glukose-Eiweiß-Belastung, 3-Phenylpropionat-Belastung enzymatische In-vitro-Untersuchungen: Leukozyten, Fibroblasten, Leberbiopsie, Muskelbiopsie, Knochenmarkspunktion mit Zellbeurteilung
pränatale und perinatale (hypoxische) Hirnschädigung	Schwangerschafts-Geburtsentwicklungsanamnese Augenhintergrund, Sonografie des ZNS, CT, NMR, EEG, EVP
Intoxikation	EEG Mageninhalt, Urin, Sputum, Blut zur toxologischen Untersuchung
Hirntumor	CT, NMR, danach evtl. Angiografie je nach Befund
vaskuläre Erkrankungen: Thrombose (Homozystinurie), Infarkt, Blutung und Gefäßanomalien	wie bei Hirntumor zusätzlich Aminosäurenchromatogramm (Serum) und transkranielle Dopplersonografie
pränatale Infektionen Phakomatosen	EEG, CT, NMR, Hautdiagnostik einschließlich Wood-Licht
Guillain-Barré-Syndrom	Liquordiagnostik mit Zellzahl, Eiweiß usw. Nervenleitgeschwindigkeit, ggf. Nervenbiopsie (N. suralis) Suche nach Infekterregern (z. B. Campylobacter jejunii)
periphere Neuritis	periphere Nervenleitgeschwindigkeit

Bundesoberbehörde, dem Paul-Ehrlich-Institut in Langen, pseudonymisiert zu melden.

Die Ständige Impfkommission hat Kriterien der Abgrenzung einer üblichen Impfreaktion und einer Impfkomplikation entwickelt. Das übliche Ausmaß nicht überschreitende, vorübergehende Lokal- und Allgemeinreaktionen, die als Ausdruck der immunologischen Auseinandersetzung des Organismus mit dem Impfstoff anzusehen sind, sind nicht meldepflichtig, wie z. B.

- für die Dauer von 1–3 Tagen anhaltende Rötung, Schwellung oder Schmerzhaftigkeit an der Injektionsstelle,
- Fieber unter 39,5 °C, Kopf- und Gliederschmerzen, Mattigkeit, Unwohlsein, Übelkeit, Unruhe, Schwellung der regionalen Lymphknoten
- oder im gleichen Sinne zu deutende Symptome einer „Impfkrankheit" (1–3 Wochen nach der Impfung), z. B. leichte Parotisschwellung oder ein masern- bzw. varizellenähnliches Exanthem oder leichte Arthralgien nach Verabreichung von auf der Basis abgeschwächter Lebendviren hergestellten Impfstoffe gegen Mumps, Masern, Röteln oder Varizellen.

Ausgenommen von der Meldepflicht sind Krankheitserscheinungen, denen offensichtlich eine andere Ursache zugrunde liegt. Alle anderen Reaktionen unterliegen der Meldepflicht im Sinne des Infektionsschutzgesetzes. Das Berichtsformblatt „Bericht über Verdachtsfälle einer über das übliche Ausmaß einer Impfreaktion hinausgehenden gesundheitlichen Schädigung" ist unter http://www.pei.de/uaw/ifsg.htm abrufbar.

Gemäß der Musterberufsordnung hat der Arzt außerdem Meldungen über Verdachtsfälle von Nebenwirkungen an die Arzneimittelkommission der deutschen Ärzteschaft (AKdÄ) in Berlin zu richten.

Schadensverhütung bei passiver Immunisierung

Die intramuskuläre Injektion von Immunglobulin ist schmerzhaft, besonders wenn das Präparat bei Kühlschranktemperatur und zu schnell appliziert wird. Daher sollte die Injektion langsam und mit handwarmem Immunglobulin vorgenommen werden.

Gelegentlich kann es zu vorübergehenden Schwellungen an der Injektionsstelle, zu Temperaturerhöhung, zu Hautreaktionen und Schüttelfrost kommen. Selten sind Übelkeit, Erbrechen, Unwohlsein und Kopfschmerzen.

Schockreaktionen nach Gabe von humanem Immunglobulin werden sehr selten beschrieben.

Bei der i.v.-Anwendung von Immunglobulinen sollte die Infusion der körperwarmen Lösung ebenfalls langsam erfolgen. Schwere anaphylaktoide Reaktionen sind fast ausschließlich bei Patienten mit selektivem IgA-Mangel oder anderen Immundefektsyndromen beobachtet worden. Bei der Anwendung von aus menschlichem Blut oder Plasma hergestellten Arzneimitteln können Infektionserkrankungen durch die Übertragung von Erregern – auch bisher unbekannter Natur – nicht völlig ausgeschlossen werden. Um das Risiko einer Übertragung von infektiösem Material zu reduzieren, erfolgt eine sorgfältige Auswahl der Plasmaspender und -spenden. Der Herstellungsprozess von Immunglobulinen beinhaltet Maßnahmen zur Eliminierung/Inaktivierung von Viren.

Zur Behandlung von Botulismus stehen vom Pferd gewonnene Immunseren zur Verfügung. Die Fach- und Gebrauchsinformation ist bei der Anwendung unbedingt zu beachten.

Literatur

Advisory Committee on Immunization Practices (ACIP) and American Academy of Family Physicians (AAFP). General recommendations on immunization. Morb Mortal Wkly Rep (MMWR) 2002; 51 (RR-2): 1–36

Advisory Committee on Immunization Practices (ACIP). Vaccine side effects, adverse reactions, contraindications, and precautions. Morb Mortal Wkly Rep (MMWR) 1996; 45 (RR-12): 1–35

Cherry JD. Pertussis vaccine encephalopathy: It is time to recognize it as the myth that it is. JAMA 1990; 263: 1679–1680

Deutsche Akademie für Kinderheilkunde und Jugendmedizin (DAKJ). Kommission für Infektionskrankheiten und Impffragen. Banale Infektionen – keine Kontraindikation für Impfungen. Monatsschr Kinderheilkd 2004; 152: 221–222

Dittmann S. Vaccines. In: Dukes MNG, Aronson JK, eds. Meyer's side effect of drugs. Amsterdam: Elsevier; 2000: 1047–1100

Griffith AH. Permanent brain damage and pertussis vaccination: Is the end of the saga in sight? Vaccine 1989; 7: 99–210

Keller-Stanislawski B, Heuß N, Meyer C. Verdachtsfälle von Impfkomplikationen nach dem Infektionsschutzgesetz und Verdachtsfälle von Nebenwirkungen nach dem Arzneimittelgesetz vom 1.1.2001 bis zum 31.12.2003. Bundesgesundheitsbl Gesundheitsforsch Gesundheitsschutz 2004; 47: 1151–1164

Quast U, Thilo W, Fescharek R. Impfreaktionen – Bewertung und Differentialdiagnose. 2. Aufl. Stuttgart: Hippokrates; 1997

Shoenfeld Y, Aron-Maor A. Vaccination and autoimmunity – Vaccinosis: a dangerous liaison? J Autoimmunity 2000; 14: 1–10

Ständige Impfkommission am Robert Koch-Institut (STIKO). Mitteilungen der Ständigen Impfkommission am RKI: Hinweise für Ärzte zum Aufklärungsbedarf bei Schutzimpfungen/Stand Januar 2004. Epid Bull 2004; 6: 33–52

World Health Organization (WHO). Vaccine supply and quality – surveillance of adverse events following immunization. Wkly Epid Rec 1996; 71: 237–242

8 Leitlinien für Schutzimpfungen

O. Wichmann

Die Ständige Impfkommission

Die Ständige Impfkommission (STIKO), mit Sitz der Geschäftsstelle am Robert Koch-Institut (RKI), besteht seit 1972. Das 2001 in Kraft getretene Infektionsschutzgesetz (IfSG) macht in §20 Ausführungen zu Aufgaben und Struktur der Kommission. Sie gibt Empfehlungen zur Durchführung von Schutzimpfungen und zur Durchführung anderer Maßnahmen der spezifischen Prophylaxe übertragbarer Krankheiten und entwickelt Kriterien zur Abgrenzung einer üblichen Impfreaktion und einer über das übliche Ausmaß einer Impfreaktion hinausgehenden Schädigung. Die Empfehlungen haben keine unmittelbare rechtliche Verbindlichkeit, dienen aber den obersten Landesgesundheitsbehörden als Grundlage für deren „öffentliche Empfehlungen" zu Schutzimpfungen (§20 Abs. 3 IfSG) und einer möglichen „Impfschadenentschädigung" nach §60 Abs. 1 Nr. 1 IfSG. Die Empfehlungen bilden ferner gemäß §20d Abs. 1 Sozialgesetzbuch (SGB) Fünftes Buch (V) die Grundlage für Richtlinien des Gemeinsamen Bundesausschusses (G-BA). Dieser bestimmt die Einzelheiten zu Voraussetzungen, Art und Umfang von Schutzimpfungen als Pflichtleistung der gesetzlichen Krankenversicherung (GKV) (s. Abb. 8.1).

Empfehlungen der STIKO sind seit vielen Jahren als wissenschaftlich fundierte Handlungsempfehlungen für impfende Ärzte breit akzeptiert; sie werden in einem BGH-Urteil zur OPV-Impfung als medizinischer Standard angesehen (BGH, Urteil vom 15.02.2000, VI ZR 48/99 – OLG Karlsruhe LG

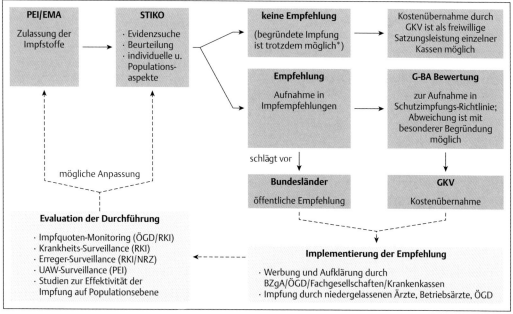

Abb. 8.1 Von der Impfstoff-Zulassung zur Entwicklung, Implementierung und Evaluation von Impfempfehlungen in Deutschland. *Keine Versorgungsansprüche nach §60 IfSG bei Impfschaden, wenn keine öffentliche Empfehlung der Länder besteht. BZgA: Bundeszentrale für gesundheitliche Aufklärung; EMA: European Medicines Agency; G-BA: Gemeinsamer Bundesausschuss; GKV: Gesetzliche Krankenkassen; NRZ: Nationales Referenzzentrum; ÖGD: Öffentlicher Gesundheitsdienst; PEI: Paul-Ehrlich-Institut; RKI: Robert Koch-Institut; UAW: unerwünschte Arzneimittelwirkung.

Offenburg). Die Mitglieder der Kommission sind ausgewiesene Experten der von ihnen vertretenen Fachgebiete und verfügen über umfangreiche, auch praktische Erfahrungen zu Schutzimpfungen. Details zur Vorgehensweise bei Beratung und Beschlussfassung sind in der aktuellen STIKO Geschäftsordnung festgelegt (einsehbar unter: www.rki.de/stiko).

Die nachvollziehbar begründeten Empfehlungen der STIKO entstehen auf der Basis konkreter Wirksamkeitsangaben, Informationen zu möglichen Impfrisiken und unter Einbeziehung einer epidemiologischen Nutzen-Risiko-Abwägung. Im Rahmen der zunehmenden Kostendiskussionen im Gesundheitswesen nehmen auch bei Empfehlungen zu Schutzimpfungen Kostenüberlegungen einen zunehmenden Raum ein. Entscheidungsgrundlage für allgemeine Impfempfehlungen müssen deshalb eine Reihe unterschiedlicher Fragestellungen sein. Der aktuelle Fragenkatalog der STIKO umfasst folgende *Themenblöcke*, die bei der Erstellung einer Empfehlung zu einem neuen Impfstoff unter Berücksichtigung von Methoden der evidenzbasierten Medizin erarbeitet werden müssen:

- *Erreger:* mikrobiologische Charakteristika des Erregers, Pathogenität, Infektiosität, Epidemiologie (ggf. verschiedener Serotypen), Reproduktionsrate (R0)
- *Zielkrankheit:* z.B. Krankheitslast, Inzidenz, Komplikationen, Letalität, Risikogruppen, Therapiemöglichkeiten
- *verfügbare Impfstoffe:* Anwendungsgebiete, Kontraindikationen, Immunogenität, Wirksamkeit (individuell wie bevölkerungsbezogen), Sicherheit, Schutzdauer
- *Impfstrategie:* Impfziel, „Number needed to vaccinate" bezogen auf verschiedene Endpunkte, positive oder negative, auch indirekte Effekte auf Bevölkerungsniveau, mögliche Replacement-Phänomene oder Altersverschiebungen
- *Implementierung:* Umsetzbarkeit, nötige Impfquoten, Integration in Impfkalender, Kostenabschätzung, alternative Möglichkeiten der Prävention, notwendige Surveillance-Systeme für die Erfassung von Impfquoten und Impferfolg.
- *abschließende Bewertung:* Vorliegen eines öffentlichen Interesses, Gesamtbewertung der epidemiologischen Nutzen-Risiko-Analyse

Die Empfehlungen der STIKO werden i.d.R. 1-mal jährlich aktualisiert, veröffentlicht sind sie im Epidemiologischen Bulletin des RKI und im Internet (www.rki.de/stiko).

Impfempfehlungen im historischen Überblick

Die Tab. 8.1 zeigt die wichtigsten Meilensteine der Impfempfehlungen in Deutschland. Es gilt zu berücksichtigen, dass 1952 nach Neugründung des Bundesgesundheitsamtes einzelne Gutachten zu Pocken, Poliomyelitis, Masern, Keuchhusten und Röteln unter Hinzuziehen von Experten veröffentlicht wurden. Die Ständige Impfkommission wurde erst 1972 am Bundesgesundheitsamt etabliert, mit dem Ziel einer umfassenden, stetigen gutachterlichen Beratung (Spiess 2002).

Tabelle 8.1 Impfempfehlungen im historischen Überblick.

Empfehlung	DDR	BRD	Deutschland ab 1990
Pocken	breit angewendet bis 1980, eingestellt 1980	breit angewendet bis 1976, eingestellt 1983	eingestellt
BCG	breit angewendet bis 1998	breit angewendet bis 1974	eingestellt 1998
Diphtherie	ab 1961	ab 1960	Standardimpfung
Tetanus	ab 1961	ab 1960	Standardimpfung
Poliomyelitis	ab 1960 OPV	ab 1962 OPV	ab 1998 IPV
Pertussis	ab 1964 Ganzkeimimpfstoff	Ganzkeimimpfstoff breit angewendet 1969–1974; nicht breit angewendet 1974–1991	Standardimpfung seit 1991 (Ganzkeimimpfstoff, ab 1994 azellulärer Impfstoff)

Tabelle 8.1 Fortsetzung. Impfempfehlungen im historischen Überblick.

Empfehlung	DDR	BRD	Deutschland ab 1990
Pertussis			ab 2000 zusätzliche Auffrischimpfung im Alter von 9–17 J.
			ab 2009 für alle Erw. die nächste fällige Td-Impfung *einmalig* als Tdap-Kombinationsimpfung
Haemophilus influenzae Typ b			ab 1990
Hepatitis B			ab 1995
Masern	ab 1970	ab 1973, breit angewendet ab 1980	ab 1991 2. Impfung ab 6. Lj.
			ab 2001 2. Impfung im 2. Lj.
			ab 2010 eine „2. Chance" für alle nach 1970 geborenen Erw.
Mumps		ab 1976, breit angewendet ab 1980	ab 1991 2. Impfung ab 6. Lj.
			ab 2001 2. Impfung ab 2. Lj.
Röteln	Risikogruppen ab 1986, seronegative Mädchen	alle Mädchen ab 1973, alle Kinder ab 1980	ab 1991 2. Impfung ab 6. Lj.
			ab 2001 2. Impfung im 2. Lj.
Influenza	ab 1960er-Jahre	ab 1982 für chronisch Kranke, alle Personen ab 60 J. und medizinisches Personal	Standardimpfung für alle Personen ab 60 J.; Indikationsimpfung für chronisch Kranke und medizinisches Personal
			ab 2010 Ausweitung der Indikation auf Schwangere
Pneumokokken			ab 2003 einmalige Standardimpfung mit einem Polysaccharidimpfstoff bei Personen ≥ 60 J.
			ab 2006 für alle Kinder bis 24 Monate
Varizellen			2004 Einführung als Standardimpfung mit 1 Dosis
			ab 2009 Erweiterung auf 2 Dosen, zeitgleich mit MMR
Meningokokken			ab 2006 für alle Kinder im 2. Lj. mit einem konjugierten Meningokokken-C-Impfstoff
HPV			ab 2007 für alle Mädchen im Alter von 12–17 J

Empfehlungen zur Durchführung der Impfung

Für einen ausreichenden Impfschutz der von ihm betreuten Personen zu sorgen, ist eine wichtige Aufgabe des Arztes. Dies bedeutet, die *Grundimmunisierung* bei Säuglingen und Kleinkindern frühzeitig zu beginnen, unnötige Verzögerungen zu vermeiden und das Impfschema zeitgerecht abzuschließen. Nach der Grundimmunisierung ist bis zum Lebensende durch die empfohlenen *Auffrischimpfungen* sicherzustellen, dass der notwendige Impfschutz erhalten bleibt und – wenn indiziert – ein Impfschutz gegen weitere Infektionskrankheiten empfohlen wird. Jeder Arztbesuch von Kindern, Jugendlichen und Erwachsenen sollte dazu genutzt werden, die Impfdokumentation zu überprüfen und im gegebenen Fall den Impfschutz zu vervollständigen. Auch die Früherkennungsuntersuchungen für Säuglinge und Kinder, die Schuleingangsuntersuchungen, die Schuluntersuchungen, die Jugendgesundheitsuntersuchungen und die Untersuchungen nach dem Jugendarbeitsschutzgesetz sollen für die Impfprophylaxe genutzt werden.

Die *Impfleistung des Arztes* geht über die alleinige Durchführung der Impfung hinaus: Sie umfasst auch Informationen über den Nutzen der Impfung, über die zu verhütende Krankheit sowie Beginn und Dauer der Schutzwirkung und zur Notwendigkeit von Auffrischimpfungen, die Aufklärung zu Nebenwirkungen und Komplikationen des Impfstoffs, die Erhebung der Impfanamnese, den Ausschluss von Kontraindikationen und den Ausschluss akuter Erkrankungen sowie die Dokumentation der Impfung (s. insb. Kap. 5, Kap. 6, Kap. 7).

Die Empfehlungen der STIKO benennen im Impfkalender für Säuglinge, Kinder, Jugendliche und Erwachsene optimale Impfzeitpunkte für Standardimpfungen (vgl. Kap. 11). Die Empfehlungen machen außerdem Vorgaben zu weiteren Aspekten der Impfung und der postexpositionellen Prophylaxe:
- Indikations- und Auffrischimpfungen (für Kinder und Jugendliche [Kap. 9] und für Erwachsene [Kap. 10])
- Impfabstände (s. Kap. 15)
- Impfleistung, Aufklärung (s. Kap. 5)
- Kontraindikationen
- Durchführung von Schutzimpfungen, Umgang mit Impfstoffen
- Dokumentation der Impfung (Kap. 0)
- Impfreaktionen und Vorgehen bei unerwünschten Arzneimittelnebenwirkungen (vgl. Kap. 7) und
- Kostenübernahme von Schutzimpfungen.

Neben den von der STIKO empfohlenen Impfungen sind auf der Basis der existierenden Impfstoffzulassung weitere „Impfindikationen" möglich, die für den Einzelnen seiner individuellen (gesundheitlichen) Situation entsprechend sinnvoll sein können. Es liegt in der Verantwortung des Arztes, seine Patienten auf diese Schutzmöglichkeiten hinzuweisen. Eine fehlende STIKO-Empfehlung hindert den Arzt nicht an einer begründeten Impfung (STIKO 2010). *Eine Haftung für einen eingetretenen Impfschaden nach § 60 ff. IFSG gilt nur bei öffentlich empfohlenen Impfungen.* Fehlt Letztere, so haftet ggf. der Arzt für eventuelle Impfschäden.

Vorgehen bei fehlender Impfdokumentation

Häufig ist der Arzt damit konfrontiert, dass Impfdokumente fehlen, nicht auffindbar oder lückenhaft sind. Dies ist kein Grund, notwendige Impfungen zu verschieben, fehlende Impfungen nicht nachzuholen oder eine Grundimmunisierung nicht zu beginnen. Von zusätzlichen Impfungen bei bereits bestehendem Impfschutz geht kein besonderes Risiko aus. Dies gilt auch für Mehrfachimpfungen mit Lebendvirusimpfstoffen.

Zum Nachweis vorausgegangener Impfungen, z. B. bei „unklarem Impfstatus", sind serologische Kontrollen ungeeignet. Nicht dokumentierte Impfungen sollten nachgeholt bzw. nicht dokumentierte Grundimmunisierungen entsprechend den STIKO-Empfehlungen durchgeführt werden.

Kontraindikationen und falsche Kontraindikationen

Echte Kontraindikationen für Impfungen gesunder Patienten sind eher selten. Häufig werden bestimmte gesundheitliche Umstände irrtümlicherweise als Kontraindikationen angesehen und notwendige Impfungen unterbleiben. Im Einzelnen sind echte Kontraindikationen den Fachinformationen des Herstellers und den aufgeführten Warnhinweisen zu entnehmen. Häufig handelt es sich um Störungen, die in Tab. 8.**2** aufgeführt sind.

Tabelle 8.2 Kontraindikationen.

absolute KI	relative KI
akute behandlungsbedürftige Erkrankungen	Impfung nach Genesung (gilt nicht für lebenswichtige postexpositionelle Impfungen)
unerwünschte Arzneimittelnebenwirkungen im zeitl. Zusammenhang mit der Impfung	Klärung der Ursache; in Abhängigkeit von der Diagnose kann ggf. unter sorgfältiger individueller Risiko-Nutzen-Abwägung eine Impfung erwogen werden
Allergien gegen Impfstoffbestandteile (Antibiotika, Konservierungsmittel, klinisch relevante Allergie gegen Hühnereiweiß, s. Kap. 45)	wenn verfügbar, Impfstoff ohne das spezielle Antigen auswählen (Kap. 7 und Kap. 45)
Lebendimpfung in der Schwangerschaft	Dringend indizierte Totimpfstoffe können unter Berücksichtigung der Hinweise der Hersteller verabreicht werden
	Die Gabe von Lebendimpfstoffen bei Pat. mit Immundefizienz ist nicht generell kontraindiziert. Sie sollte jedoch nur in Kenntnis der speziellen immunologischen Restfunktion des immundefizienten Pat. erfolgen. Auch der durch Totimpfstoffe aufgebaute Impfschutz ist eventuell abgeschwächt. Siehe hierzu Kap. 46

Anlässe für verzögerte oder unterlassene Impfungen sind eine Reihe von gesundheitlichen Störungen, die *fälschlich* als Kontraindikationen angesehen werden, bei denen Impfungen jedoch sicher und wirksam sind. Die Impfung *trotz* banaler Infekte, Frühgeburtlichkeit o.Ä. ist ein wesentlicher Beitrag zum Erreichen eines rechtzeitigen, vollständigen und altersgerechten Impfschutzes.

Die STIKO gibt folgende Beispiele für häufig irrtümlich als Kontraindikationen angesehene gesundheitliche Beeinträchtigungen (STIKO 2010):
- banale Infekte, auch wenn sie mit subfebrilen Temperaturen (< 38,5 °C) einhergehen
- ein möglicher Kontakt des Impflings zu Personen mit ansteckenden Krankheiten
- Krampfanfälle in der Familie
- Fieberkrämpfe in der Anamnese des Impflings. Da fieberhafte Impfreaktionen einen Krampfanfall provozieren können, ist zu erwägen, Kindern mit Krampfneigung Antipyretika zu verabreichen: z. B.
  - bei Totimpfstoffen zum Zeitpunkt der Impfung und jeweils 4 h und 8 h nach der Impfung sowie
  - bei der MMR-Impfung zwischen dem 7. und 12. Tag im Falle einer Temperaturerhöhung.
- Ekzem und andere Dermatosen, lokalisierte Hautinfektionen
- Behandlung mit Antibiotika oder mit niedrigen Dosen von Kortikosteroiden oder lokal angewendeten steroidhaltigen Präparaten
- Schwangerschaft der Mutter des Impflings
- angeborene oder erworbene Immundefekte des Impflings bei Anwendung von Totimpfstoffen
- Neugeborenenikterus
- Frühgeburtlichkeit. Frühgeborene sollten unabhängig von ihrem Reifealter und aktuellen Gewicht entsprechend dem empfohlenen Impfalter geimpft werden.
- chronische Krankheiten sowie nicht progrediente Krankheiten des ZNS

Umgang mit Impfstoffen und Hinweise zur Impfung

Impfstoffe sind empfindliche biologische Produkte und müssen vor allem vor Erwärmung und Sonnenlicht geschützt werden. Besonders empfindlich sind Impfstoffe, die vermehrungsfähige Viren enthalten. Alle Impfstoffe sollen im Kühlschrank bei + 2–8 °C gelagert werden. Die Lagertemperatur muss regelmäßig (täglich) überprüft werden. Impfstoffe, die falsch gelagert oder eingefroren wurden, sind zu verwerfen. Impfstoffe dürfen nicht mit Desinfektionsmitteln in Kontakt kommen. Durchstechstopfen müssen trocken sein!

Für intramuskulär zu injizierende Impfstoffe ist die bevorzugte Stelle der M. deltoideus. Ist dieser Muskel nicht ausreichend ausgebildet, wird empfohlen, in den M. vastus lateralis zu injizieren. Die Gefahr der Verletzung von Nerven und Gefäßen ist an diesen Stellen deutlich geringer und die Injektion in Fettgewebe, die zu einem verminderten Impferfolg führt, deutlich unwahrscheinlicher.

Hinweise zu Kostenübernahmen von Schutzimpfungen

Seit Inkrafttreten des GKV-Wettbewerbsstärkungsgesetzes am 01.04.2007 sind Schutzimpfungen nun nicht mehr freiwillige Satzungsleistungen, sondern Pflichtleistungen der GKV (vgl. Kap. 17). Die Einzelheiten zu Voraussetzungen, Art und Umfang der Leistung bestimmt der Gemeinsame Bundesausschuss (G-BA) in Richtlinien auf Grundlage der Empfehlungen der STIKO. Abweichungen von den STIKO-Empfehlungen muss der G-BA besonders begründen. Nach Publikation einer neuen oder aktualisierten Impfempfehlung der STIKO im Epidemiologischen Bulletin hat der G-BA innerhalb von 3 Monaten nach der Veröffentlichung eine Richtlinienentscheidung zu treffen (s. Abb. 8.1).

Als Präventivleistungen werden Impfungen nicht auf das Praxisbudget angerechnet. Eine Praxisgebühr für den Patienten wird ebenfalls nicht fällig. Dies unterstreicht den hohen Stellenwert, der Schutzimpfungen vom Gesetzgeber beigemessen wird. Schutzimpfungen, die im zeitlichen Zusammenhang mit einer Verletzung oder Exposition liegen (z. B. im Verletzungsfall eine Simultanprophylaxe gegen Tetanus) gelten dagegen als kurative Leistung und fließen in das Gesamthonorar- und Arzneimittelbudget ein.

Eine Kostenübernahme für Schutzimpfungen, die anlässlich eines nicht beruflich bedingten Auslandsaufenthalts indiziert sind, ist üblicherweise ausgeschlossen. Ebenso sind die in den STIKO-Empfehlungen mit „R" (= Reiseimpfung) gekennzeichneten Schutzimpfungen keine grundsätzliche Kassenleistungen. Mittlerweile erstatten jedoch einzelne Krankenkassen die Kosten von Reiseimpfungen als Satzungsleistung.

Für die Kostenübernahme von Schutzimpfungen kommen weitere Träger infrage. Zu diesen zählen der öffentliche Gesundheitsdienst (ÖGD) für ihm zugewiesene Schutzimpfungen (z. B. Riegelungsimpfungen in Ausbruchssituationen) sowie weitere aufgrund gesetzlicher Vorschriften benannte Stellen (z. B. Arbeitgeber). Dazu gehört z. B. §3 Abs. 3 Arbeitsschutzgesetz, nach dem der Arbeitgeber Kosten für Arbeitsschutzmaßnahmen nicht dem Beschäftigten auferlegen darf. Laut Verordnung zur arbeitsmedizinischen Vorsorge (ArbMedVV) hat der Arbeitgeber bei Tätigkeit mit impfpräventablen biologischen Arbeitsstoffen zu veranlassen, dass dem Arbeitnehmer ein Impfangebot unterbreitet wird (s. Kap. 12). Die in den STIKO-Empfehlungen mit „B" gekennzeichneten Impfungen umfassen nicht nur solche, die auf der Grundlage der ArbMedVV anzubieten sind, sondern benennen auch Berufsgruppen, die dieser Verordnung nicht unterliegen. Ebenso werden in dieser Kategorie auch Impfungen aufgeführt, die vorrangig zum Schutz Dritter indiziert sind. Selbst wenn die ArbMedVV in diesen Fällen nicht greift, sollte der betroffene Arbeitgeber diese Impfungen in seinem eigenen Interesse anbieten, da er hierdurch evtl. Regressansprüchen entgegenwirken bzw. sich Kosten für Ausfallzeiten seiner Beschäftigten ersparen kann.

Umsetzung der Impfempfehlungen

85–90% der Impfungen werden in Deutschland von niedergelassenen Ärzten durchgeführt, nur 10–15% der Schutzimpfungen durch den ÖGD, durch die Arbeitsmedizin oder andere Institutionen. Dem niedergelassenen Arzt kommt deshalb bei der Umsetzung des Impfkalenders und in der Sicherstellung eines wirksamen Immunschutzes der Bevölkerung vor impfpräventablen Erkrankungen eine Schlüsselstellung zu. Die Empfehlungen der STIKO geben dem niedergelassenen Arzt in idealer Weise Empfehlungen an die Hand, die als medizinischer Standard gelten dürfen. Die Durchführung der Impfung umfasst die Indikationsstellung, die Impfanamnese und körperliche Untersuchung, die Aufklärung über die Impfung, die Durchführung der Impfung und die Dokumentation.

Nach §20 Absatz 1 IfSG haben die zuständige obere Bundesbehörde, die obersten Landesgesundheitsbehörden und die von ihnen beauftragten Stellen sowie die Gesundheitsämter die

Aufgabe, die Bevölkerung über die Bedeutung von Schutzimpfungen und anderen Maßnahmen der spezifischen Prophylaxe übertragbarer Krankheiten zu informieren. Der ÖGD kann und soll durch entsprechende Maßnahmen der Aufklärung (§ 3 IfSG) und der Überwachung von Impfquoten (§ 34 IfSG) die Umsetzung eines Impfprogramms unterstützen und übernimmt subsidiär bei Bedarf auch Impfleistungen (Kap. 17).

Neben dem Impfangebot und der Information der Bevölkerung ist eine Evaluierung der Auswirkungen von Impfempfehlungen essenziell, um deren Effizienz beurteilen und mögliche unerwünschte Auswirkungen frühzeitig aufdecken zu können. Dadurch wird der STIKO ggf. ermöglicht, Impfempfehlungen frühzeitig anpassen und optimieren zu können (s. Abb. 8.1). Erst wenn auch entsprechende Evaluierungsinstrumente zur Verfügung stehen und genutzt werden, kann man von einem tatsächlichen *Impfprogramm* sprechen. Eine Herausforderung bei der Evaluierung von Impfempfehlungen in Deutschland ist die Tatsache, dass mehrere impfpräventable Infektionen nicht oder nur in einzelnen Bundesländern nach IfSG meldepflichtig sind (z.B. Herpes Zoster, HPV, Mumps, Pertussis, Pneumokokken, Röteln, Tetanus, Varizellen) und daher epidemiologische Daten zur Einschätzung von Krankheitslast und Trends vor und nach Einführung der Impfung nur eingeschränkt zur Verfügung stehen. Daten zur Effektivität von Impfungen auf Populationsebene (inklusive Herdeneffekte), Informationen zu Impfquoten in verschiedenen Alters- und Zielgruppen, eine Erreger-Surveillance (zum Monitoren der durch Impfstoffe abgedeckten Erreger-Subtypen inklusive möglicher Replacement-Phänomene) sowie eine Pharmakovigilanz-Surveillance sind weitere wichtige Voraussetzungen, um die Auswirkungen von Impfempfehlungen in der Bevölkerung beurteilen zu können.

Literatur

Bales S, Baumann HG, Schnitzler N. Infektionsschutzgesetz: Kommentar und Vorschriftensammlung. 2. Aufl. Stuttgart: Kohlhammer; 2003

Deutsche Akademie für Kinderheilkunde und Jugendmedizin (DAKJ). Kommission für Infektionskrankheiten und Impffragen. Banale Infektionen – keine Kontraindikation für Impfungen. Monatsschr Kinderheilkd 2004; 152: 221–222

Dittmann S, Thilo W. Vademekum für Impfärzte. 8. Aufl. Stuttgart/Jena: Gustav Fischer; 1989

Markowitz LE, Hariri S, Unger ER, Saraiya M, Datta SD, Dunne EF. Post-licensure monitoring of HPV vaccine in the United States. Vaccine 2010; 28 (30): 4731–4737

Reiter S. Ausgewählte Daten zum Impf- und Immunstatus in Deutschland. Bundesgesundheitsbl Gesundheitsforsch Gesundheitsschutz 2004; 12: 1144–1150

Schaade L, Widders U, Stange G, Höhl N. Impfempfehlungen der Ständigen Impfkommission beim Robert Koch-Institut. Bundesgesundheitsbl 2009; 52: 1006–1010

Schmitt HJ. Factors influencing vaccine uptake in Germany. Vaccine 2002; 20 (Suppl.): S2–S4

Spiess H. 30 Jahre STIKO. Monatsschr Kinderheilkd 2002; 150: 1218–1221

Ständige Impfkommission am Robert Koch-Institut (STIKO). Mitteilungen der Ständigen Impfkommission am Robert Koch-Institut: Empfehlungen der Ständigen Impfkommission am RKI 2010/Stand Juli 2010. Epid Bull 2010; 30: 279–298. Im Internet: http://www.rki.de/impfen; Stand: 09.06.2011

9 Impfungen für Kinder und Jugendliche
O. Wichmann

Im Impfkalender der STIKO sind die sogenannten Standardimpfungen veröffentlicht, die für alle Kinder, Jugendlichen und Erwachsenen von besonderer Bedeutung sind. Der Impfkalender wird im Detail im Kap. 11 beschrieben.

Neben den im Impfkalender aufgeführten *Standardimpfungen* können bei Kindern und Jugendlichen weitere Impfungen bei besonderer epidemiologischer Situation oder Gefährdung indiziert sein (sog. *Indikationsimpfungen*). Die STIKO hat dazu Empfehlungen mit den jeweiligen Indikationen zur Impfung erarbeitet, die i.d.R. einmal jährlich – zusammen mit dem Impfkalender – aktualisiert und publiziert werden. Die Entscheidung über Art und zeitliche Reihenfolge der Indikationsimpfungen obliegt dem Arzt in jedem Einzelfall unter Abwägung der Indikation und gegebenenfalls bestehender Kontraindikationen. Zu den Indikationsimpfungen gehören auch Reiseimpfungen, die im Kap. 13 gesondert abgehandelt werden.

Die STIKO gibt in ihren Empfehlungen folgenden wichtigen Hinweis (Stand 2011): „Neben den von der STIKO empfohlenen Standard- und Indikationsimpfungen sind auf der Basis der existierenden Impfstoffzulassungen weitere Impfindikationen möglich, auf die nachfolgend nicht weiter eingegangen wird, die aber für den Einzelnen seiner individuellen (gesundheitlichen) Situation entsprechend sinnvoll sein können. Es liegt in der Verantwortung des Arztes, seine Patienten auf diese weiteren Schutzmöglichkeiten hinzuweisen. Insofern hindert auch eine fehlende STIKO-Empfehlung den Arzt nicht an einer begründeten Impfung." Wenn die individuell gestellte Impfindikation jedoch nicht Bestandteil einer für Deutschland gültigen Zulassung und der Fachinformation des entsprechenden Impfstoffs ist, erfolgt die Anwendung außerhalb der zugelassenen Indikation. Das hat im Schadensfall Folgen für Haftung und Entschädigung und bedingt besondere Dokumentations- und Aufklärungspflichten des impfenden Arztes. Versorgungsansprüche wegen eines Impfschadens gemäß § 60 IfSG werden nur bei den von den Landesgesundheitsbehörden öffentlich empfohlenen Impfungen gewährt. (siehe hierzu insb. Kap. 5, Kap. 6, Kap. 7).

Indikationsimpfungen für Kinder und Jugendliche

Die in Tab. 9.1 aufgeführten und von der STIKO empfohlenen Indikationsimpfungen sind sowohl hinsichtlich ihrer epidemiologischen Bedeutung als auch hinsichtlich der Kostenübernahme unterschiedlich (s. Kap. 17). Sie werden in folgende Kategorien eingeteilt:
- I: *Indikationsimpfungen* für Risikogruppen bei individuell (nicht beruflich) erhöhtem Expositions-, Erkrankungs- oder Komplikationsrisiko sowie auch zum Schutz Dritter
- S: *Standardimpfungen* mit allgemeiner Anwendung (s. Impfkalender Kap. 11, in Tab. 9.1 nur ausnahmsweise aufgeführt)
- A: *Auffrischimpfungen*

Die STIKO definiert noch weitere Kategorien, die jedoch Gegenstand anderer Kapitel sind:
- B: Impfungen aufgrund eines erhöhten *beruflichen* Risikos, z.B. nach Gefährdungsbeurteilung gemäß Arbeitsschutzgesetz/Biostoffverordnung/Verordnung zur arbeitsmedizinischen Vorsorge (ArbMedVV) und aus hygienischer Indikation (s. Kap. 12). Für Jugendliche mit beruflichem Risiko gelten die gleichen Empfehlungen wie für Erwachsene (s. Kap. 10).
- P: *Postexpositionelle* Prophylaxe/Riegelungsimpfungen (s. Kap. 14).
- R: Impfungen aufgrund von *Reisen* (s. ausführlich in Kap. 13, in Tab. 9.1 nicht aufgeführt)

Impfempfehlungen für Kinder und Jugendliche in Gemeinschaftsunterkünften für Aussiedler, Flüchtlinge oder Asylbewerber

Es wird empfohlen, Schutzimpfungen bei Bewohnern von Gemeinschaftsunterkünften möglichst frühzeitig durch den Öffentlichen Gesundheitsdienst (ÖGD) oder durch vom ÖGD beauftragte Ärzte zumindest zu beginnen. Die Vervollständigung der Grundimmunisierung sollte nach dem

Tabelle 9.1 Indikationsimpfungen für Kinder und Jugendliche (entsprechend STIKO-Empfehlungen 2011).

Impfung gegen	Kategorie	Indikation	Anwendungshinweise (Packungsbeilage/Fachinformation beachten)
FSME (Frühsommermeningoenzephalitis)	I	Kinder u. Jugendl., die in FSME-Risikogebieten Zecken exponiert sind	• Grundimmunisierung und Auffrischimpfungen mit einem für Kinder zugelassenen Impfstoff nach Angaben des Herstellers • Da Fieberreaktionen von > 38 °C bei 1- bis 2-jähr. geimpften Kindern in 15% der Fälle beobachtet wurden (gegenüber 5% bei 3- bis 11-jähr. Kindern), wird vor der Impfung von Kindern < 3 J. eine besonders sorgfaltige Indikationsstellung (gemeinsam mit den Eltern) empfohlen.
Haemophilus influenzae Typ b (Hib)	I	Personen mit anatomischer od. funktioneller Asplenie	• für Säuglinge Standardimpfung (s. Kap. 11) • Ab einem Alter von 5 J. ist eine Hib-Impfung nur in Ausnahmefällen indiziert (s. links).
Hepatitis A (HA)	I	1. Personen mit einem Sexualverhalten mit hoher Infektionsgefährdung 2. Personen mit häufiger Übertragung von Blutbestandteilen, z. B. Hämophile, od. mit Krankheiten der Leber bzw. mit Leberbeteiligung 3. Bewohner von psychiatrischen Einrichtungen od. vergleichbaren Fürsorgeeinrichtungen für Menschen mit Verhaltensstörung od. Zerebralschädigung	• Grundimmunisierung und Auffrischimpfung nach Angaben des Herstellers • Serologische Vortestung auf anti-HAV ist nur bei Personen erforderlich, die länger in Endemiegebieten gelebt haben od. in Familien aus Endemiegebieten aufgewachsen sind.
Hepatitis B (HB)	S	• Grundimmunisierung (Standardimpfung) im Alter von 2–14 Monaten. • Jugendl. im Alter von 9–17 J. erhalten eine Grundimmunisierung, sofern sie noch nicht geimpft sind bzw. Komplettierung eines unvollständigen Impfschutzes.	• Eine Wiederimpfung nach kompletter Impfung im Säuglings- und Kleinkindalter ist derzeit für Kinder und Jugendl. nicht generell empfohlen. Kinder und Jugendl., die einer Indikationsgruppe angehören (s. links), erhalten eine Auffrischimpfung nach 10 J. (1 Dosis).
	I/A	Indikation zur Auffrischimpfung: 1. Jugendliche mit chronischer Nieren-(Dialyse)/Leberkrankheit/Krankheit mit Leberbeteiligung/häufiger Übertragung von Blut/Blutbestandteilen (z. B. Hämophile), vor ausgedehntem chirurgischem Eingriff (z. B. unter Verwendung der Herz-Lungen-Maschine), HIV-Positive 2. Kontakt mit HBsAg-Trägern in Familie/Wohngemeinschaft 3. Sexualkontakt zu HBsAg-Trägern bzw. Sexualverhalten mit hoher Infektionsgefährdung 4. Drogenabhängigkeit, längerer Gefängnisaufenthalt	• HB-Impfung nach serologischer Vortestung (Indikat. 1–4, 6, anti-HBc-Test negativ); Impferfolgskontrolle erforderlich (Indikat. 1, 2: anti-HBs-Test 4–8 Wochen nach 3. Dosis) bzw. sinnvoll bei Personen mit möglicher schlechter Ansprechbarkeit (z. B. Immundefizienz) • bei anti-HBs-Werten < 100 IE/l sofort Wiederimpfung mit erneuter Kontrolle; bei erneutem Nichtansprechen Wiederimpfung(en)

Fortsetzung ▶

Tabelle 9.1 Fortsetzung. Indikationsimpfungen für Kinder und Jugendliche (entspr. STIKO-Empfehlungen 2011).

Impfung gegen	Kategorie	Indikation	Anwendungshinweise (Packungsbeilage/Fachinformation beachten)
Hepatitis B (HB)	I/A	5. durch Kontakt mit HBsAg-Trägern in einer Gemeinschaft (Kindergärten, Kinderheime, Pflegestätten, Schulklassen, Spielgemeinschaften) gefährdete Personen 6. Jugendliche in psychiatrischen Einrichtungen od. Bewohner vergleichbarer Fürsorgeeinrichtungen für Menschen mit Verhaltensstörung od. Zerebralschädigung sowie Personen in Behindertenwerkstätten	
Influenza	I	Kinder und Jugendl. mit erhöhter gesundheitlicher Gefährdung infolge eines Grundleidens, wie z. B. • chronische Krankheiten der Atmungsorgane (inklusive Asthma und COPD) • chronische Herz-Kreislauf-, Leber- und Nierenkrankheiten • Diabetes und andere Stoffwechselkrankheiten • chronische neurologische Krankheiten, z. B. Multiple Sklerose mit durch Infektionen getriggerten Schüben • Personen mit angeborenen od. erworbenen Immundefekten mit T- u./od. B-zellularer Restfunktion • HIV-Infektion	• jährl. Impfung im Herbst mit einem Impfstoff mit aktueller von der WHO empfohlener Antigenkombination • Anzahl der Impfdosen entsprechend dem Alter nach Angaben des Herstellers
		Wenn eine intensive Epidemie aufgrund von Erfahrungen in anderen Ländern droht oder nach deutlicher Antigendrift bzw. einer Antigenshift zu erwarten ist und der Impfstoff die neue Variante enthält	Entsprechend den Empfehlungen der Gesundheitsbehörden
Meningokokkeninfektionen (Gruppen A, C, W135, Y)	I	gesundheitlich Gefährdete: Kinder mit angeborenen od. erworbenen Immundefekten mit T- u./od. B-zellularer Restfunktion, insbesondere Komplement-/Properdindefekte, Hypogammaglobulinamie; Asplenie	Kinder im Alter von • 2 – 23 Monate: Impfung mit konjugiertem Meningokokken-C-Impfstoff (MenC); nach Vollendung des 2. Lj. durch 4-valenten Polysaccharidimpfstoff (PS-Impfstoff) ergänzen. Mindestabstand von 2 Monaten beachten. • 2–10 J.: ggf. fehlende Impfung mit konjugiertem MenC-Impfstoff nachholen, gefolgt von einer Impfung mit 4-valentem PS-Impfstoff. Mindestabstand von 2 Monaten beachten. • ≥ 11 J.: Impfung mit 4-valentem Konjugatimpfstoff Bei fortbestehendem Infektionsrisiko Wiederimpfung für alle oben angegebenen Indikationen nach Angaben des Herstellers, für PS-Impfstoffe im Allgemeinen nach 3 Jahren. Die Wiederimpfung erfolgt bei Personen ab 11 Jahren mit dem 4-valenten Konjugatimpfstoff

Tabelle 9.1 Fortsetzung. Indikationsimpfungen für Kinder und Jugendliche (entspr. STIKO-Empfehlungen 2011).

Impfung gegen	Kategorie	Indikation	Anwendungshinweise (Packungsbeilage/Fachinformation beachten)
Pneumokokken-Krankheiten	I	Kinder (ab vollendetem 2. Lj.) u. Jugendliche mit erhöhter gesundheitlicher Gefährdung infolge einer Grundkrankheit: 1. angeborene od. erworbene Immundefekte mit T- u./od. B-zellularer Restfunktion, wie z. B. – Hypogammaglobulinamie, Komplement- und Properdindefekte – bei funktioneller od. anatomischer Asplenie – bei Sichelzellenanämie – bei Krankheiten der blutbildenden Organe – bei neoplastischen Krankheiten – bei HIV-Infektion – nach Knochenmarktransplantation – vor Organtransplantation u. vor Beginn einer immunsuppressiven Therapie 2. chronische Krankheiten, z. B. – Herz-Kreislauf-Krankheiten – Krankheiten der Atmungsorgane (inkl. Asthma u. COPD) – Diabetes mellitus od. andere Stoffwechselkrankheiten – chron. Nierenkrankheiten/nephrotisches Syndrom – neurologische Krankheiten, z. B. Zerebralparesen od. Anfallsleiden – Liquorfistel	• Gefährdete Kleinkinder (vom vollendeten 2. Lj. bis zum vollendeten 5. Lj.) erhalten eine Impfung mit Pneumokokken-Konjugatimpfstoff. • Kinder mit fortbestehender gesundheitlicher Gefährdung können ab vollendetem 2. Lj. Polysaccharidimpfstoff erhalten. Bei den – wie empfohlen – zuvor mit Konjugatimpfstoff geimpften Kindern (s.o.) beträgt der Mindestabstand zur nachfolgenden Impfung mit Polysaccharidimpfstoff 2 Monate. • Bei folgenden Indikationen sind eine, ggf. auch mehrere Wiederholungsimpfungen mit Polysaccharidimpfstoff im Abstand von 5 J. (Erw.) bzw. mindestens 3 J. (Kinder < 10 J.) in Erwägung zu ziehen (Risiko-Nutzen-Abwägung beachten): – angeborene od. erworbene Immundefekte mit T- u./od. B-zellularer Restfunktion – chron. Nierenkrankheiten/nephrotisches Syndrom

HA: Hepatitis A; HB: Hepatitis B; HbsAG: Oberflächenantigen bei HB; Hib: Haemophilus influenzae Typ b; FSME: Frühsommermeningoenzephalitis

Verlassen der Gemeinschaftsunterkünfte durch die am späteren Aufenthaltsort niedergelassenen Ärzte oder durch den ÖGD sichergestellt werden.

Vorliegende Impfdokumentationen sollten nach Möglichkeit berücksichtigt werden. Die Empfehlungen der STIKO sollten dem Vorgehen zugrunde gelegt, fehlende oder nicht dokumentierte Impfungen entsprechend Alter und aktueller STIKO-Empfehlung nachgeholt werden.

Die STIKO empfiehlt (STIKO 2011), dass bei allen Kindern und Jugendlichen Impfungen gegen Diphtherie, Tetanus, Pertussis, Poliomyelitis, und Hepatitis B dokumentiert sein bzw. bei Nichtdokumentation durchgeführt werden sollten. Kinder ab dem 11. Lebensmonat sollten auch gegen Masern, Mumps, Röteln, Varizellen und gegen Meningokokken (ab Alter 12 Monate) immunisiert sein. Säuglinge und Kleinkinder sollte gegen Haemophilus influenzae Typ b und Pneumokokken geimpft werden. Bei Mädchen im Alter zwischen 12 und 17 J. sollte eine HPV-Impfung durchgeführt werden.

Literatur

Ständige Impfkommission am Robert Koch-Institut (STIKO). Mitteilungen der Ständigen Impfkommission am Robert Koch-Institut: Empfehlungen der Ständigen Impfkommission am RKI 2011/Stand Juli 2011. Epid Bull 2011; 30: 275–294.

10 Schutzimpfungen für Erwachsene – Indikations- und Auffrischimpfungen

J. Leidel

Dieses Kapitel befasst sich in Ergänzung zu Kap. 11 (Impfkalender) und Kap. 9 (Kinder u. Jugendl.) mit den Indikations- und Auffrischimpfungen für Erwachsene; dabei sind inhaltliche Wiederholungen nicht immer vermeidbar.

Gerade hinsichtlich der Standardimpfungen und deren etwa empfohlenen Auffrischungen, aber auch hinsichtlich der aus besonderen epidemiologischen oder Gefährdungssituationen empfohlenen Indikationsimpfungen, ist die Beteiligung von Erwachsenen geringer als diejenige von Säuglingen oder Kleinkindern. Dies liegt neben einer mitunter vorhandenen impfskeptischen Einstellung auch an einer gewissen Nachlässigkeit von Patienten und Ärzteschaft. Aus Befragungen ist bekannt, dass viele Menschen sich die empfohlenen Impfungen durchaus geben lassen würden, wenn sie von ihrem Arzt hierauf angesprochen würden. Aus diesem Grund findet sich in der Veröffentlichung der STIKO-Empfehlungen regelmäßig folgender Hinweis:

Eine wichtige Aufgabe des Arztes besteht darin, für einen ausreichenden (den Empfehlungen der STIKO entsprechenden) Impfschutz der von ihm betreuten Personen zu sorgen. Dies bedeutet nach diesen Empfehlungen, dass nach der Grundimmunisierung im Säuglings- bzw. Kleinkindesalter „bis zum Lebensende ggf. durch regelmäßige Auffrischimpfungen sicher zu stellen ist, dass der notwendige Impfschutz erhalten bleibt und – wenn indiziert – ein Impfschutz gegen weitere Infektionskrankheiten aufgebaut wird. Arztbesuche von Kindern, Jugendlichen und Erwachsenen sollten dazu genutzt werden, die Impfdokumentation zu überprüfen und im gegebenen Fall den Impfschutz zu vervollständigen".

Die STIKO-Empfehlungen basieren überwiegend auf epidemiologischen Nutzen-Risiko-Überlegungen. Darüber hinaus können durchaus weitere Impfungen individuell sinnvoll oder wichtig sein. Die Auffassung, von der STIKO nicht ausdrücklich empfohlene Impfungen sollten eher unterlassen werden, ist daher eindeutig unzutreffend. Die STIKO selbst weist auf diesen Sachverhalt ausdrücklich hin:

„Neben den von der STIKO empfohlenen Impfungen sind auf der Basis der existierenden Impfstoffzulassungen weitere ‚Impfindikationen' möglich, auf die nachfolgend nicht weiter eingegangen wird, die aber für den Einzelnen seiner individuellen (gesundheitlichen) Situation entsprechend sinnvoll sein können. Es liegt in der Verantwortung des Arztes, seine Patienten auf diese weiteren Schutzmöglichkeiten hinzuweisen. Insofern hindert auch eine fehlende STIKO-Empfehlung den Arzt nicht an einer begründeten Impfung."

Vorausgesetzt, die Indikation ist zutreffend gestellt und die Aufklärung des Impflings wurde korrekt durchgeführt, ist die rechtliche Sicherheit des Arztes bei solchen von der STIKO nicht ausdrücklich empfohlenen Impfungen nicht anders als bei den von der STIKO empfohlenen Impfungen. Allerdings gilt der Entschädigungsanspruch bei einer etwaigen gesundheitlichen Schädigung gem. § 60 IfSG nur für von der jeweiligen obersten Landesgesundheitsbehörde auf der Grundlage der STIKO-Empfehlungen nach § 20 Abs. 3 IfSG) „öffentlich empfohlene" Impfungen. Außerdem werden die Kosten der von der STIKO nicht ausdrücklich empfohlenen Impfungen im Allgemeinen vom Impfling selbst zu tragen sein.

Impfempfehlungen für Aussiedler, Flüchtlinge oder Asylbewerber in Gemeinschaftsunterkünften

In Kap. 9 wurde bereits auf diesen Punkt eingegangen, soweit Kinder und Jugendliche betroffen sind. Hier sollen ergänzend die Empfehlungen für Erwachsene wiedergegeben werden.

Soweit Ansprüche nach dem Asylbewerberleistungsgesetz (AsylbLG) bestehen, stellt nach § 4 Abs. 3 dieses Gesetzes „die zuständige Behörde die ärztliche und zahnärztliche Versorgung *einschließlich der amtlich empfohlenen Schutzimpfungen* und medizinisch gebotenen Vorsorgeuntersuchungen sicher." Soweit die Leistungen durch niedergelassene Ärzte oder Zahnärzte erfolgen, richtet sich die Vergütung nach den am Ort der Niederlassung des Arztes oder Zahnarztes geltenden Verträgen nach §72 Abs. 2 des Fünften Buches SGB.

Die STIKO empfiehlt, Schutzimpfungen bei den genannten Bewohnern von Gemeinschaftsunterkünften möglichst frühzeitig durch den öffentlichen Gesundheitsdienst (ÖGD) bzw. durch von diesem beauftragte Ärzte zu beginnen. Die Vervollständigung sollte ggf. nach dem Verlassen der Gemeinschaftsunterkünfte durch die am späteren Aufenthaltsort niedergelassenen Ärzte oder durch den ÖGD erfolgen. Vorliegende Impfdokumente sollten nach Möglichkeit berücksichtigt, die Empfehlungen der STIKO dem Vorgehen zugrunde gelegt werden:

Bei Erwachsenen sollten Impfungen gegen Tetanus und Diphtherie (Td), gegen Poliomyelitis sowie bei seronegativen Personen gegen Hepatitis B durchgeführt werden. Erwachsene sollen die nächste fällige Td-Impfung (Auffrischung) *einmalig* als Tdap-Kombinationsimpfung erhalten.

Indikations- und Auffrischimpfungen

Die von der STIKO für Erwachsene empfohlenen Impfungen (Tab. 10.1) unterscheiden sich hinsichtlich ihrer epidemiologischen Bedeutung. Sie werden in 6 Kategorien eingeteilt:
- S: *Standardimpfungen* mit allgemeiner Anwendung (= Regelimpfung)
- A: *Auffrischimpfungen*
- I: *Indikationsimpfungen* für Risikogruppen bei individuell (nicht beruflich) erhöhtem Expositions-, Erkrankungs- oder Komplikationsrisiko sowie auch zum Schutz Dritter
- B: Impfungen aufgrund eines erhöhten *beruflichen* Risikos, z. B. nach Gefährdungsbeurteilung gemäß Arbeitsschutzgesetz/Biostoffverordnung/Verordnung zur arbeitsmedizinischen Vorsorge (ArbMedVV) und dem G 42 (DGUV-Grundsatz G 42 „Tätigkeiten mit Infektionsgefährdung") und aus hygienischer Indikation (auf diese Impfungen wird in Kap. 12 ausführlicher eingegangen. Gleichwohl werden sie auch in der Tab. 10.1 aufgeführt, da STIKO-Empfehlungen und Rechtsgrundlagen der arbeitsmedizinischen Vorgehensweise nicht immer deckungsgleich sind). Dieses Kapitel befasst sich explizit mit Impfungen für Erwachsene, allerdings gelten die Empfehlungen der Kategorie B auch für beschäftigte Jugendliche.
- R: Impfungen aufgrund von *Reisen* (s. ausführlich in Kap. 13, in Tab. 10.1 werden sie nur ausnahmsweise aufgeführt)
- P: *postexpositionelle Prophylaxe/Riegelungsimpfungen* (s. Kap. 14, in Tab. 10.1 nicht behandelt).

Literatur

Robert Koch-Institut (RKI). FSME: Risikogebiete in Deutschland (Stand: April 2010). Epid Bull 2010; 17

Ständige Impfkommission am Robert Koch-Institut (STIKO). Mitteilungen der Ständigen Impfkommission am Robert Koch-Institut: Empfehlungen der Ständigen Impfkommission am RKI 2010/Stand Juli 2010. Epid Bull 2010; 30: 284–291.

Ständige Impfkommission am Robert Koch-Institut (STIKO). Mitteilungen der Ständigen Impfkommission am Robert Koch-Institut: Hinweise zu Impfungen für Patienten mit Immundefizienz/Stand: November 2005. Epid Bull 2005; Sonderdruck Nov 2005

Tabelle 10.1 Indikations- und Auffrischimpfungen für Erwachsene (Stand 2010).

Impfung gegen	Kategorie	Indikation	Anwendungshinweise (Packungsbeilage/Fachinformationen beachten)
Diphtherie	S/A	alle Personen bei fehlender od. unvollständiger Grundimmunisierung od. wenn die letzte Impfung der Grundimmunisierung od. die letzte Auffrischimpfung länger als 10 J. zurückliegt	• Erw. sollen die nächste fällige Diphtherie-Impfung einmalig als Tdap-Kombinationsimpfung erhalten, bei *entsprechender Indikation* als Tdap-IPV-Kombinationsimpfung. • Bei bestehender Diphtherie-Impfindikation und ausreichendem Tetanus- und Pertussis-Impfschutz sollte monovalent gegen Diphtherie geimpft werden. • Ungeimpfte oder Personen mit fehlendem Impfnachweis sollten 2 Impfungen im Abstand von 4–8 Wochen und eine 3. Impfung 6–12 Monate nach der 2. Impfung erhalten. • Eine Reise in ein Infektionsgebiet sollte frühestens nach der 2. Impfung angetreten werden.
FSME	I	Personen, die in FSME-Risikogebieten Zecken exponiert sind	Grundimmunisierung und Auffrischimpfungen mit einem für Erwachsene (bzw. Kinder) zugelassenen Impfstoff nach Angaben des Herstellers.
	B	Personen, die durch FSME beruflich gefährdet sind (exponiertes Laborpersonal sowie in Risikogebieten z. B. Forstarbeiter und Exponierte in der Landwirtschaft). Saisonalität beachten: April–Nov. *Risikogebiete in Deutschland* sind zurzeit insbesondere: • Baden-Württemberg • Bayern (außer dem größten Teil Schwabens und dem westlichen Teil Oberbayerns) • Hessen (LK Odenwald, LK Bergstraße, LK Darmstadt-Dieburg, SK Darmstadt, LK Groß-Gerau, LK Offenbach, LK Main-Kinzig, LK Marburg-Biedenkopf) • Rheinland-Pfalz (LK Birkenfeld) • Thüringen (SK Jena, SK Gera, LK Saale-Holzland, LK Saale-Orla, LK Saalfeld-Rudolstadt, LK Hildburghausen, LK Sonneberg)	entsprechend den Empfehlungen der Gesundheitsbehörden; Hinweise zu FSME-Risikogebieten (veröffentlicht im Epidemiologischen Bulletin des RKI, Ausgabe 17/2010) sind zu beachten.
	R	Zeckenexposition in FSME-Risikogebieten außerhalb Deutschlands	
Hib	I	Personen mit anatomischer oder funktioneller Asplenie	Anmerkung des Verf.: In Deutschland steht derzeit kein Impfstoff zur Impfung Erwachsener gegen Hib zur Verfügung.

Tabelle 10.1 Fortsetzung. Indikations- und Auffrischimpfungen für Erwachsene (Stand 2010).

Impfung gegen	Kategorie	Indikation	Anwendungshinweise (Packungsbeilage/Fachinformationen beachten)
HA	I	1. Personen mit einem Sexualverhalten mit hoher Infektionsgefährdung 2. Personen mit häufiger Übertragung von Blutbestandteilen (z. B. Hämophile) od. mit Krankheiten der Leber/mit Leberbeteiligung 3. Bewohner von psychiatrischen Einrichtungen od. vergleichbaren Fürsorgeeinrichtungen für Menschen mit Verhaltensstörung od. Zerebralschädigung	• Grundimmunisierung und Auffrischimpfung nach Angaben des Herstellers • Serologische Vortestung auf Anti-HAV ist nur bei den Personen erforderlich, die länger in Endemiegebieten gelebt haben oder in Familien aus Endemiegebieten aufgewachsen sind oder vor 1950 geboren wurden.
	B	4. Gesundheitsdienst (inkl. Küche, Labor, technischer und Reinigungs- bzw. Rettungsdienst, psychiatrische und Fürsorgeeinrichtungen, Behindertenwerkstätten, Asylbewerberheime). Durch Kontakt mit möglicherweise infektiösem Stuhl Gefährdete inkl. Auszubildende und Studenten 5. Kanalisations- und Klärwerksarbeiter mit Abwasserkontakt 6. Tätigkeit (inkl. Küche und Reinigung) in Kindertagesstätten, Kinderheimen u.Ä.	
HB	I	1. Patienten mit chronischer Nieren-(Dialyse)/Leberkrankheit/Krankheit mit Leberbeteiligung/häufiger Übertragung von Blut/Blutbestandteilen (z. B. Hämophile), vor ausgedehntem chirurgischem Eingriff (z. B. unter Verwendung der Herz-Lungen-Maschine), HIV-Positive 2. Kontakt mit HBsAg-Träger in Familie/Wohngemeinschaft 3. Sexualkontakt zu HBsAg-Trägern bzw. Sexualverhalten mit hoher Infektionsgefährdung 4. Drogenabhängigkeit, längerer Gefängnisaufenthalt 5. durch Kontakt mit HBsAg-Trägern in einer Gemeinschaft (Kindergärten, Kinderheime, Pflegestätten, Schulklassen, Spielgemeinschaften) gefährdete Personen 6. Patienten in psychiatrischen Einrichtungen od. Bewohner vergleichbarer Fürsorgeeinrichtungen für Menschen mit Verhaltensstörung od. Zerebralschädigung sowie Personen in Behindertenwerkstätten	• HB-Impfung nach serologischer Vortestung (Indikat. 1–4, 6, 7, Anti-HBc-Test negativ); Impferfolgskontrolle erforderlich (Indikat. 1, 2, 7, 8: Anti-HBs-Test 4–8 Wochen nach 3. Dosis) bzw. sinnvoll bei über 40-Jährigen/anderen Personen mit möglicher schlechter Ansprechbarkeit (z. B. Immundefizienz) • bei Anti-HBs-Werten < 100 IE/l sofort Wiederimpfung mit erneuter Kontrolle; bei erneutem Nichtansprechen Wiederimpfungen mit i. d. R. max. 3 Dosen wiederholen • bei erfolgreicher Impfung (Anti-HBs ≥ 100 IE/l) Auffrischung nach 10 J. • bei in der Kindheit Geimpften mit neu aufgetretenem HB-Risiko (z. B. Indikat. 1–8) 1 Dosis HB-Impfstoff mit anschließender serologischer Kontrolle (Anti-HBs- und Anti-HBc-Bestimmung) 4–8 Wochen nach Wiederimpfung für die Indikat. 1, 2, 7, 8

Fortsetzung ▶

Tabelle 10.1 Fortsetzung. Indikations- und Auffrischimpfungen für Erwachsene (Stand 2010).

Impfung gegen	Kategorie	Indikation	Anwendungshinweise (Packungsbeilage/Fachinformationen beachten)
	B	7. Gesundheitsdienst (inkl. Labor, technischer Reinigungs-/Rettungsdienst) sowie Personal psychiatrischer/Fürsorge-Einrichtungen/Behindertenwerkstätten, Asylbewerberheime. Durch Kontakt mit infiziertem Blut oder infizierten Körperflüssigkeiten Gefährdete, Auszubildende und Studenten 8. Möglicher Kontakt mit infiziertem Blut od. infizierten Körperflüssigkeiten (Gefährdungsbeurteilung durchführen), z. B. Müllentsorger, industrieller Umgang mit Blut(produkten), ehrenamtliche Ersthelfer, Polizisten, Sozialarbeiter, (Gefängnis-)Personal mit Kontakt zu Drogenabhängigen	
HPV			Frauen, die zum von der STIKO empfohlenen Zeitpunkt (Alter 12–17 J.) keine Impfung gegen HPV erhalten haben, können ebenfalls von einer Impfung gegen HPV profitieren. Es liegt in der Verantwortung des Arztes, nach individueller Prüfung von Nutzen und Risiko der Impfung, seine Patientinnen auf der Basis der Impfstoffzulassung darauf hinzuweisen.
Influenza	S	Personen > 60 J.	jährl. Impfung im Herbst mit einem Impfstoff mit aktueller von der WHO empfohlener Antigenkombination
	I	alle Schwangeren ab 2. Trimenon, bei erhöhter gesundheitlicher Gefährdung infolge eines Grundleidens ab 1. Trimenon	Impfung mit einem Impfstoff mit aktueller von der WHO empfohlener Antigenkombination
	I	• Kinder, Jugendl. u. Erw. mit erhöhter gesundheitlicher Gefährdung infolge eines Grundleidens, wie z. B. – chronische Krankheiten der Atmungsorgane (inkl. Asthma und COPD) – chronische Herz-Kreislauf-, Leber- und Nierenkrankheiten – Diabetes u. andere Stoffwechselkrankheiten – chronische neurologische Krankheiten, z. B. Multiple Sklerose mit durch Infektionen getriggerten Schüben – Personen mit angeborenen od. erworbenen Immundefekten mit T- u./od. B-zellulärer Restfunktion – HIV-Infektion • Bewohner von Alters- oder Pflegeheimen	jährl. Impfung im Herbst mit einem Impfstoff mit aktueller von der WHO empfohlener Antigenkombination

Tabelle 10.1 Fortsetzung. Indikations- und Auffrischimpfungen für Erwachsene (Stand 2010).

Impfung gegen	Kategorie	Indikation	Anwendungshinweise (Packungsbeilage/Fachinformationen beachten)
	B/I	Personen mit erhöhter Gefährdung, z. B. medizinisches Personal, Personen in Einrichtungen mit umfangreichem Publikumsverkehr sowie Personen, die als mögliche Infektionsquelle für von ihnen betreute ungeimpfte Risikopersonen fungieren können	
	I/B	Personen mit erhöhter Gefährdung durch direkten Kontakt zu Geflügel u. Wildvögeln	
	I	wenn eine intensive Epidemie aufgrund von Erfahrungen in anderen Ländern droht oder nach deutlicher Antigendrift bzw. einem Antigenshift zu erwarten ist und der Impfstoff die neue Variante enthält	entsprechend den Empfehlungen der Gesundheitsbehörden
Masern	S	nach 1970 geborene Ungeimpfte bzw. in der Kindheit nur 1-mal geimpfte Personen ≥ 18 J. od. nach 1970 geborene Personen ≥ 18 J. mit unklarem Impfstatus	einmalige Impfung, vorzugsweise mit MMR-Impfstoff
	B	nach 1970 Geborene mit unklarem Impfstatus, ohne Impfung od. mit nur 1 Impfung in der Kindheit, die im Gesundheitsdienst u. bei der Betreuung von Immundefizienten sowie in Gemeinschaftseinrichtungen tätig sind	einmalige Impfung, vorzugsweise mit MMR-Impfstoff
	I	• im Rahmen eines Ausbruchs • nach 1970 Geborene mit unklarem Impfstatus, ohne Impfung oder mit nur 1 Impfung in der Kindheit	einmalige Impfung, vorzugsweise mit MMR-Impfstoff
Meningokokkeninfektionen (Gruppen A, C, W135, Y)	I	gesundheitlich Gefährdete: Personen mit angeborenen od. erworbenen Immundefekten mit T- u./od. B-zellulärer Restfunktion, insbesondere Komplement-/Properdindefekte, Hypogammaglobulinämie, Asplenie	ab einem Alter von 11 J. Impfung mit 4-valentem Konjugatimpfstoff (für jüngere Personen s. Kap. 9)
	B	gefährdetes Laborpersonal (bei Arbeiten mit dem Risiko eines N.-meningitidis-Aerosols).	• Impfung mit 4-valentem Konjugatimpfstoff • Bei bereits mit einem PS-Impfstoff geimpften Personen sollte bei der nächsten fälligen Auffrischung mit 4-valentem Konjugatimpfstoff geimpft werden. • Ist bereits eine Impfung mit konjugiertem MenC-Impfstoff erfolgt, ist eine weitere Impfung mit 4-valentem Konjugatimpfstoff empfohlen.
	R	vor Pilgerreise nach Mekka (Hadj)	ab dem Alter von 11 J. Impfung mit 4-valentem Konjugatimpfstoff (Einreisebestimmungen beachten)

Fortsetzung ▶

Tabelle 10.1 Fortsetzung. Indikations- und Auffrischimpfungen für Erwachsene (Stand 2010).

Impfung gegen	Kategorie	Indikation	Anwendungshinweise (Packungsbeilage/Fachinformationen beachten)
			Bei fortbestehendem Infektionsrisiko Wiederimpfung für alle oben angegebenen Indikationen nach Angaben des Herstellers. Die Wiederimpfung erfolgt bei Personen ab 11 J. mit dem 4-valenten Konjugatimpfstoff
Mumps	B	ungeimpfte bzw. empfängliche Personen in Einrichtungen der Pädiatrie, in Gemeinschaftseinrichtungen für das Vorschulalter und in Kinderheimen	einmalige Impfung, vorzugsweise mit MMR-Impfstoff
Pertussis	S/A	Erwachsene sollen die nächste fällige Td-Impfung einmalig als Tdap-Kombinationsimpfung erhalten	Tdap-Kombinationsimpfstoff, bei *entsprechender Indikation* als *Tdap-IPV-Kombinationsimpfung*
	I	Sofern *in den letzten 10 J. keine Pertussis-Impfung* stattgefunden hat, sollen • Frauen im gebärfähigen Alter, • enge Haushaltskontaktpersonen (Eltern, Geschwister) und Betreuer (z. B. Tagesmütter, Babysitter, ggf. Großeltern) möglichst 4 Wochen vor Geburt des Kindes 1 Dosis Pertussisimpfstoff erhalten. Erfolgte die Impfung nicht vor der Konzeption, sollte die Mutter bevorzugt in den ersten Tagen nach der Geburt des Kindes geimpft werden.	
	B	Sofern in den letzten 10 J. keine Pertussis-Impfung stattgefunden hat, sollte Personal im Gesundheitsdienst sowie in Gemeinschaftseinrichtungen 1 Dosis Pertussisimpfstoff erhalten.	
Pneumokokken-Krankheiten	S	Personen > 60 Jahre	1 Impfung mit Polysaccharidimpfstoff
	I	(zu Indikationsimpfungen bei Kindern u. Jugendl. s. Kap. 9) Erw. mit erhöhter gesundheitlicher Gefährdung infolge einer Grundkrankheit: • angeborene od. erworbene Immundefekte mit T- u./od. B-zellulärer Restfunktion, wie z. B. – Hypogammaglobulinämie, Komplement- und Properdindefekte – bei funktioneller oder anatomischer Asplenie – bei Sichelzellenanämie – bei Krankheiten der blutbildenden Organe – bei neoplastischen Krankheiten – bei HIV-Infektion – nach Knochenmarktransplantation	• Erw. erhalten 1 Impfung mit Polysaccharidimpfstoff • Bei folgenden Indikationen sind eine, ggf. auch mehrere Wiederholungsimpfungen mit Polysaccharidimpfstoff im Abstand von 5 J. in Erwägung zu ziehen (Risiko-Nutzen-Abwägung beachten): – angeborene od. erworbene Immundefekte mit Tu./od. B-zellulärer Restfunktion – chron. Nierenkrankheiten/nephrotisches Syndrom

Tabelle 10.1 Fortsetzung. Indikations- und Auffrischimpfungen für Erwachsene (Stand 2010).

Impfung gegen	Kategorie	Indikation	Anwendungshinweise (Packungsbeilage/Fachinformationen beachten)
		– vor Organtransplantation und vor Beginn einer immunsuppressiven Therapie • chron. Krankheiten, wie z. B. – Herz-Kreislauf-Krankheiten – Krankheiten der Atmungsorgane (inkl. Asthma u. COPD) – Diabetes mellitus od. andere Stoffwechselkrankheiten – chronische Nierenkrankheiten/nephrotisches Syndrom – neurologische Krankheiten, z. B. Zentralparesen oder Anfallsleiden – Liquorfistel	
Poliomyelitis	S	• alle Personen bei fehlender od. unvollständiger Grundimmunisierung • alle Personen ohne einmalige Auffrischung	• Erw., die im Säuglings- und Kleinkindalter eine vollständige Grundimmunisierung u. im Jugendalter od. später mindestens 1 Auffrischimpfung erhalten haben od. die als Erwachsene nach Angaben des Herstellers grundimmunisiert wurden u. eine Auffrischimpfung erhalten haben, gelten als vollständig immunisiert. • Darüber hinaus wird eine routinemäßige Auffrischimpfung nach dem vollendeten 18. Lj. nicht empfohlen. • Ungeimpfte Personen erhalten IPV entsprechend den Angaben des Herstellers. • Ausstehende Impfungen der Grundimmunisierung werden mit IPV nachgeholt.
	I	Für folgende Personengruppen ist eine Auffrischimpfung indiziert: • Reisende in Regionen mit Infektionsrisiko (die aktuelle epidemische Situation ist zu beachten, insbesondere die Meldungen der WHO) • Aussiedler, Flüchtlinge und Asylbewerber, die in Gemeinschaftsunterkünften leben, bei der Einreise aus Gebieten mit Poliorisiko	• Impfung mit IPV, wenn die Impfungen der Grundimmunisierung nicht vollständig dokumentiert sind od. die letzte Impfung der Grundimmunisierung bzw. die letzte Auffrischimpfung länger als 10 J. zurückliegt. • Personen ohne Nachweis einer Grundimmunisierung sollten vor Reisebeginn wenigstens 2 Dosen IPV erhalten
	B	• Personal der o. g. Einrichtungen • medizinisches Personal, das engen Kontakt zu Erkrankten haben kann • Personal in Laboren mit Poliomyelitis-Risiko	
Röteln	I	ungeimpfte Frauen od. Frauen mit unklarem Impfstatus im gebärfähigen Alter	2-malige Impfung; bei entsprechender Indikation mit einem MMR-Impfstoff

Fortsetzung ▶

Tabelle 10.1 Fortsetzung. Indikations- und Auffrischimpfungen für Erwachsene (Stand 2010).

Impfung gegen	Kategorie	Indikation	Anwendungshinweise (Packungsbeilage/Fachinformationen beachten)
		Tabelle 1-mal geimpfte Frauen im gebärfähigen Alter	einmalige Impfung; bei entsprechender Indikation mit MMR-Impfstoff
	B	ungeimpfte Personen od. Personen mit unklarem Impfstatus in Einrichtungen der Pädiatrie, der Geburtshilfe u. der Schwangerenbetreuung sowie in Gemeinschaftseinrichtungen	einmalige Impfung; bei entsprechender Indikation mit einem MMR-Impfstoff
Tetanus	S/A	• alle Personen bei fehlender od. unvollständiger Grundimmunisierung, wenn die letzte Impfung der Grundimmunisierung od. die letzte Auffrischimpfung länger als 10 J. zurückliegt • Eine begonnene Grundimmunisierung wird vervollständigt, Auffrischimpfung in 10-jährl. Intervall.	Erw. sollen die nächste fällige Tetanus-Impfung einmalig als Tdap-Kombinationsimpfung erhalten, bei *entsprechender Indikation* als *Tdap-IPV-Kombinationsimpfung*
Tollwut	B	• Tierärzte, Jäger, Forstpersonal u. a. Personen mit Umgang mit Tieren in Gebieten mit *neu aufgetretener* Wildtiertollwut • Personen mit beruflichem od. sonstigem engen Kontakt zu Fledermäusen	• Dosierungsschema nach Angaben des Herstellers • Personen mit weiter bestehendem Expositionsrisiko sollten eine Auffrischimpfung entsprechend den Angaben des Herstellers erhalten.
		Tabelle Laborpersonal mit Expositionsrisiko gegenüber Tollwutviren	Mit Tollwutvirus arbeitendes Laborpersonal sollte halbjährlich auf neutralisierende Antikörper untersucht werden. Eine Auffrischimpfung ist bei < 0,5 IE/ml Serum indiziert.
Tuberkulose		Die Impfung mit dem derzeit verfügbaren BCG-Impfstoff wird nicht empfohlen.	
Varizellen	I	1. Seronegative Frauen mit Kinderwunsch 2. Seronegative Patienten vor geplanter immunsuppressiver Therapie od. Organtransplantation 3. empfängliche Patienten mit schwerer Neurodermitis 4. empfängliche Personen mit engen Kontakten zu den unter Punkt 2–3 Genannten.	2 Impfungen nach Angaben des Herstellers • Die einschränkenden Hinweise zur Impfung seronegativer Patienten unter immunsuppressiver Therapie sind den Hinweisen im Epidemiologischen Bulletin, Sonderdruck November 2005, zu entnehmen. • „Empfängliche Personen" bedeutet: keine Impfung und anamnestisch keine Varizellen od. bei serologischer Testung kein Nachweis spezifischer Antikörper.
	B	seronegatives Personal im Gesundheitsdienst, insb. in den Bereichen Pädiatrie, Onkologie, Gynäkologie/Geburtshilfe, Intensivmedizin u. im Bereich der Betreuung von Immundefizienten sowie bei Neueinstellungen in Gemeinschaftseinrichtungen für das Vorschulalter	

FSME: Frühsommermeningoenzephalitis; HA: Hepatitis A; HB: Hepatitis B; HbsAG: Oberflächenantigen bei HB; Hib: Haemophilus influenzae Typ b; HPV: Humane Papillomaviren; HPV LK: Landkreis; PS: Polysaccharid(-Impfstoff); SK: Stadtkreis; Tdap: T – Tetanus, d – Diphterie mit niedriger Toxinkonz., ap – azellulärer Pertussis-Impfstoff mit niedriger Antigenkonz.

11 Impfkalender

O. Wichmann

Im Impfkalender der STIKO sind Standard- und Auffrischimpfungen für Säuglinge und Kleinkinder (Abb. 11.1) sowie für Kinder, Jugendliche und Erwachsene (Abb. 11.2) aufgeführt. Neben diesen Standardimpfungen können weitere Impfungen bei besonderer epidemiologischer Situation oder Gefährdung indiziert sein (sog. Indikationsimpfungen). Indikationsimpfungen für Kinder und Jugendliche sind in Kap. 9 und für Erwachsene in Kap. 10 zusammengefasst.

Die *Standardimpfungen des Impfkalenders* sind von hohem Nutzen für den Gesundheitsschutz des Einzelnen und der Allgemeinheit, sie sind deshalb für *alle* Angehörigen der jeweils genannten Alters- oder Bevölkerungsgruppen empfohlen. Dies gilt auch für Kinder, Jugendliche und Erwachsene mit chronischen Krankheiten, sofern keine spezifischen Kontraindikationen vorliegen.

Der *Impfkalender für Säuglinge, Kinder, Jugendliche und Erwachsene* umfasst Impfungen zum Schutz vor Diphtherie (D/d), Pertussis (azellulär, aP/ap), Tetanus (T), Haemophilus influenzae Typ b (Hib), Hepatitis B (HB), Poliomyelitis (IPV), Masern, Mumps, Röteln (MMR), Pneumokokken, Meningokokken Gruppe C sowie vor Varizellen, für Mädchen vor humane Papillomaviren (HPV) und für Personen ab 60 Jahre zusätzlich zum Schutz vor Influenza und Pneumokokken. Der Zeitpunkt der empfohlenen Impfung wird in Monaten (Abb. 11.1) und in Jahren (Abb. 11.2) angegeben.

Um die Anzahl an Injektionen zu verringern, ist im Säuglings- und Kleinkindalter die Verwendung von Kombinationsimpfstoffen empfohlen. Diese bieten einen Schutz gegen 6 Erkrankungen (D, aP, T, Hib, HB und IPV) und werden in 4 Dosen verabreicht. Simultan sollte dazu die Verabreichung von 4 Dosen Pneumokokken-Konjugatimpfstoff erfolgen. Ab dem Alter von 11 Monaten sollte gegen Masern, Mumps, Röteln und Varizellen sowie ab einem Alter von 12 Monaten gegen Meningokokken Gruppe C geimpft werden. Auffrischimpfungen gegen Diphtherie, Tetanus und Pertussis sind empfohlen im Alter von 5–6 Jahren und weitere Auffrischimpfungen gegen Diphtherie, Tetanus, Pertussis und Poliomyelitis im Alter von 9–17 Jahren. Auffrischimpfungen gegen Diphtherie und Tetanus sollen dann im Erwachsenenalter alle 10 Jahre erfolgen. Bei der nächsten fälligen Impfung gegen Diphtherie und Tetanus sollte bei Erwachsenen nach aktueller Empfehlung einmalig ein Impfstoff mit Pertussiskomponente verwendet werden. Für alle Mädchen im Alter von 12–17 Jahren ist eine Grundimmunisierung gegen HPV indiziert. Ab dem Alter von 60 Jahren werden jährliche Influenzaimpfungen und eine einmalige Impfung gegen Pneumokokken mit einem Pneumokokken-Polysaccharidimpfstoff empfohlen. Wiederholungsimpfungen für Pneumokokken im Abstand von 5 Jahren sollten in dieser Altersgruppe nur bei bestimmten Indikationen erfolgen (Kap. 10).

Impfung	Alter in Monaten				
	2	3	4	11–14	15–23
Tetanus	G1	G2	G3	G4	
Diphtherie	G1	G2	G3	G4	
Pertussis	G1	G2	G3	G4	
Haemophilus influenzae Typ b	G1	G2[a]	G3	G4	
Poliomyelitis	G1	G2[a]	G3	G4	
Hepatitis B	G1	G2[a]	G3	G4	
Pneumokokken	G1	G2	G3	G4	
Meningokokken				G1 (ab 12 Monate)	
Masern, Mumps, Röteln				G1	G2
Varizellen				G1	G2

Abb. 11.1 Impfkalender (Standardimpfungen) 2011 für Säuglinge und Kleinkinder bis 2 Jahre. Empfohlenes Impfalter und Mindestabstände zwischen den Impfungen. Der jeweils aktuelle Impfkalender kann unter www.rki.de/impfen eingesehen werden. *G Grundimmunisierung* (in bis zu 4 Teilimpfungen G1–G4). *a)* Bei Anwendung eines monovalenten Impfstoffes kann diese Dosis entfallen.

Impfung	Alter in Monaten				
	5–6	9–11	12–17	ab 18	ab 60
Tetanus	A1		A2	A (ggf. N)**	
Diphtherie	A1		A2		
Pertussis	A1		A2		
Poliomyelitis			A1	ggf. N	
Hepatitis B		N			
Pneumokokken					S[b]
Meningokokken		N			
Masern		N		S[c]	
Mumps, Röteln		N			
Varizellen		N			
Influenza					S***
Humanes Papillomvirus (HPV)			G1–G3*		

G Grundimmunisierung (in bis zu 4 Teilimpfungen G1–G4)
A Auffrischimpfung
S Standardimpfung
N Nachholimpfung (Grundimmunisierung aller noch nicht Geimpften bzw. Komplettierung einer unvollständigen Impfserie)

Abb. 11.2 Impfkalender (Standardimpfungen) 2011 für Kinder ab 5 Jahre, Jugendliche und Erwachsene (unter Berücksichtigung eines Erratums (STIKO 2011)). Empfohlenes Impffalter und Mindestabstände zwischen den Impfungen. Der jeweils aktuelle Impfkalender kann unter www.rki.de/impfen eingesehen werden.
b): Einmalige Impfung mit Polysaccharidimpfstoff, Auffrischimpfung nur für bestimmte Indikationen empfohlen, vgl. Kap. 10. *c)*: Einmalige Impfung für alle nach 1970 geborenen Personen ≥ 18 Jahre mit unklarem Impfstatus, ohne Impfung oder mit nur einer Impfung in der Kindheit.
* Standardimpfung für Mädchen und junge Frauen.
** Auffrischungsimpfung jeweils 10 J. nach der letzten vorangegangenen Dosis. Die nächste fällige Td-Impfung einmalig als Tdap- bzw. bei entsprechender Indikation als Tdap-IPV-Kombinationsimpfung.
*** Jährliche Impfung.

Bei der *Bestimmung des optimalen Impfzeitpunktes* wurden unterschiedliche Faktoren berücksichtigt. In diesem Zusammenhang spielen epidemiologische Ergebnisse zum Erkrankungsalter und Auftreten von Komplikationen der impfpräventablen Erkrankungen ebenso wie Fragen der Immunogenität des Impfstoffs, aber besonders auch die Abstimmung mit anderen Vorsorgeprogrammen eine große Rolle.

Erhebungen zur Durchführung von Impfungen zeigen jedoch, dass diese häufig später als im Impfkalender empfohlen begonnen, für längere Zeit unterbrochen oder nicht rechtzeitig und unvollständig fortgesetzt werden (Poethko-Müller et al. 2007). Das Erreichen eines vollständigen altersgerechten Impfschutzes ist für einen wirksamen Schutz sehr wichtig, insbesondere wegen der besonderen Gefährdung durch einige Infektionskrankheiten in der frühen Kindheit, wegen des nachlassenden oder fehlenden Nestschutzes und des damit verbundenen Entstehens einer Immunitätslücke. Der Grundsatz, versäumte Impfungen so bald wie möglich nachzuholen (Ausnahmen: Pneumokokken-Konjugatimpfung nach dem 2. Lebensjahr, Hib-Impfung nach dem 5. Lebensjahr), gilt selbstverständlich auch für die in den Abbildungen 11.1 und 11.2 nicht eigens aufgeführte Altersgruppe der 2- bis 4-Jährigen (STIKO 2011).

Die vom Impfstoffhersteller im Beipackzettel gegebenen Hinweise sollten vor der Impfung beachtet werden. Besondere Impfreaktionen sollten sowohl nach den in Kap. 5 und Kap. 7 genannten Vorschriften laut IfSG gemeldet, aber auch dem Hersteller berichtet werden.

In der pädiatrischen Praxis können die *Vorsorgeuntersuchungen* U4 und U5 mit der Grundimmunisierung gegen Diphtherie, Tetanus, Pertussis, Haemophilus influenzae Typ b, Hepatitis B, Poliomyelitis und Pneumokokken kombiniert werden; die U6 kann zum Abschluss der oben erwähnten Grundimmunisierungen und zur Impfung gegen Meningokokken Gruppe C, Masern, Mumps, Röteln und Varizellen genutzt werden. Durch den Einsatz moderner Kombinationsimpfstoffe lässt sich die Zahl der notwendigen Injektionen deutlich reduzieren. Bei der U7 im 2. Lebensjahr sind nach Überprüfung des Impfstatus eventuelle Nachholimpfungen durchzuführen. Bei der U9 kann die Tdap-Auffrischimpfung vorgenommen werden.

Die J1 im Alter von 12–14 Jahren stellt einen guten Zeitpunkt zur Vervollständigung des Impfstatus, zur Durchführung der empfohlenen Auffrischimpfungen und zur Impfung von Mädchen gegen HPV dar. Zwar werden die Kosten der J1 von allen Krankenkassen erstattet, dennoch ist die Inanspruchnahme durch die Jugendlichen derzeit noch unzureichend. Ziel ist es, diese zu erhöhen oder gegebenenfalls alternative Zugangswege zu dieser aus präventivmedizinischer Sicht schwer erreichbaren Altersgruppe zu suchen. Dabei sollten auf die Lebenswelt der Jugendlichen bezogene Ansätze (Schule, Freizeit usw.) genutzt werden.

Literatur

Poethko-Müller C, Kuhnert R, Schlaud M. Bundesgesundheitsbl Gesundheitsforsch Gesundheitsschutz 2007; 50: 851–862

Ständige Impfkommission am Robert Koch-Institut (STIKO). Mitteilung der Ständigen Impfkommission am Robert Koch-Institut: Empfehlungen der Ständigen Impfkommission am RKI 2011/Stand August 2011. Epid Bull 2011; 30: 275–293. Im Internet: www.rki.de/impfen

Ständige Impfkommission am Robert Koch-Institut (STIKO). Mitteilung der Ständigen Impfkommission am Robert Koch-Institut: Erratum zum aktuellen Impfkalender. Epid Bull 2011; 38: 252. Im Internet: www.rki.de/impfen

12 Schutzimpfungen im Arbeitsleben

F. Hofmann

Impfungen gehören zu den wichtigsten Präventivmaßnahmen im arbeitsmedizinischen Bereich, denn 9 von 10 der gesetzlichen Unfallversicherung angezeigten Infektionen stammen aus dem Bereich des Gesundheitsdienstes. Impfaktionen in der betriebsärztlichen Praxis dienen nicht nur dem Infektionsschutz gegenüber einer bestimmten Krankheit (z. B. Hepatitis B, Masern), sondern sie stellen gleichzeitig für den Arbeitsmediziner eine Möglichkeit dar, die Impfausweise „seiner" Arbeitnehmer zu kontrollieren, um auf evtl. fällige weitere Immunisierungen hinzuweisen. Im Rahmen eines solchen Gesprächs kann auch die nächste anstehende Urlaubsreise samt den im jeweiligen Land zu treffenden Maßnahmen diskutiert werden. Schließlich darf nicht vergessen werden, dass Impf- und Infektionsschutz nicht nur für die Beschäftigten eine wichtige Präventivmaßnahme darstellen, sondern auch für die Allgemeinbevölkerung – sei sie nun krank (Übertragung eines Infektionserregers, beispielsweise Hepatitis-B-Virus, vom Beschäftigten im Gesundheitsdienst auf den Patienten) oder gesund (Übertragung von Infektionserregern, beispielsweise Hepatitis A-Virus, durch Beschäftige im Lebensmittelbereich).

Gesetzliche Grundlagen

Obwohl der Betriebsarzt im Rahmen seiner Tätigkeit grundsätzlich jederzeit alle indizierten Impfungen durchführen darf, gibt es doch für einige Bereiche spezielle berufsgenossenschaftliche Vorschriften bzw. gesetzliche Regelungen.

DGUV-Grundsätze für arbeitsmedizinische Vorsorgeuntersuchungen

Die Grundsätze der Deutschen Gesetzlichen Unfallversicherung (DGUV), früher Berufsgenossenschaftliche Grundsätze, sind Leitlinien für die Vorsorge bei arbeitsbedingten Gesundheitsrisiken.

Grundsatz G 35

Im Rahmen des DGUV-Grundsatzes G 35 (Arbeitsaufenthalt im Ausland) werden Beschäftigte untersucht, die beruflich ins Ausland gehen müssen. Im Vorfeld der Ausreise sollte geklärt werden, welche Impfungen bei den betreffenden Beschäftigten aufgefrischt bzw. neu durchgeführt werden müssen und ob eine Malariaprophylaxe notwendig ist oder nicht. Nach der Rückkehr sollte sich der Beschäftigte umgehend beim Betriebsarzt vorstellen, damit im Rahmen eines Gesprächs oder einer Untersuchung evtl. entstandene gesundheitliche Probleme in Zusammenhang mit dem Auslandsaufenthalt abgeklärt werden können.

Gemäß ArbMedVV (Verordnung zur arbeitsmedizinischen Vorsorge 2008, geändert 2010) handelt es sich bei der Vorsorge zum Auslandsaufenthalt um eine Pflichtuntersuchung, und zwar entsprechend dem Verordnungstext bei *„Tätigkeiten in Tropen, Subtropen und sonstigen Auslandsaufenthalte mit besonderen klimatischen Belastungen und Infektionsgefährdungen. Abweichend von § 3 Abs. 2 Satz 1 in Verbindung mit § 7" dürfen auch Ärzte oder Ärztinnen beauftragt werden, die zur Führung der Zusatzbezeichnung Tropenmedizin berechtigt sind."* (§ 3 Abs. 2 Satz 1 in Verbindung mit § 7 sieht die generelle Ermächtigung für Ärzte mit der Gebietsbezeichnung „Arbeitsmedizin" vor).

Grundsatz G 42

Der DGUV-Grundsatz G 42 (Tätigkeiten mit Infektionsgefährdung) wird derzeit nur noch als „Ausführungsbestimmung" für die Biostoffverordnung (Hofmann et al. 2000) bzw. die ArbMedVV (2008) genutzt, die auf EU-Recht basiert: In dieser Verordnung, deren Anhang mehr als 7000 Erreger aufführt, die im Berufsleben eine Rolle spielen können, heißt es zu den Konsequenzen der Gefährdungsbeurteilung, die jeder Betriebsarzt durchzuführen hat, dass bei gegebener Infektionsgefährdung und der Existenz eines effizienten Impfstoffs „die Impfung anzubieten" sei. Dies gilt wohlgemerkt für alle effizienten Impfstoffe – und nicht nur für die in Deutschland oder EU-weit zugelassenen Vakzinen.

Im Katalog über die *Pflichtuntersuchungen* (Anhang Arbeitsmedizinische Pflicht- und Angebotsuntersuchungen sowie weitere Maßnahmen der arbeitsmedizinischen Vorsorge) von Arbeitnehmern beim Kontakt mit biologischen Arbeitsstoffen finden sich folgende Erreger, bei denen eine Impfprävention möglich ist:
- Bordetella pertussis
- Masernvirus
- Mumpsvirus
- Rubivirus
- Varizella-Zoster-Virus
- Bacillus anthracis
- Francisella tularensis
- Gelbfiebervirus
- Influenzavirus
- Japanenzephalitisvirus
- Leptospira spp.
- Neisseria meningitidis
- Yersinia pestis
- Poliomyelitisvirus
- Streptococcus pneumoniae
- Vibrio cholerae
- Frühsommermeningoenzephalitis-Virus
- Hepatitis-A-Virus
- Hepatitis-B-Virus
- Salmonella typhi
- Tollwutvirus

An dieser Stelle soll auf einige wichtige Impfungen im Zusammenhang mit der biologischen Belastung im Arbeitsleben hingewiesen werden:

Diphtherie, Pertussis, Poliomyelitis und Tetanus

Bei diesen Impfungen gilt das, was bereits an anderer Stelle festgestellt wurde: Nach Möglichkeit ist bei den 4 „Standardimpfungen" gegen Diphtherie, Poliomyelitis (hier dürfte der potenzielle Kontakt, siehe STIKO-Empfehlungen, in den meisten Fällen gegeben sein), Pertussis und Tetanus eine flächendeckende Immunisierung aller Arbeitnehmer anzustreben. Gemäß den STIKO-Empfehlungen sollte gerade hier auch an den Einsatz von Mehrfachimpfstoffen gedacht werden.

FSME

Wurde 1982 in Baden-Württemberg bei 32 Personen eine Frühsommermeningoenzephalitis (FSME) festgestellt (und damit halb so häufig wie in Bayern), so wurde diese Zahl 1994 allein im Einzugsbereich von Freiburg im Breisgau erreicht (Kaiser 1995). Die Gesamtzahl der FSME-Fälle stieg 2003/2004 gegenüber 1982 nach vorläufigen Berechnungen um das 4- bis 5-fache, nahm bis 2010 aber dank der Impfung von ca. 50 % der gefährdeten Personen wieder deutlich ab. In Bayern, wo etwa 3-mal mehr gegen FSME geimpft wurde als in Baden-Württemberg, sank die Erkrankungsquote im genannten Zeitraum auf 1//5 des Ausgangswerts von 1982. Wie effektiv die Impfung sein kann, bewies das Beispiel Österreich, wo ein Rückgang von 500–1000 Erkrankungen auf ca. 10–20 pro Jahr erzielt werden konnte. Das arbeitsmedizinische Risiko im Forstbereich ist inzwischen auch in Deutschland (hier: Baden-Württemberg) eindrucksvoll nachgewiesen worden (Abb. 12.**1**).

Hepatitis A

Im Rahmen mehrerer Studien, die vor Beginn der großen Impfkampagnen durchgeführt wurden (Hofmann et al. 1993, Sänger 1993, Stück et al. 1993, Chriske 1993 und Hofmann et al. 1999), konnte gezeigt werden, dass Personen
- in mikrobiologischen Labors,
- in der Pädiatrie,
- in der Infektiologie,
- in der Psychiatrie, und hier insbesondere in der Kinder- und Jugendpsychiatrie,
- in Kindertagesstätten,
- im Gefängnisbereich sowie
- Kanalarbeiter

überdurchschnittlich hohe Seroprävalenz von Hepatitis-A-Virus-Antikörpern (anti-HAV) und damit ein erhöhtes Hepatitis-A-Risiko aufzuweisen haben. Diesen Beschäftigungsgruppen sollte die Schutzimpfung angeboten werden. Das erhöhte Risiko im Küchenbereich des Gesundheitsdienstes sollte auch aus krankenhaushygienischer Sicht Anlass zur Impfung bei Personen sein, die entsprechenden Lebensmittelumgang haben (Abb. 12.**2**). Ob auch andere Beschäftigte in Lebensmittelbetrieben, die mit ungekochten und unverpackten Speisen Umgang haben (z. B. in Bäckereien und Metzgereien), geimpft werden sollten, ist derzeit

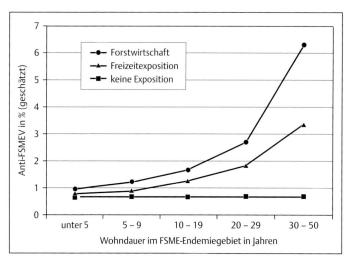

Abb. 12.**1** Anti-FSMEV-Seroprävalenz nach Wohndauer. FSME-Antikörper bei beruflich (Forstwirtschaft) bzw. in der Freizeit exponierten Personen in Baden-Württemberg, n = 447.

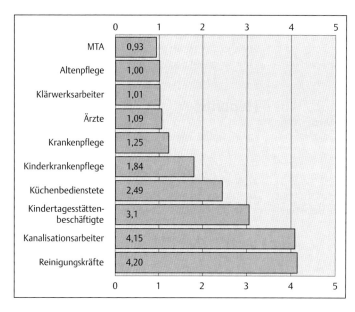

Abb. 12.**2** Hepatitis-A-Immunität in verschiedenen Tätigkeitsbereichen. Vergleichsgruppe: deutsche Allgemeinbevölkerung < 30 J.

Gegenstand der Diskussion. Etwa 30 Ausbrüche pro Jahr, die i.d.R. auf das Konto von Lebensmittelbetrieben gehen, deuten hierzulande auf die Notwendigkeit einer solchen Impfung hin (STIKO 2004).

Hepatitis B

Nach wie vor ist die Hepatitis B (Hofmann 2004) die bedeutendste impfpräventable Berufserkrankung bei Beschäftigten im Gesundheitsdienst; Verwundern muss diese Tatsache vor allem angesichts der Ausbietung des Hepatitis-B-Impfstoffes seit bald 30 Jahren. Da die Hepatitis-B-Impfstoffe sehr effektiv sind, kann die nach wie vor unbefriedigend hohe Zahl (jährlich in Deutschland ca. 200) an Berufserkrankungen nur auf eine unvollständige Durchimpfungsrate bei den Beschäftigten zurückgeführt werden. Deshalb sollte nochmals festgestellt werden, dass seronegative Personen mit Blut- und Körperflüssigkeitenkontaktmöglichkeit unbedingt gegen Hepatitis B geimpft werden sollten. Dies gilt nicht nur für die ärztlichen und die medizinischen Fachberufe, sondern auch gerade für die im Entsorgungs-/Putzbereich tätigen

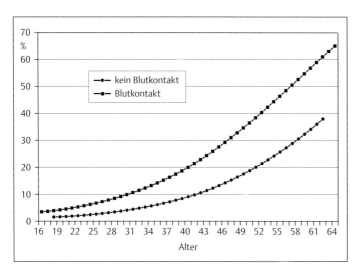

Abb. 12.**3** Seroprävalenz von Anti-HBs/Anti-HBc. Bei nicht geimpften Beschäftigten im Gesundheitsdienst mit (obere Kurve) bzw. ohne (untere Kurve) Blutkontakt (n = 1516, p < 0,01) 1994/95.

Beschäftigten, da gerade hier eine besonders große Gefährdung besteht (Abb. 12.**3**).

Im Hinblick auf die nach wie vor unbefriedigenden Durchimpfungsraten kann auch heute noch gelegentlich die postexpositionelle Hepatitis-B-Prophylaxe nach Kanülenstich (oder vergleichbarer Kontamination mit Hepatitis-B-Virus-infektiösem Material) notwendig werden. Im Gefolge eines solchen Kontakts sollte man nach Möglichkeit umgehend versuchen, herauszubekommen, ob eine Infektionskonstellation besteht (Beschäftigter ohne HBV-Marker, anti-HBs-negativ, Patient HBs-Ag-positiv). Trifft dies zu oder handelt es sich um die Verletzung an einer „Müllsackkanüle", so sollte simultan geimpft werden (Schutzimpfung/ Hepatitis-B-Immunglobulingabe) (Anonym 2011, Hofmann et al. 1989).

Einige Bundesländer haben mittlerweile zum Schutz der Patienten indirekt eine HB-Impfpflicht eingeführt und zwar für medizinisches Personal, das sogenannte gefahrgeneigte Tätigkeiten durchführt.

Influenza

Influenzaimpfungen, die im Gesundheitsdienst immer auch der Gesundheit des Patienten dienen (und bei Institutionen mit starkem Publikumsverkehr dem Verbraucher), können z.B. im Rahmen von Impfaktionen angeboten werden. Weiterhin muss daran gedacht werden, das Impfangebot überall dort zu machen, wo großer Publikumsverkehr besteht – also bei Banken, bei Verkehrsbetrieben, in Schulen etc.

Masern, Mumps, Röteln, Varizellen

Noch immer werden die 4 viralen Infektionserkrankungen als „Kinderkrankheiten" bezeichnet. Dabei hat die nicht ausreichende Akzeptanz der Masern-Mumps-Röteln-Impfung (MMR) der vergangenen 20 Jahre dazu geführt, dass Erkrankungsfälle bei Erwachsenen immer häufiger auftreten – wie zuletzt in Coburg 2001/2002 (Anonym 2002) oder in Mittelbaden 2010. Ursache dafür ist paradoxerweise die freiwillige Schutzimpfung. Der Mechanismus ist dabei sehr einfach: Benötigt man für eine Infektion eine bestimmte Anzahl von infektiösen Kontakten, dann verdoppelt sich der Zeitraum bis zur Infektion, wenn man durch Impfung 50 % der Bevölkerung immunisiert. Nach eingehenden epidemiologischen Untersuchungen (Dietz et al. 1992) dürften schon in naher Zukunft bei Erwachsenen mehr solche Erkrankungen festzustellen sein als bei Kindern und Jugendlichen. Eine in Freiburg durchgeführte Untersuchung hat gezeigt, dass besonders Beschäftigte in der Kinderkrankenpflege eine höhere Durchseuchungsrate gegenüber diesen 4 Krankheiten aufzuweisen haben (Hofmann et al. 1989). Besonders auffällig wird dieser Umstand beim Mumps, signifikant höher ist die Durchseuchungsrate im Kinderkrankenpflegebereich, aber auch bei den Varizellen. Deshalb sollte derzeit zumindestens im pädiatrischen

Tabelle 12.1 Impfungen in der Arbeitsmedizin – Indikation und Durchführung. Tätigkeitsspezifische Immunisierungsmaßnahmen gemäß den Empfehlungen der Ständigen Impfkommission am Robert Koch-Institut (STIKO) Stand: Juli 2011. Hepatitis-A-Impfung im Lebensmittelbereich laut Empfehlung im Epidemiologischen Bulletin, Typhusimpfung für Beschäftigte in Stuhllaboratorien gemäß Biostoffverordnung Anhang IV (verpflichtende arbeitsmedizinische Vorsorgeuntersuchungen). Impfungen bei berufsbedingtem Auslandsaufenthalt sind nicht berücksichtigt, da sie den empfohlenen Reiseimpfungen entsprechen

Krankheit	Vakzine	Wer sollte geimpft werden?
Diphtherie	T, ggf. KV	in Ausbruchssituationen bzw. bei einer Epidemie alle Beschäftigten ohne nachweisbaren Impfschutz (ansonsten Auffrischimpfungen alle 10 J., bei engen Kontaktmöglichkeiten alle 5 J.)
FSME	T	Garten- und Waldarbeiter, Landwirte, Straßenwärter in Risikogebieten, Laborpersonal (Aerosolbildung)
Hepatitis A	T	Beschäftigte im Gesundheitsdienst mit Stuhlkontaktmöglichkeit, Klärwerker, Kanalarbeiter, Beschäftigte im Vollzug, in Betrieben mit Kontakt zu unverpackten Lebensmitteln
Hepatitis B	T ggf. KV	Beschäftigte im Gesundheitsdienst mit Blut-/Körperflüssigkeitskontakt, Beschäftigte im Recyclingbereich, Kanalarbeiter, Klärwerker, Beschäftigte im Vollzug
Influenza	T	Beschäftigte im Gesundheitsdienst, Beschäftigte mit umfangreichem Publikumsverkehr, Beschäftigte mit Geflügelumgang
Masern	L, ggf. KV	nach 1970 geborene Beschäftigte ohne Nachweis von Impfung/Immunität oder mit nur 1 nachgewiesenen Impfung im Gesundheitsdienst und bei der Betreuung von Immundefizienten, Beschäftigte in Gemeinschaftseinrichtungen
Meningokokkenerkrankung	T	Laborpersonal mit möglichem Aerosolkontakt
Mumps	L, ggf. KV	Beschäftigte ohne Nachweis von Impfung/Immunität im Gesundheitsdienst (Einrichtungen der Pädiatrie), in Gemeinschaftseinrichtungen für das Vorschulalter und in Kinderheimen (Kinderbetreuung)
Pertussis	T (KV)	Beschäftigte ohne Nachweis von Immunität/mikrobiologisch gesicherter Erkrankung (> 10 J.) im Gesundheitsdienst (sowie in Gemeinschaftseinrichtungen)
Poliomyelitis	T, ggf. KV	Beschäftigte im Gesundheitsdienst (möglicher Kontakt zu Erkrankten, Laborpersonal), Beschäftigte in der Wohlfahrtspflege (Kontakt mit Personen aus Endemiegebieten)
Röteln	L, ggf. KV	Beschäftigte ohne Nachweis von Impfung/Immunität im Gesundheitsdienst (Pädiatrie, sonstige Einrichtungen mit Kinderkontakt, Gynäkologie, Geburtshilfe), Beschäftigte in der Wohlfahrtspflege (Kinderbetreuung), Frauen im gebärfähigen Alter (hier *müssen* 2 Impfungen dokumentiert sein!)
Tetanus	T, ggf. KV	Beschäftigte im gärtnerischen und technischen Bereich, Auffrischung alle 10 J.
Tollwut	T	Waldarbeiter, Beschäftigte in Forstbetrieben und Jäger in Gebieten mit neu aufgetretener Wildtiertollwut, Beschäftigte in Tierlabors bei Expositionsgefahr
Typhus	T, L	Beschäftigte im Gesundheitsdienst mit Stuhlkontaktmöglichkeiten
Varizellen	L	Beschäftigte im Gesundheitsdienst (seronegatives Personal in der Pädiatrie, Onkologie, Gynäkologie/Geburtshilfe, Intensivmedizin, Betreuung von Immundefizienten), Beschäftigte in der Wohlfahrtspflege (Kinderbetreuung)

T: Tot-/Toxoidvakzine; L: Lebendvakzine; ggf. KV: gegebenenfalls mit Kombinationsvakzine; KV: ausschließlich mit Kombinationsvakzine

Bereich (Masern, Mumps, Röteln) entsprechend den STIKO-Empfehlungen verfahren werden, da die Anamnese häufig falsch-positive Befunde liefert: Beschäftigte mit Risiko (z. B. in der Pädiatrie) sollten, wenn sie nicht nachweisen können, dass sie geimpft bzw. immun sind, einmalig immunisiert werden, vorzugsweise mit der MMR-Vakzine. Frauen im gebärfähigen Alter sollten 2 Impfungen im Ausweis nachweisen können.

Was die Varizellen angeht, so sind Morbidität und Letalität bei Erwachsenen in den letzten 3 Jahrzehnten deutlich angestiegen. Eigene Untersuchungen (Hofmann et al. 1997) haben gezeigt, dass die Varizellenanamnese bei Erwachsenen sehr zuverlässig ist. Im Hinblick auf die arbeitsmedizinische Bedeutung sollten die in Tab. 12.**1** genannten Gruppen bei negativer/unklarer Anamnese gescreent (und ggf. geimpft) werden. Aus krankenhaushygienischer Sicht besteht darüber hinaus im onkologischen und geburtshilflichen Bereich eine Screening-Impfindikation.

Tollwut

Seitdem in den 1980er-Jahren neue Impfstoffe gegen die Tollwut entwickelt wurden, ist auch gegenüber dieser Krankheit eine problemlose Vakzination möglich geworden. Bei der Bekämpfung der Tollwut, die 2008 mit dem Sistieren der Wildtollwut in Deutschland und seinen Nachbarländern bis zur Weichsel einen ersten Erfolg brachte, ist man nicht nur auf die präexpositionelle Impfung angewiesen, sondern kann auch (ähnlich wie bei Tetanus) auf die passiv/aktive Immunisierung nach entsprechendem Kontakt zurückgreifen. Dennoch sollten zumindest bei den in Tab. 12.**1** genannten Gruppen die Indikationsbereiche genau beachtet werden (s. a. Kap. 41).

Tuberkulose

Die BCG-Impfung ist derzeit im Arbeitsleben hierzulande ohne Bedeutung und auch nicht mehr verfügbar (s. Kap. 42).

Literatur

Bundesministerium der Justiz (BMI) Hrsg. Verordnung zur arbeitsmedizinischen Vorsorge vom 18. Dezember 2008 (BGBl. I S. 2768), die zuletzt durch Artikel 5 Absatz 8 der Verordnung vom 26. November 2010 (BGBl. I S. 1643) geändert worden ist (ArbMedVV)

Chriske HW. Berufliche Hepatitis-A-Risiken im öffentlichen Dienst – Ergebnisse der Kölner Hepatitis-A-Studie. In: Hofmann F, Hrsg. Hepatitis A in der Arbeitswelt. Landsberg: ecomed; 1993: 27–31

Deutsche Gesetzliche Unfallversicherung (DGUV). DGUV-Grundsätze für arbeitsmedizinische Vorsorgeuntersuchungen. 5. Aufl. Stuttgart: Gentner; 2010: G 35, G 42

Dietz K, Eichner M. Infektionskrankheiten und deren Beeinflussung durch Schutzimpfungen. In: Schutzimpfungen. Spiess H, Maass G, Hrsg. Marburg: Deutsches Grünes Kreuz; 1992: 215–244

Hofmann F, Berthold H. Zur Hepatitis-B-Gefährdung des Krankenhauspersonals – Möglichkeiten der prae- und postexpositionellen Prophylaxe. Med Welt 1989; 40: 1294–1301

Hofmann F, Sydow B. Röteln, Masern, Mumps – Epidemiologie, arbeitsmedizinische Bedeutung, Indikation und Effizienz der Erwachsenenimpfung. Öff Gesundh Wes 1989; 51: 269–275

Hofmann F, Berthold H, Wehrle G. Immunity to hepatitis A in hospital personnel. Europ J Microbiol Infect Dis 1993; 12: 1195

Hofmann F, Nübling M, Tiller FW. Infektionen mit dem Varizella-Zoster-Virus – arbeits- und sozialmedizinische Aspekte. Arbeitsmed Sozialmed Umweltmed 1997; 32: 219–224

Hofmann F, Nübling M, Michaelis M, Tiller FW. European hepatitis A seroprevalence study in the occupational segment. Freiburg: Edition FFAS; 1999

Hofmann F. Egoistische Vakzinen, altruistische Vakzinen – eine neue Betrachtungsweise bei der Impfindikation. Med Welt 2004; 55: 180–186

Hofmann F. Merkblätter Biologische Arbeitsstoffe. Landsberg: ecomed; Loseblattsammlung 2000–2011

Kaiser, R. Tick-borne encephalitis in southern Germany. Lancet 1995; 345: 463

Robert Koch-Institut (RKI). Übersicht zum Masernausbruch in Coburg. Bericht aus der IfSG-Meldezentrale Bayern. Epid Bull 2002; 19: 155–156

Sänger R. Epidemiologie der Hepatitis A und ihre Bedeutung als Berufskrankheit in der ehemaligen DDR. In: Hofmann F, Hrsg. Hepatitis A in der Arbeitswelt. Landsberg: ecomed; 1993: 21–25

Ständige Impfkommission am Robert Koch-Institut (STIKO). Mitteilungen der Ständigen Impfkommission am Robert Koch-Institut: Neues in den aktuellen Impfempfehlungen der STIKO. Epid Bull 2004; 32: 261–264. Empfehlungen der Ständigen Impfkommission (STIKO) am Robert Koch-Institut/Stand Juli 2011 Epid Bull 2011; 30: 275–293

Stück B, Riederer-Müller K, Rottka-Bensel B, Lange W. Berufliche Hepatitis-A-Risiken in Kindergärten und Kindertagesstätten. In: Hofmann F, Hrsg. Hepatitis A in der Arbeitswelt. Landsberg: ecomed; 1993: 41–49

13 Impfempfehlungen und Prophylaxe für Auslandsreisende

F. von Sonnenburg

Einleitung

Fernreisen sind mit erhöhten Gesundheitsrisiken verbunden, insbesondere wenn sie in tropische Entwicklungsländer führen. Während die Mortalität auf Reisen vorwiegend durch Unfälle und vorbestehende Krankheiten bedingt ist, sind im Reiseland erworbene Infektionen die Hauptursache für die erhöhte Morbidität. Die meisten infektiösen Risiken lassen sich durch geeignete Präventionsmaßnahmen vermeiden oder zumindest reduzieren.

Die ärztliche Beratung hierzu umfasst:
- Aufklärung über spezielle Gesundheitsrisiken im Reisegebiet
- Expositionsprophylaxe
- Malariaprophylaxe
- Impfprophylaxe

Die Beratung zu impfpräventablen Erkrankungen und zur Malaria steht häufig im Vordergrund der reisemedizinischen Beratungspraxis, während die Bedeutung der *Expositionsprophylaxe* oft unterschätzt wird. Zahlreiche Gesundheitsrisiken lassen sich jedoch durch die Beachtung einfacher Verhaltens- und Vorsichtsmaßnahmen vermeiden (Tab. 13.1). Zudem ist dies bei vielen Risiken die einzige verfügbare Präventionsmaßnahme.

Reiseimpfungen und Beratungspraxis

Beratung und Indikationsstellung zu Reiseimpfungen erfordern detaillierte und aktuelle Kenntnisse über die Verbreitung und das tatsächliche Risiko impfpräventabler Erkrankungen im Reisegebiet, aber auch über mögliche Risiken und Kontraindikationen der einzelnen Impfungen. Jede Reiseimpfberatung ist zudem eine Gelegenheit, auch in Deutschland relevante Impflücken zu schließen.

Die internationalen Impfvorschriften und weitere Informationen sind in der jährlich neu erscheinenden Broschüre *International Travel and Health* der Weltgesundheitsorganisation (WHO) enthalten. Aktualisierungen werden im *Weekly Epidemiological Record* der WHO publiziert (Tab. 13.2).

Eine Orientierungshilfe für die Beratungspraxis geben die *Empfehlungen zu Reiseimpfungen* der Deutschen Gesellschaft für Tropenmedizin und Internationale Gesundheit (DTG). Diese können ebenfalls über Internet abgerufen werden (Tabelle 2) oder kostenlos (gegen Einsendung eines frankierten Rücksendeumschlages) bezogen werden bei: DTG Info-Service, Postfach 400466, 80704 München.

Grundsätzlich ist bei Fernreisen eine individuelle medizinische Reiseberatung notwendig, die die gesundheitlichen Risiken im Zielland, Reisedauer, Art der Reise (berufliche Reise, Rucksack-

Tabelle 13.1 Expositionsprophylaxe infektiöser Risiken.

	Einige wichtige Verhaltensregeln und Vorsichtsmaßnahmen
Essen	keine ungekochten und nicht frisch zubereiteten Speisen („peel it, cook it, or forget it")
Trinken	nur sicheres Trinkwasser oder Getränke
Insekten	Mückenschutzmaßnahmen (Repellents, Moskitonetz u. a.)
Sex	keine bzw. keine ungeschützten Sexualkontakte
Haut	kein Barfußlaufen auf mit menschlichen oder tierischen Fäkalien verseuchten Böden
Wasser	kein Kontakt mit Süßgewässern in Bilharziosegebieten

Tabelle 13.2 Informationen zu Reiseimpfungen (Auswahl).

	im Internet	
Empfehlungen der Ständigen Impfkommission (STIKO)	www.rki.de	rechtlich relevante Empfehlungen nach dem Infektionsschutzgesetz
International Travel and Health	www.who.int	internationale Impfvorschriften und Empfehlungen zum Gesundheitsschutz bei Reisen
Weekly epidemiological record	www.who.int	laufende Aktualisierung der internationalen Impfvorschriften
DTG-Empfehlungen zu Reiseimpfungen	www.dtg.mwn.de	Deutsche Gesellschaft für Tropenmedizin und Internationale Gesundheit
Fit for Travel	www.fitfortravel.de	Informationsdienst für Reisende des Tropeninstituts der LMU München
Centrum für Reisemedizin	www.crm.de	Informationsdienst für Reisende, Handbuch und Info-Dienst für Ärzte (kostenpflichtig)

reise) und den Gesundheitszustand des Reisenden ins Kalkül zieht. Für Reisende wie für beratende Ärzte stehen schriftliche oder elektronische (Internet, CD-ROM etc.) Informationsquellen zur Verfügung (s. Tab. 13.2). Entscheidend ist neben der Qualität auch die Aktualität der Informationen, da sich die epidemiologische Situation kurzfristig ändern kann.

Vorgeschriebene Reiseimpfungen

Derzeit wird vor allem die Gelbfieberimpfung (s. u.) bei Einreise in eine Reihe von Ländern vorgeschrieben. Zudem verlangt Saudi-Arabien eine gültige Impfung gegen Meningokokkenmeningitis (s. u.) bei Einreise von Mekkapilgern. Vorübergehend kann der Nachweis anderer Impfungen wie z. B. Masernimpfung oder Polioimpfung von Einreisenden gefordert werden. Vorgeschriebene Impfungen müssen in einen persönlichen internationalen Impfausweis eingetragen werden, der auf der Reise mitzuführen und ggf. bei Einreise vorzuweisen ist.

Gelbfieber

Die Endemiegebiete dieser durch Aedes-Moskitos übertragenen Viruserkrankung liegen im tropischen Afrika und Südamerika (Abb. 13.1). Gelbfieber hat eine hohe Letalität, eine spezifische Therapie steht nicht zur Verfügung. Importfälle in Industrieländern kommen immer wieder vor und verlaufen oft letal.

Es steht ein Lebendimpfstoff (17D-Impfstoff) zur Verfügung, der bereits nach einmaliger Gabe einen zuverlässigen und langfristigen Schutz ergibt (Tab. 13.3). Der Nachweis einer gültigen Impfung, die nicht älter als 10 Jahre ist und mindestens 10 Tage vor Einreise gegeben wurde (bei Wiederimpfung sofort gültig), wird bei Einreise in einige der Länder in den Gelbfiebergebieten in Afrika und Südamerika verlangt, aber auch von einigen nicht endemischen Ländern (z. B. in Asien), wenn die Einreise aus einem Endemiegebiet erfolgt (Abb. 13.1). Zudem ist eine Gelbfieberimpfung empfehlenswert bei Reisen in Gebiete mit signifikantem Übertragungsrisiko, auch wenn keine Impfpflicht besteht. Da sich Vorschriften wie

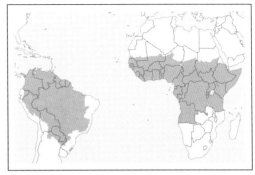

Abb. 13.1 Gelbfieberendemiegebiete 2008. Grau: Länder/Regionen, in denen ein Risiko auf Gelbfieberübertragung besteht.

Tabelle 13.3 Übersicht über die wichtigsten Reiseimpfungen.

Impfung gegen	Präparate	Impfschema	Schutzdauer*	Schutzrate
Gelbfieber[1]	Stamaril[1]	einmalig, Auffrischung alle 10 J.	> 10 J.	> 99 %
Cholera oral	Dukoral	2-mal (Abstand ≥ 1 Woche)	6 Monate	80 %
Diphtherie/Tetanus/Pertussis	versch. Präparate	2-mal im Abstand von ≥ 4 Wochen, Auffrischung nach 6–12 Monaten, dann alle 10 J.	10 Jahre	> 99 %
FSME	Encepur, FSME-Immun	3-mal (Tag 0, 1–3 Monate, 9–12 Monate; Kurzimpfschema: Tag 0, 7, 21 od. Tag 0 und 14, Auffrischung nach ≥ 1 J.), dann Auffrischungen alle 3–5 J.	3–5 J.	> 90 %
Hepatitis A	Epaxal, Havrix, VAQTA	einmalig, Auffrischung nach ≥ 6 Monaten, dann alle 10 J.	> 10 J.	> 99 %
Hepatitis B	Engerix-B, Gen HB-Vax	2-mal im Abstand von ≥ 4 Wochen, Auffrischung nach ≥ 6 Monaten, dann alle 10 J.	> 10 J.	> 95 %
Influenza	versch. Präparate	einmalig	6–12 Monate	40–80 %
Japanische Enzephalitis	Ixioaro	2-mal (Tag 0, 28), Auffrischung nach ≥ 1 J., dann alle 3 J.	mind. 3 Jahre	> 90 %
Masern	versch. Präparate	bei Kindern 2mal im Abstand von ≥ 4 Wochen, bei Erwachsenen einmalig	> 15 J.	60–95 %
Meningokokken	Mencevax, Menveo	einmalig, Auffrischung alle 3 J.	3 J.	75–90 %
	Menveo	noch keine Daten verfügbar	mind. 2 J.	70–95 %
Pneumokokken	Pneumovax	einmalig, Auffrischung alle 6 J.	3–6 J.	80–90 %
Poliomyelitis	versch. Präparate	2-mal im Abstand von ≥ 4 Wochen, Auffrischung nach 6–12 Monaten, dann alle 10 J.	> 10 J.	> 95 %
Tollwut (präexpositionell)	Rabipur, Tollwutimpfstoff (HDC) inaktiviert	3-mal (Tag 0, 28, 56; Kurzimpfschema: Tag 0, 7, 21), Auffrischung nach ≥ 1 J., dann alle 2–5 J.	3–5 J.	> 99 %
Typhus (parenteral)	Typherix, Typhim-Vi	einmalig, Auffrischungen alle 3 J.	3 J.	60–85 %
Typhus (oral)	Typhoral, Vivotif	einmalig, Auffrischungen nach 1–2 J.	1 J.	50–90 %

* bei vollständiger Grundimmunisierung;
[1] Verwendung nur durch zugelassene Impfstellen;

epidemiologische Situation nicht selten kurzfristig ändern, sind aktuelle Informationen besonders bedeutsam (Tab. 13.2).

Die Gelbfieberimpfung darf nur von zugelassenen Impfstellen verabreicht und bescheinigt werden Die Impfung ist kontraindiziert bei Immunschwäche, Hühnereiweißallergie, in der Schwangerschaft und bei Säuglingen unter 9 Monaten (Tab. 13.4, Tab. 13.5 und Tab. 13.6). Da sehr selten auch bei Geimpften ohne ersichtliche

Tabelle 13.4 Reiseimpfungen in der Schwangerschaft.

unbedenklich	relativ kontraindiziert (wegen fehlender Erfahrungen → individuelle Nutzen-Risiko-Abwägung)	kontraindiziert
- Tetanus - Diphtherie (2. u. 3. Trimenon) - Poliomyelitis (IPV)	- Cholera - FSME (aktiv) - Hepatitis A - Hepatitis B - Influenza - Japanische Enzephalitis - Meningokokkenmeningitis - Pertussis - Pneumokokken - Tollwut (präexpositionell) - Typhus abdominals	- Gelbfieber (strenge Risiko-abwägung)* - Masern - Mumps - Röteln - BCG

* Infektionsrisiko vs. Fetales Risiko

Tabelle 13.5 Mindestalter bei Reiseimpfungen.

Impfung	Mindestalter
Meningokokken C (Konjugatimpfstoff)	2 Monate
Pneumokokken (Konjugatimpfstoff)	2 Monate
Cholera (parenteral)	6 Monate
Influenza	6 Monate
Meningokokken (PS-Impfstoff)	6 Monate*
Gelbfieber	9 (6) Monate**
Masern	9 (6) Monate***
FSME	1 J.
Hepatitis A	1 J.
Typhus (oral)	1 J.
Typhus (parenteral)	2 J.
Cholera (oral)	2 J.
Pneumokokken (PS-Impfstoff)*	2 J.
Meningokokken A+C+Y+W135 (Konjugatimpfstoff)	11 J.#
Japanische Enzephalitis	18 J.#

* PS: Polysaccharid (fehlende Immunogenität bei Kindern < 2 J.)
** nach WHO ab 9. Monat; Hersteller konzediert Impfung bereits ab vollendetem 6. Monat nur unter besonderen Umständen u. in Übereinstimmung mit offiziellen Empfehlungen
*** nach WHO evtl. schon ab 6. Monat, dann aber Nachimpfung termingerecht gemäß STIKO-Impfkalender
# Stand März 2011, vermutlich wird Mindestalter in absehbarer Zeit deutlich herabgesetzt

Kontraindikationen schwere Impfvirusinfektionen mit zum Teil tödlichem Verlauf beobachtet wurden, ist stets eine Risiko-Nutzen-Abwägung erforderlich und die Impfung sollte nur bei Impfvorschrift oder epidemiologisch begründbarem Risiko erfolgen.

Tabelle 13.6 Reiseimpfungen bei HIV-Infektion.

Impfstoff/Serum	ohne Immunschwäche	mit Immunschwäche
BCG	nein	nein
Cholera (lebend, oral)	ja	nein
Diphtherie (tot, i.m.)	ja	ja
FSME (tot, i.m.)	ja	ja
Gelbfieber (lebend, s.c.)	ja	nein
Hepatitis A (tot, i.m.)	ja	ja
Hepatitis B (tot, i.m.)	ja	ja
Influenza (tot, i.m.)	ja	ja
Japanische Enzephalitis (tot, s.c.)	ja	ja
Masern (lebend, s.c., i.m.)	ja	nein*
Meningokokken A+C (tot, s.c.)	ja	ja
Pertussis (tot, i.m.)	ja	ja
Pneumokokken (tot, s.c., i.m.)	ja	ja
Polio (lebend, oral)	ja	nein
Polio (tot, i.m.)	ja	ja
Tetanus (tot, i.m.)	ja	ja
Tollwut (tot, i.m.)	ja	ja
Typhus (lebend, oral)	ja	nein
Typhus (tot, i.m.)	ja	Ja

* Masern können bei HIV-Kranken einen besonders schweren Verlauf nehmen. Bei hoher Masern-Gefährdung ist deshalb eine Masern-Impfung indiziert

Bei Kontraindikationen besteht die Möglichkeit einer Impfbefreiung, die in den Impfpass eingetragen wird („no vaccination possible on medical reasons"). Die Einreise kann dennoch verweigert werden, da für Länder, die die Impfung bei Einreise verlangen, keine Verpflichtung besteht, die Befreiung als Ersatz für eine Impfung anzuerkennen.

Generell empfehlenswerte Reiseimpfungen

Standardimpfungen, die anlässlich jeder reisemedizinischen Beratung angesprochen und ggf. aufgefrischt werden sollten (letzte Impfung mehr als 10 Jahre zurück) sind die gegen Tetanus und Diphtherie sowie gegen Poliomyelitis bei Reisen in Endemiegebiete (s. u.). Auch die Impfungen gegen Hepatitis A und B sind generell empfehlenswert.

Tetanus/Diphtherie/Pertussis

Tetanus- und Diphtherie-Impfungen sollten bei allen Personen aufgefrischt werden, bei denen die letzte Impfung mehr als 10 Jahre zurückliegt. Bei fehlender oder unvollständiger Grundimmunisierung sollte diese komplettiert bzw. begonnen werden (s. Impfabstände). Dies sollte auf keinen Fall auf die Zeit nach der Reise verschoben werden mit dem falschen Argument, dass eine vollständige Grundimmunisierung ohnehin vor Abreise nicht mehr zu schaffen sei. Bereits die allererste Impfung gibt bei den meisten Geimpften einen

Schutz, der allerdings noch nicht langfristig anhält. Generell sollte heute bevorzugt der Td- bzw. TD-Kombinationsimpfstoff eingesetzt werden, um die erheblichen Impflücken gegen Diphtherie zu schließen. Ab dem 6. Lebensjahr ist grundsätzlich der Diphtherie-Impfstoff mit reduziertem Toxoidgehalt zu verwenden („d"). Die Zirkulation von Bordetella pertussis ist in vielen Schwellen- und Entwicklungsländern deutlich höher als in Industrieländern. Falls entsprechend der Empfehlungen der Ständigen Impfkommission (STIKO-Impfkalender, www.rki.de) beim Reisenden eine Pertussisauffrischimpfung sinnvoll ist, kann ein TdPa-Kombinationsimpfstoff angewandt werden.

Poliomyelitis

Seit 1998 wird die Impfung in Deutschland nur mehr mit der inaktivierten Poliovakzine (IPV) durchgeführt, um das zwar äußerst geringe, aber im Einzelfall schwerwiegende Risiko (1 : 2–4 Mio.) einer vakzineassoziierten paralytischen Poliomyelitis (VAPP) nach der oralen Polio-Lebendvakzine (OPV) zu vermeiden.

Nach der Ausrottung der Poliomyelitis in Deutschland (letzter autochthoner Fall 1990) und in der WHO-Region Europa empfiehlt die STIKO nach der abgeschlossenen Grundimmunisierung im Kindesalter nicht mehr, die Impfung bei Erwachsenen fortzuführen. Bei Reisen in Regionen, in denen die Polio noch vorkommt, ist jedoch stets eine einmalige Auffrischimpfung indiziert, wenn die letzte Impfung mehr als 10 Jahre zurückliegt. Bei fehlender oder unvollständiger Polio-Grundimmunisierung ist diese in jedem Fall zu beginnen bzw. zu komplettieren (auch wenn keine Reise erfolgt). Erwachsene mit mindestens 4 dokumentierten IPV- oder OPV-Impfungen gelten als vollständig grundimmunisiert. IPV steht als Einzelimpfstoff zur Verfügung, aber auch als Kombinationsimpfstoff mit Tetanus-, Diphtherie- und Pertussiskomponenten.

Ein aktueller Impfschutz ist erforderlich bei Reisen nach Afrika und Asien, da Polio-Wildvirus dort noch in einigen Ländern zirkuliert. Der amerikanische Doppelkontinent ist seit über 10 Jahren frei von Polio. Allerdings kam es im Jahr 2000 zum Ausbruch einer paralytischen Polio auf der Insel Hispaniola (Dominikanische Republik und Haiti), der durch ein mutiertes Impfvirus (OPV-1) mit reversierter Neurovirulenz verursacht war. Dieses Phänomen (Circulating vaccine-derived Polio Virus, cVDPV) wurde seitdem mehrfach in Ländern beobachtet, in denen noch mit OPV geimpft wird (z. B. Ägypten, Madagaskar, Philippinen, USA). Die Impfung (IPV oder OPV) schützt auch vor cVDPV. Ein aktueller Impfschutz ist daher auch bei Reisen in die davon betroffenen Gebiete empfehlenswert; nach Meinung einiger Experten sogar in allen Ländern, in denen noch mit OPV geimpft wird.

Hepatitis A und B

Ein Schutz vor Hepatitis A ist für alle nicht immunen Reisenden in Länder mit hoher Inzidenz (d. h. alle Entwicklungsländer) empfehlenswert. Die Hepatitis A ist die häufigste impfpräventable Reiseerkrankung und die Mehrzahl der in Deutschland gemeldeten Erkrankungen wird heute im Ausland erworben. Nach dem ständigen Rückgang der Durchseuchung in den Industrieländern sind nicht nur die Kinder, sondern auch die meisten jüngeren Erwachsenen in Deutschland empfänglich. Lediglich bei den über 60-Jährigen liegt noch so häufig eine natürlich erworbene und lebenslang anhaltende Immunität vor, dass eine Testung (Anti-HAV-IgG) vor der Impfung kosteneffektiv ist. Die aktive Immunisierung mit Totimpfstoffen (Tab. 13.**3**) hat die passive Immunisierung mit Standardimmunglobulin vollständig ersetzt.

Die Impfung gegen Hepatitis B ist insbesondere indiziert für Reisende in Regionen mit hoher Hepatitis-B-Prävalenz bei längerfristigem bzw. häufigerem Aufenthalt oder bei zu erwartenden engen Kontakten zur einheimischen Bevölkerung. Darüber hinaus sollte die Impfung, nachdem sie 1995 als generelle Impfung in den Impfkalender für Säuglinge, Kinder und Jugendliche eingeführt wurde, als generell empfehlenswerte Impfung für Erwachsene angesprochen werden.

Für Reisende steht auch ein Hepatitis-A/B-Kombinationsimpfstoff zur Verfügung. Bei kurzfristiger Abreise kann ein Kurzimpfschema (0–7–21 Tage) sowohl für die Hepatitis B- wie für die A/B-Kombinationsimpfung angewandt werden.

Indikationsimpfungen

Impfungen gegen Typhus abdominalis, Meningokokkenmeningitis, Japanische Enzephalitis, Tollwut, europäische Zeckenenzephalitis (FSME) und Influenza sind bei erhöhtem Risiko bzw. besonderer Exposition indiziert. Die Indikation richtet sich nach dem Reisegebiet, dem Zweck und der Dauer des Aufenthalts, dem voraussichtlichen Ausmaß des Kontakts zur einheimischen Bevölkerung und lokalen Umwelt sowie besonderen Risikofaktoren.

Typhus abdominalis

Ein Impfschutz ist empfehlenswert bei Reisen unter einfachen Bedingungen in Länder mit unzureichendem Hygienestandard (z. B. Rucksacktouristen). Zur Verfügung steht ein oraler Lebendimpfstoff (apathogene Defektmutante des Salmonella-typhi-Stamms Ty21a) und ein parenteraler Totimpfstoff (Vi-Kapselpolysaccharid des Salmonella-typhi-Stamms Ty2). Beide Impfstoffe sind gut verträglich und geben einen ähnlich hohen Impfschutz, der jedoch nicht absolut zuverlässig ist (Schutzrate zwischen 60–90 %). Es stehen auch Hepatitis A/Typhus(Vi-Polysaccharid)-Kombinationsimpfstoffe zur Verfügung. Verbesserte Vi-Konjugatimpfstoffe befinden sich in klinischer Erprobung.

Meningokokkenmeningitis

Eine Impfung ist vor allem indiziert bei Reisen in Endemie- und Epidemiegebiete und bei längeren Aufenthalten oder engem Kontakt zur einheimischen Bevölkerung sowie als Pflichtimpfung für Mekkapilger bei Einreise nach Saudi-Arabien (spätestens 10 Tage vor Einreise, Gültigkeit 3 Jahre). Epidemien treten vor allem im Meningitisgürtel Afrikas auf (Sahelzone und südlich angrenzende Länder). Es stehen verschiedene Impfstoffe zur Verfügung. Den Impfstoffen, die lediglich die Kapselpolysaccharide der Neisseria-meningitidis-Serogruppen A + C + Y + W135 (quadrivalent) enthalten, sind die konjugierten Impfstoffe ebenfalls für die Serogruppen A + C + Y + W135 vorzuziehen (Tab. 13.**3**). Da in den letzten Jahren Erreger der ansonsten seltenen Serogruppe W135 epidemisch bei Mekkapilgern und in Westafrika auftraten, sollten bivalente Impfstoff mit nur Serogruppe A und C nicht mehr angewandt werden.

Die einmalige Impfung mit Polysaccharidimpfstoff gibt einen Schutz von mindestens 3 Jahren, ist jedoch nicht wirksam bei Kindern unter 2 Jahren. Hier könnten nur die neuen Konjugatimpfstoffe eingesetzt werden, aber die neuen, konjugierten Kombinationsimpfstoffe für die Serogruppen A + C + Y + W135 sind derzeit in Europa erst ab dem 11. Lebensjahr zugelassen. Es ist allerdings absehbar, dass das Indikationsalter in den kommenden Jahren ausgedehnt wird und der Einsatz ab dem 2. Lebensjahr oder sogar ab dem 2. Lebensmonat möglich wird.

Gelegentlich wird für Schüler und Studenten in verschiedenen Ländern (z. B. USA, Großbritannien) eine Meningokokken-C-Impfung gefordert. Es stehen konjugierte Impfstoffe zur Verfügung.

Japanische Enzephalitis

Dies ist eine durch Stechmücken übertragene Viruserkrankung in Südostasien. Das Risiko für Reisende ist relativ gering, aber falls eine Erkrankung eintritt, ist diese in ca. 30 % schwerwiegend und Todesfälle sind nicht selten. Die Impfung ist indiziert bei längeren Aufenthalten in den ländlichen Endemiegebieten. Seit 2009 ist in Europa ein Impfstoff für Erwachsene zugelassen. Die Grundimmunisierung erfordert 2 Impfungen über einen Zeitraum von 4 Wochen; zur Aufrechterhaltung des Impfschutzes sind einmalige Auffrischungen nach frühestens 1 Jahr angezeigt. Eine abschließende Beurteilung der Schutzdauer einer Grundimmunisierung mit einmaliger Auffrischung ist derzeit noch nicht möglich. Studien mit diesem Impfstoff bei Kindern sind im Gange und mit einer Zulassung des Impfstoffs ab dem 2. Lebensjahr ist in den kommenden Jahren zu rechnen.

Tollwut

Eine Einschleppung von Tollwut nach Aufenthalt in einem Endemiegebiet ist zwar ein seltenes Ereignis, aber Tier- oder Hundebisse kommen bei Reisenden relativ häufig vor. Eine vorbeugende Impfung sollte daher bei Reisen in Länder mit hoher Tollwut-Inzidenz und erhöhter Exposition (z. B. Langzeitaufenthalte, Abenteuerreisen) erwogen werden, insbesondere bei Aufenthalten in Gebieten, in denen eine postexpositionelle Prophylaxe mit modernen Impfstoffen nicht verfügbar ist. Die Grundimmunisierung umfasst 3 Impfungen (Tag 0, 28 und 56); für Reisende steht ein beschleunigtes Impfschema zur Verfügung (Tag 0, 7 und 21). Auffrischungen erfolgen je nach Präparat und Hersteller unterschiedlich nach 2 Jahren oder nach 1 Jahr und dann alle 3–5 Jahre.

FSME

Die Verbreitungsgebiete der europäischen Zeckenenzephalitis finden sich nicht nur in Mittel- und Nordeuropa, sondern umfassen auch große Teile von Russland und erstrecken sich im Osten bis nach Japan. Eine Impfung ist indiziert für Reisende mit Expositionsgefahr (Wanderer, Trekking, Jäger u. Ä.). Für die Grundimmunisierung von Reisenden stehen auch hier beschleunigte Impfschemata zur Verfügung (je nach Hersteller Tag 0, 7, 21 oder Tag 0 und 14).

Influenza

Neben der in Deutschland empfohlenen jährlichen Impfung für alle Personengruppen mit erhöhter Gefährdung (ältere Menschen, chronische Grunderkrankungen, s. u.), Tätigkeit im Gesundheitswesen oder Einrichtungen mit umfangreichem Publikumsverkehr ist die Grippeimpfung auch für Reisende empfehlenswert, wenn im Reisegebiet eine epidemische Häufung besteht oder zu erwarten ist. Die Hauptaktivität der Influenza ist in der Südhemisphäre zwischen April bis September, in den Tropen ganzjährig. Es ist daran zu denken, dass sich die Empfehlungen zur Zusammensetzung der Influenzaimpfstoffe auf der Nord- und der Südhalbkugel unterscheiden können. Sind die für die Reiseregion aktuell empfohlenen Impfstoffe in Deutschland nicht erhältlich, sollte eine Impfung im Zielland so rasch wie möglich erfolgen.

Cholera

Die in Deutschland früher verfügbare parenterale Totvakzine (Produktion eingestellt) wird mangels Wirksamkeit nicht mehr empfohlen. Besser wirksam ist ein neuerer oraler Impfstoff. Bei besonders Exponierten kann eine 2-malige Gabe (Abstand mind. 1 Woche) des oralen Totimpfstoffs (Dukoral) erwogen werden (Schutzrate in Feldstudien ca. 85 % über 6 Monate).

Tuberkulose

Die BCG-Impfung gegen wird von der STIKO wegen mangelhafter Wirksamkeit nicht mehr empfohlen. Derzeit steht in Deutschland auch kein zugelassener Impfstoff mehr zur Verfügung.

Reiseimpfungen bei besonderen Personengruppen

Ältere Menschen

Für ältere Reisende gelten die Reiseimpfempfehlungen ebenso wie für jüngere. Besonders zu beachten sind die häufigen Impflücken und das z. T. völlig Fehlen einer Grundimmunisierung bei den Standardimpfungen. Bei fehlender Immunität sollte unbedingt auch gegen Hepatitis A geimpft werden, da diese gerade bei Älteren schwer verlaufen kann. Zudem sind ab dem 60. Lebensjahr grundsätzlich die Influenza- und die Pneumokokken-Impfung empfehlenswert. Für die Pneumokokken-Impfung wird bei Erwachsenen derzeit noch der 23-valente Polysaccharidimpfstoff verwendet (einmalige Impfung, Auffrischung alle 6 Jahre). Für Kleinkinder stehen neue, in diesem Alter weit besser wirksame Konjugatimpfstoffe zur Verfügung (derzeit 10- oder 13-valent).

Schwangere

Aus prinzipiellen Erwägungen sollten nur dringend indizierte Impfungen unter strenger Risikoabwägung während der Schwangerschaft durchgeführt werden, wobei Impfungen im 1. Trimenon möglichst zu vermeiden sind. Totimpfstoffe können bei entsprechender Indikation gegeben werden, zum Schutz der Schwangeren und des ungeborenen Kindes bei relevantem Risiko (Tab. 13.**4**). Lebendimpfstoffe sind generell kontraindiziert. Eine versehentlich in der Schwangerschaft durchgeführte Impfung mit einer Lebendvakzine ist jedoch keine Indikation für einen Schwangerschaftsabbruch. Eine Gelbfieberimpfung kann ab dem 6. Schwangerschaftsmonat erwogen werden, wenn das Infektionsrisiko höher einzuschätzen ist als das potenzielle Impfrisiko. Im Allgemeinen sollte man ungeimpften Schwangeren jedoch eher von Reisen in Gebiete mit relevantem Gelbfieberrisiko abraten.

Kinder und Jugendliche

Bei allen Impfungen ist das zugelassene Mindestalter zu beachten (Tab. 13.**5**). Neben den Reiseimpfungen sind stets auch die weiteren Impfungen nach dem Impfkalender der STIKO für Säuglinge, Kinder und Jugendliche (Pertussis, Masern, Mumps, Röteln, Haemophilus influenzae Typ b) zu kontrollieren und ggf. zu komplettieren. Bei längeren Aufenthalten muss dafür gesorgt werden, dass der Impfplan altersgerecht weitergeführt wird.

Besonderer Nachdruck sollte auf die vollständige Immunisierung aller Jugendlichen gegen Hepatitis B gelegt werden. Bei Jugendlichen und jüngeren Erwachsenen in Deutschland ist eine fehlende Masern-Immunität nicht selten. Dies beruht einerseits auf den häufigen Impflücken, andererseits auf der zurückgegangenen natürlichen Durchseuchung. In vielen Entwicklungsländern besteht jedoch noch ein hohes Infektionsrisiko. Zudem wird der Nachweis einer Masernimpfung zunehmend von deutschen Schülern und Studenten verlangt, wenn sie im Ausland studieren. Bei Erwachsenen ist eine einmalige Impfung ausreichend. Nach dem Impfkalender für Kinder und Jugendliche wird empfohlen, die Masernimpfung (ggf. als Kombinationsimpfung mit Mumps und/oder Röteln) ab dem 12. Lebensmonat 2-mal im Abstand von mindestens 4 Wochen zu verabreichen. Bei Reisen in Entwicklungsländer kann die Masernimpfung bereits ab dem 9. Lebensmonat gegeben werde, eine einmalige Auffrischung sollte dann erst zu Beginn des 2. Lebensjahres erfolgen.

Immunkompromittierte Personen

Bei Patienten mit HIV-Infektion und anderen Immunkompromittierten muss abhängig vom Ausmaß der Abwehrschwäche mit einer Verminderung der Immunantwort und der Schutzrate nach Impfungen gerechnet werden. Andererseits sind diese Patienten durch einige impfpräventable Erkrankungen besonders gefährdet. Totimpfstoffe sind bei diesen Patienten ohne Einschränkung anwendbar und alle entsprechenden Standardimpfungen und indizierten Reiseimpfungen sollten konsequent durchgeführt werden. Impfungen mit vermehrungsfähigen Erregern sind jedoch bei Patienten mit manifester Abwehrschwäche kontraindiziert. Bei asymptomatischen HIV-Infizierten ist lediglich die BCG-Impfung kontraindiziert, andere Lebendimpfungen können gegeben werden (Tab. 13.**6**).

Patienten mit organischer oder funktioneller Asplenie und anderen Immunschwächezuständen sollte regelmäßig auch gegen Pneumokokken (23-valente Polysaccharidvakzine), Meningokokken (A, C, Y, W135), Haemophilus influenzae Typ b und Influenza geimpft werden.

Impfplan und Impfabstände

Wenn möglich sollte mit den jeweils indizierten Impfungen rechtzeitig vor Abreise begonnen werden. Impfungen benötigen meist 1–2 Wochen bis zum Beginn ihrer Wirksamkeit. Auch sollten etwaige Impfreaktionen vor Abreise abgeklungen sein. Meist ist der Beginn 4 Wochen vor Abreise ausreichend. Wenn mehrere Impfungen durchgeführt werden, kann es jedoch sinnvoll sein, diese auf 2 oder mehr Termine zu verteilen und früher vor Abreise zu beginnen (6–8 Wochen). Einige Impfungen müssen, um einen zuverlässigen Schutz zu erreichen, mehrfach über einen längeren Zeitraum gegeben werden (Grundimmunisierung). Bei einigen dieser Impfungen stehen heute auch Kurzimpfschemata zur Verfügung (z. B. Hepatitis B, Tollwut, FSME). Selbst im Falle einer kurz bevorstehenden Abreise (z. B. Last-minute-Reisen) sind viele Impfungen noch möglich und sinnvoll.

Bei einigen Impfungen sind für einen vollständigen Schutz mehrere Impfungen bzw. eine Grundimmunisierung erforderlich. Die hierfür angegebenen Abstände sind Mindestabstände, die – außer bei in Studien überprüften Kurzimpfschemata (Tab. 13.**3**) – nicht unterschritten werden sollten. Die Impfabstände für Grundimmunisierungen und Auffrischungen sind zumindest bei den Standardimpfungen nach oben offen; das heißt, jede Impfung zählt und auch lange zurückliegende Grundimmunisierungen müssen nicht wiederholt werden. Impfungen, die nicht dokumentiert oder nicht sicher erinnerlich sind, gelten allerdings als nicht vorgenommen und sollten durchgeführt bzw. nachgeholt werden.

Zeitabstände zwischen *verschiedenen* Impfungen sind nur bei Lebendimpfstoffen zu berücksichtigen. Diese sollten entweder gleichzeitig oder im Abstand von mindestens 4 Wochen verabreicht werden, da eine konsekutive Gabe in kürzerem Abstand zu einer Abschwächung bzw. zu einem „Nichtangehen" der 2. Impfung führen kann *(Interferenz)*. Totimpfstoffe können beliebig untereinander oder mit Lebendimpfstoffen kombiniert werden. Zudem stehen heute verschiedene Kombinationsimpfstoffe auch in der Reisemedizin zur Verfügung, die die Zahl der Injektionen verringern und den Impfplan verkürzen können (Td, Td-IPV, TdaP-IPV, Hepatitis A/B, Typhus/Hepatitis A).

Malaria

Die Malaria ist weltweit eine der wichtigsten Infektionskrankheiten. Nach Schätzungen der WHO erkranken derzeit pro Jahr 300–500 Mio. Menschen an Malaria mit bis zu 1 Mio. Todesfällen, die vorwiegend Kinder im tropischen Afrika betreffen.

In Industrieländern werden jährlich 15 000–20 000 importierte Fälle von Malaria diagnostiziert. In Deutschland wurden in den letzten Jahren im Durchschnitt etwa 500 importierte Malariafälle pro Jahr gemeldet. Dabei ist eine Dunkelziffer nicht gemeldeter Fälle anzunehmen, da die Zahlen der Erkrankungen nach der Jahresstatistik der Krankenhaus-Entlassungsdiagnosen etwa doppelt so hoch sind. Die Anzahl der im Ausland, das heißt vor allem in den Malariagebieten, erkrankten deutschen Reisenden ist nicht bekannt.

Etwa 80 % aller Malariaeinschleppungen und fast 90 % aller Malaria-tropica-Infektionen werden im tropischen Afrika erworben.

Todesfälle treten nahezu ausschließlich bei der Malaria tropica auf. Komplikationen und Todesfälle sind ganz überwiegend durch fehlende oder verzögerte Diagnosestellung bedingt. Mangelnde Prophylaxe ist eine Hauptursache der Malaria bei Reisenden.

Prophylaxe

Um das Risiko von Malariainfektionen und ggf. Komplikationen einer Infektion so gering wie möglich zu halten, müssen Reisende in Endemiegebiete auf die Möglichkeit der Malariaübertragung deutlich hingewiesen werden. Der Reisende sollte wissen, dass die Erkrankung bedrohlich und potenziell auch letal verlaufen kann. Reisende sollten zudem informiert sein, dass auch noch Monate nach Rückkehr bei Fieber oder anderen unklaren Krankheitssymptomen unbedingt und unverzüglich ärztlicher Rat gesucht werden muss (Tab. 13.7).

Wesentliche Schutzmaßnahmen vor Malaria bestehen in

- der Vermeidung infektiöser Mückenstiche (Expositionsprophylaxe) und
- der Einnahme von Medikamenten, die die Vermehrung aufgenommener Plasmodien unterdrücken (Chemoprophylaxe).

Keine Form der Malariaprophylaxe ist jedoch zuverlässig und es muss stets mit Versagern gerechnet werden. Zur Verminderung von schwerer Morbidität und von Mortalität spielt die frühzeitige Diagnose und Therapie der Malaria eine wichtige Rolle, sowohl bei der Bevölkerung in den Endemiegebieten wie bei Reisenden. Unter bestimmten Umständen ist hierbei auch das Konzept der notfallmäßigen Selbstbehandlung bedeutsam (s. u.).

Eine wirksame Impfung steht derzeit nicht zur Verfügung. Trotz der gegenwärtigen Erprobung

Tabelle 13.7 Malariaberatung durch den Arzt.

Checkliste
1. Aufklärung des Reisenden über das Malariarisiko
2. Schwangeren und Kindern unter 5 Jahren ist vom Aufenthalt in Malariagebieten abzuraten
3. Information über Maßnahmen zur Vermeidung von Insektenstichen
4. Warnung, dass Malariaerkrankung trotz Chemoprophylaxe auftreten kann
5. Information über die Symptome einer Malaria und die Notwendigkeit, bei Auftreten dieser Symptome einen Arzt aufzusuchen; Hinweis auf die Lebensgefahr bei verzögerter Diagnostik und Therapie
6. Frage nach vorbestehenden Krankheiten, regelmäßiger Medikamenteneinnahme, Allergien, und nach bestehender Schwangerschaft
7. Frage nach geplanten Aktivitäten während der Reise, z. B. Tauchen und Bergsteigen
8. Aufklärung über die regelmäßige Einnahme der verordneten Medikamente zur Vorbeugung bzw. zur notfallmäßigen Selbsttherapie
9. Hinweis auf die Notwendigkeit der Fortsetzung der Chemoprophylaxe nach Verlassen des Malariagebiets
10. Aufklärung über die Nebenwirkungen der verordneten Medikamente
11. Hinweis darauf, dass bei Malaria oder Malariaverdacht während der Reise ein Arzt nach der Rückkehr aufgesucht werden sollte
12. Mitgabe von schriftlichem Informationsmaterial zum Verbleib bei dem Reisenden
13. Empfehlung an den Reisenden, wegen des oft unkalkulierbaren Wirkstoffgehalts, keine Malariamedikamente im Ausland zu kaufen

verschiedener Impfstoffkandidaten ist eine bei nicht immunen Reisenden einsetzbare Impfung in naher Zukunft nicht zu erwarten.

Expositionsprophylaxe

Diese beruht – neben dem Meiden von Gebieten mit hohem Übertragungsrisiko – auf Maßnahmen zur Vermeidung von Insektenstichen (Tab. 13.8). Deren konsequente Anwendung kann das Risiko einer Malaria, aber auch von anderen durch Insekten übertragenen Erkrankungen (z. B. Dengue-Fieber), erheblich verringern.

Die Expositionsprophylaxe gegen die vorwiegend nacht- und dämmerungsaktiven Überträgermücken ist angesichts der Resistenzentwicklung gegen Antimalariamittel besonders wichtig, aber nur begrenzt wirksam. Vor allem bei Säuglingen und Kleinkindern ist sie sehr effektiv durchführbar (z. B. Moskitonetz über dem Bett).

Chemoprophylaxe

Die medikamentöse Vorbeugung (Chemoprophylaxe) der Malaria ist erschwert durch die Verbreitung von Resistenzen, die – nach Region und Ausmaß unterschiedlich – bereits gegen jedes der zur Verfügung stehenden Antimalariamittel möglich sind (Tab. 13.9). Von besonderer Bedeutung ist die Resistenz von Plasmodium falciparum, dem Erreger der Malaria tropica (die vor allem in Asien sowie in Afrika südlich der Sahara und im Amazo-

Tabelle 13.8 Expositionsprophylaxe.

Maßnahmen
Einreiben unbedeckter Hautstellen mit mückenabweisenden Mitteln (Repellents mit den Wirkstoffen DEET, z. B. No-bite, oder Bayrepel, z. B. Autan)
Tragen von hautbedeckender, heller Kleidung
Aufenthalt in mückensicheren Räumen (Klimaanlage, Fliegengitter)
Anwendung von Moskitonetz
zusätzliche Verwendung von Insektenvertilgungsmittel (Insektizide wie z. B. Pyrethroide) in Aerosolen, Verdampfern, Räucherspiralen („mosquito coils") u. Ä. sowie zur Imprägnierung von Moskitonetzen bietet zusätzlichen Schutz

Tabelle 13.9 Resistenz bei Malaria tropica.

Resistenz = Versagen einer regelrecht dosierten und absorbierten Therapie (Prophylaxe unerheblich)		
Resistenzgrade	R I	vorübergehendes Verschwinden der Parasitämie mit frühem (Ia) oder spätem (Ib) Wiederauftreten (Rekrudenz)
	R II	eindeutige Reduktion der Parasitämie (> 25 %) ohne völliges Verschwinden
	R III	keine Beeinflussung
Verbreitung	Chloroquin (Resochin u. a.)	R I–III verbreitet in Südostasien u. in Teilen von Südamerika u. Afrika, sporadisch in Indien u. a. Ländern
	Sulfonamid/Pyrimethamin (Fansidar u. a.)	R I–III verbreitet in Teilen von Südostasien, zunehmend in Ostafrika, sporadisch weltweit
	Chinin	R I–II zunehmend in Teilen von Südostasien, sporadisch weltweit
	Mefloquin (Lariam)	R I–II zunehmend in Teilen von Südostasien, sporadisch weltweit

nasbecken vorkommt), gegen das jahrzehntelange Standardmedikament Chloroquin (Resochin u.a. Präparate).

Resistenzen von Plasmodium falciparum gegen die besonders in Afrika häufig angewandten Sulfa/Pyrimethamin-Kombinationen (z.B. Fansidar) haben erheblich zugenommen. Auch Resistenz gegen Mefloquin (Lariam) ist in einigen Regionen Südostasiens bereits häufig (bis über 50% in den Grenzregionen von Thailand mit Kambodscha und mit Myanmar) und wird als *Multiresistenz* bezeichnet, da Mefloquin-resistente Plasmodiumfalciparum-Stämme meist gleichzeitig hoch resistent gegen Chloroquin und Sulfa/Pyrimethamin-Kombinationen sind. Resistenzen gegen Chinin, Halofantrin, Atovaquon und Artemisinine sind noch relativ selten, mit einem sporadischen Auftreten ist jedoch in allen Malariagebieten zu rechen. Einige dieser Antimalariamittel sind jedoch nicht zur Prophylaxe geeignet oder mit dem Risiko erheblicher Nebenwirkungen belastet.

Malariagebiete mit hohem Übertragungspotenzial

Eine Chemoprophylaxe ist grundsätzlich empfehlenswert bei Reisen in Gebiete, in denen das Risiko einer Malariaerkrankung deutlich höher ist als das Risiko schwerer Nebenwirkungen der Medikamente, welche für diesen Zweck eingenommen werden (Tab. 13.10). Die Auswahl der geeigneten Medikamente ist abhängig von der Resistenzlage im Reisegebiet und der individuellen Verträglichkeit (s. Abb. 13.2 u. Tab. 13.11).

Tabelle 13.10 Dosierung von Antimalariamitteln zur Prophylaxe und notfallmäßigen Selbstbehandlung.

Medikament (Handelsname)	Prophylaxe	notfallmäßige Selbstbehandlung
Artemether/Lumefantrin (Riamet)	nicht geeignet	80 mg/480 mg (= 4 Tbl.) initial, nach 8 h weitere 4 Tbl., dann 2-mal tgl. je 4 Tbl. an Tag 2 und 3 (entspricht insgesamt 24 Tbl.)
Atovaquon/Proguanil[1] (Malarone)	250 mg/100 mg (= 1 Tbl.) tgl. 1–2 Tage vor bis 7 Tage nach Aufenthalt im Malariagebiet (Erwachsene mit KG > 40 kg; max. Aufenthaltsdauer: 28 Tage)	1000 mg/400 mg (= 4 Tabl.) Einmaldosis an 3 aufeinanderfolgenden Tagen bei KG > 40 kg (Kinder > 10 kgKG s. bei Kinder)
Chloroquin (z.B. Resochin, Weimerquin Chlorochin)	300 mg Chloroquin-Base (= 2 Tbl. Resochin) pro Woche; bei über 75 kg KG: 450 mg pro Woche (Kinder: 5 mg/kgKG pro Woche) 1 Woche vor bis 4 Wochen nach Aufenthalt im Malariagebiet	600 mg Base = 4 Tbl. Resochin (Kinder 10 mg/kgKG), nach 6 h sowie am 2. u. 3. Tag je 300 mg (Kinder je 5 mg/kgKG)
Doxycyclin (z.B. Vibramycin	100 mg tgl. (nicht für Kinder < 8 J.) 1–2 Tage vor bis 4 Wochen nach Aufenthalt im Malariagebiet	nicht geeignet
Mefloquin[2] (Lariam)	250 mg (= 1 Tbl.) pro Woche (Kinder ab 3. Lebensmonat > 5 kgKG: 5 mg/kgKG pro Woche) 1–3 Wochen vor bis 4 Wochen nach Aufenthalt im Malariagebiet	initial 750 mg (= 3 Tbl.), nach 6–8 h weitere 500 mg (= 2 Tbl.); falls KG über 60 kg: nach weiteren 6–8 h weitere 250 mg (= 1 Tbl.). (Kinder ab 3. Lebensmonat > 5 kgKG: 25 mg/kgKG)
Proguanil[3] (Paludrine)	200 mg tgl. (Kinder 3 mg/kgKG tgl.)	nicht geeignet

[1] Einnahme mit Mahlzeit od. Milchprodukten zur jeweils gleichen Tageszeit
[2] Bei erstmaliger Mefloquin-Prophylaxe sollte bereits 2–3 Wochen vor Abreise begonnen werden, um Unverträglichkeiten möglichst frühzeitig zu entdecken und ggf. die Medikation zu ändern.
[3] nur in Kombination mit Chloroquin empfohlen

Gebiete mit niedrigem Malariarisiko und Standby-Therapieempfehlung

In vielen Gebieten (s. Abb. 13.2 u. Tab. 13.11) ist das Risiko einer Malariaerkrankung niedrig und liegt in einem Bereich in der Nähe oder unter dem Risiko schwerwiegender Nebenwirkungen der Medikamente, die zur Chemoprophylaxe zur Verfügung stehen. Hier kann auch auf eine regelmäßige Chemoprophylaxe verzichtet werden. Es sollte jedoch die therapeutische Dosis eines Reservemittels mitgeführt werden, das bei malariaverdächtigen Symptomen und nicht erreichbarer ärztlicher Hilfe eingenommen wird *(notfallmäßige Selbstbehand-*

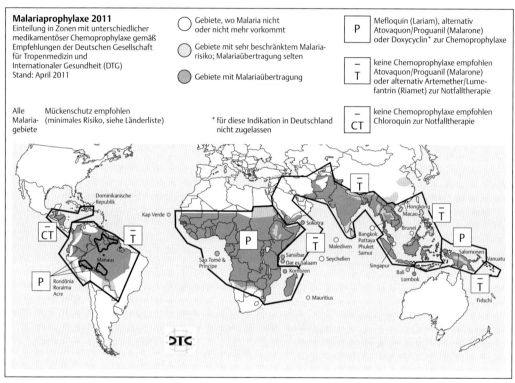

Abb. 13.2 Malariaendemiegebiete. 2011, WHO.

Tabelle 13.11 Zusammenfassung der DTG-Empfehlungen zur Malariaprophylaxe (Stand 2010).

Region	Prophylaxeempfehlung (1. Wahl)
• tropisches Afrika • östl. Indonesien (Lombok u. östl.) • Papua-Neuguinea, Solomon-Inseln • indischer Subkontinent (nördl. Goa-Madras) • Amazonasprovinzen (Rhodonia, Acre, Roraima)	Prophylaxe mit Atovaquon/Proguanil (alternativ: Mefloquin, Doxycyclin)
• Thailand (Provinzen Trat und Tak) • Grenzgebiete von Kambodscha, Laos u. Myanmar (Burma) zu Thailand	Prophylaxe mit Atovaquon/Proguanil (alternativ: Doxycyclin)
übrige Malariagebiete	Notfalltherapie mit Artemether/Lumefantrin (alternativ: Atovaquon/Proguanil)
alle Malariagebiete	Expositionsprophylaxe u. Risikobewusstsein

lung oder „Standby"). Dies sollte jedoch nur eine Notfallmaßnahme bis zum Erreichen ärztlicher Hilfe darstellen. Die alleinige Mitnahme eines Malariamedikaments zur eventuellen notfallmäßigen Selbstbehandlung *ohne* prophylaktische Medikamenteneinnahme kommt ebenfalls in Betracht bei bekannter Unverträglichkeit einer Chemoprophylaxe sowie bei einer Chemoprophylaxe mit Chloroquin/Proguanil in Gebieten mit Resistenzen.

Verhalten im Erkrankungsfall und notfallmäßige Selbstbehandlung

Symptome einer Malaria sind Fieber, schweres Krankheitsgefühl, Kopf- und Gliederschmerzen, Schüttelfrost u.a.m. Durch die Krankheitserscheinungen kann die Diagnose „Malaria" weder sicher gestellt noch ausgeschlossen werden. Dies ist nur möglich durch den Nachweis von Parasiten oder Parasitenbestandteilen im Blut. Die Zeit zwischen Einreise ins Malariagebiet und einer möglichen Malaria beträgt mindestens 7 Tage (Inkubationszeit).

Jedes unklare Fieber in den Tropen und auch lange Zeit nach Rückkehr ist so lange verdächtig auf Malaria, bis das Gegenteil erwiesen ist. Dem behandelnden Arzt sind immer Hinweise auf vorangegangene Tropenreisen zu geben.

Bei Verdacht auf Malaria sollte sofort ein Arzt aufgesucht werden. Nur wenn kein Arzt erreichbar ist, kann – wenn keine Gegenanzeigen vorliegen – eine Selbstbehandlung auf Malaria durchgeführt werden (Dosierungsrichtlinien s. Tab. 13.**10**; Packungsbeilage beachten):

- in Regionen der Zone CT (s. Abb. 13.**2**): Chloroquin (Resochin, Weimerquin u.a.)
- in Regionen der Zonen T (s. Abb. 13.**2**): Artemether/Lumefantrin (Riamet), oder Atovaquon/Proguanil (Malarone)

Nach *jeder,* auch erfolgreicher *Selbstbehandlung* ist eine *ärztliche Kontrolle dringend* anzuraten!

Besondere Personengruppen

Kinder

Malariavorbeugung bei Kindern besteht primär in einer konsequenten Expositionsprophylaxe (Moskitonetze über Betten und Spielfläche). Zur Chemoprophylaxe bei Säuglingen eignen sich Chloroquin und Proguanil. Atovaquon/Proguanil kann bei Kindern mit einem Körpergewicht ab 11 kg eingesetzt werden. Mefloquin darf erst ab einem Körpergewicht von 5 kg und ab dem 3. Lebensmonat Verwendung finden. Wegen möglicher Nebenwirkungen auf Zahnreifung und Knochenbildung darf Doxycyclin erst ab dem 8. Lebensjahr verordnet werden. Auch bei voll gestillten Säuglingen ist eine eigene Malariaprophylaxe erforderlich, da über die Brustmilch der Chemoprophylaxe einnehmenden Mutter kein ausreichender Schutz beim Säugling erzielt wird. Atovaquone/Proguanil ist in Europa zur Prophylaxe bislang nur bei Erwachsenen zugelassen.

Schwangere Frauen

Grundsätzlich sollte dazu geraten werden, touristische Reisen in Malaria-Endemiegebiete auf die Zeit *nach* der Schwangerschaft zu verschieben. Eine Malaria in der Schwangerschaft stellt ein hohes Risiko für Mutter und Kind dar!

Eine medikamentöse Malariaprophylaxe ist in der Schwangerschaft nur unter Vorbehalt möglich. Bei keinem Medikament besteht die Gewissheit, dass die Einnahme für die Entwicklung des Kindes unbedenklich ist. In jedem Einzelfall ist eine strenge Risiko-Nutzen-Abwägung durch einen erfahrenen Arzt erforderlich. Zur Expositionsprophylaxe empfohlene Maßnahmen können durchgeführt werden.

Chloroquin und Proguanil können nach bisherigem Erkenntnisstand in der Schwangerschaft und Stillzeit prophylaktisch eingesetzt werden. Mefloquin sollte nach derzeitigem Kenntnisstand nicht im 1. Trimenon eingenommen werden. Während und bis zu 3 Monaten nach der letzten Einnahme von Mefloquin wird vom Hersteller vorsorglich eine Schwangerschaftsverhütung angeraten. Zu Atovaquon/Proguanil liegen bisher keine ausreichenden Daten vor; Anwendung während Schwangerschaft und Stillzeit allenfalls unter strenger Risikoabwägung. Das gilt auch für die Therapie mit Artemether/Lumefantrin.

Doxycyclin ist in der Schwangerschaft sowie in der Stillzeit kontraindiziert.

Beratungspraxis und Information

Da das Risiko einer Malariainfektion von vielen Faktoren abhängt (wie z.B. Malariatyp in der Reiseregion, Häufigkeit infizierter Überträgermücken, Vorkommen von Resistenzen, Jahreszeit, Aufenthaltsdauer, Reiseart) sind Empfehlungen, die einheitlich für alle Reisenden gelten, nicht möglich. Auch das konsequente Einhalten der jeweils aktuellen Empfehlungen kann keinen absolut sicheren Schutz vor einer Malaria bieten, jedoch das Infektionsrisiko erheblich senken.

Alle Punkte der Checkliste für die Malaria-Beratung (Tab. 13.7) sollten beachtet werden. Insbesondere muss der Reisende informiert werden über:

- das Risiko eine Malaria (auch trotz Chemoprophylaxe)
- die Notwendigkeit einer Expositionsprophylaxe
- die Indikation und Auswahl einer Chemoprophylaxe
- die rasche Diagnosestellung und Therapie (ärztliche Konsultation oder Notfallbehandlung bei Fieber mit Verdachtsdiagnose einer Malaria)

Da das Malariarisiko selbst innerhalb eines Landes und jahreszeitlich (z. B. Regenzeit) sehr unterschiedlich sein kann, muss die Entscheidung für Notwendigkeit und Art einer Chemoprophylaxe anhand des konkreten Reisezieles sowie der Reisezeit, der Reisedauer und des Reisestils getroffen werden, wobei auch die persönlichen Umstände des Reisenden (Vorerkrankungen, Unverträglichkeiten, Einnahme anderer Medikamente, Kinder, Schwangere usw.) zu berücksichtigen sind.

Eine adäquate Beratung setzt eine kontinuierliche und aktuelle Information des Beraters voraus (Tab. 13.2). So kann sich die epidemiologische Situation kurzfristig ändern, wie z. B.

- das vorübergehende Auftreten von Malaria tropica in zuvor malariafreien Touristengebieten der Dominikanischen Republik Ende 1999/2000 und 2006
- epidemische Zunahmen nach starken Regenfällen (z. B. Ostafrika 1997/1998, Assam 2001/2002) oder
- nachlassender Bekämpfung aufgrund politischer oder wirtschaftlicher Instabilität (z. B. Indonesien 1999/2000).

Eine wichtige Orientierungshilfe für die Beratungspraxis geben die „Empfehlungen zur Malariaprophylaxe" mit einer detaillierten Liste aller Länder, ihrer Malariaregionen und des aktuellen Malariarisikos, die von der Deutschen Gesellschaft für Tropenmedizin und Internationale Gesundheit (DTG) jährlich in Zusammenarbeit mit der Schweiz und Österreich aktualisiert veröffentlicht wird und gegen Einsendung eines frankierten Rückumschlags kostenlos bezogen werden kann (DTG-Infoservice, Postfach 40 04 66, D-80704 München). Diese Informationen sind ebenfalls über das Internet abrufbar (www.dtg.mwn.de). Hier können vor allem auch die laufenden Aktualisierungen rasch abgefragt werden.

Literatur

Belsher JL, Gay P, Brinton M, DellaValla J et al. Fatal multiorgan failure due to yellow fever vaccine-associated viscerotropic disease. Vaccine 2007; 25: 8480–8485

Bock HL, Loscher T, Scheiermann N et al. Accelerated schedule for Hepatitis B immunization. J Travel Med 1995; 2: 213–217

Chonghaile CN. Meningitis in Africa – tackling W135. Lancet 2002; 360: 2054–2055

Freedman D, Weld LH, Kozarsky PE et al. The Burden of illness in international travelers. N Engl J Med 2006; 354: 119–130

Freedman D. Malaria prevention in short-term travelers. N Engl J Med 2008; 359: 603–612

Jong EC, Nothdurft HD. Current drugs for antimalarial chemoprophylaxis: a review of efficacy and safety. J Travel Med 2001; 8 (Suppl. 3): S48–S56

Kain KC, Shanks GD, Keystone JS. Malaria chemoprophylaxis in the age of drug resistance. I. Currently recommended drug regimens. Clin Infect Dis 2001; 33(2): 226–234

Kengsakul K, Sathirapongsasuti K, Punyagupta S. Fatal myeloencephalitis following yellow fever vaccination in a case with HIV infection. J Med Assoc Thai 2002; 85: 131–134

Kew O, Morris-Glasgow V, Landaverde M et al. Outbreak of poliomyelitis in Hispaniola associated with circulating type 1 vaccine-derived poliovirus. Science 2002; 296: 356–359

Knobloch J. Long-term malaria prophylaxis for travelers. J Travel Med 2004; 11(6): 374–378

Kollaritsch H, Paulke-Korinek M, Dubischar-Kastner K. IC51 Japanese encephalitis vaccine. Expert Opin Biol Ther 2009; 9(7): 921–931

Kramer MH, Lobel HO. Antimalarial chemoprophylaxis in infants and children. Paediatr Drugs 2001; 3(2): 113–121

Lin FY, Ho VA, Khiem HB et al. The efficacy of a Salmonella typhi Vi conjugate vaccine in two-to-five-year-old children. N Engl J Med 2001; 344: 1263–1269

Martin M, Tsai TF, Cropp B et al. Fever and multisystem organ failure associated with 17D-204 yellow fever vaccination: a report of four cases. Lancet 2001; 358: 98–104

Nothdurft HD, Dietrich M, Zuckerman JN et al. A new accelerated vaccination schedule for rapid protection against hepatitis A and B. Vaccine 2002; 20: 1157–1162

Schlagenhauf P, Petersen E. Malaria chemoprophylaxis: strategies for risk groups. Clin Microbiol Rev 2008; 21(3): 466–472

Shulman CE, Dorman EK. Importance and prevention of malaria in pregnancy. Trans R Soc Trop Med Hyg 2003; 97(1): 30–35

Ständige Impfkommission am Robert Koch-Institut (STIKO). Mitteilungen der Ständigen Impfkommission am Robert Koch-Institut: Empfehlungen der Ständigen Impfkommission am RKI 2010/Stand Juli 2010. Epid Bull 2010; 30: 279–298.

Steffen R, Lobel HO. Epidemiological basis for the practice of travel medicine. J Wilderness Med 1994; 5: 56–66

Teichmann D, Grobusch MP, Wesselmann H et al. A haemorrhagic fever from the Cote d'Ivoire. Lancet 1999: 354: 1608

14 Postexpositions- und Riegelungsimpfungen

U. Heininger

Schutzimpfungen zählen zu den wichtigsten infektionsprophylaktischen Maßnahmen in der Medizin. Sie umfassen in Deutschland gemäß den Empfehlungen der Ständigen Impfkommission am Robert Koch-Institut (STIKO) Standardimpfungen, die allen gesunden Personen in bestimmten Altersstufen empfohlen werden, beruflich indizierte Impfungen sowie weitere Impfungen in besonderen Situationen, die sogenannten Indikationsimpfungen (STIKO 2010). Idealerweise werden diese Impfungen präexpositionell verabreicht. In der Praxis werden diese Impfungen jedoch nicht immer zum empfohlenen Zeitpunkt durchgeführt, sondern mehrheitlich mit oftmals erheblicher zeitlicher Verzögerung (Laubereau et al. 2001, Kalies et al. 2008). Ferner werden Auffrischimpfungen häufig versäumt (Heininger et al. 2006). Diese Umstände können zu Situationen führen, in denen unzureichend geschützte Personen in Kontakt mit einem impfpräventablen Infektionserreger geraten und ein sofortiger Impfschutz gewünscht wird – wie z. B. vor Tetanus bei einer Verletzung.

Hier bieten sich grundsätzlich folgende Präventionsmöglichkeiten an:
- Gabe eines Antibiotikums (bei bakteriellen Erregern) bzw. Virostatikums (bei bestimmten Viren)
- Gabe von Immunglobulinen (passive Immunisierung)
- *Postexpositionsimpfung* (Synonym: *Inkubationsimpfung*)

Bei Anwendung von Massenimpfungen im Falle eines Ausbruchs spricht man von *Riegelungsimpfungen*.

Welches Verfahren im konkreten Expositionsfall am sinnvollsten ist, muss individuell festgelegt werden (Heininger 2004). Dies erfordert ein umfassendes Aufklärungsgespräch, da der Erfolg der Maßnahme nicht garantiert werden und die Enttäuschung im Falle eines Misserfolgs zu Vorwürfen gegenüber dem Arzt führen kann. Im Folgenden werden Empfehlungen und ihre Erfolgsaussichten dargestellt.

Tetanus

Die postexpositionelle Tetanusprophylaxe ist eine häufig – mangels Dokumentation früherer Impfungen sogar zu häufig – durchgeführte Inkubationsimpfung. Sie ist indiziert, wenn sich anlässlich einer Verletzung bei der Überprüfung des Tetanusimpfschutzes dieser als unvollständig erweist oder unbekannt ist. Bedauerlicherweise wird es oftmals versäumt, den unbekannten Impfschutz (meist wegen fehlendem Impfausweis) aus ärztlichen Unterlagen zu rekonstruieren. Dies wäre sinnvoll, da so dem Patienten unnötige Immunisierungen erspart würden. Diese können wegen „Überimpfung" aus immunologischen Gründen zu schmerzhaften Entzündungsreaktionen an der Impfstelle (Typ-III-Allergie durch Antigen-Antikörper-Reaktion, sogenanntes *Arthus-Phänomen*) führen. Für die Klärung des Impfstatus bleiben 24 Stunden Zeit. So bald wie möglich, spätestens binnen 24 Stunden nach Verletzung, sollte eine bis dahin versäumte Tetanusauffrischimpfung erfolgen, da nach Ablauf der Inkubationszeit die bakterielle Toxinproduktion einsetzt und zu diesem Zeitpunkt eine ausreichende Menge an Antitetanustoxin im Blut des Verletzten vorhanden sein muss.

Tab. 40.2 zeigt die STIKO-Empfehlung zur postexpositionellen Tetanusprophylaxe (STIKO 2010). Dabei muss beachtet werden, dass nicht nur der Tetanusimpfschutz, sondern unter Verwendung eines altersgemäß empfohlenen Kombinationsimpfstoffs auch andere fehlende Impfungen nachgeholt werden sollen (DTPa/Hib/IPV/HepB bzw. dtpa). Mangels geeigneter Einzelimpfstoffe ist dies sonst im Nachhinein nicht mehr möglich.

Der Erfolg der postexpositionellen Tetanusprophylaxe wurde in der amerikanische Armee während des 2. Weltkriegs nachgewiesen: Die Tetanusinzidenz sank nach Einführung der Tetanusimmunisierungen von zuvor 13,4 (während des 1. Weltkrigs) auf 0,44 pro 100 000 Verletzungen (Long et al. 1947).

Diphtherie

Im Falle eines engen, direkten Kontakts („face to face") mit einer an Diphtherie erkrankten Person sollte unabhängig vom Impfstatus eine präventive Antibiotikatherapie mit Penicillin p.o. (oder i.m.) oder Erythromycin über 7 Tage durchgeführt werden. Zusätzlich soll bei unvollständiger Grundimmunisierung (weniger als 3 Dosen) bzw. länger als 5 (!) Jahre zurückliegender letzter Diphtherieauffrischimpfung prophylaktisch eine aktive Diphtherieimpfung verabreicht werden. Früher war ergänzend dazu noch Diphtherieantitoxin (250 IE/kgKG bis zu maximal 3000 IE) appliziert worden, dieses ist jedoch leider seit einiger Zeit nicht mehr erhältlich. Aus diesem Grund sind regelmäßige aktive Immunisierungen zur Verhütung der Diphtherie für die Allgemeinbevölkerung weiterhin von herausragender Bedeutung.

Pertussis

Die Inkubationszeit der Pertussis beträgt 7–28 Tage. Dies ist bei postexpositionellen Impfungen zu berücksichtigen. Wie bei Exposition gegen Tetanus und Diphtherie sind sowohl die Gabe eines Antibiotikums nach Kontakt mit einem Erkrankten als auch aktive Impfmaßnahmen möglich, jedoch steht kein spezifisches Immunglobulin zur passiven Immunisierung zur Verfügung. Der Nutzen von Standard-Immunglobulinen zur Prophylaxe der Pertussis ist nicht erwiesen.

Die Deutsche Gesellschaft für Pädiatrische Infektiologie empfiehlt eine postexpositionelle Antibiotikaprophylaxe mit Erythromycin (30–50 mg/kgKG/Tag) oder einem anderen Makrolidantibiotikum p.o. über 7 Tage für enge Kontaktpersonen von Erkrankten (Liese et al. 2009). Auch vollständig geimpfte Kontaktpersonen (letzte Dosis weniger als 5 Jahre zurück) können Bordetella pertussis übertragen und sollten deshalb ebenfalls eine Antibiotikaprophylaxe erhalten, wenn sie ihrerseits in Kontakt mit besonders gefährdeten Personen (junge Säuglinge, Personen mit kardialen oder pulmonalen Grundkrankheiten) sind.

Die Antibiotikaprophylaxe ist allgemein von eingeschränkter Wirksamkeit, da sie häufig zu spät erfolgt. Dies liegt daran, dass in der für diese Maßnahme entscheidenden Frühphase der Krankheit meist nur uncharakteristische Symptome bestehen, die nicht als Pertussis erkannt werden.

Die aktive Immunisierung stellt die effektivste Form der Pertussisprophylaxe dar, wobei schon nach 1 Impfdosis schwere, zur Hospitalisierung führende Manifestationen der Infektion verhindert werden können (Juretzko et al. 2002). Gegenüber allen Krankheitsformen betrug die Wirksamkeit nach 3 Dosen einer azellulären Pertussisvakzine ca. 85 %, bei weniger als 3 Impfungen knapp 60 %. Der Erfolg einer Inkubationsimpfung bei einem bislang ungeimpften Patienten ist nicht gesichert, jedoch unbedenklich und möglicherweise von Nutzen, sodass diese Maßnahme in jedem Fall erwogen werden sollte.

Günstiger ist die Situation bei Exposition nach bereits begonnener oder abgeschlossener Grundimmunisierung. Hier kann durch Fortführung bzw. Komplettierung der Impfserie der Impfschutz optimiert und somit der Ausbruch der Erkrankung verhindert oder zumindest abgeschwächt werden. Besonders erfolgversprechend ist die postexpositionelle Impfung, wenn die 3. Impfdosis zum Zeitpunkt der Exposition schon mindestens 6 Monate zurückliegt und die Inkubationsimpfung der ohnehin indizierten Auffrischimpfung entspricht.

Die bisweilen früher geäußerten Bedenken, eine Pertussisimpfung in der Inkubationsphase der Erkrankung könne deren Verlauf verschlimmern, ist unbegründet und beruht auf Fehlinterpretationen der Literatur aus den 1960er-Jahren (Heininger 2000). Die Fachinformationen der in Deutschland erhältlichen Pertussisvakzinen enthalten, im Gegensatz zu früher, keine Warnhinweise mehr bezüglich der Durchführung von Inkubationsimpfungen. Auch die STIKO unterstützt diese Maßnahme, in dem sie einen „möglichen Kontakt des Impflings zu Personen mit ansteckenden Krankheiten" als falsche Kontraindikation anführt (STIKO 2010).

Hepatitis B

Die Impfung gegen Hepatitis-B-Virus (HBV) ist in Deutschland für alle Säuglinge und Jugendlichen allgemein empfohlen. Ferner empfiehlt die STIKO Impfmaßnahmen bei nicht immunen Kontaktpersonen von infektiösen Patienten. Als Exposition wird der Kontakt mit HBV-haltigem „Material" (z. B. Blut, Nadelstich, Geschlechtsverkehr) gewertet bzw. wenn eine Kontamination des Materials als wahrscheinlich gilt, jedoch eine Testung nicht möglich ist (STIKO 2010). Im konkreten Fall ist wie folgt vorzugehen:

- Neugeborene von kontagiösen (d. h. HBs-Ag-positiven) Müttern sollen unmittelbar nach Geburt, d. h. innerhalb von 12 Stunden, die 1. Dosis HB-Impfstoff gemeinsam mit HB-Immunglobulin (Simultanimpfung) erhalten. Die damit begonnene Grundimmunisierung wird 1 Monat nach der 1. Impfung durch eine 2. und 6 Monate nach der 1. Impfung durch eine 3. aktive Immunisierung vervollständigt. Neugeborene von Müttern mit unbekanntem HBs-Ag-Status erhalten zunächst ebenfalls eine 1. Dosis HB-Impfstoff, ggf. (wenn sich die Mutter in der Nachtestung als HBs-Ag-positiv erweist) gefolgt von HB-Immunglobulin innerhalb von 7 Tagen nach Geburt und Komplettierung der aktiven Impfungen nach 1 und 6 Monaten.
- Ungeimpfte Personen erhalten bei Exposition sofort eine aktiv-passive Simultanimpfung, ebenfalls gefolgt von 2 weiteren aktiven Immunisierungen (1 und 6 Monate nach der 1 Dosis).

Für früher bereits geimpfte Exponierte wird die sofortige Verabreichung einer Dosis Hepatitis-B-Impfstoff (aber kein Immunglobulin) empfohlen, sofern die letzte Impfung bereits 5–10 Jahre zurückliegt, selbst wenn der Anti-HBs-Wert im Serum direkt nach Grundimmunisierung ≥ 100 IE/l betrug.

Eine sofortige Testung (innerhalb von höchstens 48 Stunden) des Exponierten ist empfohlen, wenn
- dieser nicht bzw. nicht vollständig geimpft ist oder
- er „Low Responder" ist (Anti-HBs nach Grundimmunisierung < 100 IE/l),
- der Impferfolg nie kontrolliert wurde,
- die letzte Impfung länger als 10 Jahre zurückliegt (unabhängig vom damaligen Anti-HBs-Wert!).

Das weitere Vorgehen ist vom Testergebnis abhängig (s. Tab. 14.1).

Durch rechtzeitige postexpositionelle Maßnahmen lässt sich eine Hepatitis-B-Infektion effektiv (ca. 98 %) verhindern (Mele et al. 2001). Die Verträglichkeit der Impfmaßnahmen ist ausgezeichnet.

Hepatitis A

Für Kontaktpersonen zu an Hepatitis A Erkrankten empfiehlt die STIKO die postexpositionelle aktive Impfung (zugelassen ab Alter 1 Jahr), bei regionalen Ausbrüchen – insbesondere in Gemeinschaftseinrichtungen – auf Empfehlung der örtlichen Gesundheitsämter auch als Riegelungsimpfung (STIKO 2010). Die 1. Impfung sollte durch eine 2. Impfdosis nach 6–12 Monaten komplettiert werden.

Die postexpositionelle Impfung gegen Hepatitis A ist sinnvoll und effektiv, weil die Inkubationszeit der Infektion mit 2–6 Wochen ausreichend lang ist (Sagliocca et al. 1999). Sie erlaubt die rechtzeitige Ausbildung eines Impfschutzes, selbst wenn man berücksichtigt, dass die Kontagiosität bereits 2 Wochen vor dem Ikterus des Indexpatienten beginnt. So erkrankten in einer italienischen Studie (Sagliocca et al. 1999) von 207 ungeimpften, exponierten Personen immerhin 12 (5,8 %) an Hepatitis A, während von 197 Kontaktpersonen, die binnen 8 Tagen nach Erkrankungsbeginn des Indexpatienten eine Inkubationsimpfung erhielten, nur 2 (1 %) erkrankten (Wirksamkeit 78 %, 95 % CI 7–95).

Für besonders gefährdete Personen (z. B. chronisch Hepatitis-B- und/oder Hepatitis-C-infizierte Personen) sollte man zeitgleich mit der 1. aktiven Immunisierung ein Standardimmunglobulin verabreichen, auch wenn der zusätzliche Effekt der passiven Prophylaxe nicht sicher belegt ist.

Tabelle 14.1 Empfohlene Hepatitis-B-Prophylaxe nach Exposition (STIKO 2010).

aktueller Anti-HBs-Wert	erforderlich ist die Gabe von	
	HB-Impfstoff	HB-Immunglobulin
≥ 100 IE/l	nein	nein
≥ 10 bis < 100 IE/l	ja	nein
< 10 IE/l	ja	ja
nicht innerhalb von 48 h zu bestimmen	ja	ja

Masern

Die meisten Länder, so auch Deutschland, empfehlen die 2-malige Masern-Mumps-Röteln- und ggf. Varizellen-Kombinationsimpfung (MMR- bzw. MMRV-Impfung), regulär ab dem Alter von 11 Monaten. Die 2. Dosis folgt frühestens 4 Wochen nach der 1. MMR-Impfung, vorzugsweise im Alter von 15–23 Monaten. Bei Exposition von
* bislang ungeimpften (ab dem Alter von 6–9 Monaten, siehe Anmerkung unten) bzw.
* in der Kindheit unzureichend (nur 1-mal) geimpften Personen,
* Personen mit unbekanntem Impfstatus,
* nach 1970 geborenen Personen mit unbekanntem Impfstatus, ungeimpft oder in der Kindheit nur 1-mal geimpft

soll möglichst innerhalb von 3 Tagen eine Dosis MMR (ggf. MMRV) verabreicht werden.

Bei nachgewiesener Masernexposition *und* wenn keine maternale Leihimmunität mehr zu erwarten ist (z. B. bei Frühgeborenen und Kindern von Müttern mit unklarer Masernimmunität), kann gemäß STIKO-Empfehlung bei einem Säugling bereits *im Alter von 6–8 Monaten* MMR geimpft werden. Es empfiehlt sich dabei, das Einverständnis der Sorgeberechtigten für diesen Off-label-Gebrauch einzuholen, wobei auf die STIKO-Empfehlung verwiesen werden kann (STIKO 2006).

Für die Empfehlung zur postexpositionellen Masernimpfung spricht die überzeugende biologische Plausibilität: Die Inkubationszeit der Maserninfektion ist um ca. 2–4 Tage länger als das Intervall zwischen Impfung und Serokonversion, denn schon ab dem 12. Tag nach Masernimpfung sind neutralisierende Antikörper im Serum nachweisbar.

Klinische Studien belegen auch die Wirksamkeit der Masernkubationsimpfung mit Schutzraten von bis zu 93 % (Fulginiti u. Kempe 1963). Die Fachinformationen der in Deutschland erhältlichen MMR-Kombinationsimpfstoffe gestatten die Durchführung von Inkubationsimpfungen, wobei aber auf eine beschränkte Wirksamkeit hingewiesen wird und vorzugsweise die Gabe von Standardimmunglobulin empfohlen wird. Aus Sicht des Patienten ist jedoch die aktive Immunisierung zu bevorzugen, da diese eine mindestens gleichwertige Wirksamkeit aufweist und den Vorteil des dauerhaften Schutzes mit sich bringt, wohingegen die passive Immunisierung nur vorübergehend schützt. Die üblichen Kontraindikationen wie Schwangerschaft, Immundefizienz und Anaphylaxie gegen Hühnereiweiß sind zu berücksichtigen.

Mumps

In Analogie zur Situation bei den Masern empfiehlt die STIKO auch nach Exposition gegen Mumps ab dem Alter von 9 Monaten für bislang ungeimpfte, nur 1-mal geimpfte Personen und Personen mit unklarem Impfstatus möglichst innerhalb von 3 Tagen nach Exposition eine postexpositionelle Mumpsimpfung, vorzugsweise mit MMR, ggf. MMRV (STIKO 2010). Da die Inkubationszeit 16–18 Tage beträgt und die Serokonversion nach Impfung schneller eintritt, ist auch diese Empfehlung plausibel. Es fehlen jedoch Untersuchungen, welche die Effektivität dieser Maßnahme belegen. Die Durchführung der Inkubationsimpfung ist dennoch sinnvoll, da selbst bei deren Versagen durch die Impfung kein Nachteil im Sinne einer Krankheitsverschlimmerung für den Patienten zu erwarten ist: Im Rahmen der Zulassungsstudien für den 1. Mumpsimpfstoff (Jeryl-Lynn-Impfstamm) erkrankten 28 der mehr als 3000 Impflinge innerhalb von 2 Wochen nach der Impfung an Mumps. Somit war die Impfung bei diesen Personen unbeabsichtigt in der Inkubationsphase erfolgt. Die Infektion und nachfolgende Erkrankung durch Wildtypvirus konnte nicht mehr verhindert werden, jedoch traten keine Komplikationen oder ungewöhnlich schwere Krankheitsverläufe auf (Sugg et al. 1968).

In den Fachinformationen der MMR-Impfstoffe (Mumps-Einzelimpfstoff ist nicht mehr verfügbar) findet man zur Mumpsinkubationsimpfung keine Angaben (Priorix) bzw. den Hinweis auf fehlende Daten (M-M-RvaxPro). Ein spezifisches Mumps-Immunglobulin steht nicht zur Verfügung, auch die Gabe von Standardimmunglobulinen hat keine nachgewiesene Wirksamkeit und wird daher nach Exposition nicht empfohlen.

Röteln

Röteninfektionen führen in den ersten 3–4 Schwangerschaftsmonaten in bis zu 50 % der Fälle zur gefürchteten Rötelnembryopathie. Die Exposition einer nicht immunen Schwangeren gegenüber Röteln ist in der Frühphase der

Schwangerschaft eine Notfallsituation. Die früher empfohlene passive Immunisierung ist mangels Verfügbarkeit von spezifischem Rötelnimmunglobulin heute nicht mehr möglich, die Anwendung von attenuierten Rötelnimpfstoffen ist in der Schwangerschaft kontraindiziert. Daher gibt es auch keine spezifischen STIKO-Empfehlungen zur postexpositionellen Rötelnimpfung (STIKO 2010). Diesem Dilemma kann nur durch konsequente präexpositionelle Impfmaßnahmen begegnet werden.

Die STIKO empfiehlt – neben der 2-maligen Standardimpfung (MMR bzw MMRV) ab dem Alter von 11 Monaten – die präexpositionelle Rötelnimpfung (vorzugsweise mit MMR) für
- ungeimpfte Frauen im gebärfähigen Alter (2 Dosen),
- Frauen im gebärfähigen Alter mit unbekanntem Impfstatus (2 Dosen) sowie
- 1-mal geimpfte Frauen im gebärfähigen Alter (1 Dosis).

Varizellen

Die Impfung gegen Varizellen wird in Deutschland seit Sommer 2004 allgemein ab dem Alter von 11 Monaten und darüber hinaus weiterhin für bestimmte Risikopersonen sowie für bislang ungeimpfte Kinder und Jugendliche ohne Varizellenanamnese empfohlen. Die beiden verfügbaren monovalenten Lebendimpfstoffe wie auch der MMRV-Kombinationsimpfstoff führen schon ab dem 7. postvakzinalen Tag zu nachweisbaren neutralisierenden Serumantikörpern, wohingegen die mittlere Inkubationszeit der Wildtypvirusinfektion 14–16 Tage beträgt. Dies erlaubt sinnvollerweise die Durchführung von Inkubationsimpfungen. Die STIKO empfiehlt sie für ungeimpfte Personen mit negativer Varizellenanamnese und Kontakt zu Risikopersonen (STIKO 2010). Sie soll innerhalb von 5 Tagen nach Exposition (definiert als gemeinsamer Aufenthalt mit der infektiösen Person in einem Raum über mindestens 1 Stunde, Face-to-face-Kontakt oder Leben im selben Haushalt) erfolgen. Hierbei ist zu berücksichtigen, dass der Indexpatient bereits 48 Stunden vor Auftreten des Exanthems infektiös ist. Das bedeutet, dass die Impfung spätestens 3 Tage nach Beginn des Exanthems beim Indexfall bzw. 5 Tage nach 1. Kontakt mit dem Indexfall erfolgen muss. Die Wirksamkeit der postexpositionellen Varizellenimpfung beträgt ca. 90 %. Ein Varizellenimpfstoff ist explizit auch für die Indikation „postexpositionelle Prophylaxe" zugelassen.

Alternativ besteht ferner die Möglichkeit der passiven Immunisierung, z. B. mit Varitect (1 ml/kgKG i.v.). Hierbei ist aber zu beachten, dass diese Maßnahme nur eine eingeschränkte Effektivität besitzt (Zaja et al. 1983) und deshalb passiv geimpfte Personen weiterhin den Kontakt zu Risikopatienten meiden sollten. Auch ist die passive Immunisierung wesentlich teurer als die aktive.

Wirksamkeit und Verträglichkeit der postexpositionellen aktiven Varizellenimpfung sind gut dokumentiert (Heininger u. Seward 2006).

Bei immundefizienten Patienten, Neugeborenen (deren Mütter 5 Tage vor bis 2 Tage nach der Entbindung an Varizellen erkrankten), sowie in der Schwangerschaft ist eine Postexpositionsprophylaxe indiziert, die aktive Impfung aber kontraindiziert. Hier stellt die i.v.-Gabe eines spezifischen VZV-Immunglobulins (bis maximal 96 Stunden nach Beginn der Exposition, wie oben definiert) die sicherste prophylaktische Maßnahme dar. Die in Studien bei exponierten Kindern nachgewiesene medikamentöse Prophylaxe mit Aciclovir (40 mg/kgKG in 4 Dosen tgl., ab dem 7. postexpositionellen Tag über 5 Tage angewendet) ist dagegen für Hochrisikopatienten zu unsicher (Arvin 2002).

Tollwut (Rabies)

Die Tollwut verläuft fast immer tödlich. Deshalb ist die simultane, aktiv-passive Postexpositionsprophylaxe in Risikosituationen von herausragender Bedeutung. Die STIKO empfiehlt, in Übereinstimmung mit internationalen Empfehlungen, bei bislang ungeimpften Personen nach Exposition unverzüglich wie in Tab. 14.**2** dargestellt vorzugehen (STIKO 2010). Das Impfschema umfasst aktive Immunisierungen an den Tagen 0, 3, 7, 14 und 28. Aufgrund der langen Inkubationszeit der Wildinfektion (im Allgemeinen mehrere Wochen) ist dieses Vorgehen sinnvoll und effektiv. Zusätzlich wird sobald als möglich einmalig 20 IE/kgKG Tollwutimmunglobulin verabreicht. Hierbei soll so viel wie möglich des Immunglobulins direkt in und um die Wunde herum injiziert werden. Die restliche Menge wird intraglutäal i.m. verabreicht.

Zu beachten ist, dass auch präexpositionell gegen Tollwut geimpfte Personen im Fall der

Tabelle 14.2 Postexpositionelle Tollwutprophylaxe (nach STIKO 2010).

Art der Exposition		Maßnahme
tollwutverdächtiges/tollwütiges Tier (Wild- oder Haustier, Fledermaus)	Tollwutimpfstoffköder	
Kategorie I: Berühren/Füttern von Tieren, Belecken der intakten Haut	Kategorie I: Berühren von Impfstoffködern bei intakter Haut	*keine* Impfung!
Kategorie II: nicht blutende, oberflächliche Kratzer od. Hautabschürfungen, Lecken od. Knabbern an der nicht intakten Haut	Kategorie II Kontakt mit Impfflüssigkeit eines beschädigten Impfstoffköders an der nicht intakten Haut	aktive Immunisierungen (Tage 0, 3, 7, 14 u. 28)
Kategorie III: Bissverletzungen od. Kratzwunden, Kontakt von Schleimhäuten od. Wunden mit Speichel; Verdacht auf od. Biss durch Fledermaus; Kontakt der Schleimhäute mit Fledermaus	Kategorie III: Kontamination von Schleimhäuten u. frischen Hautverletzungen mit Impfflüssigkeit eines beschädigten Impfstoffköders	aktive Immunisierungen *und* simultane passive Immunisierung

konkreten Exposition Auffrischimpfungen erhalten sollen:
- bei vollständig geimpften (einschl. Auffrischimpfungen wie empfohlen), immunkompetenten Personen: 2 Dosen an den Tagen 0 und 3
- bei unvollständig geimpften Personen:
  - aktive Immunisierungen an den Tagen 0, 3, 7, 14 und 28 (Exposition Kategorie II, s. Tab. 14.2),
  - ggf. mit simultaner passiver Immunisierung (Exposition Kategorie III, s. Tab. 14.2).
- bei immunsupprimierten Personen (unabhängig von der Anzahl präexpositioneller aktiver Immunisierungen): aktive Immunisierungen an den Tagen 0, 3, 7, 14 und 28 *und* simultane passive Immunisierung (Exposition Kategorie II oder III, s. Tab. 14.2).

Die Inkubationsimpfungen führen zur Bildung von schützenden Antikörpern, ehe die Viren ihre deletäre Wirkung entfalten können. In Anbetracht der vitalen Bedrohung für den Patienten bestehen keine Kontraindikationen für die Postexpositionsprophylaxe gegen Tollwut.

Frühsommermeningoenzephalitis (FSME)

Die postexpositionelle Gabe von spezifischem FSME-Immunglobulin ist mangels verfügbaren Präparaten heute nicht mehr möglich. Sie war ohnehin aufgrund der paradoxerweise besonders schweren Verläufe bei postexpositioneller Anwendung bis zum Alter von 14 Jahren kontraindiziert.

Die postexpositionelle *aktive Immunisierung* bei unvollständig geimpften Personen kann eine FSME nicht sicher verhindern. Im Falle einer möglichen Exposition (d. h. Zeckenstich in einem Risikogebiet) sollte bei bislang ungeimpften Personen die mögliche Inkubationszeit für eine FSME-Infektion von 4 Wochen nach Zeckenstich abgewartet werden. Danach kann bei bestehendem Impfwunsch eine aktive Immunisierung erfolgen, ohne dass eine Koinzidenz von Impfung und evtl. Ausbruch einer FSME riskiert wird. Ob bei einer vollständig grundimmunisierten Person und fälliger bzw. überfälliger Auffrischimpfung eine postexpositionelle Impfung stattfinden soll, muss im Einzelfall erwogen werden. Sie sollte möglichst binnen 48 Stunden nach Zeckenstich erfolgen.

Pocken

Die von der Bundesregierung zur Vorbereitung auf ein mögliches Wiederauftreten der Pocken entwickelte Impfstrategie basiert auf einem 3-Phasen-Modell:
- Phase 1: Es gibt weltweit noch keinen Pockenfall.
- Phase 2: Ein 1. Pockenfall ist außerhalb Deutschlands aufgetreten.
- Phase 3: In Deutschland sind 1 oder mehrere Pockenfälle aufgetreten.

Im Falle des Eintretens von Phase 3 werden in den betroffenen Regionen Inkubations- und Riegelungsimpfungen (d. h. von Kontaktpersonen zu Indexpatienten) durchgeführt. Diese werden vom Gesundheitsamt unter Einsatz stationärer oder mobiler Impfteams organisiert und durchgeführt. Eine kritische Wertung dieser Strategie wurde von der Kommission für Infektionen und Impffragen der Deutschen Akademie für Kinderheilkunde vorgenommen (DAKJ 2004).

Literatur

Arvin AM. Antiviral therapy for varicella and herpes zoster. Semin Pediatr Infect Dis 2002; 13: 12–21

Deutsche Akademie für Kinderheilkunde und Jugendmedizin (DAKJ). Kommission für Infektionskrankheiten und Impffragen. Pockenprävention. Monatsschr Kinderheilkd 2004; 152: 1363–1366

Fulginiti VA, Kempe CH. Measles exposure among vaccine recipients. Am J Dis Child 1963; 106: 450–461

Heininger U. Postexpositionsprophylaxe durch Impfungen. Kinder- u Jugendmed 2004; 4: 50–54

Heininger U, Loos K, Lorenz I et al. Compliance with recommended immunizations in adolescents. Eur J Pediatr 2006; 165: 671–676

Heininger U, Seward JF. Varicella. Lancet 2006; 368: 1365–1376

Juretzko P, von Kries R, Hermann M et al. Effectiveness of acellular pertussis vaccine assessed by hospital-based active surveillance in Germany. Clin Infect Dis 2002; 35: 162–167

Kalies H, Redel R, Varga R et al. Vaccination coverage in children can be estimated from health insurance data. BMC Public Health 2008; 8: 82

Laubereau B, Hermann M, Weil J, Schmitt HJ, von Kries R. Durchimpfungsraten bei Kindern in Deutschland 1999: Grundsätzliche Impfbereitschaft, aber Impfungen häufig zu spät und inkomplett. Monatsschr Kinderheilk 2001; 149: 367–373

Liese JG, Heininger U, Müller FM, Wirsing von König CH. Pertussis. In: Scholz H, Belohradsky B, Bialek R, Heininger U, Kreth W, Roos R, Hrsg. Deutsche Gesellschaft für Pädiatrische Infektiologie. Handbuch Infektionen bei Kindern und Jugendlichen. 5. Aufl. Stuttgart: Thieme; 2009: 411–416

Long AP, Sartwell PE. Tetanus in the US Army in World war II. Bull US Army Med Dept 1947; 7: 371–385

Mele A, Tancredi F, Romano L et al. Effectiveness of hepatitis B vaccination in babies born to hepatitis B surface antigen-positive mothers in Italy. J Infect Dis 2001; 184: 905–908

Sagliocca L, Amoroso P, Stroffolini T et al. Efficacy of hepatitis A vaccine in prevention of secondary hepatitis A infection: a randomised trial. Lancet 1999; 353: 1136–1139

Ständige Impfkommission am Robert Koch-Institut (STIKO). Mitteilung der Ständigen Impfkommission am Robert Koch-Institut. Masern: Zur Impfung bei Ausbruchsgeschehen – Fragen und Antworten. Epid Bull 2006; 29: 230–231

Ständige Impfkommission am Robert Koch-Institut (STIKO). Mitteilungen der Ständigen Impfkommission am Robert Koch-Institut: Empfehlungen der Ständigen Impfkommission am RKI 2010/Stand Juli 2010. Epid Bull 2010; 30: 279–298

Sugg WC, Finger JA, Levine RH et al. Field evaluation of live virus mumps vaccine. J Pediatr 1968; 72: 461–466

Zaia JA, Levin MJ, Preblud SR et al. Evaluation of varicella-zoster immune globulin: protection of immunosuppressed children after household exposure to varicella. J Infect Dis 1983; 147: 737–743

15 Zeitabstände und Kombination von Schutzimpfungen

U. Heininger u. H. Spiess

Eine häufige Frage in der täglichen Praxis der Impfberatung betrifft die Themen Zeitabstände zwischen Impfungen und Koadministration von verschiedenen Impfstoffen. Fragen zu Zeitabständen betreffen sowohl die Minimalabstände zwischen Impfungen mit dem *gleichen* Impfstoff wie auch Minimalabstände zwischen Impfungen mit *unterschiedlichen* Impfstoffen.

Grundsätzlich gilt, dass es keine *Maximalabstände* gibt: Jede dokumentierte Impfung zählt (STIKO 2010). Bei einer begonnenen, aber nicht abgeschlossenen Grundimmunisierung ist es deshalb *nicht* nötig, mit der Grundimmunisierung erneut zu beginnen, auch wenn die letzte Impfung Jahre oder Jahrzehnte zurückliegt.

Zeitabstände zwischen Impfungen mit dem gleichen Impfstoff

Inaktivierte Impfstoffe

Der Minimalabstand zwischen den Impfungen einer Impfserie sollte sich an den Vorgaben der jeweiligen Fachinformationen orientieren und beträgt im Allgemeinen mindestens 4 Wochen. Ausnahmen dazu sind in sogenannten „Schnellimmunisierungsschemata" festgelegt, wie es sie beispielsweise für FSME- und Tollwutimpfstoffe gibt.

Voraussetzung für die Gabe der nächsten Dosis einer Impfserie im Rahmen der Grundimmunisierung ist, dass eventuelle Impfreaktionen der vorangegangenen Impfdosis abgeklungen sind. Bei anderen signifikanten unerwünschten Ereignissen nach der vorangegangenen Impfdosis sollte deren Ätiologie geklärt sein bzw. das Ereignis keine Kontraindikation für die nächste Impfdosis darstellen.

Zwischen der letzten und vorletzten Impfung einer Grundimmunisierung sollten im Allgemeinen mindestens (4–)6 Monate Abstand liegen, um aus immunologischen Gründen den optimalen Impfschutz zu erzielen: die Reifung der Immunantwort beinhaltet die Selektion der hoch aviden immunkompetenten Effektorzellen, insbesondere B-Lymphozyten. Dieser Reifungsprozess findet dann statt, wenn nach den ersten 1–2 Impfdosen in relativ kurzem Abstand die letzte Dosis zeitlich deutlich von der vorletzten Dosis distanziert ist. In diesen Monaten findet durch Apoptoseprozesse der Abbau der weniger gut bindenden geprägten B-Lymphozyten statt.

Lebendimpfstoffe

Bei der Impfung gegen Masern, Mumps, Röteln und Varizellen werden für den optimalen Schutz jeweils 2 Impfdosen empfohlen. Der Minimalabstand von Dosis zu Dosis beträgt hierbei 4 Wochen. Bei einem kürzeren Abstand besteht die Gefahr, dass die durch die vorangegangene Impfung mit vermehrungsfähigen Impfviren induzierte unspezifische Immunreaktion – insbesondere die Induktion von Interferon – mit der Replikation der attenuierten Impfviren der nachfolgenden Impfung interferiert (Verstraeten et al. 2003).

Die mit jeweils 1-tägigem Abstand durchgeführte 3-malige Impfung mit abgeschwächten lebenden Salmonella-typhi-Bakterien ist als 1 Impfung zu verstehen.

Zeitabstände zwischen Impfungen mit unterschiedlichen Impfstoffen

Inaktivierte Impfstoffe

Grundsätzlich gilt, dass zwischen Impfungen mit unterschiedlichen inaktivierten Impfstoffen keine bestimmten Zeitabstände einzuhalten sind. Auch für Lebendimpfstoffe nach inaktivierten Impfstoffen und umgekehrt sind keine Mindestabstände erforderlich. Wenn nicht ohnehin zeitgleich geimpft werden kann, empfiehlt es sich bei zeitlich gestaffelten Impfungen die nachfolgende Impfung außerhalb des Zeitfensters zu verabreichen, in dem mit größter Wahrscheinlichkeit das Auftreten einer Nebenwirkung durch die vorausgegangene Impfung zu erwarten ist. Bei inaktivierten Impfstoffen sind dies i.d.R. die ersten 72 Stunden, bei

Lebendimpfstoffen liegt es zwischen Tag 5 und 14 (Knuf et al. 2006).

In den seltenen Fällen einer schweren Reaktion auf eine Impfung, z. B. einer anaphylaktischen Reaktion, sollten die möglichen Ursachen vor einer weiteren Impfung abgeklärt sein.

Lebendimpfstoffe

Wenn eine Masern-Mumps-Röteln-Impfung separat von der Varizellenimpfung verabreicht wird, so muss ein Mindestabstand von 4 Wochen zwischen den beiden Impfungen eingehalten werden. Auch für andere Kombinationen von Lebendimpfstoffen gilt ein Mindestabstand von 4 Wochen, wenn sie nicht gleichzeitig verabreicht werden können. Kein Abstand ist dagegen erforderlich zu Impfungen mit abgeschwächten vermehrungsfähigen Salmonella-typhi-Bakterien (z. B. Typhoral L).

Koadministration von Impfstoffen

Wenn irgend möglich, sollten – falls erforderlich – unterschiedliche Impfungen gleichzeitig erfolgen. Dies gilt sowohl für inaktiverte Impfstoffe wie für Lebendimpfstoffe. Die Multipotenz des Immunsystems bzw. die hohe Spezifität der immunkompetenten Zellen für individuelle Antigene erlaubt im Allgemeinen die gleichzeitige und gleichwertige Stimulation einer Immunantwort durch zahlreiche verschiedene Antigene. Die zu Beginn der Immunantwort gebildeten unspezifischen, die Immunantwort verstärkenden Lymphokine wirken bei Mehrfachimpfungen oftmals auch additiv – was dazu geführt hat, dass der Gehalt bestimmter Antigene in manchen Kombinationsimpfstoffen geringer ist als in den entsprechenden Einzelimpfstoffen (z. B. DTPa-IPV-HBV/Hib). Die gelegentlich geäußerte Sorge vor einer Überlastung des Immunsystems durch Mehrfachimpfungen ist wissenschaftlich unbegründet (Offit et al. 2002).

Durch den gezielten Einsatz von Kombinationsimpfstoffen und die Koadministration verschiedener indizierter Impfstoffe lässt sich die Anzahl der notwendigen Injektionen und die Zahl der erforderlichen Impftermine deutlich reduzieren. Damit können die empfohlenen Impfungen für Säuglinge und Kleinkinder zeitgerecht zum Abschluss gebracht werden. Es ist eine allgemeine und durch Studien untermauerte Erfahrung, dass Impfungen, die verspätet begonnen werden, auch verspätet komplettiert werden (Laubereau et al. 2001).

Es wurde beobachtet, dass gelegentlich immunologische Interferenzen bei der Koadministration von verschiedenen Impfantigenen zu einer Reduktion der messbaren humoralen Immunantwort (mittlere Antikörperwerte, weniger aber Serokonversionsraten) führen können (Dagan et al. 1998). Auch wenn die klinische Bedeutung dieser Beobachtungen vermutlich gering ist, so wird doch von Zulassungsbehörden heute der Nachweis der Unbedenklichkeit der Koadministration bei der Zulassung von neuen Impfstoffen eingefordert. Entsprechende Studienergebnisse finden sich dann mit Vermerken wie z. B. „Koadministration mit Impfstoff X hat zu keiner messbaren Reduktion der Immunantwort geführt" oder „Die Koadministration mit Impfungen gegen Y und Z wurde bislang nicht ausreichend untersucht", was zwar eine gewisse Einschränkung, aber formal keine Kontraindikation für die Koadministration trotz fehlender Daten darstellt.

Zeitabstände zwischen Impfungen und der Gabe von Immunglobulinen

Zwischen der Gabe von Immunglobulinen und der nachfolgenden Impfung mit *inaktivierten* Impfstoffen sind keine Zeitabstände zu beachten. Sie können vielmehr auch gleichzeitig gegeben werden, ohne dass der Impferfolg darunter in nennenswertem Maße beeinträchtigt wäre. Typische Beispiele hierfür sind die simultane aktive und passive Immunisierung gegen Tetanus, Tollwut oder Hepatitis B.

Im Gegensatz dazu sollen Impfungen mit attenuierten Lebendimpfstoffen – in Abhängigkeit von der Art und Dosis des verwendeten Immunglobulins – frühestens 3–12 Monate nach der Gabe von Immunglobulinen erfolgen. Ebenso sollen Immunglobuline ohne dringende Indikation nicht in den ersten 10(–14) Tagen nach einer Impfung mit attenuierten Lebendimpfstoffen gegeben werden. Falls dies unvermeidbar ist, sollte die Impfung mit entsprechendem Abstand wiederholt werden. Nur so kann sicher ausgeschlossen werden, dass Impferreger durch Immunglobuline neutralisiert werden und somit die den Schutz induzierende Replikation insuffizient bleibt.

Auch bezüglich der Abstände zwischen spezifischen Immunglobulin-Gaben (wie z. B. gegen Tollwut) und dem empfohlenen Mindestabstand sind die jeweiligen Fachinformationen zu konsultieren. Das häufig bei Säuglingen mit Risikofaktoren zur Prophylaxe von RSV-Infektionen angewendete Produkt Palivizumab (Synagis) enthält Antikörper, die spezifisch für das RSV (Respiratory-syncytial-Virus) sind. Daher ist nicht mit einem negativen Einfluss auf die Immunantwort durch aktive Immunisierungen im zeitlichen Zusammenhang zur Gabe von Palivizumab zu rechnen.

Literatur

Dagan R, Eskola J, Leclerc C et al. Reduced response to multiple vaccines sharing common protein epitopes that are administered simultaneously to infants. Infect Immun 1998; 66: 2093–2098

Knuf M, Habermehl P, Zepp F et al. Immunogenicity and safety of two doses of tetravalent measles-mumps-rubella-varicella vaccine in healthy children. Pediatr Infect Dis J 2006; 25: 12–28

Laubereau B, Hermann M, Weil J, Schmitt HJ, von Kries R. Durchimpfungsraten bei Kindern in Deutschland 1999: Grundsätzliche Impfbereitschaft, aber Impfungen häufig zu spät und inkomplett. Monatsschr Kinderheilkd 2001; 149: 367–373

Offit PA, Quarles J, Gerber MA et al. Addressing parents' concerns: do multiple vaccines overwhelm or weaken the infant's immune system? Pediatrics 2002; 109: 124–129

Ständige Impfkommission am Robert Koch-Institut (STIKO). Mitteilungen der Ständigen Impfkommission am Robert Koch-Institut: Empfehlungen der Ständigen Impfkommission am RKI 2010/Stand Juli 2010. Epid Bull 2010; 30: 279–298

Verstraeten T, Juman AO, Mullooly et al. A retrospective cohort study of the association of varicella vaccine failure with asthma, steroid use, age at vaccination, and measles-mumps-rubella vaccination. Pediatrics 2003; 112: e98–e103

16 Akzeptanz von Schutzimpfungen

F. Hofmann

Da in Deutschland keine Impfpflicht besteht (außer indirekt bei Beschäftigten im Gesundheitsdienst in einigen Bundesländern), ist die Akzeptanz von Impfungen weitgehend von einer adäquaten Informationspolitik abhängig. Besonders gefragt sind hier
- der Öffentliche Gesundheitsdienst,
- die Bundeszentrale für gesundheitliche Aufklärung,
- die niedergelassenen Ärzte sowie nicht zuletzt
- die Betriebsärzte, die – abgesehen von den Pädiatern bei den U-Untersuchungen – die einzigen Mediziner sind, die regelmäßig auch von gesunden Personen aufgesucht werden.

Während der 1980er-Jahre betrug die mittlere Impfrate bei Röteln, Masern und Mumps nur bis zu 58 % (Enders 1987). Berechnet wurden diese Werte aus der Gesamtzahl der verkauften Impfdosen. Im Jahre 2000 lag die Quote bei Kindergartenkindern in Schleswig-Holstein bei 84,8 % (mindestens 1 Impfung) bzw. bei 14 % (2 MMR-Impfungen), 2009 jedoch schon bei 94 % bzw. 82,5 % (RKI 2011).

Im Fall der Diphtherie reichte der genannte Umsatz noch nicht einmal aus, um die vollständige 3- bzw. 4-zeitige Grundimmunisierung der Säuglinge und Kleinkinder zu garantieren – von den Erwachsenen ganz zu schweigen (Hofmann et al. 1987). Wie schlecht der Diphtherieschutz vor allem bei den 18- bis 40-Jährigen ist, konnten Pilars de Pilar und Spiess 1989 nachweisen, wobei sie zu Immunitätsraten unter 80 % kamen. Diese Situation hatte sich bis Ende der 1990er-Jahre nicht wesentlich geändert, wie eine erneute Untersuchung in Freiburg gezeigt hat, nach der offensichtlich nur noch 1 Drittel der deutschen Bevölkerung über eine ausreichende antitoxische Immunität verfügt (Hasselhorn et al. 1997). Auch hier ist die Situation mit 96,0 % (im Jahre 2000) bzw. 96,1 % (im Jahre 2009) – wiederum gemessen an den Daten aus Schleswig-Holstein – wesentlich besser, wenngleich bei älteren Kindern noch häufig ein inkompletter Impfstatus zu erheben war (Laubereau et al. 2001). Anders – wenngleich nicht so düster wie noch vor 20 Jahren – sah es bei berufstätigen Erwachsenen wiederum in Schleswig-Holstein im Jahre 2003 aus, wo bei den 20- bis 29-Jährigen immerhin 60 % einen aktuellen Diphtherieimpfschutz aufwiesen, der allerdings bei den 50- bis 59-Jährigen auch nur bei 40 % gegeben war (Bader u. Egler 2004). Insgesamt waren 52 % der 5227 in die Untersuchung einbezogenen Männer und 66,2 % der 6033 Frauen so gegen Diphtherie geimpft, dass ein aktueller Schutz gegeben war.

Die Impfungen gegen Masern, Mumps und Röteln stellen natürlich nur einen Teil der Durchimpfungsrealität in Deutschland dar. Sie sind aber dennoch als einigermaßen repräsentativ auch für andere Immunisierungsmaßnahmen zu betrachten, da die (recht guten) Durchimpfungsraten gegen Polio und Tetanus (bei Kindern und Jugendlichen) denen gegen Masern, Mumps und Röteln ähneln und die Impfungen gegen Diphtherie (bei Erwachsenen) das andere Extrem, nämlich die Impflücken in diesem Lebensalter, repräsentieren. Daten über die erst vor wenigen Jahren empfohlene Pertussis-Erwachsenenimpfung liegen derzeit noch nicht vor. Die ebenfalls vor noch nicht allzu langer Zeit (2007) eingeführte HPV-Impfung für Mädchen im Alter von 12–17 Jahren erfreut sich noch nicht einer allzu großen Akzeptanz. Erste Daten (berechnet nach verkauften Impfstoffdosen) deuten darauf hin, dass aktuell nur rund 1 Drittel der Berechtigten eine vollständige Impfung gegen Gebärmutterhalskrebs (so heißt die Impfung offiziell) erhalten hat.

Zur Akzeptanz von Impfungen bei verschiedenen Bevölkerungsgruppen liegen nur wenige Untersuchungen aus den 1990er-Jahren vor, während die Literatur zum Thema „Ärzte und Impfungen" bzw. „Hebammen und Impfungen" neueren Datums ist. Studien aus anderen Ländern, von denen es durchaus einige gibt, helfen bei der Beurteilung der Situation nicht weiter, da die Akzeptanz von Impfungen eine sehr national geprägte Einstellung der jeweiligen Bevölkerung zu sein scheint.

Impfakzeptanz bei Schülern und Auszubildenden

Im Rahmen von groß angelegten eigenen Untersuchungen wurden bei mehr als 600 Schülern die Durchimpfungsraten in 4 Bundesländern untersucht und detaillierte Fragen zur Impfmotivation gestellt (Studte et al. 1992a u. 1992b). Die Akzeptanz der *Tetanusimpfung* lag dabei – je nach Schultyp – zwischen 60 und 80%, wobei die Durchimpfungsraten (letzter „Booster" vor mehr als 10 Jahren) regelmäßig niedriger waren. Bei der *Diphtherieimpfung* waren die Verhältnisse genau umgekehrt. Nur 20–25% der Schüler hielten diese Vakzination für sinnvoll, etwa 40% waren revakziniert. Dies war im Wesentlichen auf die Verwendung einer Tetanus-Diphtherie-Kombinationsvakzine zurückzuführen. Im Falle der *Masern*- und der *Mumpsimpfung* waren nicht nur Durchimpfungsraten, sondern auch die Akzeptanzquoten sehr schlecht (je nach Schultyp: Masern 25–29% Akzeptanz, 37–41% geimpft; Mumps 22–29% Akzeptanz, 36–44% geimpft), während die Polioimpfung die einzige Maßnahme darstellte, die bei etwa 85% auf positive Resonanz stieß.

Die Befragung von Schülern zum Thema Impfen zeigte, neben z.T. erheblichen Informationsdefiziten, auch eine relativ hohe Indifferenz gegenüber dem eigenen Impfschutz. Aufgrund der Unterschiede zwischen den Meinungen zum Impfen und dem tatsächlichen Impfstatus sieht man sich zunächst mit dem allgemein bekannten Phänomen konfrontiert, dass gesundheitsbezogene Einstellungen, die man über Fragebogenerhebungen zu erfassen versucht, nur bedingt Aufschluss über das dann tatsächlich praktizierte Verhalten geben. Die distanzierte bis ablehnende Haltung gegenüber bestimmten Impfungen rührt sicherlich zu einem großen Teil daher, dass man die statistische Wahrscheinlichkeit des eigenen Betroffenseins gegen Null veranschlagt und von daher keine Notwendigkeit sieht, für diesen Eventualfall einen Schutz zu suchen.

Bevölkerungsumfrage

Eine Bevölkerungsumfrage, in deren Rahmen Fragen zur Impfproblematik überhaupt und (anhand der Impfdokumente) zum Impfstatus gestellt wurden, ergab je nach Altersgruppe verschiedene Durchimpfungsraten von 81–93% bei der Tetanusimpfung. Dagegen hatten von den über 20-Jährigen nur 30% im Zeitraum der letzten 10 Jahre eine Diphtherieimpfung erhalten – eine Rate, die schon bei den 30- bis 39-Jährigen auf unter 20% sank. Ähnlich sah die Lage bei den Polioimpfungen aus, wo bei den unter 20-Jährigen noch 88% innerhalb der letzten Jahre einen „Booster" erhalten hatten, während die Werte bei den über 40-Jährigen schließlich auf unter 30% sanken (Hofmann et al. 1994).

Ärzteumfragen

Eine 2004 publizierte Umfrage bei 500 Allgemein- und Kinderärzten mit und ohne Zusatzbezeichnung Homöopathie (Lehrke et al. 2004) zeigt, dass Homöopathen bis auf die Tetanuseinzelimpfung alle erfragten Impfungen deutlich seltener anwenden. Eine Faktorenanalyse ergab, dass die derzeitigen Vakzinen in 4 verschiedene Gruppen eingeteilt werden können, und zwar in

- Schutzimpfungen gegen „klassische Kinderkrankheiten" (Masern, Mumps, Röteln, Pertussis, Varizellen),
- Schutzimpfungen, die Risikogruppen vorbehalten sind oder waren (Hepatitis A und B, Influenza, FSME, Hib),
- unwirksame Impfungen (BCG),
- Schutzimpfungen gegen seltene, aber oft tödlich verlaufende Erkrankungen wie Tetanus, Diphtherie und Poliomyelitis.

Impfungen der letzten Gruppe werden durch Homöopathen wie Nichthomöopathen akzeptiert, während Impfungen der anderen 3 Gruppen von Homöopathen mit einer ausgeprägten Zurückhaltung betrachtet werden. Die Untersuchung zeigt, dass es sich lohnt, Ärztegruppen, bei denen vermutet wird, dass sie Impfungen gegenüber kritisch eingestellt sind, zu befragen, um auf diese Basis zu versuchen, Änderungen im Verhalten bei bestimmten Impfmaßnahmen herbeizuführen.

Einen wichtigen Stellenwert bei der Akzeptanz von Impfungen haben auch die Betriebsärzte. Nur wenn sie, die i.d.R. gesunde Mitarbeiter arbeitsmedizinisch betreuen, auch ein breites Impfangebot machen, kann die Durchimpfungsrate bei der arbeitenden Bevölkerung angehoben werden. Zu diesem Thema wurde 2006 eine Erhebung bei den Betriebsärzten in bundesdeutschen Krankenhäusern mit mehr als 500 Betten durchgeführt (unveröffentlichte Ergebnisse). Wie man Tab. 16.1 entnehmen kann, ist hier das Angebot gegenüber einer 20 Jahre zuvor vorgenommenen Untersuchung am selben Kollektiv stark verbessert worden.

Tabelle 16.1 Impfangebot von Betriebsärzten in 119 (1986) bzw. 167 (2006) deutschen Großkrankenhäusern mit > 500 Betten (1986: Hofmann et al. 1986).

Art der Impfung	1986		2006	
	N	%	N	%
Hepatitis B	114	95,8	162	97,0
Grippe	42	35,3	147	88,0
Tetanus	38	31,9	103	61,7
Röteln	24	20,2	96	57,5
BCG	20	16,8	4	2,4
Polio	8	6,7	86	51,5
Mumps	3	2,5	101	60,5
Tollwut	3	2,5	25	15,0
Masern	2	1,7	103	61,7
FSME	2	1,7	28	16,8
Cholera	1	0,8	6	3,6
Gelbfieber			6	3,6
Hepatitis A			158	94,6
Meningokokken			19	11,4
Pertussis			83	49,7
Pneumokokken			28	16,8
Typhus			24	14,4
Varizellen			87	52,1
Diphtherie			35	21,0

Akzeptanz von Impfungen bei Hebammen

Im Rahmen einer Studie zur Akzeptanz von Impfungen bei Hebammen wurden sowohl die Durchimpfungsraten als auch die Meinungen zum Impfen bei Angehörigen dieser Berufsgruppe erfragt. Dies erscheint vor allem deshalb interessant, weil Hebammen auch einen Einfluss auf die späteren Durchimpfungsraten bei den betreuten Neugeborenen haben. Wie Tab. 16.2 zeigt, hing die Akzeptanz u. a. auch vom eigenen Impfstatus der Hebammen ab. Hebammen ohne Impfschutz gegen die jeweilige Erkrankung waren gegenüber dem Impfen wesentlich skeptischer eingestellt als solche mit Impfschutz gegen die jeweilige Erkrankung, wenngleich auch bei dieser Gruppe die Impfakzeptanz sehr zu wünschen übrig ließ (RKI 2008).

Verbesserung der Impfmotivation

- *Aufklärung:* Die Ergebnisse der Untersuchungen zeigen, dass die Aufklärung auf allen Ebenen intensiviert werden muss. Dies beginnt in der Schule, wo viel zu wenig über Impfungen informiert wird (Pott 1992) – und erstaunliche Erfolge bei der Verbesserung der Impfraten zu erzielen sind, wenn man sich intensiv um die Schüler bemüht (Roggendorf et al. 2010) –, und setzt sich bei den Medizinstudenten fort, die ebendeshalb – so das Ergebnis verschiedener Untersuchungen – häufig auch viel zu schlecht über Impfindikationen informiert sind. Hier sollten auch die Angebote der Bundeszentrale für Gesundheitliche Aufklärung, des Paul Ehrlich-Instituts und des Robert Koch-Instituts besser genutzt werden als bisher.

Tabelle 16.2 Befürwortung der Impfungen gegen verschiedene Krankheiten für Kinder < 2 J. in Abhängigkeit vom Impfstatus der Hebammen (n = 549). In Klammern: prozentualer Anteil der Impfbefürworter. Verändert nach RKI 2008.

Befürwortung einer Impfung gegen	Hebammen mit Impfschutz gegen jeweilige Erkrankung	Hebammen ohne Impfschutz gegen jeweilige Erkrankung
Tetanus	314 (80 %)	49 (54 %)
Diphtherie	196 (84 %)	69 (51 %)
Pertussis	84 (87 %)	89 (49 %)
Hepatitis B	35 (11 %)	1 (1 %)

- *Impfpolitik:* Was die zukünftige Impfpolitik angeht, so bedarf es allerdings zunächst einer gesundheitspolitischen Entscheidung, die sicherstellt, dass z. B. im Rahmen von Screening-Untersuchungen auch weiterhin verlässliche Daten zum Impfschutz von Kindern und Jugendlichen erfasst werden. Des Weiteren wäre die im IfSG vorgeschriebene Überprüfung des Impfstatus bei der Untersuchung vor Kindergarten und Einschulung überall umzusetzen. Eine obligatorische ärztliche Untersuchung vor allem während der Altersspanne, in der die Jugend „am gesündesten" ist, würde erlauben, vor Eintritt in die Berufsausbildung den Impfstatus zu erfassen und ggf. zu verbessern. Hierbei ist auch an die Jugendarbeitsschutzuntersuchungen zu erinnern, die allerdings nicht den qualitativen Ansprüchen genügen, die das Gesetz an sie stellt – und häufig ganz entfallen. Auch bei Aufnahme eines Hochschulstudiums wäre nochmals eine Überprüfung sinnvoll – nicht nur bei Medizinstudenten.
- *Impfgegner:* Bei allen Aufklärungskampagnen muss auch die Gruppe der Impfgegner und Impfskeptiker ins Kalkül gezogen werden (Stück 1992, Meyer u. Reiter 2004, Schmitt 2004), die aus den verschiedensten, häufig rational nicht nachvollziehbaren Gründen Front gegen fast alle derzeit möglichen Impfungen machen. Da es sich hierbei in erster Linie um Ärzte und Angehörige der Krankenpflegeberufe handelt, sollte die Schulung im Zuge des Medizinstudiums, am besten durch die schon seit vielen Jahren geforderte flächendeckende Wiedereinführung des Impfkurses, sowie im Rahmen der Ausbildung von Schülern der medizinischen Fachberufe stattfinden (Studte et al. 1992).

Literatur

Bader HM, Egler P. Initiativen zur Steigerung der Impfbereitschaft in Schleswig-Holstein – Impfschutz bei Erwachsenen in der Arbeitswelt 2003. Bundesgesundheitsbl Gesundheitsforsch Gesundheitsschutz 2004; 47: 1204–1215

Enders G. Stand der Masern-, Mumps- und Rötelnschutzimpfung in der Bundesrepublik. Öff Gesundh Wes 1987; 49: 418–425

Hasselhorn HM, Nübling M, Tiller FW, Hofmann F. Diphtherie-Auffrischimpfung bei Erwachsenen. Dtsch med Wschr 1997; 122: 281–286

Hofmann F, Schuh F, Michaelis M, Stößel U: Zur Akzeptanz von Schutzimpfungen bei Ärzten und bei der Allgemeinbevölkerung, Gesundh.wes. 56, 371–376 (1994)

Hofmann F, Stößel U, Muschler-Kehl D. Zur Lage der Arbeitsmedizin im Gesundheitswesen, Arbeitsmed Sozialmed Präventivmed 1986; 21: 76–78

Hofmann F, von Heyden U, Stößel U. Gesundheitliche Prävention durch Schutzimpfungen. Ergebnisse einer Fragebogenerhebung an Beschäftigten des Universitätsklinikums Freiburg. In: Laaser U, Sassen G, Murza G, Sabo P, Hrsg. Prävention und Gesundheitserziehung. Berlin: Springer; 1987: 298–307

Laubereau B, Hermann M, Weil J, Schmitt HJ, von Kries R. Durchimpfungsraten bei Kindern in Deutschland 1999 – Grundsätzliche Impfbereitschaft, aber Impfungen häufig zu spät und inkomplett. Monatsschr Kinderheilk 2001; 4: 367–372

Lehrke P, Nübling M, Hofmann F, Stößel U. Impfverhalten und Impfeinstellungen bei Ärzten mit und ohne Zusatzbezeichnung Homöopathie. Monatsschr Kinderheilk 2004; 7: 751–757

Meyer C, Reiter S. Impfgegner und Impfskeptiker – Geschichte, Hintergründe, Thesen, Umgang. Bundesgesundheitsbl Gesundheitsforsch Gesundheitsschutz 2004; 47: 1182–1188

Pilars de Pilar CE, Spiess H.: Auffrischimpfungen gegen Diphtherie und Tetanus, in: Neue Schutzimpfungen – Impfempfehlungen, Aufklärung, Widerstände, Hrg. Spiess H, Maass G, Dt. Grünes Kreuz 1992, S. 179–188

Pott E. Akzeptanz und Motivation zu Schutzimpfungen. Kann mit öffentlichen Kampagnen die Impfbereitschaft gefördert werden? In: Spiess H, Maass G. Schutzimpfungen. Marburg: Medizinische Verlagsges; 1992

Robert Koch-Institut (RKI). Impfstatus sowie Einstellung und Verhalten von Hebammen zu Impfungen – Ergebnisse einer Querschnittsstudie. Epid Bull 2008; 21: 163–169

Robert Koch-Institut (RKI). Zum Impfschutz bei Aufnahme in den Kindergarten in Schleswig-Holstein im Jahr 2009: Auswertung der anonymen ärztlichen Bescheinigungen nach KiTaVO. Epid Bull 2011; 7: 49–53

Roggendorf H, Freynik P, Hofmann F. Erfolgreiche Strategie zur Verbesserung der Impfraten bei Jugendlichen Gesundheitswes 2010

Schmitt HJ. Impfgegner-Argumente. Med Welt 2004; 6: 170–174

Stück E. Impfgegner: Kritische Würdigung. In: Spiess H, Maass G. Schutzimpfungen. Marburg: Medizinische Verlagsges; 1992

Studte H, Hofmann F, Stößel U, Strohhäker H, Koessler H. Die Rolle der Schule beim Impf- und Infektionsschutz. Kinderärztl Prax 1992; 60: 87–93

Studte H, Hofmann F, Stößel U. Zur Situation präventivmedizinischer Untersuchungen nach dem Jugendarbeitsschutzgesetz. Öff Gesundh Wes 1992; 113–117

17 Staat und Impfungen

S. Reiter

Impfungen dienen nicht nur dem individuellen Schutz vor übertragbaren Erkrankungen, sondern haben auch einen hohen gesellschaftlichen Wert. Lassen sich viele Personen gegen Krankheitserreger impfen, die von Mensch zu Mensch übertragen werden, so führt dies bei vielen Impfungen zur sogenannten Herdenimmunität. Dadurch werden auch Personen indirekt geschützt, die selbst nicht geimpft werden (können). Mit der Entwicklung von Impfstoffen und deren breiten Anwendung gelang es, Krankheitsfälle einer Reihe von Infektionskrankheiten weltweit erheblich zu reduzieren bzw., wie die Pocken, zu eradizieren bzw. regional zu eliminieren.

Die Prävention von Infektionskrankheiten durch Schutzimpfungen und das Erreichen eines umfassenden Bevölkerungsschutzes liegen in staatlichem Interesse und sind eine gesamtgesellschaftliche Aufgabe. Zu ihrer Bewältigung muss die Gesundheitspolitik die gesetzlichen, finanziellen und organisatorischen Rahmenbedingungen schaffen und sich aktiv für einen umfassenden Impfschutz einsetzen.

Rechtliche Rahmenbedingungen

Die wesentlichen rechtlichen Bestimmungen für die Entwicklung, Herstellung und Zulassung von Impfstoffen, die Durchführung von Schutzimpfungen, die Überwachung der Impfquoten und eventueller Impfnebenwirkungen werden in Deutschland durch das Arzneimittelgesetz (AMG), das Infektionsschutzgesetz (IfSG), das SGB V, die Leistungsverträge der Kassenärztlichen Vereinigungen (KVen) mit den Krankenkassen und im Bereich des Arbeitsschutzes durch die Verordnung zur arbeitsmedizinischen Vorsorge (ArbMedVV) sowie berufsgenossenschaftliche Grundsätze geregelt (Kap. 12).

In Deutschland besteht keine gesetzliche Impfpflicht. Das 2001 in Kraft getretene IfSG sieht dagegen die Stärkung der Eigenverantwortung des Einzelnen durch vermehrte Aufklärung über den Nutzen und die Notwendigkeit von Impfungen vor und betont die dafür notwendige Zusammenarbeit von Behörden des Bundes, der Länder und Kommunen und der Ärzte (IfSG §1 Abs. 2).

In §3 IfSG wird die Aufklärung der Allgemeinheit über die Gefahren übertragbarer Krankheiten und die Möglichkeiten zu deren Verhütung als eine *öffentliche Aufgabe* definiert. Damit wird die große Verantwortung des öffentlichen Gesundheitsdienstes (ÖGD) auf Bundes- und Länderebene auf dem Gebiet der Schutzimpfungen unterstrichen. In der amtlichen Begründung zu diesem Paragrafen wird ausdrücklich darauf hingewiesen, dass die Aufklärung auch die Entwicklung von wirksamen Präventionsstrategien und deren Evaluation beinhalten (Bales et al. 2003). Der ÖGD kann und soll durch entsprechende Maßnahmen der Aufklärung (§3 IfSG) und der Überwachung von Impfquoten (§34 IfSG) die Umsetzung eines Impfprogramms unterstützen und übernimmt subsidiär bei Bedarf auch Impfleistungen. Die obersten Landesgesundheitsbehörden können bestimmen, gegen welche Krankheiten die Gesundheitsämter unentgeltlich Schutzimpfungen oder andere Maßnahmen der spezifischen Prophylaxe durchführen (IfSG §20 Abs. 5). Mit diesen öffentlichen Impfangeboten können gezielt Impflücken geschlossen oder bei Krankheitsausbrüchen Riegelungsimpfungen durchgeführt werden. Das IfSG misst insbesondere der Prävention von Infektionskrankheiten in Gemeinschaftseinrichtungen wie Schulen und Kindergärten eine große Bedeutung bei (§34 Abs. 10 IfSG). Gesundheitsämter und Gemeinschaftseinrichtungen sollen dort über einen vollständigen und altersgemäßen Impfschutz aufklären. In den Gesundheitsdienstgesetzen der Länder ist – mit Ausnahme von Bayern – Impfprävention als explizite Aufgabe der Gesundheitsämter definiert. Die gesetzlichen Bestimmungen weisen jedoch große Unterschiede hinsichtlich der Konkretisierung und Verbindlichkeit dieser Aufgabenstellung auf. Dies trifft auch für die Surveillance von Impfquoten und die konkrete Durchführung von Impfmaßnahmen in den Bundesländern zu (Schaade et al. 2009). Die Zusammenarbeit zwischen ÖGD und Krankenkassen bei der Förderung von Schutzimpfungen ist in §20d Abs. 3 des SGB V (Sozialgesetzbuch V) geregelt. Zur Durchführung von Maßnahmen und zur Erstattung der Sachkosten des ÖGD sollen die Krankenkassen Verträge mit dem ÖGD schließen.

Die rechtliche Bedeutung der Empfehlungen der Ständigen Impfkommission

Die *Ständige Impfkommission am Robert Koch-Institut* (STIKO) ist ein seit 1972 bestehendes Expertengremium mit Vertretern verschiedener Disziplinen der medizinischen Wissenschaft und Forschung, der niedergelassenen Ärzteschaft und des ÖGD, die umfangreiche Erfahrungen auf dem Gebiet der Schutzimpfungen aufweisen. Aufgabe der STIKO ist es, Empfehlungen zur Durchführung von Schutzimpfungen und anderen Maßnahmen der spezifischen Prophylaxe von Infektionskrankheiten zu geben. Die Empfehlungen der STIKO gelten nach einem Urteil des Bundesgerichtshofs als medizinischer Standard (BGH, Urteil v. 15.02.2000, VI ZR 48/99, OLG Karlsruhe LG Offenburg) und werden von den Ländern und der Ärzteschaft als Leitlinien breit akzeptiert. Aufgrund der großen Bedeutung der STIKO wurden deren Rolle und Aufgaben im Infektionsschutzgesetz gesetzlich verankert (IfSG § 20 Abs. 2).

Die fachlichen Empfehlungen der STIKO haben keine unmittelbare rechtliche Verbindlichkeit. Impfungen mit besonderer Bedeutung für die Gesundheit der Bevölkerung sollen jedoch auf der Grundlage der Empfehlungen der STIKO von den obersten Landesgesundheitsbehörden *öffentlich empfohlen* werden (IfSG § 20 Abs. 3). Damit soll die Bedeutung der Impfung als Gesundheitsvorsorgeleistung vonseiten des Staates herausgestrichen und die Akzeptanz von Impfungen gefördert werden. Die Öffentliche Empfehlung soll dabei über eine bloße Information hinausgehen und konkreten Einfluss auf die Willensbildung des Einzelnen und der Allgemeinheit nehmen (Bales et al. 2003).

Die öffentlichen Empfehlungen der Landesgesundheitsbehörden bilden die Grundlage für die „Versorgung bei Impfschaden und bei Gesundheitsschäden durch andere Maßnahmen der spezifischen Prophylaxe" (IfSG §§ 60–64). Das öffentliche Interesse an Schutzimpfungen hat dazu geführt, dass diese Präventivmaßnahme seit 1961 den einzigen Bereich in der medizinischen Versorgung darstellt, für den es im Schadensfall eine staatliche Entschädigung gibt (s. Kap. 7).

In den meisten Bundesländern werden gegenwärtig die jeweils aktuellen STIKO-Empfehlungen automatisch übernommen, sodass eine Anpassung der Landesempfehlung bei Änderungen der STIKO-Empfehlungen nicht notwendig ist. Die Abweichungen von den STIKO-Empfehlungen in einigen Bundesländern sind meist nur gering und berücksichtigen eher versorgungsrechtliche als fachliche Aspekte. Nur in Sachsen existiert eine eigene Impfkommission (Sächsische Impfkommission, SIKO) mit detaillierten Impfempfehlungen, die teilweise über die aktuellen Empfehlungen der STIKO hinausgehen. Die abweichenden Impfempfehlungen in manchen Bundesländern haben keinen Einfluss auf die Kostenübernahme durch die gesetzlichen Krankenversicherungen; sie haben jedoch einen Einfluss auf Erstattungsleistungen im Impfschadensfall.

Die Empfehlungen der STIKO sind gemäß § 20d Abs. 1 SGB V seit dem 01.04.2007 zudem die Grundlage für die Richtlinien des Gemeinsamen Bundesausschusses (G-BA). Dieser bestimmt die Einzelheiten zu Voraussetzungen, Art und Umfang von Schutzimpfungen als Pflichtleistung der gesetzlichen Krankenversicherung (GKV).

Internationale und nationale Impfprogramme

Da Erreger übertragbarer Krankheiten keine geografischen Grenzen kennen und durch die zunehmende Mobilität schneller und weiter verbreitet werden als früher, können neue oder wieder auftretende Infektionskrankheiten nur durch internationale Solidarität und Kooperation erfolgreich bekämpft werden. Hierzu wurden von der UN, der WHO und der EU globale und regionale Gesundheitsziele zur Reduktion der Krankheitslast durch Infektionskrankheiten verabschiedet, die auch von Deutschland unterstützt werden. Impfprogramme werden nicht nur in entwickelten Industrienationen, sondern mit Unterstützung der WHO und anderer staatlicher und privater Institutionen auch in allen Entwicklungsländern erfolgreich eingesetzt.

In vielen Entwicklungsländern sind Maßnahmen des Gesundheitsschutzes für die Bevölkerung vor allem durch mangelnde finanzielle und medizinische Ressourcen begrenzt. Die WHO schätzt, dass jährlich noch 3 Mio. Kinder unter 5 Jahren an Infektionskrankheiten versterben, die durch Impfungen vermeidbar wären, und 24 Mio. Kinder

– vor allem in den Entwicklungsländern in Asien und Afrika – nicht alle empfohlenen Impfungen erhalten (WHO 2009; Clemens et al. 2010). Groß angelegte, internationale Impfinitiativen wie das Expanded Program on Immunization der WHO oder die seit dem Jahr 2000 bestehende Global Alliance for Vaccines and Immunization (GAVI) haben in den letzten Jahren einen wichtigen Beitrag zum Impfschutz der Kinder und zum Aufbau eines verbesserten Impfwesens in den Entwicklungsländern geleistet. Die internationalen privat-öffentlichen Partnerschaften trugen dort auch zur Finanzierung von weiteren, neuen Impfstoffen (z. B. gegen Rotaviren, Pneumokokken, Hib, Hepatitis B, Mumps und Röteln) bei. Für die langfristige Finanzierung von zusätzlichen Impfstoffen müssen jedoch noch weitere finanzielle Mittel bereitgestellt werden. Impfprogramme sind aufgrund ihrer Kosteneffektivität auch für ärmere Länder eine sinnvolle Investition (Clemens et al. 2010).

In vielen Industrieländern spielte die Frage der Kosten von empfohlenen Impfungen bisher keine zentrale Rolle. In diesen Ländern werden die Kinder routinemäßig zusätzlich zu DTP, Polio, Masern, Mumps, Röteln und Hib in der Mehrzahl auch gegen Hepatitis B geimpft. Darüber hinaus impfen bestimmte Länder ihre Kinder routinemäßig mit Konjugatimpfstoffen gegen Gruppe-C-Meningokokken und Pneumokokken. Die Impfung aller Säuglinge bzw. Kleinkinder gegen Rotaviren, Influenza oder gegen Varizellen wird jedoch bisher nur in wenigen Ländern routinemäßig empfohlen (WHO 2009).

Auch bei Impfungen, die in allen Industrieländern empfohlen sind, zeigen sich gewisse Unterschiede bei den nationalen Impfschemata (Impfkalendern): Weder der Beginn noch die Zahl und der Abstand der Impfdosen einer Grundimmunisierung sind in allen Impfkalendern identisch und auch Zeitpunkt und Anzahl von Auffrischimpfungen werden nicht einheitlich gehandhabt. Da zwischen den Ländern noch große Unterschiede hinsichtlich der Gesundheitssysteme, der epidemiologischen Situation, den erzielten Impfquoten und der Surveillance impfpräventabler Erkrankungen bestehen, wird von den meisten Entscheidungsträgern in der Gesundheitspolitik noch kein dringender Anlass gesehen, die Impfschemata international zu vereinheitlichen. Handlungsbedarf besteht jedoch in einer verbesserten Evidenzbasierung von Impfempfehlungen (Wiese-Posselt et al. 2009).

Bei der Einführung von neuen, häufig auch teureren, Impfstoffen spielen neben den fachlichen Gesichtspunkten auch in den entwickelten Ländern angesichts begrenzter finanzieller Ressourcen Fragen der Kosten-Nutzen-Relation eine zunehmende Rolle. Impfungen sind i. d. R. kostengünstige Public-Health-Maßnahmen und führen – vor allem bei den Impfungen im Kindesalter – zu einer erheblichen Kostensenkung im Gesundheitswesen (Chabot et al. 2004). Kosten-Nutzen-Berechnungen können zu einem rationalen, transparenten Ressourceneinsatz im Gesundheitswesen beitragen und eine Entscheidungshilfe bei der Auswahl effektiver Impfstrategien und bei der Einführung neuer Impfstoffe in das öffentlich finanzierte Impfprogramm bieten.

Seit Inkrafttreten des GKV-Wettbewerbsstärkungsgesetzes am 01.04.2007 sind Schutzimpfungen Pflichtleistungen der GKV geworden. Eine Kostenübernahme für private Auslandsreisen ist hiervon ausgenommen, Krankenkassen können die Kosten jedoch im Rahmen ihrer Satzungsleistungen freiwillig erstatten. Bestimmte arbeitsmedizinisch indizierte Impfungen müssen vom Arbeitgeber angeboten und erstattet werden (Kap. 12). Die Finanzierung der empfohlenen Impfungen durch die GKV, die Befreiung von der Praxisgebühr bei der Durchführung von Impfungen für den Patienten und die Ausgliederung der ärztlichen Impfleistung aus dem Praxisbudget unterstreichen die große Bedeutung, die die Gesundheitspolitik dieser Präventivleistung beimisst.

Maßnahmen zur Verbesserung des Impfschutzes

Aufgrund der Freiwilligkeit von Schutzimpfungen in Deutschland spielt die Akzeptanz von Impfungen eine zentrale Rolle. Eine Impfpflicht wird zwar vereinzelt immer wieder gefordert, die Mehrzahl der Experten setzt jedoch auf Eigenverantwortung und freiwillige Beteiligung. Auch im internationalen Vergleich besteht zwischen Impfpflicht und den erreichten Impfquoten kein kausaler Zusammenhang; so lassen sich durch freiwillige Programme ebenfalls hohe Impfquoten erzielen (Marckmann 2008).

Trotz einer überwiegend positiven Einstellung in der Allgemeinbevölkerung gegenüber Schutzimpfungen (Heininger 2006) und insgesamt günstigen rechtlichen und finanziellen Rahmenbedingungen ist die Beteiligung an bestimmten Impfungen – v. a. bei Jugendlichen und Erwachsenen – für den Aufbau eines wirksamen Bevölkerungsschutzes in der Bundesrepublik noch unzureichend. Die bestehenden Impflücken sind in erster Linie auf mangelnde Kenntnisse über die Notwendigkeit von Impfungen und die Sicherheit moderner Impfstoffe, durch Vergessen einer notwendigen Auffrischung bzw. auf eine insgesamt unzureichende Thematisierung beim Arzt-Patienten-Kontakt zurückzuführen. Der erfolgreiche Einsatz von Impfungen und die damit einhergehende Reduzierung der Krankheitslast hat dazu geführt, dass Infektionskrankheiten aus dem öffentlichen Bewusstsein weitgehend verschwunden sind und nicht mehr als bedrohlich wahrgenommen werden, seltene Nebenwirkungen der Impfung jedoch überbewertet werden. Zudem gibt es v. a. im Internet eine Vielzahl von Informationsmöglichkeiten mit teilweise widersprüchlichen Informationen. Ziel einer bundesweit einheitlichen, langfristigen Impfstrategie sollte neben einer transparenten und ausgewogenen Informationsvermittlung auch die gezielte Impflückenschließung durch die niedergelassenen Ärzte und durch vermehrte, subsidiäre Impfangebote des ÖGD sein.

Die Impfprävention ist eine gesamtgesellschaftliche Aufgabe, an der im föderalen, subsidiären und pluralistischen System in Deutschland eine Vielzahl von Institutionen und Organisationen beteiligt ist. Hierzu ist ein hohes Maß an Koordination und Kooperation erforderlich. Eine besondere Rolle kommt den niedergelassenen Ärzten zu, die eine zentrale Rolle bei der Impfentscheidung ihrer Patienten spielen. Um eine relevante Steigerung der Impfquoten zu erreichen, ist die zügige Verabschiedung und Umsetzung eines Nationalen Impfplans mit definierten Impfzielen, konkreten Vorgaben für die Finanzierung, die Surveillance und die qualitätsgesicherte Information der Bevölkerung und Ärzteschaft erforderlich (Burger 2011).

Literatur

Bales S, Baumann HG, Schnitzler N. Infektionsschutzgesetz: Kommentar und Vorschriftensammlung. 2. Aufl. Stuttgart: Kohlhammer; 2003

Burger R. Impfziele für Deutschland – Wo stehen wir heute – Was wollen wir erreichen. Vortrag auf der 2. nationalen Impfkonferenz in Stuttgart (07./08.02.2011). Abstract im Internet: http://www.nationale-impfkonferenz.de/media/PDFs_2011/Abstractband_NIK.pdf; Stand: 15.05.2011

Chabot I, Goetghebeur MM, Grégoire JP. The societal value of universal childhood vaccination. Vaccine 2004; 22: 1992–2005

Clemens J, Holmgren J, Kaufmann SH et al. Ten years of the global alliance for vaccines and immunization: challenges and progress. Nat Immunol 2010; 11: 1069–1072

Gesetz zur Verhütung und Bekämpfung von Infektionskrankheiten beim Menschen. Infektionsschutzgesetz (IfSG) vom 20. Juli 2000 (BGBl.I S. 1045), das zuletzt durch Artikel 2a des Gesetzes vom 17. Juli 2009 (BGBl.I S. 2091) geändert worden ist. Im Internet: http://www.gesetze-im-internet.de/ifsg/; Stand: 09.06.2011

Heininger U. An internet-based survey on parental attitudes towards immunization. Vaccine 2006; 24: 6351–6355

Marckmann G. Impfprogramme im Spannungsfeld zwischen individueller Autonomie und allgemeinem Wohl. Bundesgesundheitsbl 2008; 51: 175–183

Schaade L, Widders U, Stange G, Höhl N. Impfempfehlungen der Ständigen Impfkommission beim Robert Koch-Institut. Bundesgesundheitsbl 2009; 52: 1006–1010

Ständige Impfkommission am Robert Koch-Institut (STIKO). Mitteilung der Ständigen Impfkommission am Robert Koch-Institut: Empfehlungen der Ständigen Impfkommission am RKI 2011/Stand Juli 2011. Epid Bull 2011; 30: 276–294

Wiese-Posselt M, Reiter S, Gilsdorf A et al. Needs and obstacles of uniform immunisation schedules in the European Union. Bundesgesundheitsbl 2009; 52: 1099–1104

WHO, UNICEF, World Bank. State of the world's vaccines and immunization, 3rd ed. Geneva: World Health Organization; 2009

III Impfungen

18 Anthrax
R. Steffen

Epidemiologie

Anthrax ist primär eine Erkrankung von herbivoren Nutz- und Wildtieren; diese Infektion kommt natürlicherweise in allen Erdteilen vor. Die Übertragung auf den Menschen erfolgt vor allem beim Zusammenleben mit Nutztieren, durch den Verzehr von Fleisch infizierter Tiere, selten auch durch Mückenstiche. Gefährdet sind somit vor allem Landwirte, Tierärzte, Metzger, Gerber und Textilarbeiter, allerdings wird Anthrax in Nord- und Mitteleuropa nur noch sporadisch bei Tieren festgestellt. Selten sind auch Reisende, die in Entwicklungsländern aus Tierfellen bestehende Souvenirs erworben haben, an kutanem Anthrax erkrankt (Van den Enden et al. 2006). Zudem ist Anthrax vor allem 2001 in den Vereinigten Staaten als bioterroristisches Pathogen missbraucht worden, weltweit erfolgten hernach Hunderte von Fehlalarmen (Inglesby et al. 2002).

Erreger

Bacillus anthracis, ein großes, aerobes, grampositives, bekapseltes Stäbchen aus der Familie der Bacilliacae. Bacillus anthracis wächst aerob und fakultativ anaerob, es ist in der Lage Sporen zu bilden, die bei günstigen Bedingungen mehrere Jahrzehnte in der Umwelt überleben. Die Sporulation erfolgt außerhalb des Wirtsorganismus; die Sporen stellen i.d.R. die infektiöse Form dar.

Pathogenese und Klinik

Beim Menschen werden 3 Formen von Milzbrand unterschieden, je nach Eintrittspforte des Erregers:
- Der *Hautmilzbrand* ist die häufigste Ausdrucksform (95%); verursacht wird er durch direkten Kontakt der Haut mit infektiösem tierischem Material. Es entsteht nach wenigen Tagen ein kleiner roter Fleck, der sich zu einer Papel mit ödematösem Saum entwickelt. Nachfolgend wird ein mit einem schwarzen Schorf bedecktes Geschwür beobachtet. Toxine und über den Lymphweg verstreute Bakterien bewirken systemische Symptome wie hohes Fieber, Benommenheit, Hypotonie, selten auch eine lebensbedrohliche Sepsis. Bei adäquater Behandlung ist diese Form nur ausnahmsweise letal.
- Schwerwiegender ist der *Inhalationsanthrax*, der *Lungenmilzbrand* (5%), bedingt durch Inspiration von kontaminiertem Material. Toxine und Bakterien bewirken Blutungen und Ödeme in den Lymphknoten und im umgebenden Mediastinalgewebe mit charakteristischem Thoraxröntgenbild. Auch bei früher Therapie beträgt die Letalität um die 80%.
- Der *intestinale Milzbrand* ist selten, wird doch nur ausnahmsweise kontaminiertes Fleisch konsumiert. Befallen sein können der Rachenraum, Ösophagus oder Magen-Darm-Trakt. Daraus können Perforationen und Toxämie resultieren, die innerhalb weniger Tage ein Kreislaufversagen und Tod bewirken. Die Letalität ist auch hier hoch.

Impfung

Impfstoffe

Im deutschsprachigen Raum sind keine Impfstoffe gegen Anthrax zugelassen oder allgemein verfügbar. Im Bedarfsfall müssten Impfstoffe durch die Gesundheitsbehörden organisiert und abgegeben werden.

Impfstoffe aus Georgien/Russland, Großbritannien und aus den USA sind für die Prophylaxe beim Menschen verwendbar, allerdings nur schwer erhältlich. Das georgisch-russische Produkt wird vom Tiblis Research Institute of Vaccines and Serums hergestellt und basiert auf lebenden Sporen; es wird, ähnlich wie die Pockenimpfung, durch Skarifikation appliziert und ist mit einer hohen Nebenwirkungsrate verbunden. Das Michigan Department of Public Health (USA) und das Centre for Applied Microbiology & Research (GB) stellen Impfstoffe her, die aus dem Überstand der sterilen Kulturflüssigkeit eines attenuierten Stammes gewonnen werden. Die immunisierende Wirkung beruht auf einer hohen Konzentration von protektivem Antigen, Spuren von Letalfaktor sowie Ödemfaktor im Impfserum. Weitere Impfstoffe befinden sich in Entwicklung (Chitlaru et al. 2011).

Impfdurchführung

Mit dem amerikanischen Impfstoff sind 6 Impfdosen zu den Zeitpunkten 0, 2, 4 Wochen und 6, 12, 18 Monate angebracht, hernach sind jährliche Auffrischimpfungen vorzunehmen. Beim britischen Impfstoff können die ersten 3 Dosen im Zeitraum von 3 Wochen verabreicht werden.

Wirksamkeit

Die Wirksamkeit ist sehr unsicher. Gemäß einer Untersuchung bei Arbeitern einer ziegenhaarverarbeitenden Fabrik ließ sich eine Wirksamkeit von 93 % vor kutanem Anthrax und Inhalationsanthrax nachweisen, allerdings waren die Probanden wohl nur kleinen Mengen von Anthrax exponiert. Es wird angenommen, dass bei großen Mengen von Anthraxsporen, wie sie bei bioterroristischen Anschlägen zu befürchten sind, die Wirksamkeit bedeutend geringer ist.

Wichtige Informationen

Nebenwirkungen

Bei 10–20 % der Geimpften resultieren lokale Entzündungsreaktionen, schwere Lokalreaktionen sind relativ selten. Über systemische Reaktionen schwanken die Angaben (Sever et al. 2004; Sulsky et al. 2004).

Indikation/Kontraindikation

Eine Anthrax-Schutzimpfung kann in Betracht gezogen werden für Personen,
- die im Krisenfall ausrücken müssen,
- eventuell auch für Laborpersonal mit Exposition (Schumm et al. 2004).

In unseren Gegenden gibt es keine weitergehende Indikation, insbesondere auch nicht für Reisende.

Auf eine Impfung ist zu verzichten bei
- akuter Erkrankung,
- Schwangerschaft oder
- Immunsuppression.

Therapie

- Es steht eine breite Palette von *Antibiotika* zur Verfügung. Für inhalativen Anthrax werden Ciprofloxacin oder Doxycyclin als Mittel 1. Wahl empfohlen, denen meistens 1 oder 2 zusätzliche Antibiotika beizufügen sind (Hupert et al. 2004).
- Bei massiven Ödemen oder Meningitis sind zusätzlich *Kortikosteroide* angezeigt.
- *Isolation:* Eine Übertragung Mensch zu Mensch ist extrem selten, aber potenziell mit Sporen kontaminiertes Material ist gefährlich. Dementsprechend genügen Standardmethoden der Pflege infektiöser Patienten, es muss aber eine Dekontamination der Haut, der Umgebung und allenfalls eines Raums erfolgen, dies mit entsprechendem Schutz.
- *Expositions-* und *Chemoprophylaxe:* Reisende sollten möglichst darauf verzichten, Andenken zu kaufen, die aus Tierfellen hergestellt sind. Nach vermuteter Exposition ist eine postexpositionelle Prophylaxe mit Antibiotika zu erwägen.

Meldepflicht

Anthrax ist in den meisten Ländern meldepflichtig.

Literatur

Chitlaru T, Altboum Z, Reuveny S, Shafferman A. Progress and novel strategies in vaccine development and treatment of anthrax. Immunol Rev 2011; 239: 221–236

Hupert N, Chege W, Bearman GML, Pelzman FN. Antibiotics for anthrax – Patient requests and physician prescribing practices during the 2001 New York City attacks. Arch Intern Med 2004; 164: 2012-2016

Inglesby TV, O'Toole T, Henderson DA et al. Anthrax as a biological weapon, 2002: updated recommendations for management. JAMA 2002; 287: 2236–2252 und Erratum in JAMA 2002; 288: 1849

Schumm WR. Bioterrorism and compulsory vaccination: arguments for current vaccines are based on inadequate support for older vaccines. BMJ 2004; 329: 977–978

Sever JL, Brenner AI, Gale AD et al. Safety of anthrax vaccine: an expanded review and evaluation of adverse events reported to the Vaccine Adverse Event Reporting System (VAERS). Pharmacoepidemiol Drug Saf 2004; 13: 825–840

Sulsky SI, Grabenstein JD, Delbos RG. Disability among U.S. Army personnel vaccinated against anthrax. J Occup Environ Med 2004; 46: 1065–1075

Van den Enden E, Van Gompel A, Van Esbroeck M. Cutaneous anthrax, Belgian traveller. Emerg Infect Dis 2006; 12: 523–525

19 Cholera

H. Kollaritsch

Epidemiologie

Cholera ist eine der klassischen alten Seuchen der Menschheit. In Form von bisher 7 Pandemien hat die Cholera die ganze Welt überzogen und viele Länder in Afrika, Südamerika und Asien sind heute klassische endemische Länder, in denen es immer wieder zu lokalen Ausbrüchen kommt. Die letzte große Epidemie betraf Haiti nach dem verheerenden Erdbeben von 2010, mit geschätzten 1 Mio. Infektionen.

Die Cholera gilt als *die* trinkwasserassoziierte Infektionskrankheit schlechthin, was zwar sehr bildhaft ist, aber nicht ganz den Tatsachen entspricht, da auch nahrungsmittelassoziierte Übertragungen nicht selten sind – insbesondere nicht ausreichend gegartes „seafood" gilt als wichtiger Überträger. Die Cholera tritt saisonal verstärkt auf: Krankheitsfälle sind in der warmen Jahreszeit und in der Regenzeit besonders häufig.

Eindrucksvoll lässt sich das Auftreten von Cholera auch mit Naturkatastrophen (v. a. Überschwemmungen) oder mit kriegerischen Auseinandersetzungen, die zu großen Flüchtlingsströmen führen, assoziieren (z. B. Ruanda-Konflikt 1994, Haiti 2010).

Die Cholera ist auch eine typische „Wanderseuche": Sie folgt den Hauptverkehrswegen zu Lande und zu Wasser, aber in der Neuzeit auch in der Luft: So wurde die Cholera per Flugzeug nach Guinea/Westafrika eingeschleppt und breitete sich von dort entlang der Küste und dann entlang der Flüsse ins Landesinnere aus.

Cholera ist heute ein weltweites Gesundheitsproblem, dass durch die Verslumung der Mega-Cities in der Dritten Welt ständig Nahrung erhält. In den Jahren 1990–1997 wurden der WHO jedes Jahr mehr Cholerafälle gemeldet als je zuvor.

Vor allem die 2- bis 4-jährigen Kinder der Dritten Welt, die unter schlechten sozioökonomischen und hygienischen Bedingungen aufwachsen, sind das typische Klientel für Choleraerkrankungen. Nur in Epidemiesituationen sind alle Altersklassen betroffen. Erkrankungen im internationalen Reiseverkehr sind eine Seltenheit, wenngleich hier sicher eine beträchtliche Dunkelziffer durch klinisch untypische Verläufe das Bild verfälscht.

Erreger

Vibrio cholerae, der Erreger der Cholera, kann anhand unterschiedlicher Antigene in 139 Serogruppen unterteilt werden, wobei nur 2 Serogruppen, nämlich O1 und O139, humanpathogenische Relevanz besitzen. Die Serogruppe O1 kann durch quantitative Unterschiede der Faktoren A, B und C des O-Antigens wiederum in 3 Serotypen unterteilt werden (s. Tab. 19.1).

Jeder Serotyp kann wiederum in den *klassischen Biotyp* oder den *Biotyp ElTor* unterteilt werden. Der klassische Biotyp zeichnet sich durch biologische Eigenschaften aus, die ihn als Auslöser von Epidemien bevorzugen: er ist höher kontagiös. Trotzdem wird die aktuelle 7. Pandemie vom Biotyp ElTor unterhalten.

Zum Nachverfolgen von Epidemien ist es biotechnologisch mittels Phagentypisierung möglich, ein und denselben Sero- und Biotyp im Falle von O1 in 145, bei O139 in 5 weitere Stämme zu unterteilen. Als weitere Unterscheidungsmöglichkeit existiert ein „Ribotypisierungsschema", das molekulare Diversifikationen liefert, die ebenfalls epidemiologisch-deskriptiv genutzt werden.

O139 Bengal wurde erst 1992 erstmals beschrieben. Heute koexistiert dieser Serotyp mit den O1-Typen und scheint das Potenzial für eine 8. Pandemie zu haben.

Tabelle 19.1 Vibrio cholerae: die 3 Serotypen der Serogruppe O1.

Serotyp	O-Antigen
Ogawa	A, B
Inaba	B, C
Hikojima	A, B, C

Pathogenese

Entscheidend für das Verständnis der Pathophysiologie der Cholera ist die Tatsache, dass die Krankheit „Cholera" ein nicht invasives, rein toxinmediiertes Geschehen darstellt. Die oral aufgenommen Keime müssen zunächst die Magensaftbarriere überwinden, was beim Gesunden ein beträchtliches Hindernis darstellt: das Infektionsinokulum bei intakter Barriere beträgt 10^8–10^9 Keime im Mindestfall. Wird die Magensaftbarriere z. B. durch Antazida beeinträchtigt, so kann ein Inokulum von 10^4–10^5 schon für das Auslösen einer Infektion ausreichen.

Die Keime gelangen dann in den Dünndarm und setzen sich in der Mukosa fest, ohne dass dadurch Schaden entsteht. Nach einer Latenz von Stunden bis Tagen beginnen dann die Vibrionen ihr Toxin auszuscheiden, das alleinig für die klinischen Symptome verantwortlich ist.

Das Choleratoxin besteht aus einem kugelförmigen Gebilde, wobei 5 sogenannte B-Untereinheiten (die selbst kugelförmig sind) in ihrem Zentrum die eigentlich biologisch aktive A-Untereinheit (die in A1 und A2 unterteilbar ist) umschließen.

Die B-Untereinheit bindet sich an den GM1-Gangliosidrezeptor der Dünndarmmukosazellen, wodurch sich eine Öffnung in der Zellmembran der Mukosazelle auftut und die A-Untereinheit eingeschleust werden kann.

Diese A-Untereinheit stimuliert dann mit dem A1-Unteranteil irreversibel die Adenylatzyklase. Durch diesen Effekt kommt es zur Anhäufung von zyklischer Adenosinmonophosphorsäure, wodurch die intestinale Absorption von Natrium- und Chloridionen gehemmt wird und gleichzeitig eine Sekretion von Chlorid und Bikarbonat erfolgt. Damit wird verständlich, dass die Massivität der Diarrhö bei Cholera 2-schienig zustande kommt: Einerseits verbleibt durch die Hemmung der Resorption alle Flüssigkeit im Darmlumen und andererseits kommt noch ein massiver Volumenzuwachs durch die Sekretion der intrazellulären Flüssigkeit der Darmzellen hinzu. Die Choleradiarrhö ist reich an Elektrolyten und weitgehend isoton.

Nach dem gegenwärtigen Stand der Forschung gilt es als nicht endgültig geklärt, ob beim Zustandekommen der Cholera noch weitere Toxine des Erregers vorkommen bzw. eine Bedeutung haben. Auch lassen sich auf genetischer Ebene weitere Virulenzfaktoren charakterisieren (Sack et al. 2004).

Klinik

Die Inkubationszeit bei Cholera beträgt nur 1–3 Tage, selten mehr (nur bei geringen Inokula). Das klinische Bild ist überaus heterogen, die Bandbreite der Durchfallserkrankung reicht von der klassischen Cholera bis zu milden Verläufen, die von einer einfachen Reisediarrhö oder einem banalen Durchfall klinisch nicht zu unterscheiden sind. 60 % der Infektionen mit klassischer Cholera verlaufen überhaupt ohne fassbare klinische Symptome, im Falle von ElTor sind es sogar 4 Fünftel (80 %).

Milde Verläufe sind durch Stuhlmengen von bis zu 1 Liter/24 Stunden gekennzeichnet, anfangs können Tenesmen bestehen. Nach einer Krankheitsdauer von etwa 2 Tagen sistieren die Beschwerden spontan, längere Krankheitsverläufe sind dann eher ungewöhnlich. Komplikationen, wie Dehydratation, kommen praktisch nicht vor.

Ganz anders das Bild der *klassischen Cholera:* Meist innerhalb weniger Stunden oder sogar akut entwickelt sich ein massiver wässriger Durchfall, dem an Anfang noch fäkales Material beigemengt ist, der bereits nach wenigen Entleerungen jedoch ein charakteristisches reiswasserähnliches Bild annimmt. Parallel dazu besteht ebenso massives Erbrechen, das üblicherweise ohne Übelkeit verläuft. Die ausgeschiedenen Flüssigkeitsmengen betragen beim Erwachsenen etwa 500 ml/Stunde (!), können aber bei schweren Fällen auf 1 Liter/Stunde ansteigen, mit einem Maximum in den ersten 24 Stunden. Es finden sich massiv Vibrionen in den Ausscheidungen.

Wird mit Flüssigkeitsersatz rasch therapeutisch eingegriffen, so sistiert die Erkrankung üblicherweise in wenigen Tagen. Wird nicht sofort und mengenadäquat isotonische Flüssigkeit zugeführt, kommt es zu schweren Exsikkosesymptomen:
- verminderter Hautturgor
- eingefallene Bulbi
- trockene Schleimhäute
- Zeichen eines hypovolämischen Schocks
- Hypothermie (*kein* Fieber!)
- Hypotension
- flacher, schneller Puls
- Heiserkeit
  In den Laborbefunden finden sich eine
- starke Hypokaliämie (kardiologisch relevant) und
- eine Azidose.

Der Schockzustand führt in der Folge zum *Nierenversagen*. Wird jetzt immer noch nicht rasch eingegriffen, so führt die Erkrankung in bis zu 50% der Fälle zum Tod. Wird hingegen frühzeitig und adäquat therapiert, so sinkt die Letalität auf unter 1% und es erfolgt praktisch immer eine Restitutio ad integrum ohne Folgeschäden.

Komplikationen:
- Lungenödem bei alkaliarmem Flüssigkeitsersatz
- paralytischer Ileus
- intrauteriner Fruchttod

Bei Kindern verläuft die Krankheit immer alarmierender, Hypoglykämien werden zusätzlich angetroffen, Bewusstseinstrübungen sind häufiger und die Elektrolytverschiebungen ausgeprägter. Da an sich die Cholera eine „Geißel der Armen" ist, kommt hinzu, dass meist bereits a priori diese Kinder unterernährt und in reduziertem Allgemeinzustand sind, wodurch sich die Letalität der Erkrankung erhöht.

Impfung

Cholera ist durch einfache Hygienemaßnahmen und durch eine gute Trinkwasserversorgung ohne Schwierigkeiten zu vermeiden. Insbesondere im internationalen Reiseverkehr gilt, dass Cholerainfektionen eigentlich nur bei erheblicher persönlicher Ignoranz der einfachsten Hygienemaßnahmen akquiriert wird, außer unter extremen Bedingungen im Ausland. Die *Choleraschutzimpfungen* haben daher nur eine untergeordnete Bedeutung, vor allem im touristischen Reiseverkehr.

Impfstoffe

Die früheren Generationen hitzeinaktivierter und phenolkonservierter Ganzkeimimpfstoffe sind in den letzten Jahren endgültig aus der Produktion verschwunden: ihre Wirkung war umstritten, dafür aber ein hohes Maß an Nebenwirkungen „gesichert".

Heute steht nur 1 Impfstoff kommerziell in 60 Ländern zur Verfügung: ein oral anwendbarer Totimpfstoff. Ein weiterer Impfstoff, der als Lebendimpfstoff konzipiert ist, wird derzeit nicht produziert. Beiden Impfstoffen gemeinsam ist die Tatsache, dass sie nicht gegen O139 schützen, sondern nur gegen die Serogruppe O1. Gegen O139 steht derzeit ein Impfstoff nur in Indien und Indonesien zur Verfügung (bivalenter Impfstoff O1 u. O139, Shanchol, Vietnam) (Lopez-Gigosus et al. 2011).

Oraler Lebendimpfstoff

Das Prinzip hinter diesem Impfstoff (Orochol, Impfstamm CVD 103 HgR [Kaper u. Levine 1990]) ist ein lebens- und vermehrungsfähiger klassischer Cholera-O1-Inaba-Stamm, der genetisch um die biologisch aktive Subunit A1 des Choleratoxins depletiert wurde, ohne dass andere Eigenschaften des Vibrions verändert wurden. Zudem ist diesem Stamm die Eigenschaft der Quecksilberresistenz vermittelt worden, wodurch er in der Kultur von „echten" Inaba-Vibrionen einfach unterscheidbar wird. Auch eine Tetrazyklinresistenz zeichnet diesen Stamm aus. Wesentlich für die immunologische Wirksamkeit des Impfstammes ist aber, dass die B-Subunit des Choleratoxins ungehindert produziert wird. Derzeit wird dieser Impfstoff allerdings nicht produziert bzw. vertrieben.

Oraler Totimpfstoff

Dieser Impfstoff (Dukoral) besteht aus ganzen, teils formalin-, teils hitzeinaktivierten Choleravibrionen verschiedener O1-Stämme (Inaba klassisch und ElTor, Ogawa klassisch). Die Gesamtkeimzahl beträgt 10^{11}. Darüber hinaus enthält der Impfstoff aber noch 1 mg rekombinant hergestellter Choleratoxin-B-Subunits.

Bereits 1988 wurden umfangreiche Effizienzstudien mit diesem Impfstoff (in Bangladesh) veröffentlicht (Clemens et al. 1988). 62 285 Personen nahmen an dieser Feldstudie teil, die mehrere klare Ergebnisse erbrachte:
- Die Schutzrate bei über 5-Jährigen und Erwachsenen lag bei 78% für das 1. Beobachtungsjahr und bei 63% für das 2. Jahr.
- Kinder zwischen 2 und 5 Jahren waren für 6 Monate ausgezeichnet geschützt (nahezu 100%), danach fiel der Impfschutz deutlich.
- Der Schutz, der durch 2 Impfdosen oder durch 3 Impfdosen vermittelt wurde, differierte nur wenig.
- Für einen Zeitraum von etwa 3 Monaten waren die Probanden auch gegen E.-coli-LT-induzierte Diarrhöepisoden weitgehend geschützt (67%).

Der Impfstoff induziert sowohl vibriozide als auch antitoxische Antikörper, die im Serum (IgG) und auch im Darm in Form von spezifischen IgA nachweisbar sind. Die dabei induzierten Titerhöhen sind mit der natürlichen Infektion vergleichbar, liegen jedoch geringfügig unter jenen, die mit der Lebendvakzine erzielbar sind.

Eine rezente Cochrane-Evaluierung (Sinclair et al. 2011) bescheinigt der oralen Totavkzine eine 50–60%ige Wirksamkeit für einen Zeitraum von etwa 2 Jahren. Die Verträglichkeit des Impfstoffs wird als vergleichbar mit einer Plazebopräparation gewertet.

Besonders interessant für den internationalen Reiseverkehr ist die Tatsache, dass in der Studie von Clemens eine Kurzzeitimmunität gegen E. coli, die das hitzelabile Enterotoxin produzieren, gegeben war. Da das LT-E. coli strukturell und immunologisch dem Choleratoxin sehr ähnlich ist und E. coli gleichzeitig der häufigste Durchfallauslöser im touristischen Reiseverkehr ist, wäre ein Schutz gegen diesen Keim für die Reisemedizin von ungeheurem Wert.

Eine finnische Gruppe um Heikki Peltola (Peltola et al. 1991) publizierte 1991 eine Studie mit finnischen Fernreisenden nach Marokko, die entweder Plazebo oder Dukoral erhalten hatten. Geprüft wurde die Wirksamkeit gegen Reisediarrhöauslöser. Die erzielten Schutzraten lagen zwischen 60% (nur gegen LT-ETEC) und 71% (gegenüber Mischinfektionen von ETEC mit anderen bakteriellen Keimen wie z.B. enteritischen Salmonellen). Interessanterweise wurde dieser Ansatz bis dato nicht weiterverfolgt, weshalb auch die Zulassung des Dukoral in Europa 2004 sich auf die Indikation „Cholera" beschränkt.

In jüngerer Vergangenheit wurden mehrfach mit diesem Impfstoff Studien zur Prophylaxe der Reisediarrhö durchgeführt, um das Potenzial dieses Impfstoffs in dieser Indikation zu testen. Es herrscht weitgehend Übereinstimmung, dass der zu erwartende Erfolg der Impfung in der Indikation „Reisediarrhö" sehr limitiert ist und eine Empfehlung nur in Ausnahmesituationen gegeben werden kann (Jelinek u. Kollaritsch 2008).

Impfdurchführung

Der Impfstoff wird in einer Lösung (abgetötete Keime plus Natriumdihydrogenphosphat, Dinatriumphosphatdihydrat und Natriumchlorid) in Fläschchen zu 3 ml angeboten. Zusätzlich ist ein Beutel mit Brausegranulat (Bikarbonat plus Saccharin, Ascorbinsäure, Himbeeraroma und Natriumcitrat) beigepackt. Dukoral ist ein kühlpflichtiger Impfstoff.

Zur Einnahme wird das Brausegranulat in etwa 150 ml Wasser gelöst und dann die Impfstoffsuspension zugegeben, danach sollte der Impfstoff innerhalb von 2 Stunden getrunken werden. Es gilt eine 1-stündige Nahrungskarenz vor und nach Verabreichung einzuhalten.

Die Schluckimpfung muss 2-mal verabreicht werden, der Abstand zwischen den beiden Impfungen soll zwischen 1 Woche und 6 Wochen liegen. Der Wirkungseintritt liegt etwa 1 Woche nach Verabreichung der 2. Dosis.

Eine Auffrischung der Impfung nach 2 Jahren bei Kindern über 6 Jahren und Erwachsenen ist möglich, bei kleineren Kindern sollte bereits nach einem halben Jahr aufgefrischt werden.

Wirksamkeit

Die Schutzdauer wird in der Zulassung mit abfallender Schutzwirkung bis zu 3 Jahren angegeben (vgl. Tab. 19.2).

Tabelle 19.2 Schutzwirksamkeit nach Oralimpfung mit Totimpfstoff.

	Erwachsene u. Kinder > 6 J. % (95% CI)	Kinder 2–6 J. % (95% CI)
6 Monate	76 (30, 92)	100
1. Jahr	76 (60, 85)	44 (10, 65)
2. Jahr	60 (36, 76)	33 (–23, 64)

Wichtige Informationen

Nebenwirkungen

Durch die schon jahrelang bestehende Zulassung in skandinavischen Ländern liegen mittlerweile sehr umfangreiche Daten zur Arzneimittelsicherheit vor (über 200 000 Personen in klinischen Studien und 1 Mio. Personen im Postmarketing Surveillance!), die dem Impfstoff eine insgesamt hervorragende Verträglichkeit bescheinigen. Insbesondere ist es niemals zu schwerwiegenden Nebenwirkungen gekommen.

Die hauptsächlich beobachteten Nebenwirkungen betreffen gastrointestinale Symptome von leichter Übelkeit, Erbrechen und leichten Durchfällen bis hin zu sehr selten beobachteten allergischen Beschwerden auf die diversen Hilfsstoffe.

Indikation/Kontraindikation

- Es bestehen keine Interaktionen mit anderen Medikamenten oder Impfstoffen.
- Kinder unter 2 Jahren sollten den Impfstoff nicht erhalten; es werden sich hier auch praktische Hinderungsgründe, ähnlich wie beim Orochol ergeben.
- Schwangerschaft ist keine Kontraindikation.
- Über die Impfung Immunsupprimierter liegen keine Daten vor.

Zusammenfassend kann man die derzeit verfügbaren Choleravakzinen als durchaus brauchbar bezeichnen, allerdings mit der Einschränkung, dass eine wirkliche Indikation für die Durchführung einer Choleraimpfung nicht einmal bei Epidemiesituationen gegeben ist, denn

- im Falle des Orochol steht ein Wirksamkeitsnachweis aus,
- im Falle des Dukoral ist die Notwendigkeit der 2-maligen Gabe in einer Epidemiesituation eine echte Anwendungshürde.
- Die vietnamesische Vakzine dürfte nur im asiatischen Raum von Bedeutung sein.

Die hygienische Intervention in Epidemiesituationen ist billiger, präziser und vor allem schneller wirkend als die Schutzimpfungen.

Auch im internationalen Fernreiseverkehr ist ein Impfschutz gegen Cholera keine wirkliche Notwendigkeit, denn schwerwiegende Infektionen werden bei Reisenden überaus selten beobachtet. Interessant allerdings ist der Ansatz des Dukoral, gegen das hitzelabile Toxin von enterotoxinproduzierenden E. coli zu wirken.

Therapie

Die Akuttherapie der Cholera stützt sich ausschließlich auf einen die bestehende Exsikkose korrigierenden Flüssigkeits- und Elektrolytersatz, die bakteriologische Sanierung ist völlig sekundär.

Gemäß den Richtlinien der WHO (Guidelines for Cholera Control, WHO 1993) werden 5 Schritte als Management empfohlen:

- Beurteilung der Dehydratation des Patienten
- Rehydratation und Monitoring mit Beurteilung des Erfolgs
- Hydratation aufrechthalten und Flüssigkeitsersatz so lange fortführen, bis die Diarrhö stoppt
- Antibiotikum bei schweren Fällen
- Nahrungszufuhr

Die Applikation des Flüssigkeits- und Elektrolytersatzes muss sich am persönlichen Zustand des Patienten orientieren: Anzustreben ist primär die orale Rehydratation; ist dies aufgrund der Massivität der Durchfälle oder aufgrund begleitenden Erbrechens nicht ausreichend möglich, so wird eine parenterale Zufuhr nötig.

Als *parenterale* Ersatztherapie wird Ringer-Laktat gegeben:

- 30 ml/kgKG in den ersten 30–60 Minuten, danach
- bei Kindern unter 1 Jahr 70 ml/kgKG/5 h,
- bei Kindern über 1 Jahr 70 ml/kgKG/2,5 h.

Bei leichteren Verläufen oder nach anfänglicher parenteraler Korrektur der wesentlichsten Defizite ist die Erhaltungstherapie mit einer *oralen* Rehydratationstherapie im Allgemeinen leicht und zuverlässig möglich. Anzustreben ist, dass die durch das Stuhlvolumen verloren gehenden Flüssigkeitsmengen im Idealfall 1 : 1 ersetzt werden. Ist dies aus technischen Gründen unmöglich, so werden

- bei mehr als 1 Stuhlgang/2 Stunden 10–20 ml/kgKG/h verabreicht,
- bei weniger als 1 Stuhlgang/2 Stunden werden pro Tag dann 100 ml/kgKG verabreicht.

Es ist wünschenswert, dass so früh wie möglich versucht werden soll, Nahrung zuzuführen, dies insbesondere bei unterernährten Kindern in der Dritten Welt.

Bis vor Kurzem wurde zur oralen Rehydratation eine 330 mosm/l plasmaisotone orale Rehydratationslösung (ORS) eingesetzt. Die WHO hat diese Empfehlung zugunsten einer hypotonen Lösung (245 mosmol/l, „Rezept" s. Tab. 19.3) verlassen. Dies v.a. aufgrund der Tatsache, dass eine hypotone ORS im Gegensatz zur isotonen auch eine antidiarrhöische Wirkung hat (WHO 2005).

Der entscheidende Zusatz der Rehydratationslösung ist die Glukose: Ohne diese könnte aufgrund der pathophysiologischen Grundsätze der Choleraerkrankung keine Resorption der Flüssigkeit und der Elektrolyte erfolgen. Durch den Einsatz der Glukose kommt es zur interzellulären osmotischen Resorption unter Umgehung der geschädigten Endothelzellen.

Tabelle 19.3 Hypotone orale Rehydratationslösung. Osmolarität: 245 mosmol/l.

	[g/l]	[mmol/l]
Natriumchlorid	2,6	75 (Natrium)
		65 (Chlorid)
Kaliumchlorid	2,9	20
Trinatriumcitrathydrat	1,5	10 (Bikarbonat)
Glukose	13,5	75

Statt Zucker wird auch das (leicht verfügbare) Reiswasser mit einem hochmolekularen Kohlenhydratanteil verwendet. Diese Version bewirkt nicht nur eine ebenso zuverlässige Rehydratation, sondern vermindert auch das Stuhlvolumen in den ersten 24 Stunden um 15–40 %, wirkt also klar antidiarrhöisch.

Antibiotische Medikationen reduzieren die Dauer der Ausscheidung von Choleravibrionen, haben aber auf die Dauer der akuten Phase der Durchfälle kaum eine Auswirkung. Sie sind daher als adjuvante Therapie zu verstehen und haben epidemiologischen Wert. Erwachsene erhalten als WHO-Empfehlung eine Einzeldosis von 300 mg Doxycyclin, Kinder erhalten Cotrimoxazol (5 mg/25 mg pro kgKG, 2-mal tgl. für 3 Tage). O139 Bengal ist allerdings cotrimoxazolresistent, hier oder bei vermuteter Antibiotikaresistenz können Makrolide verwendet werden.

Meldepflicht

Cholera ist eine nach dem Epidemiegesetz meldepflichtige Erkrankung.

Literatur

Clemens JD, Harris JR, Sack DA et al. Field trial of oral cholera vaccines in Bangladesh: results of one year of follow-up. J Infect Dis 1988; 158: 60–69

Jelinek T, Kollaritsch H. Vaccination with Dukoral against travelers' diarrhea (ETEC) and cholera. Expert Rev Vaccines 2008; 7: 561–567

Kaper JB, Levine MM. Recombinant attenuated Vibrio cholerae strains used as live oral vaccines. Res Microbiol 1990; 141: 901–906

Lopez-Gigosus RM, Plaza E, Diez-Diaz RM et al. Vaccination strategies to combat an infectious globe: oral cholera vaccines. J Glob Infect Dis 2011; 3: 56–62

Peltola H, Siitonen A, Kyronseppa H, Simula I et al. Prevention of travellers' diarrhoea by oral B-subunit/whole-cell cholera vaccine. Lancet 1991; 338: 1285–1289

Sack Da, Sack RB, Nair GB et al. Cholera. Lancet 2004; 363; 223–233

Sinclair D, Abba K, Zaman K, Graves PM. Oral vaccines for preventing cholera. Cochrane Database Syst Rev 2011; 3: CD008603. DOI: 10.1002/14651858.CD008603.pub2

World Health Organization (WHO). Guidelines for Cholera Control. Geneva: World Health Organization: 1993

World Health Organization (WHO). The Treatment of Diarrhea. A Manual for Physicians and other Senior Health Care Workers. Geneva: World Health Organization: 2005

20 Diphtherie

F. Hofmann

Epidemiologie

Die Diphtherie ist auch heute noch außerhalb der westlichen Industrieländer eine weit verbreitete Infektionskrankheit. 1994 und 1995 wurden in der Sowjetunion und ihren Nachfolgestaaten jeweils ca. 50 000 Fälle erfasst. Ausgangspunkt der Epidemie war offensichtlich die Zurückverlegung von Truppen aufgrund der Niederlage im Afghanistankrieg: Dadurch wurden Diphtheriebakterien erstmals wieder in größerem Umfang in das Gebiet der Sowjetunion eingeschleppt. Gleichzeitig war die Durchimpfungsrate bei Erwachsenen sehr niedrig, was dazu führte, dass auf diese 73–77 % der Fälle entfielen (WHO 1993). Weiterhin kam es in der Folge aufgrund des Zusammenbruchs staatlicher und gesundheitspolitischer Autoritäten auch nicht mehr zur Planung von effizienten Impfmaßnahmen. Erst als die WHO eingriff und eine Impfkampagne startete, begann der lange erhoffte Rückgang der Infektionsraten: Experten der Weltgesundheitsorganisation schätzen, dass durch diese Maßnahmen mehr als 450 000 Erkrankungen verhindert werden konnten, von denen vermutlich ca. 10 000 tödlich verlaufen wären (RKI 1999). In den ersten 11 Monaten des Jahres 1998 wurden auf dem Gebiet der Sowjetunion und ihrer Nachfolgestaaten noch 2086 Diphtheriefälle gemeldet. Dabei entfielen 93 % auf 6 Staaten und zwar auf die Russische Föderation 1119, auf die Ukraine 480, auf Tadschikistan 142, Kirgisistan 92, Kasachstan 66 und Georgien 29 Erkrankungen. Seit der Jahrtausendwende ist die Epidemie zum Stehen gekommen.

Eine seit 1975 zu beobachtende Renaissance der Diphtherie in Deutschland, die glücklicherweise relativ schnell unter Kontrolle gebracht werden konnte, hatte seinerzeit einige Arbeitsgruppen veranlasst, epidemiologische Untersuchungen mit dem Ziel durchzuführen, Aufschlüsse über die aktuelle Immunitätslage der Bevölkerung zu gewinnen (Rieger et al. 1994, Hasselhorn et al. 1996, Thilo 1996, Bigl et al. 1998, Hasselhorn et al. 1998, RKI 2001). Die dabei erhaltenen, durchweg niederschmetternden Ergebnisse ließen den Schluss zu, dass – so Naumann vor knapp 40 Jahren (Naumann et al. 1983) – „ein gefährlich hohes epidemisches Potenzial von Anfälligen in unserer Bevölkerung" existiert. Aus diesem Grund hatte der Autor gefordert, dass man der Diphtheriebekämpfung in Zukunft wieder mehr Aufmerksamkeit schenken sollte als in den letzten Jahren, zumal die letzten großen Epidemien in Deutschland mit über 700 000 Fällen und etwa 40 000 Toten (von 1942 bis 1944) erst 4 Jahrzehnte zurückgelegen hatten. Da es sich bei der Diphtherie prinzipiell um eine nicht eradizierbare Krankheit handelt, gilt diese Feststellung sicherlich auch heute noch, wenngleich vor allem dank der Epidemie in den Nachfolgestaaten der Sowjetunion die Sensibilität für die Impfung auch hierzulande wieder angestiegen sein dürfte.

Da es sich bei den erwähnten epidemiologischen Untersuchungen von Rieger et al. (1994) um Patientenseren (mithilfe des ELISA-Tests untersucht, der sowohl falsch-positive wie falsch-negative Ergebnisse liefern kann) bzw. bei Bigl et al. (1998) um (besonders impfwillige?) Besucher von Impfsprechstunden handelte, soll hier auf eine Studie im arbeitsmedizinischen Umfeld eingegangen werden, bei der mithilfe des Neutralisationstests bei allen Personen mit gesicherter Impfanamnese (vorhandener Impfausweis) ein Antitoxin-Test durchgeführt wurde (Hasselhorn et al. 1998). Von den 287 Teilnehmern, die im Mittel 4,4 Diphtherieimpfungen erhalten hatten, waren i. d. R. weniger als 60 % langfristig geschützt (Antitoxinwert 0,1 IE/ml oder mehr) (Abb. 20.1), wobei die Schutzraten bei den Jugendlichen und jungen Erwachsenen etwas besser waren als bei den über 27-Jährigen. Zwar lagen die Schutzraten bei den Mehrfachgeimpften etwas günstiger als bei den nur 3- oder 4-zeitig Immunisierten (Abb. 20.2), doch letztlich war der wichtigste Prädiktor für den Diphtherieschutz der Zeitraum seit der letzten Impfung: 5 Impfungen vor mehr als 20 Jahren verliehen einen geringeren aktuellen Schutz als 4 Impfungen mit letztem „Booster" vor 10 Jahren.

Vergleicht man diese Ergebnisse mit einer Untersuchung (im Raum Düsseldorf) von 3503 Personen Anfang der 1980er-Jahre, so ergibt sich eine praktisch völlige Übereinstimmung (Naumann

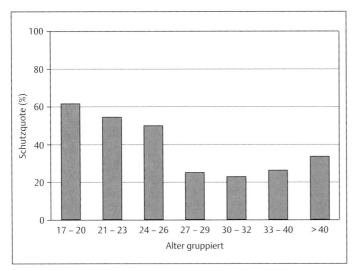

Abb. 20.1 Diphterieschutz nach Alter [%]. Probanden mit dokumentierter vollständiger Grundimmunisierung und den nötigen Auffrischimpfungen (n = 287).

et al. 1983). Ähnliche Daten fanden auch Pilars de Pilar und Spiess, die im selben Zeitraum über 21,5 % und gegen Ende des Jahrzehnts über 24,2 % Ungeschützte berichteten. Diphtheriefälle durch andere Corynebakterien sind selten (Corynebacterium pseudotuberculosis: 23 Fälle). Reservoir sind hier u. a. Schafe und Kühe sowie in Südamerika Alpakas.

Von 2000–2009 sind den Behörden der Bundesrepublik Deutschland nur noch 9 Diphtheriefälle gemeldet worden. Die Tatsache, dass von den 2009 bekannt gewordenen Fällen 2 mit „Infektionsland Deutschland" angegeben wurden, zeigt allerdings, dass die Diphtherie keine reine „Reisekrankheit" ist (RKI 2010a). Noch deutlicher trat diese Tendenz im Jahre 2010 zutage; denn von den nunmehr 5 neuen (Wund-)Diphtheriefällen hatte offensichtlich nur eine (Infektionsland Philippinen) einen reisemedizinischen Hintergrund (RKI 2010b, c, d, e, f).

Erreger

Beim Erreger, dem Corynebacterium diphtheriae, handelt es sich um aerobe, unbewegliche, unbekapselte, grampositive Stäbchen, die bis zu 5 μm Länge und 0,8 μm Dicke aufweisen können, keine Sporen bilden und dem Genus Corynebacterium der Familie Actinomycetales zugeordnet sind. Die charakteristische Eigenschaft von bestimmten Stämmen von Corynebacterium diphtheriae, die die Erreger so gefährlich macht, ist die Bildung des Diphtherietoxins, eines Polypeptids mit einer Molekularmasse von 62 000 Dalton, das in der Lage ist, bei den infizierten Zellen die Proteinsynthese in Gegenwart von NAD zu blockieren und sie damit abzutöten. Aufgrund der biochemischen Eigenschaften sowie aufgrund der Morphologie der Kolonien können 4 verschiedene Biotypen (var belfanti, var gravis, var intermedius und var mitis) unterschieden werden, deren Verbreitung für die Epidemiologie allerdings nicht von Bedeutung ist. Darüber hinaus produzieren auch Corynebacterium ulcerans und Corynebacterium pseudotuberculosis Toxine, wobei allerdings keine Kreuzimmunität mit dem Corynebacterium-diphtheriae-Toxin besteht.

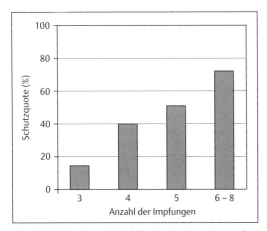

Abb. 20.2 Prävakzinale Diphtherieschutzquoten nach Anzahl bisheriger Impfungen. (Im multivariaten Modell verschwindet der Effekt) (n = 287).

Pathogenese

Der Mensch stellt das Haupterregerreservoir (Pappenheimer 1984, Wilson et al. 1973) dar. Berichte über infizierte Gegenstände sowie Ausbrüche durch kontaminierte Milchprodukte (Jones et al. 1985) zeigen, dass der Mensch-zu-Mensch-Kontakt nicht die einzige Übertragungsmöglichkeit darstellt. Darüber hinaus muss beachtet werden, dass die durch die Schutzimpfung induzierte Immunität sich nicht gegen den Erreger, sondern gegen das Toxin richtet. Aufgrund dieser antitoxischen Immunität kann es auch bei Geimpften zur Besiedelung mit Corynebakterien kommen und damit zu einem ähnlichen „gesunden Trägerstatus" wie im Falle der Meningokokken oder der Pneumokokken.

- Die Diphtherieerreger gelangen bei der *Rachendiphtherie* entweder über eine Tröpfcheninfektion oder über infiziertes Material in den menschlichen Organismus. Klinisch gesunde Bakterienträger können die Krankheit ebenfalls weiterverbreiten (s.o.).
- Bei der *Hautdiphtherie* ist die Schmierinfektion der wichtigste Infektionsweg.

Die Inkubationszeit beträgt 2–5 (selten –8) Tage; mitunter besteht wochenlang Ansteckungsfähigkeit bei Bakterienträgern, die – wenn überhaupt – erst bei zusätzlichen Infektionen (z. B. bei grippalen Infekten anderer Ätiologie) selbst an Diphtherie erkranken. Die antibiotische Therapie lässt die Infektiosität 2–4 Tage nach Behandlungsbeginn sistieren.

Klinik

Grundsätzlich sind 2 Arten der Diphtherie zu unterscheiden: Die lokale Infektion betrifft den *Nasen-Rachen-Raum* oder die *Haut*. Des Weiteren kann es zur *toxischen Allgemeinkrankheit* kommen.

Zu Beginn manifestiert sich die Diphtherie i.d.R. als *Rachenentzündung* mit Tonsillitis – bei allgemein nur leicht erhöhten Temperaturen. Innerhalb von Stunden kommt es dann zur Entstehung weißer Beläge, die zunächst auf den Tonsillen beobachtet werden und zuletzt den gesamten Nasen-Rachen-Raum befallen. Charakteristischerweise lassen sich diese *Pseudomembranen* nicht von den Schleimhäuten ablösen. Nach etwa 1 Woche werden die Pseudomembranen abgestoßen, und es kommt zur Abheilung mit Entfieberung.

Früher in Deutschland häufig, ist die *Hautdiphtherie/Wunddiphtherie* heutzutage nur noch in den Entwicklungsländern der Tropen auf dem Boden einer bestehenden Dermatose oder Verletzung anzutreffen. Was die 4 offensichtlich „einheimischen" Fälle des Jahres 2010 in diesem Zusammenhang bedeuten, muss zunächst dahingestellt bleiben (RKI 2010 b, c, d, e, f). Von anderen sekundären bakteriellen Hauterkrankungen ist diese Form der Diphtherie nur schwer zu unterscheiden.

Gleich zu Beginn der Krankheit oder auch gegen Ende des Lokalinfekts kann die Allgemeinreaktion *(toxische Allgemeinkrankheit)* stehen, wobei vor allem Herzschäden (Myokarditis, Endokarditis) und Nierenschäden beobachtet werden. Durch Ausbreitung der Bakterien kann es zur Auswirkung von Diphtherietoxin in verschiedenen befallenen Organen kommen. Bei Kleinkindern und Säuglingen stellt die eitrig-blutige Nasendiphtherie eine wichtige Komplikation dar.

Bei der *primär toxischen Diphtherie* droht neben der Schädigung von Leber, Nieren und Nervensystem durch die Toxinbildung der Untergang von Herzmuskelzellen, was entweder zur Endokarditis (mit späteren Komplikationen durch Klappenbefall) oder aber auch zum Tod durch Myokarditis führen kann. In den 1980er-Jahren ging in Deutschland jeder 4. Fall tödlich aus (Thilo 1996).

Impfung

Die Diphtherieschutzimpfung gehört hierzulande zu den ältesten und erfolgreichsten Immunisierungsmaßnahmen. Begonnen hatte der Kampf gegen die erstmals von Hippokrates beschriebene Erkrankung mit der ersten notfallmäßigen Tracheotomie durch Bretonneau (Andrewes et al. 1923, Holmes 1940), der Charakterisierung und Kultivierung des Erregers durch Klebs und Loeffler und schließlich mit der durch Behring (Behring et al. 1890) propagierten Herstellung von Antiseren, die 1901 mit dem Medizinnobelpreis ausgezeichnet wurde. Während der 1920er-Jahre wurden die immunologischen Erkenntnisse gewonnen, die schließlich zur ersten Impfstoffproduktion führten (Ramon 1923).

Impfstoff

Die Diphtherievakzine gehört zu den Impfstoffen, die eine *antitoxische Immunität* induzieren: Nach der Langzeitinkubation von Corynebacterium-diphtheriae-Stämmen, bei denen ein hoher Grad an Toxinbildung bekannt ist, wird zentrifugiert, filtriert und nach einer weiteren Inkubation mit Formalin die Detoxifikation des entstandenen Toxins erreicht. Das so entstandene Diphtherietoxoid wird gereinigt und zur Wirkungssteigerung an ein Adjuvans (i. d. R. Aluminiumhydroxid oder Aluminiumphosphat) gebunden sowie häufig mit einem Konservierungsmittel versetzt. Der fertige Impfstoff (v. a. Kombinationsvakzinen) enthält aufgrund des Herstellungsprozesses auch noch Spuren von Formaldehyd. Während sich in pädiatrischen Impfstoffen mindestens 30 IE pro Dosis finden („D"-Impfstoff), wird vom 6. Lebensjahr an mit Impfstoffen mit reduziertem Antigengehalt (2 IE-Vakzinen, „d") geimpft. Kritisch anzumerken ist aber, dass es große, kontrollierte Dosisfindungsstudien, die die Wahl der Konzentration hätten begründen können, nie gegeben hat.

Die humane Diphtherievakzine schützt nicht vor der Erkrankung durch Corynebacterium pseudotuberculosis. Zur Impfung gegen Corynebacterium-pseudotuberculosis-Infektionen steht ein Tierimpfstoff zur Verfügung, und zwar eine in Australien entwickelte Totvakzine. Für Menschen ist dieser Impfstoff offenbar nicht geeignet. Eine weitere Vakzine wurde kürzlich in Peru entwickelt (Medrano et al. 2003).

Impfdurchführung

Schon seit vielen Jahrzehnten wird die Schutzimpfung gemäß den Empfehlungen der STIKO ab dem Alter von 2 Monaten (i. d. R. kombiniert mit anderen Impfantigenen) vorgenommen, die die Erkrankung, nicht jedoch die Infektion verhindert und deshalb ausschließlich den Impfling selbst schützt.

Obwohl die Diphtherieimpfung einen mindestens 10 Jahre anhaltenden Schutz induziert, wird in Deutschland im Alter von 5–6 Jahren und bei Adoleszenten (9–17 Jahre) wieder „geboostert". Bei Erwachsenen sind alle 10 Jahre (bei engem, sog. Face-to-face-Kontakt zu einer an Diphtherie erkrankten Person bereits nach 5 Jahren) Auffrischimpfungen vorgesehen. Diphtherieerkrankungen sind umso weniger schwer, je höher der initial erreichte Antitoxinspiegel gewesen ist (Edward et al. 1951, Hasselhorn 2001). Falls bei Erwachsenen während des letzten Zehnjahreszeitraums keine Pertussisimpfung durchgeführt wurde, ist bei nächster Gelegenheit (Indikation zur Diphtherieimpfung) die Tdap-Kombinationsimpfung zu verabreichen.

Jenseits der Empfehlungen der STIKO (STIKO 2010) zeigt eine Analyse der Seren von Impflingen mit inkompletter Grundimmunisierung, dass bei Personen, die nur 2-fach grundimmunisiert wurden (wie dies in Deutschland während der 1950er-Jahre üblich war), zum Aufbau einer lang anhaltenden Immunität zwar keine neue Grundimmunisierung notwendig ist, jedoch ein 2-facher „Booster" mit einem Abstand von 6 Monaten zwischen den Impfstoffgaben (Hasselhorn et al. 2004). Bei Personen, bei denen die letzte Auffrischung (nach erfolgter Grundimmunisierung) mehr als 10 Jahre zurückliegt, sollte eine „Boosterimpfung" vorgenommen werden.

Nach den Impfempfehlungen in Österreich und in der Schweiz wird – wie in Deutschland – 4-zeitig während der ersten beiden Lebensjahre geimpft. „Boosterimpfungen" sind im 7.–9. und 13.–16. Lebensjahr (Österreich) bzw. mit 4–7 und 11–14/15 Jahren (Schweiz) vorgesehen. Danach wird alle 10 Jahre aufgefrischt. Bei Senioren (ab 60 Jahre) soll nach dem österreichischen Impfkalender alle 5 Jahre „geboostert" werden.

Wirksamkeit

Bekannt ist, dass bei praktisch allen Impflingen im Säuglings-/Kleinkindalter ein lang dauernder antitoxischer Schutz induziert wird. Bei Erwachsenen wurden inzwischen mehrere Studien durchgeführt, um zu einer Einschätzung der Immunitätsdauer zu kommen.

Abb. 20.3 zeigt, dass i. d. R 15 Jahre nach der letzten Impfung bei einer ganzen Reihe von Impflingen überhaupt kein Schutz mehr vorhanden ist (Diphtherieantoxinspiegel im Serum < 0,01 IE/ml).

Wichtige Informationen

Nebenwirkungen

Innerhalb von 1–3 Tagen kann es bei jedem 5. Impfling zur Rötung, Schmerzhaftigkeit und Schwel-

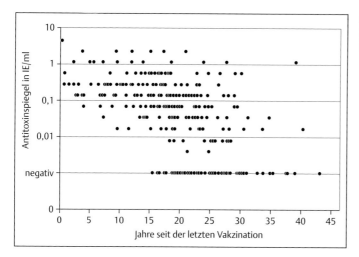

Abb. 20.3 Diphtherieantitoxinspiegel nach Jahren seit der letzten Impfung. (n = 287).

lung im Bereich der Impfstelle kommen, wobei bisweilen die regionären Lymphknoten betroffen sein können. Bei weniger als 1 % der Impflinge werden Allgemeinsymptome wie Frösteln, Kopf- und Gliederschmerzen, Kreislaufbeschwerden und Müdigkeit beobachtet. Auch Magen-Darm-Beschwerden können selten einmal auftreten. Allergische Reaktionen bis hin zum anaphylaktischen Schock sind ebenso auf Einzelfälle beschränkt wie Mono- und Polyneuritiden oder Neuropathie. Ein ursächlicher Zusammenhang mit weiteren, in Einzelfällen aufgetretenen Erkrankungen nach Diphtherieimpfung wie Glomerulonephritis, Thrombozytopenie sowie Vaskulitiden ist fraglich (Stratton et al. 1994, Quast et al. 1997, Dittmann 2000, Hasselhorn et al. 2004, STIKO 2007).

Indikation/Kontraindikation

Als Standardimpfung ist die Diphtherieimpfung allgemein bei allen Bevölkerungsgruppen indiziert. Impfabstände zu anderen Immunisierungsmaßnahmen müssen nicht eingehalten werden.

Auch die Schwangerschaft stellt keine Kontraindikation dar. Ebensowenig sollte bei banalen Infektionen/Erkrankungen auf eine Impfung verzichtet werden, wenn diese indiziert ist.

Nur bei bedrohlichen Reaktionen nach vorausgegangener Impfung müssen Vorsichtsmaßnahmen ergriffen werden, die vom Einzelfall abhängig gemacht werden sollten (z. B. Verwendung eines anderen Impfstoffs, prävakzinale Antihistaminikagabe oder Glukokortikoidverabreichung).

Therapie

Die Behandlung der Diphtherie hat sich seit den Zeiten Emil von Behrings nicht wesentlich geändert: Bei Diphtherieverdacht darf auf keinen Fall das Ergebnis der Erregernachweisreaktionen (Myamura et al. 1974) abgewartet werden, bevor die Therapie – im Rahmen der stationären Einweisung – eingeleitet wird. Dabei wird die Gabe von Diphtherieantitoxin vom Pferd (s. u. „passive Immunisierung") zur Neutralisierung des noch nicht zellgebundenen Diphtherietoxins vorgenommen, wobei gleichzeitig Penizillin als Antibiotikum – bei bekannter Allergie Erythromycin (alternativ Tetrazykline, Rifampicin, Clindamycin) – hoch dosiert verabreicht wird. Während der Behandlung ist (bis zum 3. negativen Rachenabstrich) die Absonderung des Erkrankten erforderlich. Beim Auftreten von Komplikationen (z. B. kardial oder renal) ist die intensivmedizinische Behandlung indiziert.

Passive Immunisierung

Die passive Immunisierung mit Diphtherieantitoxin vom Pferd (3000 IE) wurde bei nicht geimpften Personen vorgenommen, die Diphtheriekranke pflegen (ein im Grunde theoretischer Fall – im Übrigen sollten Diphtheriekranke nur von Personen mit ausreichendem Impfschutz betreut werden). Der Schutz, der durch diese Menge erreicht wurde, hielt lediglich 10 Tage an.

Derzeit ist das Antitoxin in Europa nicht mehr verfügbar.

Meldepflicht

Krankheitsverdacht, Erkrankung und *Tod* an Diphtherie sind in Deutschland gemäß Infektionsschutzgesetz, in Österreich gemäß Epidemiegesetz und in der Schweiz auf der Basis des Epidemiengesetzes meldepflichtig.

Weiterhin meldepflichtig ist der *Labornachweis* von toxinbildendem Corynebacterium diphtheriae.

Für die Leiter von Gemeinschaftseinrichtungen besteht die Pflicht, das zuständige Gesundheitsamt (das ggf. insbesondere bei Personen in Gemeinschaftseinrichtungen Ausschlussverfahren einleitet und Desinfektionsmaßnahmen in der Umgebung eines Erkrankten in die Wege leitet) unverzüglich über das Auftreten von Diphtherie zu informieren und alle erforderlichen Daten beizubringen.

Das Robert Koch-Institut ist verpflichtet, die Daten an die WHO weiterzugeben.

Literatur

Andrewes FW et al. Diphtheria, its Bacteriology, Pathology and Immunology. His Majest's Stationery Office; 1923

Behring E, Kitasato S. Über das Zustandekommen der Diphtherie-Immunität und der Tetanus-Immunität bei Thieren. Dtsch Med Wschr 1890; 16: 113–114

Bigl S, Drechsler R, Grosche A, Roch M. Seroepidemiologische Studie zur Überwachung der Diphtherie-Immunität und Diphtherie-Schutzimpfung im Freistaat Sachsen 1996. Bundesgesundheitsbl 1998; 2: 55–61

Dittmann S. Vaccines. In: Dukes MNG, Aronson KK, eds. Meyer's Side Effect of Drugs. Amsterdam: Elsevier; 2000: 1047–1110

Edward DG, Allison VD. Diphtheria in the immunized with observations on a diphtheria-like disease associated with non-toxigenic strains of Corynebacterium diphtheriae. J Hyg 1951; 49: 205–219

Fachinformationen der in Deutschland zugelassenen Präparate. FachInfo. Fachinformationsverzeichnis Deutschland (einschließlich EU-Zulassungen). CD-Version, Ausgabe 2002/1. Frankfurt: BPI Service; 2002

Hasselhorn HM, Hofmann F, Tiller FW. Boostering antitoxic diphtheria immunity in adults. Infection 1996; 24: 168–169

Hasselhorn HM, Nübling M, Tiller FW, Hofmann F. Factors influencing immunity against diphtheria in adults. Vaccine 1998; 16: 70–75

Hasselhorn HM. Diphtherie in Deutschland: gestern, heute und morgen – eine Übersichtsarbeit. Gesundheitswes 2001; 63: 735–740

Hasselhorn HM, Nübling M, Hofmann F. Effect of a diphtheria booster vaccination in adults with a documented history of an incomplete basic vaccination. Infection 2004; 32: 282–286

Holmes WH. Diphtheria: History. Bacillary and Rickettsial Infections. New York: Macmillan; 1940

Jones EE, Kim-Farley RJ, Algunaid M. Diphtheria: A possible foodborne outbreak in Hodeida, Yemen Arab Republik. Bull WHO 1985; 63: 287–293

Medrano GG, Hung A, Alvarado A, Li y O. Evaluación una vacuna contra Corynebacterium pseudotuberculosis en ratones Albinos. Rev Inv Vet Perú 2003; 14: 61–67

Myamura K, Tajiri E, Ito A, Murata R, Kono R. Micro cell culture method for determination of diphtheria toxin and antitoxin titres using VERO cells. II. Comparison with the rabbit skin method and practical application for seroepidemiological studies. J Biol Standard 1974; 2: 203–209

Naumann P, Hagedorn HJ, Paatz R. Diphtherie – Immunität und ihre epidemiologische Bedeutung. Dtsch med Wschr 1983; 108: 1090–1096

Pappenheimer jr. AM. Diphtheria. In: Germanier R, ed. Bacterial vaccines. Orlando: Academic press; 1984: 1–36

Quast U, Thilo W, Fescharek R. Impfreaktionen – Bewertung und Differentialdiagnose. 2. Aufl. Stuttgart: Hippokrates; 1997

Ramon G. Sur le pouvoir floculant et sur les propriétés immunisantes d'une toxine diphterique rendue anatoxique (anatoxine). Compt Rend Acad Sci 1923; 177: 1338–1340

Rieger J, Kuhlmann D. Diphtherieimmunität der Bevölkerung in Deutschland. Ges Wes 1994; 56: 667–671

Robert Koch-Institut (RKI). Infektionsepidemiologisches Jahrbuch meldepflichtiger Krankheiten für 2009. Berlin: Robert Koch-Institut; 2010a

Robert Koch-Institut (RKI). Neu erfasste Erkrankungen von besonderer Bedeutung. Epid Bull 2010b; 21: 204

Robert Koch-Institut (RKI). Neu erfasste Erkrankungen von besonderer Bedeutung. Epid Bull 2010c; 26: 252

Robert Koch-Institut (RKI). Neu erfasste Erkrankungen von besonderer Bedeutung. Epid Bull 2010d; 29: 278

Robert Koch-Institut (RKI). Neu erfasste Erkrankungen von besonderer Bedeutung. Epid Bull 2010e; 41: 410

Robert Koch-Institut (RKI). Neu erfasste Erkrankungen von besonderer Bedeutung. Epid Bull 2010f.; 43: 426

Robert Koch-Institut (RKI). Zur Diphtherie in Europa. Epid Bull 1999; 4: 21–22

Robert Koch-Institut (RKI). Ratgeber Infektionskrankheiten, 21. Folge: Diphtherie (aktual. Fassung v. Dez 2009). Epid Bull 2001; 6: 39–42

Ständige Impfkommission am Robert Koch-Institut (STIKO). Mitteilung der Ständigen Impfkommission am Robert Koch-Institut: Empfehlungen der Ständigen Impfkommission am RKI 2011/Stand Juli 2011. Epid Bull 2011; 30: 275-294

Ständige Impfkommission am Robert Koch-Institut (STIKO). Aktualisierte Mitteilung der Ständigen Impfkommission am Robert Koch-Institut: Hinweise für Ärzte zum Aufklärungsbedarf über mögliche unerwünschte Wirkungen bei Schutzimpfungen (Stand: Juni 2007). Epid Bull 2007; 25: 209-232

Stratton KR, Howe CJ, Johnston jr. RB, eds. Adverse Events associated with Childhood Vaccines. Washington DC: National Academy of Sciences; 1994

Thilo W. Differentialdiagnose „Diphtherie" wieder aktuell? Päd Prax 1996; 51: 103-112

Wilson G, Smith G. Diphtheria and other Diseases due to Corynebacteria. In: Wilson GS, Miles AA, Parker MT, eds. Topley and Wilson's Principles of Bacteriology and Immunity, Vol. 3. 7th ed. Baltimore: Williams and Wilkins; 1973: 73-101

World Health Organization (WHO). Diphtheria epidemic in Europe: Emergency and response. Report on a WHO Meeting, St. Petersburg, Russia. 05.-07.07.1993. EUR/ICP/EPI 1994 038

21 Enzephalitis, japanische

M. Funk-Baumann u. R. Steffen

Epidemiologie

Die Japanische Enzephalitis (JE; auch Japanische-B-Enzephalitis oder Russian autum[nal] Encephalitis) erhielt ihren Namen angesichts großer Ausbrüche in Japan am Ende des 19. Jahrhunderts. Die JE kommt in weiten Teilen Ost- und Südasiens vor, auch in Nordostaustralien sind Fälle aufgetreten (Abb. 21.**1**).

JE ist die häufigste Enzephalitis in Asien mit etwa 30 000–50 000 registrierten Erkrankungen pro Jahr. Betroffen sind vor allem Kleinkinder, Erwachsene sind meist immun. Das Risiko variiert je nach Ökologie und Jahreszeit. Es besteht ein signifikanter Zusammenhang zwischen Krankheit, Bewässerung/Reisanbau und Schweinezucht. Das Virusreservoir bilden Watvögel und Schweine. Beim Reisenden ist das Risiko abhängig vom Reiseziel, von Saison und Reisedauer und vor allem auch von den Aktivitäten. Abendliche und nächtliche Tätigkeiten im Freien in ländlichen Gegenden erhöhen das Übertragungsrisiko.

In den gemäßigten Regionen Asiens wird die Krankheit mehrheitlich saisonal im Sommer und Herbst übertragen (März bis Oktober, meist Mai bis September), in den Tropen und Subtropen ganzjährig, aber vermehrt in und nach der Regenzeit (Vaughn et al. 2010; Erlanger et al. 2009).

Große Impfprogramme für Kinder in Japan, China, Taiwan und Südkorea haben in der einheimischen Bevölkerung zu einem starken Absinken der Erkrankungszahlen geführt. Das Virus ist dort aber nach wie vor in den tierischen Reservoirs präsent.

Das Risiko für Reisende ist mit etwa 1 Fall/ 1 Mio. Reisende sehr gering. Bei einem Langzeitaufenthalt gleicht sich aber das Risiko dem der einheimischen Bevölkerung an; dieses beträgt je nach Region und Jahreszeit 5–50/100 000/Jahr (Fischer et al. 2010) oder mehr. Zwischen 1973 und 2008 wurden weltweit 55 Fälle bei Reisenden aus Nichtendemieländern publiziert. Das sind etwa 1,6 Erkrankungen/Jahr bei Touristen weltweit, wobei die Zahl in den letzten Jahren leicht zunimmt. Die publizierten Fälle sind wahrscheinlich etwa 50 % der tatsächlichen Fälle (Hills et al. 2010); davon waren 60 % Touristen, 16 % Migranten und 11 % Soldaten. 65 % der Patienten waren länger als 1 Monat in Endemiegebieten unterwegs gewesen.

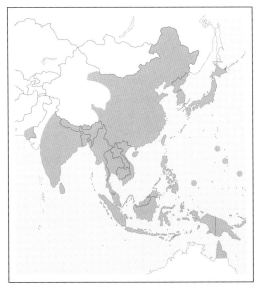

Abb. 21.**1** Verbreitung der Japanischen Enzephalitis 2008.

Erreger

Das JE-Virus ist ein rundes, 40–50 nm großes, einzelsträngiges RNA-Virus mit einer Lipidhülle und gehört – wie das FSME-, das Gelbfieber- und das Denguevirus – zu den Flaviviren. 5 Genotypen werden unterschieden (Halstead et al. 2008), nur 1 Serotyp ist gegeben. Es bestehen keine generellen Kreuzresistenzen mit anderen Flaviviren.

Pathogenese

JE ist eine Arbovirose („arthropode borne") und wird von *Culexmücken* übertragen, am häufigsten durch Culex tritaeniorhynchus summarosus, seltener durch Culex vishnui und andere. Die Übertragung erfolgt abends und nachts. Culex tritaeniorhynchus ist exophil-zoophil, d. h. die Mücken stechen meist im Freien und vornehmlich Tiere (Schweine, Vögel). JE wird nicht von Mensch zu Mensch übertragen, außer ggf. durch Transfusion/Transplantation und selten intrauterin.

Klinik

Die Inkubationszeit beträgt 4–15 Tage. Die meisten Infektionen verlaufen asymptomatisch oder mild. 1 von 250 Infektionen wird neurologisch manifest, das schwerwiegendste Symptom ist die Enzephalitis. Der Beginn ist plötzlich mit Fieber, Myalgien und Kopfschmerzen. Gastrointestinale Störungen sind bei Kindern häufig. Innerhalb von Stunden bis Tagen kommt es zu Bewusstseins- und Persönlichkeitsveränderungen. Fokale neurologische Störungen, Lähmungen, Ataxie, Tonusveränderungen und extrapyramidale Zeichen können dazukommen. Kinder leiden in 75 % der Fälle unter Krämpfen, Erwachsene seltener. Die Letalität (5–30 %) nimmt mit zunehmendem Alter zu. Neurologische oder psychiatrische Folgeschäden sind häufig (30–50 %).

Impfung

Impfstoffe (Tab. 21.1).

Bisherige Impfstoffe

Bis vor kurzer Zeit waren weltweit 2 schon in den 1950er-Jahren entwickelte japanische Impfstoffe in Verwendung. Dabei handelte es sich um inaktivierte und auf Mäusehirn generierte Vakzinen (Nakayama oder Beijing Stamm). JE-Vax (Biken) wurde in Europa und in den USA vertrieben, daneben war der Japanese-Encephalitis-Vaccine-GCC-Impfstoff erhältlich. Diese werden seit 2006 nicht mehr hergestellt.

Neue Impfstoffe

Die Viruszucht erfolgt auf Hamsternieren oder Verozellkulturen (Halstead u. Thomas 2010).
- Ixiaro (IC51):
  – gereinigter, formalininaktivierter Impfstoff mit dem Virusstamm SA 14-14-2; wird auf Verozellen gezüchtet
  – in Europa und den USA seit 2009 verfügbar

Tabelle 21.1 Impfstoffe gegen Japanische Enzephalitis.

Impfstoff	Virusstamm	Zelllinie	Verfügbarkeit
inaktiviert			
JE-Vax	Nakayama	Mäusehirn	– (früher international)
Japanese Encephalitis Vaccine-GCC	Nakayama	Mäusehirn	– (nur noch in spezialisierten Zentren für Kinder von 1–16 J.; früher international)
(Name: keine Angabe)	Beijing-1 (P-1)	Mäusehirn	nur lokal (Japan)
(Name: keine Angabe)	P-3	Hamsterniere	früher in China
(Name: keine Angabe)	P-3	Vero	neu in China
Ixiaro (IC51)	SA 14-14-2	Vero	Europa, USA
Jespect (IC51), identisch mit Ixiaro	SA 14-14-2	Vero	Australien, Neuseeland
lebend attenuierte			
(Name: keine Angabe) „China LA"	SA 14-14-2	Hamsterniere	in China verbreitet
ChimeriVax-JE	SA 14-14-2	YF17D Vect.	Zulassungsverfahren in Thailand, Australien

- 1 Dosis (0,5 ml) enthält 6 µg (Proteingehalt) bzw. ≤ 460 ng des inaktivierten JE-Virusstamms SA 14-14-2, Aluminiumhydroxid (Adjuvans) und Lösungsmittel (aus Natriumchlorid, Kaliumdihydrogenphosphat, Dinatriumhydrogenphosphat und Wasser).
- enthält eventuell Spuren von Protaminsulfat und Formaldehyd, jedoch weder Thiomersal, noch Gelatine oder andere Stabilisatoren oder Konservierungsmittel
- 18 Monate bei 2–8 °C haltbar
- Zulassung/Alter: bei Personen ab 18 Jahren getestet und zugelassen, Daten zu jüngeren Personen werden demnächst publiziert.
- Mit den bisherigen Impfstoffen geimpfte Personen können *nicht* mit Ixiaro nachgeimpft werden, da entsprechende Daten fehlen.
• *Jespect* (Australien/Neuseeland): wie Ixiaro (Halstead u. Thomas 2010)
• „*China LA*" trägt einen unbekannten chinesischen Namen und wird in dieser Zusammenstellung als „China LA" bezeichnet:
    - lebend attenuierter (LA) Impfstoff, auf Hamsternieren gezüchtet, Stamm SA 14-14-2 (ChengDu Institute of Biological Products)
    - Seit der Markteinführung 1988 wurden mehr als 300 Mio Dosen verimpft.
• *ChimeriVax-JE* (Jones 2004): vorgesehen für Thailand und Australien, aktuell noch im Zulassungsverfahren:
    - chimäres, attenuiertes Virus besteht aus einem lebenden, attenuierten, gentechnisch veränderten Gelbfiebervirus (Stamm 17D), das die wichtigen antigenen Eigenschaften des JE-Virus exprimiert (die Gene prM und E des Gelbfieberimpfstoffs 17D wurden durch die entsprechenden Gene des JE-Stamms SA 14-14-2 ersetzt).
    - Lebendimpfstoff, der einen guten Schutz hervorruft: 1 Dosis erzeugte bei über 94% der geimpften Personen nach 2 Wochen einen protektiven Spiegel neutralisierender Antikörper, nach 1 Monat bei 99%.
• *DNA-Impfstoffe* sind in Entwicklung.

Impfdurchführung

In der EU und in der Schweiz ist nur Ixiaro erhältlich. Der Impfstoff wird in Fertigspritzen geliefert und intramuskulär im M. deltoideus, in Ausnahmefällen subkutan, appliziert.

Die Grundimmunisierung besteht aus 2 Dosen zu je 0,5 ml im Abstand von 28 Tagen, mindestens 1 Woche vor Abreise.

Die Registrierung von Ixiaro für Kinder ist in Vorbereitung. Erste Daten (Dubischar-Kastner et al. 2011, Kaltenbock et al. 2010) zeigen eine gute Wirksamkeit und Sicherheit ab 1 Jahr, wobei die 1–2-Jährigen die halbe Erwachsenen Dosis (3 µg) erhalten hatten und Kinder ab dem 3. Geburtstag die Erwachsenendosis (6 µg). Bis zur Zulassung werden Personen unter 18 Jahren mit Restbeständen der Japanese-Encephalitis-Vaccine-GCC-Impfstoffs in spezialisierten Impfzentren geimpft. Er wird in 3 Dosen im Abstand von 0, 1, 4 Wochen subkutan verabreicht, die Auffrischung erfolgt bei Bedarf nach 3 Jahren mit dem gleichen Impfstoff.

Wirksamkeit

Daten zur klinischen Wirksamkeit sind nicht vorhanden. Als Surrogat wird von der WHO ein Schutzwert neutralisierender Antikörper im Plaques-Reduction-Neutralisation-Test (PRNT50 ≥ 1 : 10) angegeben (Hombach et al. 2005). Neutralisierende Antikörper schützen gegen heterologe JE-Genotypen.

Die Daten von Ixiaro sind denen der früher erhältlichen Impfstoffen vergleichbar.

In einer zentraleuropäischen Studie mit 2 Dosen hatten 6 Monate nach der 1. Dosis 94%, 1 Jahr nach der 1. Dosis 83% der geimpften Personen protektive Antikörper (Schuller et al. 2008). Eine andere europäische Studie zeigte hingegen nach 6 Monaten nur bei 83%, nach 1 Jahr bei 58% und nach 2 Jahren bei 48% der Geimpften schützende Antikörper (Dubischar-Kastner et al. 2009). Alle ungenügend Geschützten konnten mit 1 Dosis erfolgreich aufgefrischt werden (Eder et al. 2011).

Der anzuratende Zeitpunkt für eine erste Auffrischimpfung liegt bei 15 Monaten falls der Impfschutz langdauernd benötigt wird (bei Emigranten z. B.). Das Intervall für ggf. weitere Auffrischungen wird noch untersucht. Langzeituntersuchungen fehlen. Vorbestehende Antikörper gegen das FSME-Flavivirus erhöhen den Titer nach der 1. Ixiaro-Dosis, nicht aber nach der 2. Dosis. Die Wirksamkeit kann bei Personen mit reduzierter Immunkompetenz oder immunsuppressiver Therapie eingeschränkt sein.

Wichtige Informationen

Nebenwirkungen

Die lokalen und systemischen Nebenwirkungen von Ixiaro sind denen des Adjuvans (alleine) vergleichbar. Sehr häufig (≥ 1//10 der Fälle) sind Kopfschmerzen, Myalgien, Müdigkeit und Lokalreaktionen. Häufig (≥ 1//100) sind Abgeschlagenheit, Übelkeit, grippeähnliche Symptome und Fieber. Bisher sind keine schweren allergischen oder neurologischen Komplikationen aufgetreten. Allerdings beträgt die Zahl der in Studien Untersuchten nur etwa 5000 und seltene schwerere Auswirkungen sind deshalb nicht auszuschließen.

Beim JE-Vax/Japanese Encephalitis Vaccine-GCC traten mittelschwere bis schwere hypersensitive Reaktionen bei 0,7–104/10 000 Geimpften auf. In Japan führte 1 Fall einer akuten disseminierten Enzephalitis – zeitlich im Zusammenhang mit der Impfung aufgetreten – 2005 zu einem Verzicht auf die Empfehlung der Impfung mit diesem Produkt.

Indikation/Kontraindikation

Reisende in Endemieländer müssen über das Risiko und die Wichtigkeit von persönlichen Schutzmaßnahmen aufgeklärt werden, insbesondere über den notwendigen Mückenschutz abends und nachts. Beruhend auf Kosten-Nutzen-Analysen wäre die Impfung nur bei sehr erheblicher Exposition empfehlenswert (Hatz et al. 2009; Burchard et al. 2009), wobei aber auch eine voraussichtliche kumulative Expositionsdauer zu berücksichtigen ist. Impfempfehlungen durch die nationalen Kommissionen in Deutschland (STIKO), Österreich (Oberster Sanitätsrat) oder der Schweiz (Eidgenössische Kommission für Impffragen, EKIF) liegen nicht vor, sodass die *Impfindikation* über die allgemeinen Schutzmaßnahmen hinaus mit dem Reisenden individuell besprochen werden muss.

In den USA gilt folgende Impfempfehlung (Fischer et al. 2010):
- Laborpersonal im Umgang mit potenziell ansteckenden Substanzen (Blut, Serum usw.)
- Reisende bei Reisedauer über 1 Monat in ländliche JE-Endemiegebiete während der Transmissionszeit. Erweiterte Empfehlung:
  - Reisende mit unbestimmten Reiseplänen in die Endemiegebiete
  - Reisende bei Reisedauer unter 1 Monat, falls sie sich vor allem in ländlichen Gebieten aufhalten und Aktivitäten mit einer erhöhten Exposition nachgehen (Camping, Trekking, Fischen usw.)
- Impfung nicht empfohlen für:
  - Städtereisen
  - Reisen außerhalb der Übertragungszeit in gemäßigten Regionen

Kontraindikation ist eine Anamnese schwerer allergischer Nebenwirkungen auf Impfstoffbestandteile. Ixiaro enthält Protaminsulfat, ein bekanntes Allergen.

Bei schwangeren oder stillenden Frauen sind zu wenig Daten hinsichtlich Nebenwirkungen und Schutzwirkung verfügbar, deshalb soll die Impfung nur nach sorgfältiger Abwägung von Vor- und Nachteilen durchgeführt werden.

Im Bezug auf das Impfalter gibt es bislang wenig Daten für Kinder und Jugendliche unter 18 Jahren. Vorläufige Daten zeigen aber auch hier einen guten Schutz. Bei Personen über 65 Jahre sind die Daten für Ixiaro ebenfalls ungenügend, es gibt aber Hinweise dafür, dass das Profil für diese Altersgruppe ähnlich dem der Jüngeren ist.

Der Impfstoff kann gleichzeitig mit dem Hepatitis-A-Impfstoff Havrix verwendet werden. Eine vorbestehende FSME-Impfung hat keinen Einfluss auf den Schutz der Ixiaro-Grundimmunisierung. Andere Interaktionsuntersuchungen sind nicht vorhanden.

Therapie

Die Therapie der JE beschränkt sich auf supportive und symptomatische Maßnahmen, es gibt keine spezifische antivirale Therapie. Die Letalität hängt von der Ausrüstung und Qualität der behandelnden Therapieeinrichtung ab.

Passive Immunisierung

Im Experiment ließ sich ein gewisser Nutzen frühzeitiger Antikörper-Verabreichung zeigen. Immunglobuline sind kommerziell nicht erhältlich.

Meldepflicht

Die Meldepflicht ist in der EU nicht einheitlich geregelt. In Deutschland, Österreich und der Schweiz besteht keine Meldepflicht für die Japanische Enzephalitis.

Literatur

Burchard GD, Caumes E, Connor BA et al. Expert opinion on vaccination of travelers against Japanese encephalitis. J Travel Med 2009; 16: 204–216

Dubischar-Kastner K, Kadlecek V et al. (2011). Safety, Immunogenicity and Dose Confirmation for the Inactivated Japanese Encephalitis Vaccine IXIARO, IC51, in Filipino Children aged 3 to 12 years. ISTM Congress. Boston.

Dubischar-Kastner K, Eder S, Kaltenboeck A et al. Long term immunity following vaccination with the inactivated Japanese encephalitis vaccine IXIARO and neutralising antibody response to a booster dose. 11th conference of the International Society of Travel Medicine. 24.–28.05.2009. Budapest, Hungary; 2009

Eder S, Dubischar-Kastner K, Firbas C et al. Long term immunity following a booster dose of the inactivated Japanese encephalitis vaccine IXIARO, IC51. Vaccine 2011; 29(14): 2607–2612

Erlanger TE, Weiss S, Keiser J et al. Past, present, and future of Japanese encephalitis. Emerg Infect Dis 2009; 15: 1–7

Fischer M, Lindsey N, Staples JE et al. Centers for Disease Control and Prevention. Japanese encephalitis vaccines: recommendations of the Advisory Committee on Immunization Practices (ACIP). MMWR 2010; 59 (RR-1): 1–27

Halstead SB, Jacobson J. Japanese encephalitis vaccines. In: Plotkin S, Orenstein W, Offit P, eds. Vaccines. Philadelphia: Saunders, Elsevier; 2008: 311–352

Halstead SB, Thomas SJ. Japanese encephalitis: new options for active immunization. Clin Infect Dis 2010; 50: 1155–1164

Hatz C, Werlein J, Mutsch M et al. Japanese encephalitis: defining risk incidence for travelers to endemic countries and vaccine prescribing from the UK and Switzerland. J Travel Med 2009; 16: 200–203

Hills SL, Griggs AC, Fischer M. Japanese encephalitis in travelers from non-endemic countries, 1973–2008. Am J Trop Med Hyg 2010; 82: 930–936

Hombach J, Solomon T, Kurane I et al. Report on a WHO consultation on immunological endpoints for evaluation of new Japanese encephalitis vaccines. WHO, Geneva, 2.–3.09.2004. Vaccine 2005; 23: 5205–5211

Jones T. A chimeric live attenuated vaccine against Japanese encephalitis. Expert Rev Vacc 2004; 3: 243–248

Kaltenbock A, Dubischar-Kastner K et al. (2010). Immunogenicity and safety of IXIARO (IC51) in a Phase II study in healthy Indian children between 1 and 3 years of age. Vaccine 28 (3): 834–839

Schuller E, Jilma B, Voicu V et al. Long-term immunogenicity of the new Vero cell-derived, inactivated Japanese encephalitis virus vaccine IC51 Six and 12 month results of a multicenter follow-up phase 3 study. Vaccine 2008; 26: 4382–4386

Vaughn DW, Barrett A, Solomon T. Flaviviruses (Yellow Fever, Dengue, Japanese Encephalitis, West Nile Encephalitis, St. Luis Encephalitis, Tick-bone Encephalitis). In: Mandell D, Bennett JE, Dolin R, eds. Principles and Practice of infectious Diseases. Philadelphia: Churchill Livingstone Elsevier; 2010: 2133–2156

22 Frühsommermeningoenzephalitis (FSME)

U. Heininger u. H. Kollaritsch

Epidemiologie

Die Frühsommermeningoenzephalitis (FSME) ist in zahlreichen Regionen Europas, vor allem in Zentral- und Osteuropa, endemisch vorkommend. Hohe jährliche Krankheitszahlen werden insbesondere aus Russland und dem Baltikum gemeldet (Estland, Litauen, Lettland). In allen anderen osteuropäischen Ländern ist die FSME ebenfalls, in unterschiedlichem Ausmaß, verbreitet. Risikogebiete finden sich auch in Deutschland, Österreich und der Schweiz sowie in Italien, Albanien, Bosnien-Herzegowina, Serbien, Slowenien, Kroatien und Griechenland und in Nordeuropa in Finnland, Schweden und Norwegen.

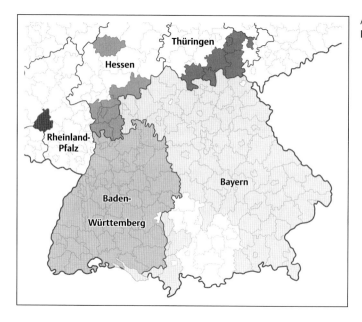

Abb. 22.1 FSME-Risikogebiete in Deutschland. Stand: April 2010.

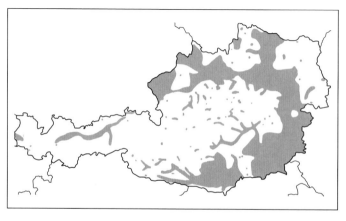

Abb. 22.2 FSME-Risikogebiete in Österreich. Stand: Dezember 2010.

In Deutschland werden gegenwärtig 200–300 Erkrankungen jährlich gemeldet, in Österreich etwa 60–90 und in der Schweiz etwa 200 Fälle.

In Deutschland sind zurzeit folgende Risikogebiete bekannt (Abb. 22.**1**):

- Baden-Württemberg
- Bayern (außer dem größten Teil Schwabens und dem westlichen Teil Oberbayerns)
- Hessen (Landkreise Odenwald, Bergstraße, Darmstadt-Dieburg, Stadtkreis Darmstadt, Groß-Gerau, Offenbach, Main-Kinzig-Kreis, Marburg-Biedenkopf)
- Rheinland-Pfalz (Landkreis Birkenfeld)
- Thüringen (Stadtkreise Jena und Gera, Saale-Holzland-Kreis, Saale-Orla-Kreis, Landkreise Saalfeld-Rudolstadt, Hildburghausen und Sonneberg)

In Österreich sind vor allem die südöstlichen Landesteile (Steiermark, Niederösterreich, Burgenland, Kärnten und das Inntal in Tirol) als Endemiegebiete bekannt (Abb. 22.**2**).

In der Schweiz befinden sich FSME-Endemiegebiete in den Kantonen Aargau, Bern, Fribourg, Graubünden, Luzern, Nidwalden, Obwalden, Schaffhausen, Solothurn, St. Gallen, Thurgau, Uri, Waadt, Zug, Zürich und neuerdings (seit 2011) auch im Wallis. Das Fürstentum Liechtenstein gilt ebenfalls als Risikogebiet (Abb. 22.**3**).

Für das von Jahr zu Jahr teils erhebliche Schwanken der Zahl der gemeldeten Krankheitsfälle aus den bekannten Risikoländern gibt es verschiedene Erklärungsansätze, insbesondere klimatischer Natur. So ist bekannt, dass warme Winter sowohl das Überleben der Zecken als auch das ihrer wichtigsten Wirtstiere begünstigen.

Ebenfalls einen signifikanten Einfluss auf die Epidemiologie der FSME kann die Impfprävention haben, sofern sie konsequent angewendet wird. Dies lässt sich eindrucksvoll am Beispiel von Österreich zeigen. Dort ist seit 1971 ein kontinuierliches Absinken der Erkrankungsfälle um fast 90 % bis heute zu verzeichnen, nachdem man dazu übergegangen war, der gesamten Bevölkerung in Endemiegebieten (i.d.R. ab dem Alter von 1 Jahr) die FSME-Impfung zu empfehlen. Mittlerweile hat die Durchimpfung in Österreich mit zumindest 1 Impfung 89 % erreicht. Im Gegensatz dazu ist in vielen Regionen klimatisch ähnlicher Länder, wie in Deutschland und der Schweiz, in den vergangenen 10 Jahren aufgrund der unzureichenden Impfakzeptanz eher

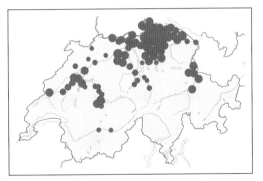

Abb. 22.**3** FSME-Risikogebiete in der Schweiz (Stand: Dezember 2010).

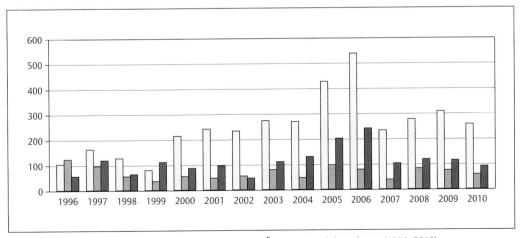

Abb. 22.**4** Gemeldete FSME-Krankheitsfälle in Deutschland, Österreich und der Schweiz (1996–2010).

eine Zunahme der FSME-Fälle zu verzeichnen gewesen (Abb. 22.4). Dies beruht möglicherweise sowohl auf einer echten Zunahme der Krankheit als auch auf einer Zunahme der diagnostizierten Fälle.

Erreger

Der Erreger der FSME ist ein Virus, das – wie das Gelbfieber-, das Japanische Enzephalitis- und die 4 Typen des Dengue-Fieber-Virus – zum Genus *Flavivirus* (etwa 70 Viren) innerhalb der Familie der Flaviviridae gehört. Neben dem Virus der Japanischen Enzephalitis ist das *FSME-Virus* der wichtigste und häufigste Erreger der durch Arthropoden übertragenen Viruskrankheiten des zentralen Nervensystems.

Das für die Induktion schützender Antikörper verantwortliche Oberflächenprotein E ermöglicht die Unterscheidung zwischen einem europäischen, zentralsibirischen und einem fernöstlichen Subtyp (prävalent im Osten Russlands). Wegen der geringen antigenen Differenz zwischen den Varianten (3–6%) kann die Impfung mit dem europäischen Virusstamm eine Kreuzimmunität gegen die beiden anderen Subtypen induzieren.

Das Virus zirkuliert in sogenannten Naturherden zwischen *Zecken* und Kleinsäugern. Die Kleinsäugetiere erkranken selbst nicht, dienen aber der Virusvermehrung und als Virusreservoir. An ihnen infizieren sich Larve, Nymphe und Imago (= Adulte) der Zecken anlässlich der Blutmahlzeit, die sie zum Übertritt ins nächste Stadium – bzw. die adulte weibliche Zecke für die Eiablage – benötigen. Eine infizierte Larve bzw. Nymphe nimmt eine einmal erworbene Infektion in ihrer weiteren Entwicklung mit in das nächste Stadium. Sogar eine transovarielle Übertragung ist möglich. Naturherde mit FSME-infizierten Zecken (bis zu 5%) finden sich in Europa vorwiegend in Busch- und Waldgebieten mit jährlichen Durchschnittstemperaturen von mehr als 8 °C (in Europa etwa bis zu 1600 Metern über dem Meeresspiegel). Dauer und Intensität der Zeckenaktivität sind jahreszeitlichen Schwankungen unterworfen, die zum Teil ebenfalls witterungsabhängig sind. Feuchtwarmes Wetter begünstigt die Zeckenaktivität, trockenes Wetter reduziert sie.

Wichtigster *Überträger* für die Verbreitung des westlichen Subtyps des FSME-Virus ist Ixodes ricinus („Gemeiner Holzbock"), eine Schildzecke. Außer Menschen können auch einige Säugetiere, wie Ziegen, an enzephalitischen Symptomen erkranken und FSME-Viren mit der Milch ausscheiden. In Osteuropa und Zentraleuropa wurden alimentär übertragene Infektionen nach Genuss von nicht pasteurisierter Ziegenmilch berichtet.

Pathogenese

Das Virus befindet sich im Speichel infizierter Zecken. Wirte der Zecken sind Kleinsäugetiere des Waldes, insbesondere Mäuse. Der Mensch ist zufälliger Wirt, wobei sowohl die wenige Millimeter großen Jugendlichen (Nymphen) als auch die adulten Weibchen stechen. Unmittelbar nach dem schmerzlosen und daher oftmals unbemerkten Stich und Beginn des mehrstündigen Saugaktes am Wirt wird das Virus bereits übertragen. Es vermehrt sich zunächst am Infektionsort, ehe es sich über Lymphe und Blut (Virämie) ausbreitet. Auf dem hämatogenen Weg erfolgt bei einem Teil der Infizierten der Befall des ZNS nach Überwinden der Blut-Liquor-Schranke. Nach einigen Wochen wird das Virus wieder eliminiert.

Das Risiko für Nichtimmune, nach Zeckenstich in einem Hochrisikogebiet zu erkranken, wird mit 1 : 600 bis 1 : 2000 angegeben. Eine Freiburger Studie hat für das dortige Hochrisikogebiet Dreisamtal 1 Erkrankung auf 1000–2000 Zeckenstiche errechnet (Robert Koch-Institut 1999).

Klinik

Nicht jeder Stich einer infizierten Zecke führt zu einer Infektion. Nach erfolgter Infektion treten nach etwa 3–14 Tagen bei 10–30% der Infizierten Krankheitserscheinungen auf. Der Krankheitsverlauf ist mono- oder biphasisch. Es kommt zunächst zu *grippeähnlichen Symptomen* mit mäßigem Fieber (i. d. R. nicht über 39 °C), Kopfschmerzen, Erbrechen, Schwindelgefühl. Nach einem symptomfreien Intervall von etwa 1 Woche (bis zu 20 Tagen) kommt es bei etwa 6–10%(–30%) der vorher grippeähnlich Erkrankten zu *zentralnervösen Symptomen*. Dies sind hohes Fieber, Kopfschmerzen, Übelkeit, Erbrechen, Schwächegefühl, Müdigkeit, Apathie bis zum Koma und tonisch-klonische Krampfanfälle. Bei Kleinkindern können zusätzlich Bauchschmerzen im Vordergrund stehen. Im Kindesalter werden häufig unkomplizierte meningitische Krankheitsbilder beobachtet, während die schwerer verlaufenden Enzephalitiden mit Koma, neurologischen Ausfällen, Defektheilungen und Todesfällen vorwiegend im Erwachsenenalter auftreten.

Impfung

Impfstoffe

Der erste Impfstoff zur aktiven Immunisierung gegen FSME wurde 1976 in Österreich zugelassen. Derzeit sind Impfstoffe von 2 Herstellern auf dem Markt:
- FSME-Immun:
  - *FSME-Immun* für Erwachsene enthält mindestens 2,4 µg inaktivierte FSME-Viren vom Stamm Neudörfl (auf Hühnerembryonalzellen gezüchtet) in 0,5 ml Injektionslösung, zusätzlich Aluminiumhydroxid als Adjuvans und Humanalbumin sowie Spuren von Sukrose (Saccharose), Protaminsulfat, Formaldehyd, Gentamicin und Neomycin als Stabilisatoren bzw. Konservierungsmittel. Der Impfstoff ist ab dem Alter von 16 Jahren zugelassen und wird intramuskulär injiziert.
  - *FSME-Immun 0,25 ml junior*, für Kinder im Alter von 1–15 Jahren zugelassen, enthält die halbe Antigenmenge (1,2 µg in 0,25 ml), ebenfalls zur i.m.-Injektion.
- Encepur:
  - *Encepur* für Erwachsene enthält 1,5 µg inaktivierte FSME-Viren (auf Hühnerfibroblasten-Zellkulturen gezüchtet) in 0,5 ml Injektionslösung, mit Aluminiumhydroxid als Adjuvans sowie Saccharose und Spuren von Formaldehyd, Chlortetracyclin, Gentamicin und Neomycin als Stabilisatoren bzw. Konservierungsmittel. Das früher diesem Impfstoff beigefügte Polygelin (allergisierend) ist seit 2001 nicht mehr enthalten. Der Impfstoff ist ab dem Alter von 12 Jahren zugelassen.
  - *Encepur Kinder*, für Kinder im Alter von 1–11 Jahren, enthält die halbe Antigenmenge (0,75 µg in 0,25 ml), ebenfalls zur i.m. Injektion.

Die Impfstoffe besitzen eine ausgezeichnete Immunogenität und sind gut verträglich.

Impfdurchführung

Reguläre Impfschemata

Das empfohlene Impfschema der Grundimmunisierung umfasst 3 Dosen:
- Zeitpunkte bei Encepur-Impfstoffen:
  - 0
  - 1–3 Monate nach der 1. Dosis und
  - 9–12 Monate nach der 2. Dosis
- Zeitpunkte bei FSME-Immun-Impfstoffen:
  - 0
  - 1–3 Monate nach der 1. Dosis und
  - 5–12 Monate nach der 2. Dosis.

Anschließend ist für Personen bis zum Alter von 49 Jahren die 1. Auffrischimpfung nach 3 Jahren und alle weiteren alle 5 Jahre empfohlen. Für Personen ab dem Alter von 50 Jahren werden alle Auffrischimpfungen im Abstand von 3 Jahren empfohlen.

In *Österreich* wird grundsätzlich die 4. Dosis 3 Jahre nach der 3. Dosis, alle weiteren Dosen bis zum Alter von 60 Jahren in 5-Jahresabständen empfohlen, ehe das Auffrischintervall wieder 3 Jahre beträgt.

In der *Schweiz* werden von der nationalen Impfkommission EKIF in Abweichung von den Angaben der Fachinformationen 10-Jahres-Auffrischintervalle empfohlen. Die Kommission ist der Auffassung, dass der Impfschutz deutlich länger als 3–5 Jahre nach Grundimmunisierung anhält, in Analogie zur Persistenz von FSME-IgG-Ak im Serum. Die epidemiologische Erfahrung in der Schweiz bestätigt dies indirekt: von 1 294 gemeldeten FSME-Fällen im Zeitraum 1999–2008 traten 1 237 (95,6 %) bei ungeimpften Personen auf. Von den 57 Fällen bei Geimpften betrafen lediglich 22 Fälle (1,7 %) Personen mit abgeschlossener Grundimmunisierung (persönliche Mitteilung, Dr. H.P. Zimmermann, BAG, Bern). Da das Impfziel die Reduktion der Zahl an FSME-Fällen ist, bedarf es also vor allem einer höheren Durchimmunisierung der exponierten Bevölkerung. Das von der EKIF empfohlene 10-Jahres-Auffrischintervall nach abgeschlossener Grundimmunisierung soll deshalb die Akzeptanz der FSME-Impfung bei der Ärzteschaft und in der Bevölkerung steigern.

In *Deutschland* dagegen sind die Auffrischintervalle der Hersteller (3 bzw. 5 Jahre, s.o.) juristisch bindend.

Schnellimmunisierung

- Bei entsprechender Dringlichkeit kann bei *FSME-Immun-Impfstoffen* der Abstand zwischen der 1. und 2. Dosis auf 14 Tage verkürzt werden. Die Gabe der 3. Dosis findet regulär 5–12 Monate nach der 2. Dosis statt, ebenso entsprechen die Auffrischimpfungen den Empfehlungen wie beim regulären Impfschema (s.o.).
- Für *Encepur-Impfstoffe* ist ein Schnellimmunisierungsschema mit 3 Dosen innerhalb von 21 Tagen (an den Tagen 0, 7 und 21) zugelassen. Bei diesem Vorgehen ist die 1. Auffrischimpfung bereits nach 12–18 Monaten erforderlich, alle weiteren nach 5 Jahren (bis zum Alter von 49 Jahren) bzw. 3 Jahren (ab dem Alter von 50 Jahren).

Wirksamkeit

Es gibt keine randomisierte, prospektive klinische Wirksamkeitsstudien zur FSME-Impfung. Die Wirksamkeit ist jedoch epidemiologisch belegt:
- In Österreich, einem Land mit hoher Impfakzeptanz in der Allgemeinbevölkerung, führte die Einführung der Impfung zu einem signifikanten Rückgang der Krankheitszahlen.
- Ferner zeigen Untersuchungen zum Impfstatus von Erkrankten, dass diese in hohem Maße nicht oder nur unvollständig geimpft sind. Die Feldeffektivität der FSME-Impfung ist mit 99 % bei regulär geimpften Personen und mit 95 % bei außerhalb des empfohlenen Schemas geimpften Personen außerordentlich hoch (Heinz et al. 2007).

Die tatsächliche *Schutzdauer* nach kompletter Impfung ist bis dato nicht genau evaluiert, die angegebenen „Booster"-Intervalle sind aber als konservativ einzustufen, eine längere Schutzdauer als 3–5 Jahre ist wahrscheinlich (Paulke-Korinek et al. 2009).

Ein sicheres *serologisches Korrelat* für Schutz vor FSME nach Impfung besteht nicht, jedoch werden in verschiedenen Labortests unterschiedliche Protektionswerte postuliert (Holzmann et al. 1996). Ein in Österreich entwickelter ELISA-Test (Immunozym) definiert den Cut-off-Wert für Serokonversion (= postvakzinal Nachweis von spezifischen IgG-Antikörpern im Serum bei prävakzinal seronegativen Personen) bei ≥ 127 Vienna-Einheiten/ml (VIEU/ml) und postuliert den protektiven Schwellenwert bei ≥ 201 VIEU/ml. Ein anderes Verfahren (Enzygnost) definiert den Cut-off-Wert bei ≥ 25 ELISA-Einheiten/ml (EU/ml) und die Schutzschwelle bei ≥ 50 EU/ml. Experimentell ist der Nachweis von neutralisierenden Antikörpern (Neutralisationstest, NT).

Die *Seroprotektionsraten* für die FSME-Impfstoffe werden von den Herstellern wie folgt angegeben:

Encepur (gleiche Prozentangaben für Kinder und Erwachsene!):
- konventionelles Impfschema:
    - 4 Wochen nach 1. Impfung (Tag 28): ca. 50 %
    - 2 Wochen nach 2. Impfung (Tag 42): ca. 98 %
    - 2 Wochen nach 3. Impfung (Tag 314): ca. 99 %
- Schnellimmunisierungsschema:
    - 2 Wochen nach der 2. Impfung (Tag 21): ca. 90 %
    - 2 Wochen nach der 3. Impfung (Tag 35): ca. 99 %

FSME Immun:
- konventionelles Impfschema (Kinder):
    - 3–5 Wochen nach 2. Impfung: 96,5–100 %
    - 3–5 Wochen nach 3. Impfung: 99,7–100 %
- konventionelles Impfschema (Erwachsene, 16–65 Jahre):
    - 3 Wochen nach 2. Impfung: 87,5 % (ELISA) bzw. 94,8 % (NT)
    - 3 Wochen nach 3. Impfung: 98,7 % (ELISA) bzw. 99,4 % (NT)

Wichtige Informationen

Nebenwirkungen

Die Verträglichkeit der FSME-Impfstoffe ist im Allgemeinen gut. Lokale Nebenwirkungen sind ähnlich häufig wie nach anderen Totimpfstoffen und meistens milde ausgeprägt und von kurzer Dauer. Fieber wird bei Kindern altersabhängig in ca. 10–20 % (Alter ≥ 4 Jahre) bzw. 20–30 % (Alter 1–3 Jahre) nach der 1. Dosis beobachtet. Die Fieberraten ab der 2. Dosis betragen nur noch < 5 % bzw. 10–15 %.

Eine neuere, herstellerunabhängige Studie mit mehr als 25 000 erfassten Impfungen ergab eine deutlich niedrigere Nebenwirkungsinzidenz von 0,413 % insgesamt, wobei knapp 2 Drittel der dokumentierten Fälle auf Säuglinge und Kleinkinder und hier wiederum (75,8 %) auf die Erstimpfung

entfielen (Weinzettel et al 2007). Auch die Pharmakovigilanzdaten der Hersteller ergeben eine Nebenwirkungsquote
- von $5{,}77 \times 10^{-5}$ mit $1{,}57 \times 10^{-5}$ als „schwerwiegend" klassifizierten Nebenwirkungen (bei ca. 42 Mio. Dosen seit 2001, Fa. Baxter) und
- von $7{,}7 \times 10^{-5}$ mit $1{,}9 \times 10^{-5}$ als „schwerwiegend" klassifizierten (bei ca. 30 Mio. Dosen seit 2001, Fa. Novartis).

Systemische Nebenwirkungen (Fieber, Kopf- und Gliederschmerzen, Abgeschlagenheit) unterscheiden sich dagegen in ihrer Häufigkeit nicht wesentlich von den in der Population zu erwartenden spontanen Häufigkeiten (Hintergrundmorbidität).

In seltenen Einzelfällen wurden nach FSME-Impfung periphere Neuritiden, Guillain-Barré-Syndrom und andere Krankheiten des ZNS beobachtet. Hierbei ist aufgrund der Seltenheit der Ereignisse eher von einer Koinzidenz als von einer ursächlichen Verknüpfung auszugehen.

Indikation/Kontraindikation

In *Deutschland* empfiehlt die STIKO die FSME-Impfung
- ab dem Alter von 1 Jahr für Personen die sich in Risikogebieten im In- oder Ausland aufhalten und
- für Personen, die durch FSME beruflich gefährdet sind, wie z. B. Forstarbeiter, Jäger, Landwirte und exponiertes Laborpersonal.

In *Österreich* wird die Impfung für alle Personen in Endemiegebieten ab dem Alter von 1 Jahr empfohlen, in der *Schweiz* ab dem Alter von 6 Jahren.

Allergien gegen Vakzinebestandteile sowie in der Anamnese bekannte anaphylaktische Reaktionen nach oraler Aufnahme von Hühnereiweiß stellen eine *Kontraindikation* für die Impfung dar (Eine nachgewiesene Hühnereiweißallergie ist keine absolute Kontraindikation für die Impfung, wohingegen eine frühere anaphylaktische Reaktion auf Hühnereiweiß formal eine Gegenanzeige darstellt. Die Möglichkeit einer Schockbekämpfung muss bei Eiweißsensibilisierung gesichert sein und eine Nachbeobachtung des Patienten muss über mindestens 30 Minuten erfolgen).

Akute Infektionen sind eine passagere Kontraindikation für die Impfung, d. h. bis zum Abklingen der akuten Krankheitszeichen. Bei Schwangeren bestehen keine ausreichenden Erfahrungen, sodass die Indikation zur Impfung auf der Basis des Expositionsrisikos gestellt werden muss. Stillen ist hingegen keine Kontraindikation.

Die *präexpositionelle* Impfung sollte rechtzeitig geplant werden, da ein mutmaßlich schützender Antikörperspiegel erst ca. 14 Tage nach der 2. Dosis erreicht wird. Ein idealer Zeitpunkt ist das Winterhalbjahr, sodass im darauffolgenden Sommerhalbjahr Impfschutz besteht, welcher dann 5–12 Monate nach der 2. Dosis durch eine die Grundimmunisierung abschließende 3. Dosis konsolidiert wird.

Die *postexpositionelle* aktive Immunisierung bei vorher inkomplett geimpften Personen kann eine FSME nicht sicher verhindern. Im Fall einer möglichen Exposition (Zeckenstich in einem Risikogebiet) sollte bei bislang ungeimpften Personen die mögliche Inkubationszeit für eine FSME-Infektion von 4 Wochen nach Zeckenstich abgewartet werden. Danach kann bei bestehendem Impfwunsch eine aktive Immunisierung erfolgen, ohne dass eine Koinzidenz von Impfung und evtl. Ausbruch einer FSME riskiert wird. Ob bei einer vollständig grundimmunisierten Person und fälliger bzw. überfälliger Auffrischimpfung eine postexpositionelle Impfung stattfinden soll, muss im Einzelfall erwogen werden. Sie sollte möglichst binnen 48 Stunden nach Zeckenstich erfolgen.

Therapie

Die Behandlung einer FSME erfolgt rein symptomatisch. Eine kausale Therapie gegen das FSME-Virus gibt es nicht.

Meldepflicht

In Deutschland ist der direkte oder indirekte Nachweis des FSME-Virus nach §7 des IfSG meldepflichtig, sofern auch klinische Hinweise (d. h. kompatible Krankheitszeichen oder -symptome) für eine Infektion vorliegen.

In der Schweiz und Österreich ist der Labornachweis einer FSME-Infektion ebenfalls meldepflichtig, wobei in der Schweiz zusätzlich ergänzende Angaben zur Krankheit gemacht werden müssen.

Literatur

Heinz FX, Holzmann H, Essl A et al. Field effectiveness of vaccination against tick-borne encephalitis. Vaccine 2007; 25: 7559–7567

Holzmann H, Kundi M, Stiasny K et al. Correlation between ELISA, hemagglutination inhibition, and neutralization tests after vaccination against tick-borne encephalitis. J Med Virol 1996; 48: 102–107

Paulke-Korinek M, Rendi-Wagner P, Kundi M et al. Booster vaccinations against tick-borne encephalitis: 6 years follow-up indicates long-term protection. Vaccine 2009; 27: 7027–7030

Robert Koch-Institut (RKI). Zum FSME-Risiko nach Zeckenstich in einem Risikogebiet. Epid Bull 1999; 12: 76–77

Ständige Impfkommission am Robert Koch-Institut (STIKO). Mitteilung der Ständigen Impfkommission am Robert Koch-Institut: Empfehlungen der Ständigen Impfkommission am RKI 2010/Stand Juli 2010. Epid Bull 2010; 30: 279–298

Weinzettel R, Ertl S, Zwiauer K. FSME monitoring: monitoring of adverse events of tick-borne-encephalitis vaccines by selected paediatricians and general practitioners. Wien Med Wochenschr 2007; 157: 107–110

23 Gelbfieber

W. Jilg

Epidemiologie

Das Gelbfiebervirus, ein von Stechmücken übertragenes Flavivirus, kommt in den tropischen Regionen Afrikas und Südamerikas vor. In diesen Gegenden stellt Gelbfieber nach wie vor ein großes Gesundheitsproblem dar. Epidemiologisch werden
- das *sylvatische* oder Dschungelgelbfieber,
- das nur in Afrika vorkommende „*intermediäre*"(„intermediate") oder Savannengelbfieber als Zwischenform und
- das *urbane* Gelbfieber unterschieden.

Das sylvatische Gelbfieber wird im tropischen Regenwald von verschiedenen Moskitoarten unter Affen übertragen, nur gelegentlich kommt es zur Infektion von in diesen Lebensraum eindringenden Menschen. Das Savannengelbfieber wird in dschungelnahen Gegenden durch verschiedene Aedes-Mückenspezies von Affen auf Menschen und von Mensch zu Mensch weitergegeben.

Beim urbanen Gelbfieber kommt es zur Transmission von Viren durch Aedes aegypti von Mensch zu Mensch. Voraussetzungen hierfür sind, dass sich in einer Population ständig Menschen befinden, die eine Gelbfiebervirämie durchmachen, und dass gleichzeitig in den entsprechenden Wohngebieten Aedes aegypti vorkommt. Durch umfangreiche Impfprogramme und gezielte Bekämpfung der übertragenden Stechmücken konnte das urbane Gelbfieber in Südamerika stark zurückgedrängt werden, ist aber gegenwärtig wieder auf dem Vormarsch. Grund dafür ist die zunehmende Resistenz der Vektoren gegen Insektizide sowie die weniger konsequente Durchführung von gezielten Impfaktionen. Damit erhöht sich das Risiko, dass die urbane Form des Gelbfiebers durch Wiedereinschleppung des Virus in vom Gelbfieber einstmals frei gewordenen Gebieten wieder aufflammt. Problematisch ist die Situation vor allem in Afrika, wo immer wieder kleinere und größere Gelbfieberepidemien auftreten (Anonymous 2011).

Unverändert bedeutsam und durch Impfaktionen nicht direkt zu beeinflussen ist die sylvatische Form des Gelbfiebers. Bei dieser Form ist nicht der Mensch, sondern sind Tiere des Urwalds – vor allem Affen und Halbaffen – das Virusreservoir. Hier sind neben Aedes aegypti vor allem Stechmücken des Regenwalds, wie z. B. Aedes africanus und Haemogogus-Arten, die Vektoren, die das Virus auf den Menschen übertragen.

Als Gelbfieberendemiegebiete gelten Länder Afrikas südlich der Sahara (Abb. 23.1) sowie die nördlichen Teile Südamerikas einschließlich des Amazonasbeckens (Abb. 23.2). Bemerkenswert ist, dass Gelbfieber bisher niemals in asiatischen Ländern gefunden wurde, obwohl Aedes aegypti speziell in Südostasien weit verbreitet ist.

Nach Schätzungen der WHO verursacht Gelbfieber jährlich ca. 200 000 Erkrankungen und etwa 30 000 Todesfälle, die Mehrzahl davon in Afrika. 32 afrikanische Länder – vor allem in West- und Zentralafrika – gehören gegenwärtig zu den Gelbfieberrisikogebieten. In Südamerika ist Gelbfieber derzeit in 13 Ländern endemisch; Bolivien, Brasilien, Kolumbien, Ecuador und Peru gehören dort zu den Ländern mit dem höchsten Risiko (CDC 2010).

Das Risiko einer Gelbfieberinfektion für Touristen ist verhältnismäßig gering, darf aber angesichts der Schwere der Infektion auf keinen Fall vernachlässigt werden. So erkrankten zwischen 1970 und 2009 zwar nur 9 Tropenreisende aus Industrienationen an Gelbfieber, aber 8 von ihnen verstarben (CDC 2010)!

Das Erkrankungsrisiko für Reisende wird von einer Reihe von persönlichen Faktoren und Umweltfaktoren beeinflusst, wie persönlichem Mückenschutz, beruflichen oder Freizeitaktivitäten, der spezifischen Region im Reiseland und der dort herrschenden Virusdichte bzw. Übertragungsrate und natürlich der Aufenthaltsdauer im Infektionsgebiet. Das Risiko für eine ungeimpfte Person, während eines 2-wöchigen Aufenthalts an Gelbfieber zu erkranken, wird für Westafrika mit 50 : 100 000 und für Südamerika mit 5 : 100 000 angegeben; das Risiko, im Erkrankungsfall zu versterben, beträgt im Mittel 20 % (Monath u. Cetron 2002a).

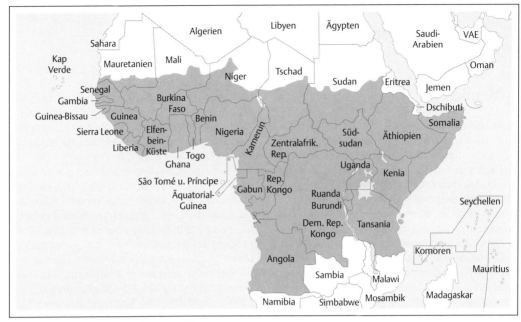

Abb. 23.1 Gelbfieber-Risikogebiete in Afrika.

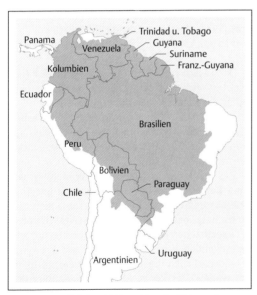

Abb. 23.2 Gelbfieber-Risikogebiete in Südamerika.

Erreger

Der Erreger des Gelbfiebers ist ein Mitglied der Gattung Flavivirus aus der Familie der Flaviviridae. Er ist damit eng verwandt mit dem Denguevirus, dem Erreger der Japanenzephalitis, dem West-Nil-Virus und dem Erreger der Frühsommermeningoenzephalitis. Wie diese ist der Gelbfiebererreger ein kleines, umhülltes Virus von 40–60 nm im Durchmesser. Es besitzt eine einzelsträngige RNA positiver Polarität. Die Virushülle enthält Dimere des Oberflächenproteins E. Dieses Glykoprotein ist verantwortlich für die Anheftung des Erregers an die Zielzellen und seine Internalisation. Antikörper gegen bestimmte Epitope des E-Proteins vermögen diese Funktionen zu blockieren und das Virus zu neutralisieren. Auch das Gelbfiebervirus wird, wie die meisten Flaviviren, durch infizierte Stechmücken übertragen. Typische Vektoren sind, wie oben schon erwähnt, Aedes aegypti und verwandte Arten (Aedes africanus, Haemogogus-Arten) (Heinz u. Stasny 2010).

Pathogenese

Gelbfieber übertragende Mücken infizieren sich durch Blut eines virämischen Tieres oder Menschen. Das Virus vermehrt sich zunächst in den Epithelzellen des Mitteldarms der Mücke, wird von hier aus über die Hämolymphe verbreitet und infiziert andere Organe, in erster Linie die Geschlechtsorgane und Speicheldrüsen. Hier setzt die Virusproduktion etwa 7–10 Tage nach der Blutmahlzeit ein; nun kann die Mücke die Erreger auf weitere Wirte übertragen.

Das durch den Stich übertragene Virus vermehrt sich in der Haut an der Einstichstelle und gelangt über die Lymphknoten, in denen eine Weitervermehrung stattfindet, ins Blut. In Primaten ist das Gelbfiebervirus vorwiegend viszerotrop, d. h. es infiziert und vermehrt sich in Leber, Milz, Herz und Nieren. Auch die Gefäßendothelien können befallen werden, was zur Gefäßwandschädigung, erhöhter Permeabilität der Gefäße und Blutungen führt. Die Schädigung von Leber und Niere scheint ebenfalls unmittelbare Folge der Virusvermehrung zu sein. In der Leber kommt es zur eosinophilen Degeneration, die durch Einzelzellnekrosen (Councilman-Körperchen) gekennzeichnet ist und der eine Apoptose der Leberzellen zugrunde liegt. Ähnliche Veränderungen treten in der Niere auf. Die Folge ist eine massive Beeinträchtigung der Leber- und der Nierenfunktion. Neben den Gefäßwandschädigungen sind auch die Synthesestörung der Gerinnungsfaktoren in der Leber und eine disseminierte intravaskuläre Gerinnung für die das Vollbild des Gelbfiebers kennzeichnenden Hämorrhagien verantwortlich. Die direkte virusbedingte Schädigung des Herzmuskels begünstigt die Entstehung eines Schocks. Ebenfalls mitverantwortlich für einen schweren, unter Umständen letalen Verlauf dürfte eine mit einer massiven Zytokininduktion einhergehende überschießende Immunreaktion sein, die einen sogenannten „Zytokinsturm" auslöst. Der Tod tritt unter einem sepsisähnlichen Bild durch Multiorganversagen ein.

Der bei infizierten Nagern vorherrschende Neurotropismus des Gelbfiebervirus macht sich beim Menschen kaum bemerkbar. Nur in einigen wenigen Fällen wurde im Verlauf einer menschlichen Gelbfieberinfektion eine Enzephalitis beobachtet.

Abwehrmaßnahmen des infizierten Organismus bestehen zunächst in der Aktivierung angeborener Immunmechanismen, wie Induktion von Interferon und Aktivierung von Natural-Killer-Zellen, die bereits wenige Tage nach der Infektion einsetzen. Spezifische humorale und zelluläre Immunreaktionen führen schließlich zur Viruselimination und zur Ausheilung. In einigen Fällen kann die spezifische Immunantwort allerdings auch überschießen und wahrscheinlich zu dem oben beschriebenen schweren Verlauf beitragen (Monath et al. 2008).

Klinik

Wie andere Flavivirusinfektionen können Gelbfieberinfektionen in ihrem Schweregrad stark schwanken, vom harmlosen grippalen Infekt bis zum hämorrhagischen Fieber mit einer Letalität von 50%. Zwischen 5% und 50% aller Infektionen verlaufen darüber hinaus klinisch inapparent. Die Gründe dafür dürften – wie bei anderen Infektionskrankheiten auch – angeborene und erworbene Resistenzfaktoren sein, möglicherweise aber auch die unterschiedliche Pathogenität verschiedener Virusstämme. Im typischen Fall beginnt die Erkrankung nach einer Inkubationszeit von 3–6 Tagen abrupt mit hohem Fieber, Kopf- und Gliederschmerzen, Schwindel, Erbrechen und ausgeprägtem Krankheitsgefühl. Bereits früh besteht eine Leukopenie. Ein Fieberabfall nach wenigen Tagen kann die Erkrankung beenden, aber in etwa 15% aller Fälle tritt nach einem fieberfreien Intervall von einigen Stunden oder Tagen die Phase des Organbefalls ein, mit erneutem Fieberanstieg, Kopfschmerzen, schweren allgemeinen Krankheitserscheinungen und Somnolenz. Dominiert wird das Krankheitsbild nun von einer ikterischen Hepatitis und einer hämorrhagischen Diathese mit Haut- und Schleimhautblutungen. Eine Albuminurie weist auf die gleichzeitige Nierenschädigung hin. In 20–50% der Fälle führen diese schweren Verläufe zum Tod.

Infizierte sind in den ersten 3–5 Tagen ihrer Erkrankung virämisch. Während dieses Zeitraums können sich Stechmücken an ihnen infizieren und die Infektion weiterverbreiten.

Die Gelbfieberinfektion hinterlässt eine lang dauernde, vermutlich lebenslange Immunität. Kinder immuner Mütter sind wahrscheinlich in den ersten 6 Lebensmonaten durch transplazentaren Antikörpertransfer vor einer Gelbfieberinfektion geschützt.

Impfung

Impfstoffe

Zur Impfung wird der attenuierte Virusstamm 17D als Lebendimpfstoff benutzt. Dieser Stamm wurde von Theiler 1937 entwickelt und wird seitdem erfolgreich verwendet. Seit den 1950er-Jahren wird der Impfstoff von WHO-lizenzierten Herstellern in Hühnerembryonen nach strikt einzuhaltenden

Richtlinien der WHO hergestellt (WHO 1998). Gegenwärtig werden 2 Unterstämme zur Impfstoffherstellung eingesetzt. Die aus dem 17DD-Stamm in Brasilien hergestellte Vakzine wird in Brasilien und weiten Teilen Südamerikas verwendet, der 17D-204-Stamm ist Grundlage des in Europa und den USA produzierten und eingesetzten Impfstoffs. Beide Impfstoffstämme weisen eine 99,9%ige Sequenzhomologie auf und sind in Wirkung und Nebenwirkung gleichwertig (Monath et al. 2002b).

Zur Impfstoffherstellung wird das Impfvirus in Hühnerembryonen vermehrt, gereinigt und gefriergetrocknet. Der lyophilisierte Impfstoff muss bei +2–8 °C gelagert werden. Er wird in 0,5 ml des beigegebenen Lösungsmittels aufgelöst und muss sofort verbraucht werden.

Impfdurchführung

Der Impfstoff wird s.c. oder i.m. injiziert. Die Impfdosis ist für alle Altersstufen gleich.

Die Gelbfieberimpfung kann am gleichen Tag wie die Impfung mit Totimpfstoffen (z.B. Hepatitis A, Tetanus usw.) oder anderen Lebendimpfungen erfolgen. Ist eine gleichzeitige Impfung nicht möglich, sollte zu anderen Viruslebendimpfstoffen (z.B. Masern-Mumps-Röteln, Varizellen usw.) ein Abstand von mindestens 4 Wochen eingehalten werden.

Die Gabe von humanen Immunglobulinpräparaten kann die Vermehrung des Impfvirus unterdrücken, wenn diese Präparate das Gelbfiebervirus neutralisierende Antikörper enthalten. Damit ist der Impfschutz gefährdet. Deshalb sollte die Impfung nicht durchgeführt werden, wenn Immunglobuline innerhalb der letzten 3 Monate verabreicht wurden. Nach der Impfung dürfen Immunglobuline frühestens nach 14 Tagen gegeben werden.

Nach einer Gelbfieberimpfung sind keine besonderen Verhaltensweisen zu beachten, allerdings sollten außergewöhnliche körperliche Belastungen in den ersten 10 Tagen nach der Impfung vermieden werden.

Die Impfung muss im Internationalen Impfausweis dokumentiert werden.

Wirksamkeit

Obwohl bis heute keine kontrollierten Studien mit diesem Impfstoff durchgeführt wurden, konnte eine Vielzahl von Beobachtungen der letzten Jahrzehnte seine hervorragende Wirksamkeit belegen. So konnten Laborinfektionen bei gefährdetem Personal durch die Impfung sicher verhindert werden. In Brasilien und anderen südamerikanischen Staaten zeigte sich, dass nach Einführung der Impfung nur noch ungeimpfte Personen erkrankten; der Einsatz der Impfung bei Gelbfieberepidemien konnte weitere Erkrankungen rasch verhindern (CDC 2010). Während eines Gelbfieberausbruchs in Nigeria konnte eine Wirksamkeit von etwa 85% festgestellt werden. Weltweit wurden bisher nur 5 Fälle von Gelbfieber bei geimpften Personen registriert (Monath et al. 2008).

Bei den meisten Impflingen kommt es nach einigen Tagen zur Ausbildung einer geringgradigen Virämie, die mit dem Auftauchen spezifischer Antikörper etwa 1 Woche nach der Impfung sistiert. Innerhalb von 10 Tagen werden in 80–100% aller Geimpften schützende Antikörperspiegel erreicht; nach 28 Tagen beträgt die Schutzrate 99% (Monath et al. 2008). In den meisten Fällen hält die Schutzwirkung für 30–35 Jahre an (WHO 2003), die internationalen Gesundheitsvorschriften verlangen allerdings aus Sicherheitsgründen eine Wiederimpfung alle 10 Jahre. Der Beginn des Impfschutzes ist durch diese Vorschriften auf den 10. Tag nach der Impfung festgelegt.

Wichtige Informationen

Autorisierte Gelbfieberimpfstellen

Der Impfstoff wird nur an staatlich anerkannte, bei der WHO registrierte Gelbfieberimpfstellen abgegeben. Entsprechend den Bestimmungen der Internationalen Gesundheitsvorschriften dürfen nur diese Institutionen bzw. Impfärzte die Gelbfieberimpfung durchführen. Die Adressen deutscher Gelbfieberimpfstellen sind z.B. über die Gesundheitsämter oder über die Deutsche Tropenmedizinische Gesellschaft (DTG, www.dtg.org) zu erhalten.

Nebenwirkungen

Mit dem 17D-Impfstamm wurden seit 1939 mehr als 600 Mio. Impfungen durchgeführt (Thomas et al. 2011). I.d.R. wird die Impfung problemlos vertragen. Gelegentlich kann es innerhalb von 1–3 Tagen nach der Injektion an der Impfstelle zu Rötung, Schmerzhaftigkeit und Schwellung kommen, auch verbunden mit Beteiligung der zugehörigen Lymphknoten. Selten treten nach 4–7 Tagen grippeähnliche Symptome wie leichtes Fieber, Kopf- und Gliederschmerzen im Sinne einer Impfkrankheit auf. Diese Reaktionen sind i.d.R. vorübergehender Natur und klingen rasch und folgenlos ab.

3 Formen von *Komplikationen* wurden nach Gelbfieberimpfung beschrieben:
- allergische Reaktionen, meist aufgrund einer Hühnereiweißallergie,
- Enzephalitiden und andere neurologische Komplikationen sowie
- gelbfieberähnliche Erkrankungen mit multiplen Organschäden.

Herstellungsbedingt enthält der Impfstoff vergleichsweise große Mengen an Hühnereiweiß. In Einzelfällen wurde über allergische Komplikationen bis hin zur Anaphylaxie bei Menschen mit Hühnereiweißallergie berichtet. In den sehr seltenen Fällen, in denen eine derartige Allergie vorliegt, darf daher *nicht* geimpft werden.

Die nach Gelbfieberimpfung beschriebenen neurologischen Komplikationen (YEL-AND, „yellow fever vaccine-associated neurologic disease") beinhalten Meningoenzephalitiden sowie Fälle von Guillain-Barré-Syndrom, akuter disseminierter Enzephalomyelitis (ADEM) und Bulbärparalyse. Dabei lässt sich allerdings nur für die typischen Meningoenzephalitiden durch den Nachweis von spezifischen IgM-Antikörpern oder Virus im Liquor ein Kausalzusammenhang mit der Impfung belegen. Bei den anderen Erscheinungen, bei denen eine Autoimmungenese angenommen wird, ist ein derartiger Nachweis gegenwärtig nicht zu führen. Es dürfte sich daher in etlichen dieser beobachteten Fälle lediglich um eine rein zeitliche Assoziation mit einer Impfung handeln.

Bis 1991 wurden 21 Fälle von nachgewiesenermaßen oder sehr wahrscheinlich durch die Impfung verursachten Enzephalitiden beschrieben, die Mehrzahl davon bei Säuglingen unter 6 Monaten. Das Mindestimpfalter wurde daher auf 6 Monate heraufgesetzt. Heute wird das durchschnittliche Risiko, nach der Gelbfieberimpfung eine neurologische Komplikation zu erleiden, mit etwa 0,4–0,8 Fällen auf 100 000 Impfungen angegeben; es steigt mit dem Alter auf etwa 1,6 : 100 000 für 60- bis 69-Jährige an (CDC 2010).

2001 wurde erstmals über Fälle von schwer und in der Hälfte sogar tödlich verlaufenden Erkrankungen mit multiplen Organschäden im Zusammenhang mit der Gelbfieberimpfung berichtet (YEL-AVD, „yellow fever vaccine-associated viscerotropic disease") (CDC 2001). Die Fälle ähneln echten Gelbfiebererkrankungen. Ein Kausalzusammenhang mit der Impfung muss angenommen werden, denn wie bei durch Wildtypvirus hervorgerufenem Gelbfieber lässt sich in diesen Fällen das Impfvirus in hoher Konzentration im Blut und den betroffenen Organen nachweisen.

Bis Anfang 2010 wurden 57 Fälle aus verschiedenen Ländern bekannt – darunter auch 2 Fälle aus Deutschland – die genauer analysiert werden konnten (CDC 2010). Die Fälle traten gleichermaßen nach Impfung mit Impfstoffen verschiedener Hersteller auf. Sie wurden ausschließlich nach der 1. Impfung gesehen. Symptome setzten im Mittel 3 Tage nach der Impfung ein, wobei die Spannbreite 1–8 Tage betrug. Die Patienten entwickelten innerhalb der 1. Woche nach der Impfung Fieber und unspezifische Krankheitszeichen wie Kopfschmerzen, allgemeines Krankheitsgefühl, Übelkeit, Erbrechen und Durchfall. Danach trat ein Ikterus auf, begleitet von Thrombozytopenie und Kreatininerhöhung. In schwer verlaufenden Fällen kam es zu Hämorrhagien, Blutdruckabfall und Nierenversagen. 37 Patienten (65%) starben meist im Multiorganversagen. Als Hauptrisikofaktoren stellten sich höheres Alter und Thymuserkrankungen oder eine Thymektomie heraus. In den USA betrug die Inzidenz insgesamt 0,3–0,4 Fälle pro 100 000 verabreichten Impfdosen. Sie erhöhte sich bei 60- bis 69-Jährigen auf 1,0–1,1 : 100 000 und bei Personen von 70 Jahren und älter auf 2,3–3,2 : 100 000 (Lindsey et al. 2008). Der diesen Erscheinungen zugrunde liegende Pathomechanismus ist unklar. Am ehesten muss eine atypische Reaktion des Impflings angenommen werden, die bei Menschen über 60 Jahren häufiger vorzukommen scheint, wobei auch eine genetische Komponente eine gewisse Rolle spielen könnte.

Angesichts der großen Zahl der bisher durchgeführten Impfungen scheint ein Auftreten der genannten Komplikationen aber extrem selten zu sein. Bei Aufenthalt in einem Gelbfiebergebiet ist das Risiko eines Ungeimpften durch eine natürliche Erkrankung ungleich größer als das Risiko der Impfung. Die Indikation zur Impfung sollte aber unter Berücksichtigung der Notwendigkeit eines Schutzes und des individuellen Risikos streng gestellt werden, insbesondere bei Säuglingen und älteren Menschen.

Indikation/Kontraindikation

Die Indikation für die Gelbfieberschutzimpfung ergibt sich aus der epidemiologischen Situation im Zielland. Allen Personen, die in Gelbfieberendemiegebiete reisen, ist eine Schutzimpfung dringend anzuraten. Darüber hinaus verlangen zahlreiche gelbfieberfreie, aber gelbfiebergefährdete Länder – auch in Asien – von Personen, die aus Endemiegebieten einreisen, einen *gültigen Nachweis* der Gelbfieberschutzimpfung. Das gilt auch für nur kurzfristige Zwischenaufenthalte, z.B. auf Flughäfen. Auf diese Weise soll verhindert werden, dass über einen virämischen Patienten das Gelbfiebervirus in Stechmücken gelangt und so in die Region eingeschleppt wird. Über die Endemiegebiete und die von verschiedenen Ländern bei der Einreise geforderten Impfzertifikate gibt die jährlich von der WHO veröffentlichte Broschüre „International Travel and Health – Vaccination Requirements and Health Advice" Auskunft (erhältlich auch im Internet unter www.who.int/ith/).

Die Impfung ist spätestens 10 Tage vor Reisebeginn durchzuführen.

Der Impfstoff ist in Deutschland zur Verwendung ab dem vollendeten 6. Lebensmonat zugelassen. *Nicht* geimpft werden dürfen Menschen mit akute Infektionskrankheiten sowie Immunsupprimierte. Auch eine Allergie gegen Hühnereiweiß stellt eine Kontraindikation dar.

Wie andere Lebendimpfstoffe auch, sollte der Gelbfieberimpfstoff nicht in der Schwangerschaft angewandt werden. Allerdings sind fruchtschädigende Wirkungen des Impfstoffs bisher nicht bekannt geworden, sodass bei wirklich unaufschiebbaren Reisen in Gebiete mit hohem Gelbfieberrisiko eine Impfung einer Schwangeren durchgeführt werden kann.

Ist eine Impfung ärztlich kontraindiziert, kann versucht werden, durch Vorlage einer entsprechenden Bescheinigung (in englischer Sprache) Befreiung von der Impfpflicht zu erlangen. Der Reisende muss aber darauf hingewiesen werden, dass Länder mit Impfpflicht zur Anerkennung dieses Zeugnisses nicht verpflichtet sind. Ist eine Impfbefreiung erforderlich, so kann folgender Text gewählt werden: Siehe Abb. 23.3.

Therapie

Eine kausale Therapie zur Behandlung einer Gelbfiebererkrankung gibt es derzeit nicht. Der Einsatz verschiedener Virostatika (wie etwa Ribavirin) war bislang wenig erfolgreich. Effektiver waren Maßnahmen zur Behandlung des terminalen „Zytokinsturms" im Verlauf einer schweren Gelbfie-

Exemption-Certificate

I certify that Mr./Mrs./Miss _____

born _____

resident _____

is suffering from _____

On medical reasons, a vaccination against Yellow Fever is therefore not possible.

Abb. 23.3 Exemption-Certificate Muster Impfbefreiung Gelbfieber.

berinfektion, wo der Einsatz von Immunglobulinen, Interferon-α, anderen Immunmodulatoren und Glukokortikoiden eine gewisse Wirksamkeit zeigte (Monath 2008).

Passive Immunisierung

Spezifische Immunglobulinpräparationen zur Prophylaxe von Gelbfieberinfektionen gibt es nicht.

Meldepflicht

In Deutschland sind nach §6 IfSG der Krankheitsverdacht, die Erkrankung sowie der Tod an Gelbfieber meldepflichtig (als virusbedingtes hämorrhagisches Fieber). §7 IfSG schreibt die Meldung des direkten oder indirekten Nachweises des Gelbfiebervirus vor.

In Österreich sind Verdachts-, Erkrankungs- als auch Todesfälle an jeglichem virusbedingten hämorrhagischen Fieber, und damit auch Gelbfieber, meldepflichtig.

In der Schweiz müssen die Erkrankung an Gelbfieber und der direkte oder indirekte Erregernachweis gemeldet werden.

Literatur

[Anonymous]. Yellow fever in Africa and Central and South America, 2008–2009. Wkly Epidem Rec 2011; 86: 25–36

Centers for Disease Control and Prevention (CDC). Fever, jaundice, and multiple organ system failure associated with 17D-derived yellow fever vaccination, 1996–2001. MMWR 2001; 50: 643–645

Centers for Disease Control and Prevention (CDC). Yellow Fever Vaccine. Recommendations of the Advisory Committee on Immunization Practices (ACIP). MMWR 2010; 59 (RR7): 1–27

Heinz FX, Stiasny K. Flaviviren. In: Doerr HW, Gerlich WH, Hrsg. Medizinische Virologie. 2. Aufl. Stuttgart: Thieme; 2010: 380–401

Lindsey NP, Schroder BA, Miller ER et al. Adverse event reports following yellow fever vaccination. Vaccine 2008; 26: 6077–6082

Monath TP, Cetron MS. Prevention of yellow fever in persons travelling to the tropics. J Infect Dis 2002a; 34: 1369–1378

Monath TP, Nichols R, Archambault WT et al. Comparative safety and immunogenicity of two yellow fever 17D vaccines (ARILVAX and YF-VAX) in a phase III multicenter, double-blind clinical trial. Am J Trop Med Hyg 2002b; 66: 533–541

Monath TP. Treatment of yellow fever. Antiviral Res 2008; 78: 116–124

Monath TP, Cetron MS, Teuwen DE. Yellow fever vaccine. In: Plotkin SA, Orenstein WA, Offit PA, eds. Vaccines. 5th ed. Philadelphia: Saunders Elsevier; 2008: 959–1055

Thomas RE, Lorenzetti DL, Spragins W et al. Active and passive surveillance of yellow fever vaccine 17D or 17DD-associated serious adverse events: Systematic review. Vaccine 2011; 29: 4544–4555

World Health Organization (WHO). Expert Committee on Biological Standardization. 46th Report. WHO Tech Rep Ser 1998; 872i–vii: 1–90

World Health Organization (WHO). Yellow fever vaccine. Wkly Epidem Rec 2003; 78: 349–359

24 Haemophilus influenzae Typ b

U. Heininger

Epidemiologie

Der Anteil der durch Haemophilus influenzae Typ b (Hib) verursachten *Meningitiden* an allen eitrigen Meningitiden betrug in Deutschland vor der Einführung der Hib-Impfung etwa 50 % (Stehr 1990). Die meisten Fälle traten und treten auch heute noch in den ersten 5 Lebensjahren auf. 45–50 % der Hib-Meningitiden ereigneten sich nach dem Verlust der maternalen, transplazentaren Leihimmunität im 1. Lebensjahr mit dem Gipfel zwischen 6 und 12 Monaten, 25–30 % im 2. Lebensjahr. Auf das Alter zwischen 2 und 4 Jahren entfiel der Großteil der restlichen 25 % der Hib-Meningitiden. Im Gegensatz dazu lag der Gipfel der *Epiglottitis*, einer weiteren charakteristischen Manifestation einer invasiven Hib-Infektion, im Kleinkindesalter (Heininger et al. 1990).

Vereinzelt erkranken auch heute noch meist ungeimpfte oder unvollständig geimpfte Säuglinge und Kleinkinder an invasiven Hib-Infektionen, wohingegen im Schulalter, in der Adoleszenz sowie bei Erwachsenen nur sehr selten invasive Hib-Krankheiten auftreten (Sarangi et al. 2000).

Im Rahmen einer ESPED-Erhebung (ESPED: Erhebungseinheit für seltene pädiatrische Erkrankungen in Deutschland) in den Jahren 1992–1995, kurz nach der Einführung der Hib-Impfung, waren unter 310 dokumentierten systemischen Haemophilus-influenzae-Erkrankungen 199 Fälle von Meningitis und 56 Epiglottitiden (von Kries et al. 1997). Die absolute Fallzahl nahm von 71 Fällen in der 2. Jahreshälfte 1992 kontinuierlich auf 54 im Jahre 1995 ab. Dies entsprach einer Inzidenz von 1,1 (aller invasiven Hib-Erkrankungen) bzw. 0,7 (Meningitiden) pro 100 000 Kinder. Seitdem wurden jährlich nur noch weniger als 70 invasive Hämophilus-influenzae-Infektionen gemeldet (nicht alle typisiert), von denen meistens nicht oder unzureichend geimpfte Säuglinge und Kleinkinder betroffen waren (Schmitt et al. 2001). Bezogen auf Kapseltyp b ist es in den letzten Jahren wieder zu einem Anstieg der Fallzahlen bis auf 21 Fälle im Jahr 2010 gekommen (Abb. 24.1), von denen die meisten bei Erwachsenen diagnostiziert wurden (Abb. 24.2). Genauere Angaben zu diesen Fällen liegen nicht vor.

Erreger

Haemophilus influenzae ist ein gramnegatives, kokkoides Stäbchenbakterium, das aufgrund unterschiedlicher enzymatischer Ausstattung und anderen biologischen Merkmalen in die *Biotypen I–VIII* unterschieden wird. Viele Haemophilus-influenzae-Stämme bilden eine genetisch determinierte Kapselsubstanz, die nach unterschiedlichen Gehalten von Zuckern wie Glukose,

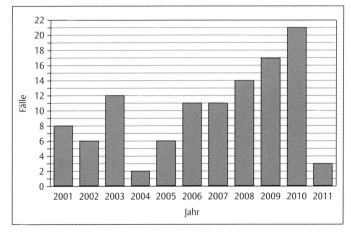

Abb. 24.1 Übermittelte Haemophilus-influenzae-Fälle nach Jahr. Deutschland; Erreger: Kapseltyp b; Fälle entsprechend der Referenzdefinition des Robert Koch-Instituts (RKI); Datenstand: 13.04.2011.

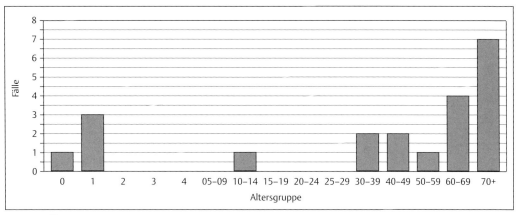

Abb. 24.**2** Übermittelte Haemophilus-influenzae-Fälle nach Altersgruppe. Deutschland 2010; Erreger: Kapseltyp b; Fälle entsprechend der Referenzdefinition des Robert Koch-Instituts (RKI); Datenstand: 13.04.2011.

Ribose bzw. Ribitol, Galaktose, Hexose, Hexosamine und N-Acetyl sowie Phosphat in die *Typen a–f* eingeteilt wird. Weitaus am häufigsten führt *Kapseltyp b (Hib)* zu invasiven Infektionen. Darüber hinaus gibt es unbekapselte Haemophilus-influenzae-Stämme. Das Kapselpolysaccharid ist ein wesentlicher Virulenzfaktor, der dem Bakterium eine gewisse Resistenz gegenüber Phagozytose verleiht (Kilian 1991).

Haemophilus influenzae besitzt die Fähigkeit, durch Aufnahme von fremder DNA aus lysierten Zellen zu transformieren. Dadurch können Stämme ohne Kapsel eine solche bilden wie auch ihre Kapselsubstanz variieren („Switch").

Pathogenese

Klinisch gesunde Kinder (seltener auch Jugendliche und Erwachsene) können asymptomatisch mit bekapselten oder unbekapselten Haemophilus-influenzae-Stämmen besiedelt sein. Gelegentlich, oftmals gebahnt durch eine Virusinfektion im Bereich der oberen Atemwege, replizieren die Bakterien auf der Mukosa des Respirationstrakts und führen durch lokale Ausbreitung zu eitrigen Infektionen der oberen und/oder unteren Atemwege. Selten überwinden die Bakterien, insbesondere bekapselte Stämme, die Mukosabarriere und breiten sich auf hämatogenem Weg aus. Die genauen pathogenetischen Abläufe sind nicht bekannt. In der Folge der Invasivität kann es zur Sepsis und/oder Organabsiedelungen (Meningitis, Epiglottitis, Phlegmone, Arthritis, Osteomyelitis) kommen.

Klinik

Die häufigsten nicht invasiven Krankheiten betreffen die oberen und unteren Atemwege (z.B. Otitis media, Sinusitis, Pneumonie). Sie werden überwiegend von nicht bekapselten, bisweilen aber auch von bekapselten Haemophilus influenzae verursacht. Fast alle invasiven Erkrankungen beim Menschen werden durch Hib, Biotyp I oder II, hervorgerufen. Die wichtigsten invasiven Erkrankungen sind:
- Meningitis (Letalität 5 %, Entwicklungsretardierung, Taubheit usw. 35 %)
- Epiglottitis (Letalität < 5 %)
- Sepsis (ca. 10 % der Erkrankungen)
- septische Arthritis
- Phlegmone
- Osteomyelitis
- Perikarditis

Meningitis und Epiglottitis sind von diesen die bedrohlichsten Manifestationen.

Die *Hib-Meningitis* zeichnet sich durch einen meist fulminanten Verlauf aus. Schon 12–24 Stunden nach den ersten Symptomen (z.B. Reizbarkeit, Schläfrigkeit, Erbrechen) ist ein Anstieg des intrakraniellen Drucks mit Krämpfen, Bewusstlosigkeit und Atemstillstand zu erwarten. Hypothermie und Schock mit Verbrauchskoagulopathie ergänzen das Bild.

Das Vollbild der *Epiglottitis* entwickelt sich innerhalb von 2–24 Stunden. 25–50 % der Patienten zeigen kurzfristig katarrhalische Symptome. Schluckbeschwerden, inspiratorischer Stridor, Unruhe, Angst, tiefe, raue Stimme, rasch fortschreitende Schocksymptomatik mit Zyanose und meist hohes Fieber sind neben der typischen Körperhaltung (sitzend, den Kopf rekliniert) wichtige Symptome (Heininger et al. 1990). Die meisten Todesfälle an Epiglottitis ereignen sich auf dem Weg zum Arzt oder in die Klinik, bevor die lebensrettende Intubation stattfinden kann. Der Transport sollte nur nach Intubation bzw. in Begleitung eines erfahrenen Arztes erfolgen.

Impfung

Impfstoffe

Das Kapselpolysaccharid von Hib ist ein T-Zellunabhängiges Antigen. Eine erfolgreiche Immunisierung gelingt erst nach dem 18. Lebensmonat, sodass die Gruppe der am meisten gefährdeten Kinder dadurch nicht ausreichend zu schützen ist. Eine aus gereinigtem Typ-b-Kapselpolysaccharid (PRP) bestehende Vakzine wurde erstmals 1985 in den USA zugelassen und für Kinder älter als 2 Jahre empfohlen. Durch Kombination des Hib-Kapselpolysaccharids (PRP) mit der Pertussis- bzw. der DPT-Vakzine wurde die Immunogenität zwar im Vergleich zur alleinigen Polysaccharidimpfung verbessert, war aber weiterhin nicht zufriedenstellend (Granoff u. Munson 1986).

Zurückgehend auf die Untersuchungen von Avery und Goebel in den 1920er-Jahren (Avery u. Goebel 1929) gelang es, das Kapselpolysaccharid an T-Zell-aktivierende Proteinantigene zu koppeln (sog. „Konjugatimpfstoffe"). Diese Koppelung gelang mit Diphtherietoxoid (PRP-D), einer nicht toxischen Mutante (CRM 197) des Diphtherietoxins (HbOC), Kapselproteinen von Neisseria meningitidis (PRP-OMP) und mit Tetanustoxoid (PRP-T) (Stehr 1990). Konjugatimpfstoffe können bereits ab dem Alter von 2 Monaten erfolgreich verabreicht werden. Heute werden nach dem Rückzug der Produkte zahlreicher Hersteller praktisch ausschließlich *PRP-T-Konjugatimpfstoffe* verwendet, die meistens in Kombinationsimpfstoffen mit anderen Standardimpfungen (z.B. Diphtherie, Tetanus, azelluläre Pertussis, inaktivierte Poliomyelitis und Hepatitis B) enthalten sind (Zepp et al. 2004). Monovalente Impfstoffe sind nur noch in wenigen Ländern erhältlich, da die empfohlenen Zeitpunkte der Hib-Impfung mit anderen Impfungen zusammentreffen (s. Impfkalender Kap. 11).

Nach Abschluss der vollständigen Grundimmunisierung mit 3 Dosen im 1. Lebensjahr besteht eine Schutzwirkung von über 95%, wobei Erfahrungen aus England zufolge der zuverlässige Schutz ohne Auffrischimpfung von kurzer Dauer ist (Trotter et al. 2003). In den meisten Ländern wird aber im 2. Lebensjahr eine Auffrischimpfung empfohlen. In Ländern, in denen die Hib-Impfung in größerem Umfang angewendet wurde, konnte die Häufigkeit invasiver Hib-Erkrankungen drastisch gesenkt werden (von Kries 1997).

Impfdurchführung

Seit 1990 wird in Deutschland die generelle Impfung aller Säuglinge und Kleinkinder im Alter von 2 Monaten bis zu spätestens 5 Jahren öffentlich empfohlen (STIKO 2010). Das Impfschema umfasst 4 Dosen: 3 im 1. Lebensjahr und 1 im 2. Lebensjahr (s. Impfkalender Kap. 11). Falls notwendig, kann der Impfstoff während der Impfserie gewechselt werden, ohne dass Einbußen in der Immunogenität zu befürchten sind (Anderson et al. 1995).

Für Nachholimpfungen bei Kindern ab dem Alter von 15 Monaten ist 1 Impfdosis ausreichend. Ab dem Alter von 5 Jahren ist nach heutigem Kenntnisstand keine Hib-Impfung mehr notwendig, da bis dahin auch Ungeimpfte durch natürlichen Erregerkontakt eine Immunität erworben haben. Inwieweit Personen mit Immundefizienz, insbesondere humoralen Immundefekten, auch nach dem 5. Geburtstag von einer Hib-Impfung profitieren, ist unbekannt.

Wirksamkeit

In den Zulassungsstudien wurde die *Wirksamkeit* von Hib-Konjugatimpfstoffen zweifelsfrei nachgewiesen (Eskola et al. 1990). Bei der Entwicklung von Kombinationsimpfstoffen von Hib und anderen Impfstoffkomponenten bis hin zu hexavalenten (einschließlich Diphtherie, Tetanus-Toxoid, Pertussis azellulär, inaktivierte Poliomyelitis-Vakzine und Hepatitis B) wurden aus ethischen Gründen keine Wirksamkeitsstudien mehr durchgeführt, sondern vielmehr Analogieschlüsse zum vermuteten serologischen Korrelat für Schutz (anti-PRP 0,15–1,0 µg/ml Serum) nachgewiesen. Dabei wurde beobachtet, dass immunologische Interferenzen bei der Koadministration von Pertussis-Impfantigenen in azellulären Pertussis-Kombinationsimpfstoffen zu einer Reduktion der messbaren humoralen Immunantwort gegen Hib führen können (Dagan et al. 1998). Diese Interferenz betrifft die erzielten mittleren Antikörperwerte, weniger die Serokonversionsraten, sodass diese Beobachtung kein Korrelat in geringerem Schutz findet, wie auch epidemiologische Beobachtungen gezeigt haben (Schmitt et al. 2001).

Die genaue *Schutzdauer* der Hib-Impfung ist unbekannt, jedoch sprechen bisherige Untersuchungen für eine anhaltende Immunität, die vermutlich durch Infektionen mit Hib und/oder kreuzreagierenden Bakterien aufrechterhalten wird (Makela et al. 2003).

Wichtige Informationen

Nebenwirkungen

Die Hib-Vakzinen sind gut verträglich. Nur in 1–2 % der Fälle treten bei Verwendung von Einzelimpfstoffen lokale Rötungen und Schwellungen an der Impfstelle und selten Irritabilität, Apathie, Erbrechen und Fieber auf. Im Rahmen von Kombinationsimpfungen trägt die Hib-Komponente offenbar nur wenig zur Reaktogenität bei. Komplikationen durch die Impfstoffe im Sinne schwerer Reaktionen oder bleibender Schäden, die ursächlich auf die Hib-Impfung zurückzuführen wären, wurden bisher nicht beobachtet.

Indikation/Kontraindikation

Generell ist die Hib-Impfung für alle Säuglinge ab dem Alter von 2 Monaten empfohlen. Meistens werden die ersten 3 Dosen im Abstand von jeweils mindestens 4 Wochen, gefolgt von einer 4. Dosis im Alter ab 11 Monaten (frühestens 6 Monate nach der 3. Dosis) in Kombination mit Diphtherie-, Tetanus-Toxoid-, Pertussis azellulär-, inaktivierte-Poliomyelitis-Vakzine und Hepatitis-B-Impfantigenen verabreicht. Davon abweichend genügen bei Verwendung eines (nicht immer verfügbaren) Hib-Einzelimpfstoffs 2 Dosen im 1. Lebensjahr. Bei Impfbeginn im Alter von 12–15 Monaten genügen 2 Dosen (Mindestabstand 4–8 Wochen), ab 15 Monaten 1 Einzeldosis. Nach dem 5. Geburtstag wird im Allgemeinen keine Hib-Nachholimpfung mehr empfohlen.

Die STIKO weist darauf hin, dass die Hib-Impfung außerhalb der Zulassung auch für Kinder älter als 4 Jahre, Jugendliche und Erwachsene, die an einem humoralen Immundefekt sowie an anatomischer oder funktioneller Asplenie leiden, erwogen werden kann (Robert Koch-Institut 2005). Dies muss „im Einzelfall erwogen und mit dem betroffenen Patienten besprochen werden".

Kontraindikationen bestehen bei:
- akuten, behandlungsbedürftigen Erkrankungen
- bekannten allergischen Reaktionen auf Impfstoffbestandteile

Therapie

Für die Meningitis und die Epiglottitis, wie auch für die übrigen durch Hib verursachten Krankheitsmanifestationen, ist die frühzeitige *antibiotische Therapie* von entscheidender Bedeutung betreffend Prognose und Heilungschancen. Zephalosporine der Gruppe 3, insbesondere Cefotaxim und Ceftriaxon, sind bei invasiven Infektionen die Medikamente der 1. Wahl.

Chemoprophylaxe

Das Erkrankungsrisiko für ungeimpfte Säuglinge und Kleinkinder in der Umgebung eines Indexfalles ist ca. 600-fach höher als in der übrigen Bevölkerung. Die meisten Sekundärinfektionen treten in der 1. Woche nach Krankheitsbeginn des Indexfalles auf. Deshalb ist in Familien und Wohngemeinschaften mit ungeimpften bzw. unzureichend geimpften Kindern unter 4 Jahren oder einer Person mit relevanter Immundefizienz eine Chemoprophylaxe mit Rifampicin (20 mg/kgKG als tägliche Einzeldosis über 4 Tage, maximal 600 mg/d) angezeigt (Glode et al. 1985). Erwachsene können alternativ eine Einzeldosis Ciprofloxacin (500 mg) erhalten. Kinder unter 1 Monat benötigen keine Chemoprophylaxe, da sie offenbar durch maternale Antikörper ausreichend geschützt sind. Bei Schwangeren sollte die Chemoprophylaxe einmalig mit 500 mg Ceftriaxon i.v. oder i.m. erfolgen (Tab. 24.1). Die Prophylaxe sollte zum frühestmöglichen Zeitpunkt, spätestens 7 Tage nach Beginn der Erkrankung des Primärfalles, begonnen werden.

Wichtig ist darüber hinaus die Information aller Kontaktpersonen über das erhöhte Krankheitsrisiko, mit dem Hinweis, dass auch trotz stattgehabter Antibiotikaprophylaxe nach Exposition schon bei geringen Krankheitszeichen oder -symptomen eine sofortige ärztliche Behandlung empfohlen wird.

Tabelle 24.1 Chemoprophylaxe invasiver Hib-Infektionen (RKI 2010).

Indikation	Dosierung
Nach engem Kontakt zu einem Patienten mit invasiver Haemophilus-influenzae-b-Infektion wird eine Rifampicinprophylaxe empfohlen: • für alle Haushaltsmitglieder ab dem Alter von 1 Monat, wenn sich dort ein ungeimpftes oder unzureichend geimpftes Kind im Alter bis zu 4 Jahren oder eine Person mit einem relevanten Immundefekt befindet • für ungeimpfte exponierte Kinder bis zum Alter von 4 Jahren in Gemeinschaftseinrichtungen	• *Neugeborene:* keine Prophylaxe erforderlich! • *ab 1 Monat:* Rifampicin 20 mg/kgKG/d (maximal 600 mg) in 1 ED; Dauer: 4 Tage • *Erwachsene:* Rifampicin 600 mg p.o. in 1 ED; Dauer: 4 Tage Da bei Schwangeren die Gabe von Rifampicin und Gyrasehemmern kontraindiziert ist, kommt bei ihnen zur Prophylaxe ggf. Ceftriaxon infrage.

Meldepflicht

Der direkte Nachweis von Haemophilus influenzae aus Blut oder Liquor ist laut §7 Infektionsschutzgesetz in Deutschland meldepflichtig. Auch ist beim Auftreten einer Hib-Meningitis oder eines Verdachtsfalls in einer Gemeinschaftseinrichtung (z.B. Kindergarten, Schule) von der Leitung das zuständige Gesundheitsamt zu benachrichtigen und der Besuch von Gemeinschaftseinrichtungen bis zum Ende der Kontagiosität untersagt (§34). Ebenso ist eine Hib-Meningitis oder der Verdacht in einer Wohngemeinschaft (z.B. Familie) gemäß §34 IfSG meldepflichtig.

Literatur

Anderson EL, Decker MD, Englund JA et al. Interchangeability of conjugated Haemophilus influenzae type b vaccines in infants. JAMA 1995; 273: 849–853

Avery OT, Goebel WF. Chemo-immunological studies on conjugated carbohydrate-proteins. II. Immunological specificity of sugar-protein antigen. J Exp Med 1929; 50: 533–550

Dagan R, Eskola J, Leclerc C et al. Reduced response to multiple vaccines sharing common protein epitopes that are administered simultaneously to infants. Infect Immun 1998; 66: 2093–2098

Eskola J, Käyhty H, Takala AK et al. A randomized, prospective field trial of a conjugate vaccine in the protection of infants and young children against invasive Haemophilus influenzae type b disease. N Engl J Med 1990; 323: 1381–1387

Glode MP, Daum RS, Boies EG et al. Effect of rifampin chemoprophylaxis on carriage eradication and new acquisition of Haemophilus influenzae type b in contacts. Pediatrics 1985; 76: 537–542

Granoff DM, Munson RS. Prospects of prevention of Haemophilus influenzae type b disease by immunization. J Infect Dis 1986; 153: 448–461

Heininger U, Ries M, Deeg KH. Akute Epiglottitis: Epidemiologie, Symptome und Komplikationen. Kinderarzt 1990; 21: 355–358

Kilian M. Haemophilus. In: Balows A, ed. Manual of Clinical Microbiology. 5. Aufl. Washington DC: American Society for Microbiology; 1991: 463–470

von Kries R, Heinrich B, Böhm O et al. Systemische Haemophilus-influenzae-Erkrankungen in Deutschland: 1992–1995. Monatsschr Kinderheilkd 1997; 145: 136–143

Makela PH, Kayhty H, Leino T et al. Longterm persistence of immunity after immunisation with Haemophilus influenzae type b conjugate vaccine. Vaccine 2003; 22: 287–292

Robert Koch-Institut (RKI). Hinweise zu Impfungen für Patienten mit Immundefizienz. Epid Bull 2005; 39: 353–364

Sarangi J, Cartwright K, Stuart J et al. Invasive Haemophilus influenzae disease in adults. Epid Infect 2000; 124: 441–447

Schmitt HJ, von Kries R, Hassenpflug B et al. Haemophilus influenzae type b disease: impact and effectiveness of diphtheria-tetanus toxoids-acellular pertussis (-inactivated poliovirus)/H. influenzae type b combination vaccines. Pediatr Infect Dis J 2001; 20: 767–774

Ständige Impfkommission am Robert Koch-Institut (STIKO). Mitteilung der Ständigen Impfkommission am Robert Koch-Institut: Empfehlungen der Ständigen Impfkommission am RKI 2010/Stand Juli 2010. Epid Bull 2010; 30: 279–298

Stehr K. Haemophilus influenzae Typ B, Erkrankung und Prophylaxe. Monatsschr Kinderheilkd 1990; 138: 240–243

Trotter CL, Ramsay ME, Slack MP. Rising incidence of Haemophilus influenzae type b disease in England and Wales indicates a need for a second catch-up vaccination campaign. Commun Dis Public Health 2003; 6: 55–58

Zepp F, Knuf M, Heininger U et al. Safety, reactogenicity and immunogenicity of a combined hexavalent tetanus, diphtheria, acellular pertussis, hepatitis B, inactivated poliovirus vaccine and Haemophilus influenzae type b conjugate vaccine, for primary immunization of infants. Vaccine 2004; 22: 2226–2233

25 Hepatitis A

W. Jilg

Epidemiologie

Die Hepatitis A gehört – wie die von den Hepatitisviren B, C, D und E hervorgerufenen Leberentzündungen – zu den „klassischen" Virushepatitiden. Das Hepatitis-A-Virus (HAV) wird fäkal-oral übertragen, meist durch Schmierinfektion von Person zu Person, aber auch durch fäkal kontaminiertes Trinkwasser oder kontaminierte Nahrungsmittel. Das Auftreten der Hepatitis A ist daher eng an die vorherrschenden hygienischen Verhältnisse geknüpft. Eine sehr hohe Hepatitis-A-Durchseuchung findet sich demzufolge in allen Entwicklungsländern und praktisch im gesamten tropischen und subtropischen Raum. In diesen Ländern findet der Erstkontakt mit dem Virus bereits in der frühen Kindheit statt, in einem Alter, in dem die Infektion häufig inapparent verläuft. Infolgedessen sind in diesen Regionen Erkrankungsfälle eher selten; ihre Zahl beginnt anzusteigen, wenn infolge einer Verbesserung der hygienischen Situation der Erstkontakt mit dem Erreger in höhere Altersgruppen verschoben wird, in denen eine Hepatitis-A-Infektion sich meist als ikterische Erkrankung manifestiert. In den Industrienationen Nord- und Westeuropas sowie den USA nahm die Frequenz der Hepatitis A in den letzten Jahrzehnten deutlich ab (s. Tab. 25.1). Weniger als 10 % der unter 30 Jahre alten Personen weisen in diesen Ländern Antikörper gegen Hepatitis-A-Virus (Anti-HAV) auf, wohingegen die Durchseuchung der über 50-Jährigen 50–80 % beträgt (Jacobsen u. Wiersma 2010)

Die in Deutschland gemeldeten Hepatitis-A-Fälle zeigten seit den 1980er-Jahren immer das gleiche saisonale Muster: die Fallzahl sank vom 1. zum 2. Quartal ab, stieg im 3. Quartal steil an und erreichte im 4. Quartal ihren Höhepunkt (s. Abb. 25.1) – ein deutlicher Hinweis darauf, dass ein Großteil der Hepatitis-A-Infektionen von den zurückkehrenden Sommerurlaubern eingeschleppt wurde und zu Folgefällen in Deutschland führte. Mit dem zunehmenden Einsatz des 1992 zugelassenen Hepatitis-A-Impfstoffs sank seit Mitte der 1990er-Jahre die Zahl der Hepatitis-A-Infektionen deutlich ab und liegt gegenwärtig bei weniger als 1000 Fällen pro Jahr (2010: 783). Fast die Hälfte aller Infektionen wurde im Ausland erworben (Faber et al. 2009). Die eingeschleppten Hepatitis-A-Infektionen führen in der Folge immer wieder zu

Tabelle 25.1 Weltweites Vorkommen des Hepatitis-A-Virus (WHO 2011).

Durchseuchung mit HAV	Regionen	Alter der Patienten [J.]	wahrscheinlichste Übertragungsweise
sehr hoch	Afrika, bestimmte Gebiete Südamerikas, des Mittleren Ostens und Südostasiens	< 5	• von Person zu Person • kontaminierte Nahrungsmittel, kontaminiertes Trinkwasser
hoch	brasilianisches Amzonasbecken, China, Lateinamerika	5–14	• von Person zu Person • im Rahmen von Ausbrüchen: kontaminierte Nahrungsmittel, kontaminiertes Trinkwasser
mäßig	Süd- und Osteuropa, einige Regionen des Mittleren Ostens	5–24	• von Person zu Person • im Rahmen von Ausbrüchen: kontaminierte Nahrungsmittel, kontaminiertes Trinkwasser
niedrig	Australien, USA, Westeuropa	5–40	von einer gemeinsamen Quelle ausgehende Ausbrüche
sehr niedrig	Nordeuropa, Japan	> 20	durch Reisen in Hochendemiegebiete erworbene Infektionen, Einzelquellen

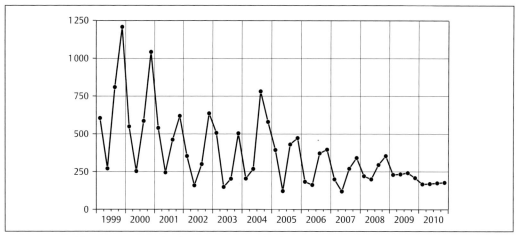

Abb. 25.1 Gemeldete Hepatitis-A-Erkrankungen in Deutschland. 1999–2010 (pro Quartal).

kleinen, lokal begrenzten Ausbrüchen (RKI 2010). Die altersspezifische Inzidenz ist bei Kindern unter 15 Jahren am höchsten. Dabei dürften die Fallzahlen in dieser Altersgruppe sogar noch unterschätzt werden, weil insbesondere Kleinkinder meist gar nicht oder nicht unter dem typischen Bild einer Virushepatitis erkranken.

Die Gefahr einer Hepatitis-A-Infektion kann durch hygienische Maßnahmen stark reduziert werden (Vermeidung aller rohen Speisen, ausschließlich Trinken abgekochten Wassers, Verzicht auf Eis oder Eiswürfel, Genuss nur von geschältem Obst). Zur Immunprophylaxe steht die aktive und passive Immunisierung zur Verfügung.

Erreger

Das zur Familie der Picornaviren gehörende Hepatitis-A-Virus (HAV) ist ein kleines, unbehülltes Partikel von etwa 28 nm Durchmesser. Es besitzt ein ikosaedrisches Kapsid, das eine einzelsträngige, 7,5 kb lange RNA positiver Polarität enthält. Das Kapsid besteht aus den 3 Proteinen VP1, VP2 und VP3. VP1 und VP3 bilden zusammen ein konformationelles Epitop auf der Virusoberfläche, das die Zielstruktur für neutralisierende Antikörper darstellt.

Das HAV wurde ursprünglich dem Genus Enterovirus als Typ 72 zugewiesen. Wegen beträchtlicher Unterschiede gegenüber den anderen Enteroviren bezüglich Kapsidstruktur, Aminosäuresequenz einzelner Proteine und seines Replikationsverhaltens gilt das HAV heute als einziger Vertreter der *neu geschaffenen Gattung „Hepatovirus"*.

Eine besonders auffällige Eigenschaft des Erregers, die ihn von allen anderen Enteroviren unterscheidet, ist seine außergewöhnliche Stabilität. HAV bleibt auch bei pH 1 mehrere Stunden stabil, ist resistent gegenüber 20% Äther oder Chloroform und übersteht Erhitzen auf 60 °C für ca. 60 Minuten; selbst nach 10–12 Stunden bei dieser Temperatur lässt sich noch Restinfektiosität nachweisen.

Anhand genetischer Unterschiede lassen sich 6 Genotypen unterscheiden, die aber alle dem gleichen Serotyp angehören (Cristina u. Costa-Mattioli 2007). Eine immunologische Kreuzreaktion mit Enteroviren besteht nicht. Das Virus lässt sich in Kulturen von Primatenzellen einschließlich diploider menschlicher Fibroblasten züchten, vermehrt sich aber relativ langsam (Hollinger u. Emerson 2007).

Pathogenese

Das Hepatitis-A-Virus wird von Infizierten in großer Menge im Stuhl ausgeschieden, wobei sich die höchsten Viruskonzentrationen in der späten Inkubationsphase, kurz vor Ausbruch der klinischen Symptomatik, finden. Üblicherweise wird der Erreger oral aufgenommen, wobei die häufigsten Übertragungswege direkter Kontakt mit Infizierten, Aufnahme fäkal kontaminierten Trinkwassers oder Genuss kontaminierter Speisen sind. Eine parenterale Übertragung ist als Transfusionsfolge bzw. nach der Gabe von kontaminierten Gerinnungspräparaten beschrieben. Sie ist aber sehr selten und spielt epidemiologisch keine Rolle.

Die Inkubationszeit der Erkrankung beträgt 2–6 Wochen. Eine primäre Virusvermehrung im Intestinaltrakt ist wahrscheinlich (Blank et al. 2000), Hauptvermehrungsort des Virus ist aber die Leber. Die erst nach einigen Wochen eintretende Leberschädigung ist dabei überwiegend Folge immunologischer Vorgänge, bei denen virusinfizierte Hepatozyten durch unspezifische (NK-Zellen) und spezifische zytotoxische T-Lymphozyten zerstört werden (Vallbracht et al. 1986). Das Virus wird bereits während der späten Inkubationsphase (1–2 Wochen vor Erkrankungsbeginn) in hohen Konzentrationen im Stuhl ausgeschieden. Nach Ausbruch der Symptomatik nimmt die Virusausscheidung – und damit auch die Infektiosität – stark ab. Gegen Ende der Inkubationsphase besteht eine vorübergehende Virämie (Hollinger u. Emerson 2007).

Klinik

Die akute Hepatitis A manifestiert sich klinisch als typische Virushepatitis und unterscheidet sich nicht von den durch die anderen hepatotropen Viren hervorgerufenen akuten Erkrankungen. Die Erkrankung beginnt nach einer Inkubationszeit von 2–6 Wochen mit einem unspezifischen Prodromalstadium mit Abgeschlagenheit, allgemeinem Krankheitsgefühl, Fieber, Appetitlosigkeit, gelegentlich Gelenkbeschwerden und Schmerzen im rechten Oberbauch. Nach mehreren Tagen kommt es, oft nach subjektiver Besserung, meist rasch zum Auftreten eines Ikterus, begleitet von einer Dunkelfärbung des Urins und der Entfärbung des Stuhls. Bei komplikationslosem Verlauf klingen Ikterus und Beschwerden nach 2–6 Wochen ab und die Erkrankung heilt folgenlos aus.

Bei Kindern bleibt die Infektion häufig inapparent; unter 5-Jährige erkranken zu weniger als 10%. Auch bei Erwachsenen verlaufen über 1 Viertel aller Infektionen klinisch stumm. Fulminante Hepatitiden sind insgesamt sehr selten und treten in weniger als 0,1% aller Infizierten auf. Allerdings nimmt die Zahl schwerer Verläufe mit dem Alter deutlich zu; bei über 40-Jährigen liegt der Anteil tödlich endender akuter Hepatitis-A-Infektionen bereits bei ca. 2% (Hadler 1991). Auch Menschen mit chronischer Hepatitis B oder C oder mit aus anderen Gründen vorgeschädigter Leber sind durch eine Hepatitis A stärker gefährdet (Vento 2000). Die Erkrankung heilt mit Ausnahme der fulminanten Fälle immer aus. Chronische Verläufe kommen nicht vor. In etwa 10% aller Erkrankungen werden allerdings protrahierte Infektionen beobachtet, bei denen es nach einigen Wochen erneut zu Symptomen wie bei der akuten Erkrankung kommen kann (Sjögren et al. 1987).

Eine Hepatitis-A-Infektion hinterlässt eine lebenslange Immunität.

Impfung

Impfstoffe

Hepatitis-A-Impfstoffe sind mittels Formalin inaktivierte Totimpfstoffe. Zu ihrer Herstellung werden aus Patienten isolierte Hepatitis-A-Virusstämme verwendet, die durch mehrere Zellkulturpassagen bereits attenuiert und an ein Wachstum in menschlichen, diploiden Fibroblasten adaptiert wurden. In diesen Zellen wird das Virus gezüchtet, durch Aufbrechen der Zellen freigesetzt und in mehreren Stufen von Verunreinigungen befreit. Das gereinigte Virus wird mit Formalin inaktiviert und mit Adjuvans versetzt (Fiore et al. 2008). 3 der derzeit in Deutschland zugelassenen Impfstoffe enthalten Aluminiumhydroxid bzw. Aluminiumhydroxyphosphat als Adjuvans (Flehmig et al. 1989; André et al. 1990; Lewis et al. 1991); der 4. Impfstoff besteht aus inaktiviertem Hepatitis-A-Virus, das an sogenannte Virosomen gebunden ist (Ambrosch et al. 1997). Virosomen sind sphärische Phospholipidpartikel mit einem Durchmesser von ca. 150 nm, die das Hämagglutinin des Influenzavirus enthalten.

Derzeit sind Impfstoffe von 4 Herstellern in Deutschland und den meisten europäischen Ländern zugelassen. Die Impfstoffe zweier Hersteller gibt es für Erwachsene und in einer Dosierung für Kinder (mit der Hälfte der für Erwachsene eingesetzten Impfstoffmenge).

Der Hepatitis-A-Impfstoff ist auch in 2 Impfstoffkombinationen enthalten, einmal zusammen mit dem Hepatitis-B-Impfstoff und in Kombination mit dem Totimpfstoff gegen Typhus:
- Der Hepatitis-AB-Kombinationsimpfstoff enthält nur halb so viel Hepatitis-A-Impfstoff wie

das monovalente Präparat, daher sind für einen ausreichenden Schutz initial 2 Impfungen in 4-wöchigem Abstand notwendig. Für Kinder im Alter von 1–15 Jahren enthält der Impfstoff 10 μg HBsAg und 360 ELISA-Einheiten Hepatitis-A-Virus (Twinrix Kinder), für Jugendliche ab dem Alter von 16 Jahren und Erwachsene die doppelte Antigenmenge (Twinrix Erwachsene).

- Die Kombination der Hepatitis-A-Vakzine mit einem Impfstoff gegen Typhus enthält neben der Hepatitis-A-Komponente das Vi-Kapselpolysaccharid von Salmonella typhi. Die Menge an Hepatitis-A-Antigen entspricht hier der des monovalenten Impfstoffs.

Impfdurchführung

Zur Grundimmunisierung mit *monovalenten Hepatitis-A-Impfstoffen* sind 2 Dosen im Abstand von 6–12 Monaten notwendig. Wie alle adjuvantierten Impfstoffe wird auch der Hepatitis-A-Impfstoff i.m. in den M. deltoideus injiziert. Eine subkutane Gabe ist möglich, z. B. bei Gerinnungsstörungen, führt aber zu stärkeren lokalen Reaktionen.

Der die *Hepatitis-B-Komponente enthaltende Kombinationsimpfstoff* muss wie der monovalente Hepatitis-B-Impfstoff 3-mal (zum Zeitpunkt 0 sowie nach 1 und nach 6 Monaten) appliziert werden. Dieser Impfstoff ist auch für ein Impfschema zugelassen, das 4 Injektionen an den Tagen 0, 7 und 21 sowie 12 Monate nach Impfbeginn vorsieht. Es führt zu einem schnelleren Aufbau eines Schutzes und wird vor allem in der *Reisemedizin* eingesetzt (Nothdurft et al. 2002).

Die in erster Linie ebenfalls in der *Reisemedizin* verwendete *Hepatitis-A-Typhus-Kombination* führt nach einmaliger Gabe zu einem zeitlich begrenzten Schutz gegen Hepatitis A und Typhus. Die 2. Hepatitis-A-Impfung erfolgt nach 6–12 Monaten. Zur Aufrechterhaltung eines Schutzes vor Typhus muss alle 3 Jahre mit einem monovalenten Typhusimpfstoff nachgeimpft werden.

Wirksamkeit

Nach der 1. Impfung mit dem monovalenten Impfstoff weisen fast 100 % der Impflinge unter 40 Jahren spezifische Antikörper (Anti-HAV) im schützenden Bereich auf. Die Schutzgrenze wird bei einer Anti-HAV-Konzentration von 10–20 IE/l angenommen. Die Serokonversionsraten nach der 2. Impfung liegen auch bei älteren Impflingen bei über 99 %. In 3 großen plazebokontrollierten Doppelblindstudien mit verschiedenen Hepatitis-A-Impfstoffen konnten Schutzraten von 94–100 % erzielt werden (Fiore et al. 2008).

Durch die 2. Impfung wird der Anti-HAV-Spiegel um einen Faktor von 10–50 erhöht. Die spezifischen Antikörper fallen zunächst rasch, dann aber zunehmend langsamer ab und sinken nach 48 Monaten nur noch wenig (Abb. 25.2). Der Impfschutz dürfte nach vorläufigen Berechnungen für wenigstens 20 Jahre anhalten (van Damme et al. 2003). Möglicherweise bleibt ein Schutz vor

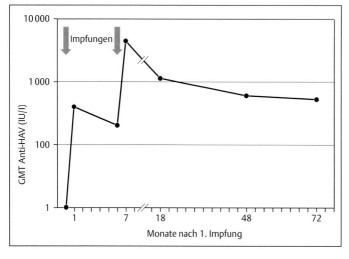

Abb. 25.2 Antikörperproduktion nach Impfung gegen Hepatis A. Anti-HAV-Konzentrationen bei jungen, gesunden Impflingen (geometrische Mittelwerte); n = 253 bis Monat 7, n = 104 von Monat 7 bis Monat 72 (van Damme et al. 1994; van Herk et al. 2001).

Erkrankung bei vielen Menschen sogar lebenslang bestehen.

Bereits 8–10 Tage nach der 1. Impfung ist bei der Mehrzahl der Impflinge Anti-HAV nachweisbar. Aufgrund der hohen Immunogenität des Impfstoffs und der vergleichsweise langen Inkubationszeit der Hepatitis A von ca. 4 Wochen besteht ein Schutz praktisch unmittelbar nach der 1. Injektion. Für die Reisemedizin bedeutet das, dass eine kurz vor Reiseantritt applizierte Impfung für eine begrenzte Zeit verlässlich vor einer Infektion schützt. Die früher oft eingesetzte Gabe von menschlichem Immunglobulin (das eine definierte Konzentration von Anti-HAV enthält) erübrigt sich in diesem Fall.

Darüber hinaus konnte gezeigt werden, dass die aktive Impfung auch post expositionem wirksam ist (Victor et al. 2007). Allerdings ist nicht klar, wie lange nach Exposition eine aktive Impfung noch erfolgreich ist. Deshalb erscheint der zusätzliche Einsatz von Immunglobulin zur Postexpositionsprophylaxe in bestimmten Fällen nach wie vor gerechtfertigt (s. u.).

Wichtige Informationen

Nebenwirkungen

Der Hepatitis-A-Impfstoff gehört zu den am besten verträglichen Impfstoffen. Bei etwa 4 % der Impflinge kann es innerhalb von 1–3 Tagen zu Rötung, Schwellung und Schmerzen an der Impfstelle kommen; Allgemeinreaktionen wie leichte bis mäßige Temperaturerhöhung, Frösteln, Kopf- und Gliederschmerzen oder Müdigkeit sowie Leibschmerzen und Störungen des Magen-Darm-Trakts kommen bei 1–10 % der Geimpften vor. Echte Komplikationen wie allergische Hautreaktionen oder ein Erythema multiforme wurden nur sehr selten beobachtet (STIKO 2007).

Indikation/Kontraindikation

Hauptindikation für eine Hepatitis-A-Impfung ist für Bewohner der Industrienationen West- und Nordeuropas und der USA ein Aufenthalt in einem Gebiet mit hoher Hepatitis-A-Durchseuchung. Solche Gebiete sind viele Länder der Tropen und Subtropen und fast alle Entwicklungsländer. Eine erhöhte Hepatitis-A-Gefahr besteht aber auch im südlichen Mittelmeerraum und in weiten Gebieten Osteuropas.

Daneben sollten Angehörige bestimmter Gruppen geimpft werden, die einem erhöhten Hepatitis-A-Risiko unterliegen (STIKO 2010). Dazu gehören

- medizinisches Personal auf Infektionsstationen und in pädiatrischen Abteilungen,
- Betreuer in Kinderkrippen und Kindertagesstätten,
- Laborpersonal und
- Personal und Patienten in psychiatrischen Einrichtungen.

In diesen Gruppen dürfte der Kontakt mit Stuhl das Hauptrisiko darstellen. Ebenfalls geimpft werden sollten aus naheliegenden Gründen Kanalisationsarbeiter; diese Berufsgruppe weist eine im Vergleich zur Allgemeinbevölkerung über 4-mal höhere Durchseuchung auf.

HAV-Infektionen treten gehäuft bei Drogenabhängigen auf, bei denen die Infektion auch parenteral übertragen werden kann; wichtigste Ursache für die erhöhte Hepatitis-A-Inzidenz dürften aber die schlechten hygienischen Verhältnisse sein, unter denen viele dieser Menschen leben. Ebenfalls einer erhöhten Hepatitis-A-Gefährdung unterliegen homosexuell aktive Männer. Mehrfach traten Hepatitis-A-Infektionen auch bei Hämophilen auf, die durch kontaminierte Blutprodukte ausgelöst worden waren. Daher werden auch diese Personenkreise in die Impfempfehlungen einbezogen.

Weil bei vorgeschädigter Leber Hepatitis-A-Infektionen besonders schwer verlaufen können, ist die Impfung auch für Patienten empfohlen, die an einer chronischen Leberkrankheit (einschließlich chronischer Krankheiten mit Leberbeteiligung) leiden und keine HAV-Antikörper besitzen.

Für Menschen, die Kontakt mit an Hepatitis A Erkrankten hatten, ist eine *Postexpositionsprophylaxe* angezeigt. Hat der Kontakt erst vor wenigen Tagen stattgefunden, reicht eine aktive Impfung allein mit hoher Wahrscheinlichkeit aus. Bei möglicherweise schon 10–14 Tage zurückliegendem Kontakt (z. B. in einer Wohngemeinschaft) ist dagegen eine gleichzeitige Gabe von Impfstoff und Immunglobulin zu erwägen. Diese aktiv-passive Simultanprophylaxe sollte bei Menschen, für die eine Hepatitis A eine besondere Gefahr darstellt (z. B. chronisch HBV- oder HCV-Infizierte) in allen Fällen eingesetzt werden.

Bei kleineren oder größeren Ausbrüchen, etwa durch kontaminierte Lebensmittel, kommt eine passive Prophylaxe i.d.R. zu spät; hier kann aber eine großzügige und rasch durchgeführte aktive Impfung die Entstehung von Sekundärfällen und damit eine weitere Ausbreitung der Erkrankung verhindern.

Therapie

Eine kausale Therapie der Hepatitis A gibt es nicht; soweit nötig wird die Erkrankung symptomatisch behandelt.

Passive Immunisierung

Durch die rechtzeitige prophylaktische Gabe von normalem Immunglobulin (Standardimmunglobulin) zur i.m.-Injektion lässt sich das Auftreten einer Hepatitis A sicher verhindern (Grady 1984). Das in Deutschland zugelassene entsprechende Immunglobulinpräparat (Beriglobin) enthält 100 IE/ml an spezifischen, gegen Hepatitis-A-Virus gerichteten Antikörpern (Anti-HAV).

Eine Präexpositionsprophylaxe wird mit Standardimmunglobulin in einer Dosierung von 0,02–0,06 ml/kgKG (entsprechend ca. 2–6 IE/kgKG) durchgeführt. Sie hat allerdings durch die Einführung des aktiven Impfstoffs weitestgehend an Bedeutung eingebüßt. Dagegen kann die Verwendung von Immunglobulin *post expositionem* in bestimmten Situationen noch angezeigt sein. Bis zu 14 Tage nach Exposition bzw. mutmaßlicher Infektion ist eine Immunglobulingabe sinnvoll. Die Schutzrate beträgt innerhalb dieses Zeitraums 80–90 %, wobei die Wirkung umso ausgeprägter ist, je früher die Injektion erfolgt (Liu et al. 2009).

Die postexpositionelle Verwendung von Immunglobulin – heute i.d.R. in Kombination mit dem aktiven Impfstoff – kann indiziert sein bei allen Personen, die innerhalb der letzten 14 Tage sehr engen Kontakt mit einem an Hepatitis A Erkrankten hatten oder in der gleichen Wohngemeinschaft leben.

Meldepflicht

In Deutschland sind der Krankheitsverdacht, die Erkrankung sowie der Tod an akuter Virushepatitis nach §6 IfSG meldepflichtig. Nach §7 IfSG ist der direkte oder indirekte Nachweis des Hepatitis-A-Virus zu melden. Auch in Österreich sind Verdachts-, Erkrankungs- und Todesfälle an Hepatitis A meldepflichtig. In der Schweiz muss die Erkrankung gemeldet werden.

Literatur

Ambrosch F, Wiedermann G, Jonas S et al. Immunogenicity and protectivity of a new liposomal hepatitis A vaccine. Vaccine 1997; 15: 1209–1913

André FE, Hepburn A, D'Hondt E. Inactivated candidate vaccines for hepatitis A. In: Melnick JL. Prog Med Virol Vol. 37. Basel: Karger; 1990; 72–95

Blank CA, Anderson DA, Beard M et al. Infection of polarized cultures of human intestinal epithelial cells with hepatitis A virus: vectorial release of progeny virions through apical cellular membranes. J Virol 2000; 74: 6476–6484

Cristina J, Costa-Mattioli M. Genetic variability and molecular evolution of hepatitis A virus. Virus Res 2007; 127: 151–157

Faber MS, Stark K, Behnke SC et al. Epidemiology of hepatitis A virus infections, Germany, 2007–2008. Emerg Infect Dis 2009; 15: 1760–1768

Fiore AE, Feinstone SM, Bell BP. Hepatitis A vaccines. In: Plotkin SA, Orenstein WA, Offit PA, eds. Vaccines. 5th ed. Philadelphia: Saunders Elsevier 2008; 177–203

Flehmig B, Heinricy U, Pfisterer M. Immunogenicity of a killed hepatitis A vaccine in seronegative volunteers. Lancet 1989; 1: 1039–1041

Grady GF. Prevention of hepatitis by passive immunization. In: Deinhardt F, Deinhardt J, eds. Viral hepatitis: laboratory and clinical science. New York: Dekker; 1984: 241

Hadler SC. Global impact of hepatitis A virus infection changing patterns. In: Hollinger FB, Lemon SM, Margolis HS, eds. Viral hepatitis and liver disease. Baltimore: Williams & Wilkens; 1991: 14–20

Hollinger FB, Emerson SU. Hepatitis A virus. In: Knipe DM, Howley PM, eds. Fields Virology. 5th ed. Philadelphia: Wolters Kluver; 2007: 911–947

Jacobsen KH, Wiersma ST. Hepatitis A virus seroprevalence by age and world region, 1990 and 2005. Vaccine 2010; 28: 6653–6657

Lewis JA, Armstrong ME, Larson VM et al. Use of a live, attenuated hepatitis A vaccine to prepare a highly purified, formalin-inactivated hepatitis A vaccine. In: Hollinger FB, Lemon SM, Margolis HM, eds. Viral Hepatitis and Liver Disease. Baltimore: Williams & Wilkins; 1991: 76–78

Liu JP, Nikolova D, Fei Y. Immunoglobulins for preventing hepatitis A. Cochrane Database Syst Rev. 2009; 2: CD004181

Nothdurft HD, Dietrich M, Zuckerman JN et al. A new accelerated vaccination schedule for rapid protection against hepatitis A and B. Vaccine 2002; 20: 1157–1162

Robert Koch-Institut (RKI). Infektionsepidemiologisches Jahrbuch für 2009. Berlin: Robert Koch-Institut 2010: 86–92

Sjögren MH, Tanno H, Fay O et al. Hepatitis A virus in stool during clinical relapse. Ann Int Med 1987; 106: 221–226

Ständige Impfkommission am Robert Koch-Institut (STIKO). Aktualisierte Mitteilung der Ständigen Impfkommission am Robert Koch-Institut: Hinweise für Ärzte zum Aufklärungsbedarf über mögliche unerwünschte Wirkungen bei Schutzimpfungen (Stand: Juni 2007). Epid Bull 2007; 25: 209–232

Ständige Impfkommission am Robert Koch-Institut (STIKO). Mitteilung der Ständigen Impfkommission am Robert Koch-Institut: Empfehlungen der Ständigen Impfkommission am RKI 2010/Stand Juli 2010. Epid Bull 2010; 30: 279–298

Vallbracht A, Gabriel P, Maier K et al. Cell-mediated cytotoxicity in hepatitis A virus infection. Hepatology 1986; 6: 1308–1314

Van Damme P, Matheï C, Thoelen S et al. Single dose inactivated hepatitis A vaccine: rationale and clinical assessment of the safety and immunogenicity. J Med Virol 1994; 44: 435–441

Van Damme P, Banatvala J, Fay O et al. International Consensus Group on Hepatitis A Virus Immunity. Hepatitis A booster vaccination: is there a need? Lancet 2003; 362: 1065–1071

Van Herck K, Van Damme P. Inactivated hepatitis A vaccine-induced antibodies: follow-up and estimates of long-term persistence. J Med Virol 2001; 63: 1–7

Vento S. Fulminant hepatitis associated with hepatitis A virus superinfection in patients with chronic hepatitis C. J Viral Hepat 2000; 7 (Suppl 1.): 7–8

Victor JC, Monto AS, Surdina TY et al. Hepatitis A vaccine versus immune globulin for postexposure prophylaxis. N Engl J Med 2007; 357: 1685–1694

World Health Organization (WHO). Hepatitis A. Im Internet: http://www.who.int/csr/disease/hepatitis/whocdscsredc2007/en/index1.html; Stand: 28.06.2011

26 Hepatitis B
W. Jilg

Epidemiologie

Die Hepatitis B gehört weltweit gesehen immer noch zu den wichtigsten Infektionskrankheiten. Etwa 1 Drittel der Weltbevölkerung hatte Kontakt mit dem Hepatitis-B-Virus, fast 20% dieser Menschen – ca. 360 Mio. – sind chronische Virusträger. Mehr als eine halbe Million Menschen sterben jährlich an den Folgen ihrer chronischen Infektion, wie Leberzirrhose und hepatozellulärem Karzinom (WHO 2009). Hauptverbreitungsgebiete des Hepatitis-B-Virus sind Südostasien sowie Zentral- und Südafrika, wo 5–10%, in einzelnen Regionen bis zu 20% der Bevölkerung Virusträger sind. In den Industrienationen West- und Nordeuropas, in Australien und den USA liegt die Trägerrate unter 1%.

Die inzwischen weltweit eingeführte und für alle Kinder empfohlene Hepatitis-B-Impfung hat in einigen Ländern die Hepatitis-B-Inzidenz bereits deutlich senken können. In den Industrienationen, wo die Hepatitis B eine der häufigsten berufsbedingten Infektionskrankheiten darstellte, konnte die Impfung Erkrankungen des medizinischen Personals fast völlig zum Verschwinden bringen. Erste Schritte zur Ausrottung dieser Erkrankung sind damit getan. Trotzdem wird uns die Infektion noch über Generationen beschäftigen, bevor dieses Ziel erreicht sein wird. Die große Zahl von chronischen Trägern, die das Virusreservoir darstellen, und in etlichen Ländern immer noch fehlende oder nicht konsequent durchgesetzte Impfprogramme stellen nur schwer zu überwindende Barrieren für dieses Ziel dar.

Das Hepatitis-B-Virus (HBV) wird ausschließlich parenteral übertragen: durch direkte Inokulation von Blut oder blutkontaminierten Körperflüssigkeiten oder durch Aufbringen dieser Materialien auf Schleimhäute oder verletzte Hautstellen. Wichtige Übertragungswege sind neben Verletzungen mit blutkontaminierten spitzen und scharfen Gegenständen vor allem Sexualkontakte sowie die Infektion des Neugeborenen während der Geburt durch die infizierte Mutter. In Hochendemiegebieten finden die meisten Übertragungen auf diese Weise statt, neben Übertragungen von Person zu Person in der frühen Kindheit. Auch in Gebieten mit geringer Inzidenz spielen diese Übertragungsmechanismen noch eine gewisse Rolle, die Mehrzahl der Infektionen wird hier aber durch Sexualkontakte und Benutzung gebrauchter Injektionskanülen, vor allem bei Drogenabhängigen, übertragen.

In den Ländern mit geringer Hepatitis-B-Inzidenz tritt die Hepatitis B gehäuft in bestimmten Bevölkerungsgruppen auf, deren Angehörige aufgrund ihrer Beschäftigung bzw. ihres Lebensstils einem erhöhten Infektionsrisiko unterliegen. Ein erhöhtes Hepatitis-B-Risiko muss angenommen werden bei z. B.

- allen im medizinischen Bereich Tätigen mit Patienten- bzw. Blutkontakt,
- Menschen mit engem Kontakt zu HBsAg-Trägern in Familie, Wohngemeinschaft oder Gemeinschaftseinrichtungen,
- Personen mit Sexualkontakt zu HBsAg-Trägern,
- Drogenabhängigen,
- Reisenden in Regionen mit hoher Hepatitis-B-Prävalenz.

Dennoch findet auch in den Niedrigendemieländern die Mehrzahl der Infektionen in der „normalen" Bevölkerung statt, bei der die Hepatitis B vorwiegend sexuell übertragen wird. Über die Hälfte der Neuinfektionen in Deutschland dürfte daher Menschen betreffen, die keiner der typischen Risikogruppen angehören (Jilg 1996).

In Deutschland hat die Zahl akuter Hepatitis-B-Fälle in den letzten 30 Jahren stark abgenommen. Während man gegen Ende der 1980-Jahre noch von etwa 50 000 Neuinfektionen pro Jahr ausging (Kirschner et al. 1996), dürfte diese Zahl heute auf weniger als 1 Zehntel des damaligen Wertes abgesunken sein. Im Jahr 2010 wurden nur noch 749 Neuerkrankungen registriert. Da allerdings bei Weitem nicht alle Fälle gemeldet werden, auch weil fast 2 Drittel aller akuten Infektionen asymptomatisch bzw. anikterisch verlaufen, wird die Zahl der tatsächlichen Neuinfektionen gegenwärtig auf 2000–4000 pro Jahr geschätzt. Inzwischen scheint auch die 1995 eingeführte Impfung aller Kinder zu greifen, denn die Hepatitis-B-Inzidenz bei Kindern und Jugendlichen hat merklich abgenommen (Abb. 26.1).

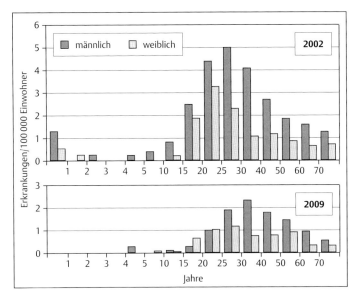

Abb. 26.1 Rückgang der Hepatitis B in Deutschland nach Altersgruppen. Gemeldete Hepatitis-B-Erkrankungen/100 000 Einwohner nach Alter und Geschlecht 2002 und 2009 (RKI 2003, RKI 2010).

Erreger

Das HBV wird zusammen mit mehreren tierpathogenen Viren der Familie der Hepadnaviren zugerechnet. Der Erreger mit einem Durchmesser von 42 nm besitzt eine Lipoproteinhülle, die das Oberflächenprotein des Virus (HBsAg, Hepatitis-B-Surface-Antigen) enthält. Die Hülle umgibt das Viruskapsid, eine ikosaedrische Struktur aus „Core"-Protein (HBcAg, Hepatitis-B-Core-Antigen). Das Genom des Virus besteht aus einer partiell doppelsträngigen DNA von 3,2 kb.

Das Oberflächenprotein HBsAg ist verantwortlich für die Anheftung des Virus an die Leberzelle und ist Zielstruktur neutralisierender Antikörper. Es existiert in 3 Modifikationen, die sich in ihrer Länge unterscheiden:
- Das kürzeste ist ein teilweise glykosiliertes Protein von 24 kD („kleines" HBsAg, SHBsAg),
- die beiden größeren Komponenten besitzen zusätzlich zu dieser Sequenz noch die PräS2-Domäne mit 55 Aminosäuren („mittleres" HBsAg, MHBsAg oder PräS2-Protein) bzw.
- die PräS2-Domäne und die 108 Aminosäuren lange PräS1-Domäne („großes" HBsAg, LHBsAg oder PräS1-Protein).

Das kleine HBsAg stellt die mengenmäßig wichtigste Komponente dar. Von der infizierten Leberzelle wird HBsAg in weit größerer Menge sezerniert als für die Komplettierung der Viruspartikel notwendig ist. Das überschüssige Material wird in Form kleiner, sphärischer Partikel (22-nm-Partikel) oder tubulärer Strukturen ins Blut abgegeben. Die Zahl dieser HBsAg-Partikel im Serum kann die Zahl der Viruspartikel im Blut um den Faktor 10^4–10^6 übersteigen. Sie finden sich bereits während der Inkubationsphase im Serum und erreichen dort Konzentrationen von bis zu 10^{13} Partikel pro Milliliter, wodurch sie sich leicht mit immunologischen Methoden nachweisen lassen.

Das HBe-Antigen (HBeAg, Hepatitis-B-Envelope-Antigen) ist ein mit dem Hepatitis-B-Core-Antigen verwandtes Protein. Es besitzt zusätzlich zu der Aminosäuresequenz des HBcAg noch weitere 29 Aminosäuren. HBeAg wird während der Virusreplikation gebildet, wird aber nicht in das Viruspartikel eingebaut, sondern ins Blut abgegeben.

Das HBV weist einen komplexen Replikationsprozess auf, der über eine RNA-Zwischenstufe erfolgt und dem Replikationsprozess der Retroviren ähnelt. Infolgedessen ist das Virus verhältnismäßig variabel und neigt zur Bildung von Varianten und Mutanten. Neben den sogenannten „Präcore"-Mutanten, die die Fähigkeit zur HBeAg-Bildung verloren haben und im Rahmen der serologischen Diagnostik eine Rolle spielen, sind die Mutanten wichtig, die Veränderungen im HBsAg aufweisen. Liegt die Mutation im Bereich der Bindungsstelle neutralisierender Antikörper, kann der Erreger u.U. eine bestehende Immunität unterlaufen und zur Infektion bei Geimpften führen (sogenannte „Immune-escape"-Mutante).

Pathogenese

Die Hepatitis-B-Viren erreichen die Leber auf dem Blutweg und vermehren sich in den Hepatozyten, die wahrscheinlich den einzigen Replikationsort darstellen. Eine immer wieder postulierte Vermehrung in anderen Zellen, z. B. Lymphozyten, konnte nie bewiesen werden.

Das HBV ist nicht zytopathogen. Es kann in großen Mengen in Hepatozyten produziert werden, ohne dass die Funktion der Zellen beeinflusst wird. Die Leberzellschädigung wird durch die Immunantwort des Wirts verursacht. Natürliche Killerzellen, vor allem aber spezifische CD8-positive zytotoxische T-Zellen zerstören die infizierten Leberzellen, sorgen damit für die weitgehende Elimination des Erregers und führen zu einer Ausheilung der akuten Erkrankung (Bertoletti u. Gehring 2006). Eine überschießende Immunreaktion führt zu einer fulminanten Hepatitis, eine zu schwache Reaktion kann den Erreger nicht kontrollieren und endet in der Chronifizierung. Der dabei fortdauernde entzündliche Reiz ist Ursache der Fibrose und schließlich der Zirrhose.

Während man lange Zeit davon ausging, dass nach der Ausheilung einer akuten Hepatitis B das Virus vollständig aus der Leber verschwunden ist, lieferten Studien der letzten Jahre eine Reihe von Hinweisen darauf, dass auch nach scheinbar abgelaufener Hepatitis-B-Infektion geringe Mengen von Virus bzw. viraler DNA in Leberzellen persistieren (Rehermann et al. 1996). Normalerweise scheint ein intaktes Immunsystem das Virus vollständig kontrollieren zu können. In Fällen einer massiven Immunsuppression, etwa im Rahmen einer Knochenmarktransplantation, kann es aber zu einem erneuten Auftreten von HBsAg und HBV-DNA im Serum kommen (Knöll et al. 2007).

Das hepatozelluläre Karzinom kann als Folge der Zirrhose auftreten, wird aber auch durch das Virus selbst mitverursacht. Die Integration der HBV-DNA ins Zellgenom führt zu einer gewissen genetischen Instabilität und begünstigt die Transformation der Zelle. Darüber hinaus ist ein virales Protein, das HBx, wahrscheinlich unmittelbar an der Tumorentstehung beteiligt. Als Transaktivator begünstigt es die Zellproliferation und kann die Synthese des Tumorsuppressorfaktors p53 ebenso wie DNA-Reparaturmechanismen beeinflussen (Tan et al. 2008).

Klinik

Die während der Erstinfektion auftretenden klinischen Erscheinungen entsprechen im Wesentlichen denen der anderen primären Virushepatitiden A, C, D und E. Nach einer ungewöhnlich langen Inkubationszeit von 2–6 Monaten beginnt die Erkrankung mit einem mehrtägigen *Prodromalstadium* mit Fieber, Abgeschlagenheit, Müdigkeit, Appetitlosigkeit, Übelkeit und Erbrechen sowie Störungen des Geruchs- und Geschmackssinns. Häufig werden die Beschwerden als „grippeähnlich" beschrieben. Nach 3–10 Tagen setzt, meist ziemlich abrupt, die *ikterische Phase* ein: typische Symptome sind die Dunkelverfärbung des Urins, das Hellerwerden des Stuhls und der Ikterus. Abdominelle Beschwerden sind jetzt häufig und werden oft als diffuser Schmerz im rechten Oberbauch geschildert. Mit dem Auftreten des Ikterus nehmen die Erscheinungen des Prodromalstadiums meist an Intensität ab. Bei der unkompliziert verlaufenden Hepatitis-B-Infektion tritt eine klinische und biochemische Normalisierung innerhalb von 3–4 Monaten ein.

Die Rate *fulminanter Hepatitiden* nach HBV-Infektion wird mit bis zu 1 % angegeben. Dabei kommt es zu einer raschen, fast vollständigen Zerstörung der Leber, die in den meisten Fällen eine sofortige Lebertransplantation notwendig macht.

Die *Hauptkomplikation* der Hepatitis B ist die Chronifizierung der Infektion, die in Abhängigkeit vom Alter bei Infektion in 5–90 % aller Fälle eintritt. Die Chronifizierungsrate ist am höchsten bei Neugeborenen, die in ca. 90 % zu chronischen Virusträgern werden. Bei 4-Jährigen verläuft immerhin noch die Hälfte aller Infektionen chronisch, während bei älteren Kindern, Jugendlichen und Erwachsenen eine Chronifizierung nur noch in 3–5 % aller Fälle vorkommt. In wesentlich höherem Prozentsatz als bei immunologisch Gesunden chronifizieren allerdings Infektionen bei Immunsupprimierten.

Etwa 1 Viertel aller chronischen Hepatitis-B-Fälle nehmen einen progredienten Verlauf und enden häufig nach mehreren Jahren in einer Zirrhose. Wenigstens 50 % aller akuten Hepatitis-B-Infektionen beim Erwachsenen und ein noch deutlich höherer Prozentsatz beim Neugeborenen und Kleinkind verlaufen anikterisch oder klinisch gänzlich inapparent. Auch diese Infektionen können aber in einen chronischen Verlauf übergehen, wahrscheinlich sogar in höherem Prozentsatz als klinisch manifeste Erkrankungen.

Impfung

Impfstoffe

Alle Hepatitis-B-Impfstoffe enthalten HBsAg, das kleinste der 3 Oberflächenproteine des HBV. Die dagegen gebildeten spezifischen Antikörper (Anti-HBs) sind in der Lage, das Virus zu neutralisieren und damit eine Infektion zu verhindern. HBsAg wird in der Leber infizierter Personen in großer Menge produziert. Nur ein kleiner Teil davon wird in die Viruspartikel eingebaut, die Hauptmenge wird in Form kleiner sphärischer Partikel, der sogenannten 22-nm-Partikel, ins Blut sezerniert.

Zur Herstellung der 1982 eingeführten Hepatitis-B-Impfstoffe der 1. Generation wurden diese Partikel aus dem Plasma chronischer Virusträger gewonnen, gereinigt, mehreren Inaktivierungsschritten unterworfen und an Aluminiumhydroxid adsorbiert (Hilleman et al. 1981). Diese sogenannten *Plasmaimpfstoffe* wurden inzwischen durch gentechnisch hergestellte Hepatitis-B-Impfstoffe ersetzt. Sie bestehen ebenfalls aus HBsAg, das aber aus gentechnisch veränderten Hefezellen (*„Hefeimpfstoff"*) oder Säugerzellen gewonnen wird. Zur Herstellung des Impfstoffs in Hefezellen wurde das für das HBsAg kodierende Gen zusammen mit genetischen Steuerelementen, die eine Expression des Gens erlauben, in ein Hefeplasmid eingesetzt. Mit diesem modifizierten Plasmid wurden Zellen der Bäckerhefe (Saccharomyces cerevisiae) stabil transfiziert (McAleer et al. 1984). Auf ähnliche Weise wurden HBsAg-produzierende *Säugerzellen* hergestellt. Die gentechnisch veränderten Zellen synthetisieren HBsAg, das ebenfalls in Form von sphärischen Partikeln vorliegt. Morphologisch sind die in Hefe bzw. den Säugerzellen produzierten Partikel nicht von den aus Plasma gewonnenen zu unterscheiden, die in Hefe hergestellten Partikel sind allerdings nicht glykosiliert. Auch die rekombinanten Hepatitis-B-Impfstoffe sind an Aluminiumhydroxid bzw. Aluminiumphosphat adsorbiert (Mast u. Ward 2008).

HBV kommt in mindestens 8 verschiedenen Genotypen (A–H) vor, die sich auch im HBsAg unterscheiden. Der in Hefezellen hergestellte Impfstoff enthält HBsAg des Genotyps A2, der im nördlichen Europa und den USA vorherrscht. Er schützt aber auch vor Infektionen mit allen anderen Genotypen.

Der Impfstoff ist als *monovalente Vakzine* in Dosierungen für Erwachsene und Kinder erhältlich. Ein Hersteller bietet einen höher konzentrierten Impfstoff für Dialysepatienten an.

Hepatitis-B-Impfstoff ist auch Bestandteil mehrerer *Kombinationsimpfstoffe*. So ist eine Kombination des Hepatitis-B- mit einem Hepatitis-A-Impfstoff verfügbar (siehe Kap. 25). Neben der Erwachsenendosis gibt es eine Kinderdosis mit jeweils der halben Menge Impfantigen. Für die Impfung von Säuglingen und Kleinkindern ist eine Kombination von HBV mit den Impfstoffen gegen Tetanus, Diphtherie, Pertussis, Haemophilus influenzae Typ b (Hib) sowie Poliomyelitis (IPV) im Handel.

Durch neue Adjuvanzien wie MF59, MPL und QS21 konnte die Immunogenität des Impfstoffs gesteigert werden (Heinemann et al. 1999; Thoelen et al. 2001; Vandepapelière et al. 2008). Derartige Impfstoffe wurden mit gutem Erfolg in verschiedenen Studien eingesetzt; so konnten mit einem QS21-adjuvantierten Impfstoff lebertransplantierte Patienten sehr erfolgreich geschützt werden (Bienzle et al. 2003). Allerdings wurde bislang nur ein einziges Präparat speziell für Dialysepatienten zugelassen, das als zusätzliches Adjuvans noch MPL (Monophosphoryl-Lipid A) enthält (Thoelen et al. 2001). Dieser Impfstoff ist in Deutschland allerdings nicht erhältlich.

Weitere Versuche, Impfstoffe mit höherer Immunogenität herzustellen, führten zur Entwicklung von Präparaten, die neben dem (kleinen) HBsAg noch eines oder beide der größeren Oberflächenproteine des HBV (MHBsAg bzw. LHBsAg) enthalten (Corradi et al. 1992; Shapira et al. 2001, Zuckerman u. Zuckerman 2002). Trotz teilweise höherer Immunogenität (Rendi-Wagner et al. 2006) konnten sich diese Vakzinen aber nicht durchsetzen. Nur ein einziger Impfstoff, der aus HBsAg und MHBsAg besteht, wurde in Frankreich (nicht aber in Deutschland) zugelassen (Coursaget et al. 1992).

Impfdurchführung

Die Grundimmunisierung besteht aus 3 Impfungen zum Zeitpunkt 0, nach 4 Wochen und nach 6 Monaten. Ein Alternativschema verwendet 4 Impfungen, 3 jeweils mit 4-wöchigem Abstand, die 4. nach 1 Jahr. Damit lässt sich eine etwas höhere Serokonversionsrate in den ersten Monaten der Grundimmunisierung erreichen. Die Impfung von Säuglingen mit dem Sechsfachimpfstoff erfolgt üblicherweise im Alter von 2, 3 und 4 Monaten; eine 4. Impfung erhalten die Kinder mit 11–14 Monaten.

Eine noch schnellere Induktion schützender Antikörper lässt sich durch die Gabe von 3 Dosen an den Tagen 0, 7 und 21 erreichen (Bock et al. 1995). Bei diesem in der Reisemedizin gelegentlich benutzten Impfschema muss aber zur vollen Grundimmunisierung ebenfalls eine 4. Impfung nach 6–12 Monaten vorgenommen werden.

Vorgehen bei Non- und Low-Respondern

Etwa 5% aller Impflinge sprechen nicht auf die Impfung an (Anti-HBs-Konzentration 4–6 Wochen nach der letzten Dosis der Grundimmunisierung < 10 IU/l). Diese Nonresponder sind nicht geschützt und sollten weiter geimpft werden. Mit bis zu 3 weiteren Impfungen kann man 50–100% der Nonresponder zur Serokonversion bringen (Clemens et al. 1997; Poland 1998; Sjögren 2005). Auch Low-Respondern (Anti-HBs-Konzentration 4–6 Wochen nach der letzten Dosis der Grundimmunisierung 10–99 IU/l) werden eine oder mehrere weitere Impfdosen empfohlen (STIKO 2010).

Wirksamkeit

Ansprechen auf die Grundimmunisierung

Die Grundimmunisierung mit 3 Dosen Impfstoff führt bei Kindern, Jugendlichen und jungen Erwachsenen in über 90% der Fälle zur Bildung spezifischer Antikörper im schützenden Bereich (als schützend gilt eine Anti-HBs-Konzentration von ≥ 10 IU/l). In der überwiegenden Mehrheit werden Anti-HBs-Konzentrationen von ≥ 100 IU/l erreicht, allerdings erst nach der 3. Impfung (Abb. 26.2, Abb. 26.3). Eine Metaanalyse von Impfstudien mit mehr als 30 000 Teilnehmern (Coates et al. 2001) zeigte Serokonversionsraten von 94,7% bei Erwachsenen, 98,7% bei Kindern und Jugendlichen und 94,2% bei Säuglingen. Das Ansprechen auf die Impfung wird im Wesentlichen von Alter, Immunstatus und genetischen Faktoren beeinflusst (Zuckerman 1996; Sjögren 2005). Mit zunehmendem Alter nehmen Serokonversionsraten und maximal erreichbare Anti-HBs-Spiegel ab. Nur etwa 80% aller Menschen über 50 Jahren sprechen auf die Impfung an; im höheren Alter sinken die Serokonversionsraten weiter ab (Averhoff et al. 1998). Verständlicherweise ist auch bei Personen mit Störungen des Immunsystems (Patienten unter immunsuppressiver oder zytostatischer Therapie, Dialysepatienten) der Impferfolg eingeschränkt.

Die Wirksamkeit des Hepatitis-B-Impfstoffs wurde in mehreren kontrollierten Studien in Gruppen mit hohem Hepatitis-B-Risiko, wie homosexuellen Männern, medizinischem Personal, Kindern in Hochendemiegebieten und Neugeborenen chronisch infizierter Mütter, untersucht. Ein Schutz vor Infektion wurde in 85–95% aller Geimpften erreicht (Mast u. Ward 2008).

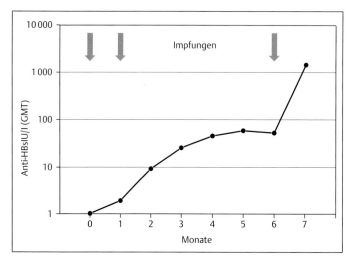

Abb. 26.2 Antikörperverlauf während Grundimmunisierung gegen Hepatitis B. Geometrische Mittelwerte der Anti-HBs-Konzentrationen von 30 jungen gesunden Impflingen.

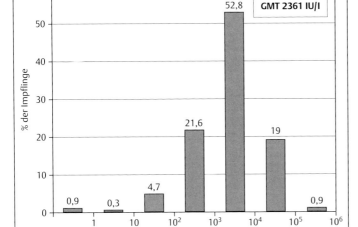

Abb. 26.3 Immunantwort von 343 jungen gesunden Erwachsenen. 4 Wochen nach 3. Impfung (maximale Anti-HBs-Konzentration).

Schutzdauer

Nach wie vor nicht endgültig geklärt ist die Dauer des Schutzes nach der Grundimmunisierung. Schutz vor *Infektion* besteht, solange die Anti-HBs-Konzentration über einem Wert von 10 IU/l liegt. Die Dauer dieses Schutzes ist von der maximalen Antikörperkonzentration abhängig, die etwa 4 Wochen nach der letzten Injektion der Grundimmunisierung erreicht wird. Die Kinetik, mit der Anti-HBs abnimmt, ist bei allen Impflingen gleich (Abb. 26.4, Abb. 26.5). Daher ermöglicht eine quantitative Anti-HBs-Bestimmung nach der Grundimmunisierung eine ungefähre Abschätzung der Zeit, in der ein Schutz vor Infektion anzunehmen ist.

Bei 30–50% aller Geimpften sinkt der Anti-HBs-Spiegel innerhalb von 10 Jahren auf Werte unter 10 IU/l ab; damit besteht kein Schutz vor *Infektion* mehr. Bei Personen, die auf die Grundimmunisierung angesprochen hatten, konnte aber festgestellt werden, dass auch über das Vorhandensein messbarer Antikörper hinaus ein Schutz vor einer klinisch manifesten *Erkrankung* besteht. Grund dafür ist ein spezifisches immunologisches

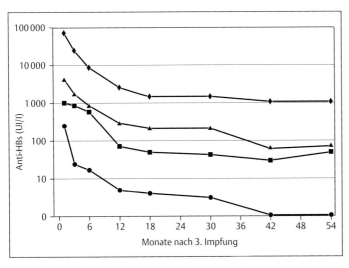

Abb. 26.4 Kinetik der Anti-HBs-Antikörper nach Grundimmunisierung. Anti-HBs-Verlauf bei 4 Impflingen mit unterschiedlichem Ausgangstiter (0 = maximaler Anti-HBs-Wert 4 Wochen nach 3. Impfung).

Gedächtnis, das durch die Impfung induziert und durch spezifische T- und B-Lymphozyten (die Gedächtnis- oder Memoryzellen) repräsentiert wird. Im Falle einer Infektion von Menschen, deren Anti-HBs-Konzentration unter die Schutzgrenze gesunken ist, führen diese Zellen zu einer sehr raschen („anamnestischen") Immunantwort (Abb. 26.6), die die Ausbreitung des Virus in der Leber begrenzt und die Infektion beendet, ehe klinisch fassbare Symptome auftreten. Allerdings scheint es im Rahmen dieser klinisch stummen Infektionen doch bei einigen, möglicherweise auch bei der Mehrzahl der Betroffenen für einige Wochen zu einer mäßiggradigen Virämie zu kommen (Stramer et al. 2011). Wie lange das spezifische immunologische Gedächtnis nach der Grundimmunisierung persistiert, ist derzeit nicht bekannt. Auch 10–15 Jahre nach Grundimmunisierung waren Impflinge, deren Anti-HBs-Konzentration auf Werte unter 10 IU/l abgesunken waren, noch zu einer anamnestischen Immunreaktion auf eine erneute Impfung in der Lage und bewiesen damit, dass das immunologische Gedächtnis zumindest über diesen Zeitraum hin anhält (Zanetti et al. 2005; van der Sande 2007).

Nach erfolgreicher Grundimmunisierung gegen Hepatitis B dürfte ein Schutz vor Infektion bzw. vor Erkrankung also für wenigstens 15 Jahre bestehen (Anonymous 2000; Poorolajal et al. 2010). Impflinge mit einer sehr hohen initialen

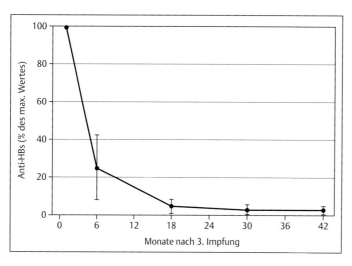

Abb. 26.5 Kinetik der Anti-HBs-Antikörper nach Grundimmunisierung. Prozentuale Abnahme von Anti-HBs (Mittelwert von 202 Impflingen).

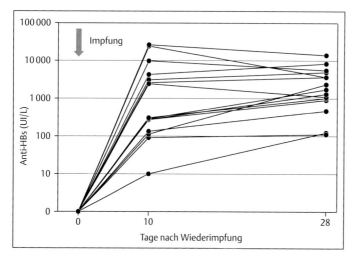

Abb. 26.6 HBsAG-spezifisches immunologisches Gedächtnis bei 15 erfolgreich Geimpften nach Verlust des Anti-HBs. Anamnestische Immunantwort auf Wiederimpfung.

Antikörperkonzentration (10 000 IU/l oder höher) werden wahrscheinlich wesentlich länger auch vor Infektionen geschützt sein. Bei all denen, die ihre Antikörper verlieren, hängt die Schutzdauer von der Persistenz des immunologischen Gedächtnisses ab. Während man lange Zeit davon ausging, dass das immunologische Gedächtnis lebenslang erhalten bleibt, lassen neue Studien jedoch eine Abnahme der Schutzwirkung mit zunehmendem zeitlichen Abstand von der Grundimmunisierung erkennen und liefern erste Hinweise auf ein Nachlassen auch des immunologischen Gedächtnisses (Hammitt et al. 2007; Samandari et al. 2007; Lu et al. 2008; McMahon et al. 2009). Daher wird von einigen Autoren nun prinzipiell eine Nachimpfung erwogen, wobei über den günstigsten Zeitpunkt allerdings noch keine Vorstellung herrscht.

In Deutschland wird für Menschen mit hohem Hepatitis-B-Risiko (z.B. medizinisches Personal mit Patientenkontakt) generell eine einmalige Nachimpfung empfohlen. Bei diesen Personen soll 4–6 Wochen nach der 3. Impfung ein Anti-HBs-Test vorgenommen werden. Liegt der Anti-HBs-Spiegel < 100 IU/l, soll sofort nachgeimpft werden. Bei Werten von 100 IU/l oder höher sollte eine Auffrischimpfung nach 10 Jahren erfolgen (STIKO 2010).

Wichtige Informationen

Nebenwirkungen

Die Verträglichkeit des Hepatitis-B-Impfstoffs ist sehr gut. Gelegentlich kommt es zu Rötung, Schwellung oder leichtem Schmerz an der Injektionsstelle. Allgemeinreaktionen wie leichte bis mäßige Temperaturerhöhung, Frösteln, Kopf- und Gliederschmerzen oder Müdigkeit sind selten. In Einzelfällen wurden anaphylaktische und allergische Reaktionen beobachtet, die sich als Vaskulitis, Urtikaria oder Blutdruckabfall äußerten.

Mehrfach wurde über schwere, in zeitlichem Zusammenhang mit der Impfung aufgetretene Reaktionen berichtet, wie neurologische Störungen (Enzephalitis, Enzephalomyelitis, Myelitis, Optikusneuritis, Guillain-Barré-Syndrom) und andere Erkrankungen (Arthritis, Angioödem, Erythema multiforme, Lupus erythematodes, Thrombozytopenie). Ein Kausalzusammenhang dieser Erscheinungen mit der Impfung konnte aber nie festgestellt werden.

Aufgrund mehrerer Fälle von Multipler Sklerose in zeitlichem Zusammenhang mit der Hepatitis-B-Impfung bei französischen Jugendlichen zwischen 1997 und 1998 wurde vermutet, die Impfung könne die Entstehung dieser Erkrankung begünstigen oder sogar verursachen. Der in 2 weiteren Studien scheinbar erhärtete Verdacht konnte aber durch sorgfältige epidemiologische Untersuchungen ausgeräumt werden (Farez u. Correale 2011).

Indikation/Kontraindikation

Die Impfung wird in Deutschland für alle Kinder ab dem 3. Lebensmonat empfohlen. Darüber hinaus ist die Impfung für alle bisher Nichtgeimpften mit erhöhtem Hepatitis-B-Risiko angezeigt, die noch keinen Kontakt mit dem Virus hatten (STIKO 2010). Dazu gehören:
- medizinisches/zahnmedizinisches Personal
- Personen, die Umgang mit HBV-haltigem Material haben
- Personen mit engem Kontakt zu HBsAg-Trägern
- Patienten mit häufigen invasiven Eingriffen, Übertragung von Blut bzw. Blutprodukten
- Drogenabhängige
- männliche Homosexuelle
- Prostituierte

Geimpft werden sollten aber auch alle, die im Falle einer Hepatitis-B-Infektion mit hoher Wahrscheinlichkeit schwer erkranken bzw. eine chronische Infektion entwickeln würden, wie Patienten mit chronischen Lebererkrankungen und Patienten mit Immundefekten.

Spezielle *Kontraindikationen* gegen die Hepatitis-B-Impfung gibt es nicht. Schwangere können geimpft werden (Ayoola u. Johnson 1987; Gupta u. Ratho 2003). Wie generell in der Schwangerschaft, sollte der Impfstoff aber nur dann verabreicht werden, wenn die Impfung eindeutig erforderlich ist.

Wie oben ausgeführt, sprechen etwa 5 % aller Impflinge nicht auf die Impfung an. Diese Nonresponder sind nicht geschützt und sollten, wie auch Low-Responder, weiter geimpft werden (s. S. 158).

Therapie

Eine spezifische Therapie der akuten Hepatitis B wird gegenwärtig wegen der hohen Spontanheilungsrate nicht empfohlen. Eine Ausnahme stellt die fulminante Hepatitis B dar, bei der eine antivirale Therapie erwogen werden sollte. Eine chronische Infektion kann mit Interferon oder antiviralen Substanzen behandelt werden (Cornberg et al. 2011).

Passive Immunisierung

Zur passiven Immunprophylaxe der Hepatitis B steht spezifisches Hepatitis-B-Immunglobulin (HBIG) zur Verfügung. Neben einem i.m. zu verabreichenden Präparat mit einem Anti-HBs-Gehalt von 200 IU/ml ist auch ein Präparat zur i.v.-Applikation mit 50 IU/ml im Handel.

Die *präexpositionelle Gabe* von HBIG an besonders gefährdete Personen ist heute weitestgehend durch die aktive Immunisierung ersetzt worden.

Eine *Postexpositionsprophylaxe* mit HBIG ist bei Menschen ohne Immunschutz nach Kontakt mit HBV-haltigem infektiösen Material (Blut, bluthaltige Sekrete) indiziert, ebenso bei Neugeborenen HBV-infizierter Mütter.

Nach HBV-Exposition ist bei Menschen ohne durch Impfung oder natürliche Infektion erworbene Immunität eine passive Immunisierung indiziert, i.d.R. in Verbindung mit einer aktiven Impfung *(passiv-aktive Simultanprophylaxe)*.
- Die Gabe von HBIG muss dabei so früh wie möglich erfolgen, möglichst innerhalb von 4 Stunden, höchstens von 48 Stunden; die Wirkung späterer Gaben ist fraglich.
- Die Dosierung der *i.m. zu applizierenden Präparate* beträgt 0,06 ml/kgKG (beim Erwachsenen üblicherweise eine Ampulle zu 5 ml), entsprechend 12 IU Anti-HBs/kgKG.
- Eine *intravenöse Gabe* des entsprechenden Präparats hat den Vorteil der sofortigen Verfügbarkeit des Immunglobulins im Blut und kann daher besonders bei verspäteter Gabe sinnvoll sein (Dosierung 0,16–0,20 ml/kgKG, entsprechend 8–10 IU Anti-HBs/kgKG).

Das Infektionsrisiko *Neugeborener HBsAg-positiver Mütter* beträgt bis zu 90%. Die sofort nach der Geburt durchgeführte Immunglobulingabe kann in Verbindung mit der aktiven Impfung (passiv-aktive Immunisierung) die Häufigkeit der i.d.R. perinatal übertragenen Infektion um etwa 90% senken. Die Simultanimpfung sollte noch im Kreißsaal vorgenommen werden. Zur passiven Immunisierung werden 1 ml eines i.m. zu applizierenden Präparates oder 2 ml der i.v. verabreichbaren HBIG-Präparation verwendet. Die bei alleiniger HBIG-Gabe empfohlene 2. Injektion nach etwa 3 Monaten erübrigt sich bei Durchführung der Simultanprophylaxe und Fortführung der aktiven Immunisierung nach 1 und 6 Monaten.

Eine spezifische Indikation der i.v. zu applizierenden HBIG-Präparation liegt in der Prophylaxe der endogenen *Reinfektion nach Lebertransplantation* bei HBsAg-positiven Patienten, bei denen größere Mengen HBIG über lange Zeit benötigt werden (Beckebaum et al. 2009).

Meldepflicht

In Deutschland ist die akute Hepatitis B meldepflichtig; nach §6 IfSG sind Verdacht, Erkrankung und Tod zu melden. Eine Labormeldepflicht (§7 IfSG) besteht für den direkten oder indirekten Nachweis des Erregers, sofern er für eine akute Infektion spricht. In der Schweiz und Österreich müssen Verdachtsfälle, Erkrankungen und Todesfälle an Hepatitis B gemeldet werden.

Literatur

[Anonymous]. Are booster immunisations needed for lifelong hepatitis B immunity? European Consensus Group on Hepatitis B Immunity. Lancet 2000; 355: 561–565

Averhoff F, Mahoney F, Coleman P et al. Immunogenicity of hepatitis B vaccines. Implications for persons at occupational risk of hepatitis B virus infection. Am J Prev Med 1998; 15: 1–8

Ayoola EA, Johnson AOK. Hepatitis B vaccine in pregnancy: immunogenicity, safety and transfer of antibodies to infants. Int J Gynaecol Obstet 1987; 25: 297–301

Bauer T, Jilg W. Hepatitis B surface antigen-specific T and B cell memory in individuals who had lost protective antibodies after hepatitis B vaccination. Vaccine 2006; 24: 572–577

Beckebaum S, Sotiropoulos GC, Gerken G et al. Hepatitis B and liver transplantation: 2008 update. Rev Med Virol 2009; 19: 7–29

Bertoletti A, Gehring AJ. The immune response during hepatitis B virus infection. J Gen Virol 2006; 87: 1439–1449

Bienzle U, Günther M, Neuhaus R et al. Immunization with an adjuvant hepatitis B vaccine after liver transplantation for hepatitis B-related disease. Hepatology 2003; 38: 811–819

Bock HL, Löscher T, Scheiermann N et al. Accelerated schedule for Hepatitis B immunization. J Travel Med 1995; 2: 213–217

Clemens R, Sänger R, Kruppenbacher J et al. Booster immunization of low- and non-responders after a standard three dose hepatitis B vaccine schedule – results of a postmarketing surveillance. Vaccine 1997; 15: 349–352

Coates T, Wilson R, Patrick G et al. Hepatitis B vaccines: assessment of the seroprotective efficacy of two recombinant DNA vaccines. Clin Ther 2001; 23: 392–403

Comberg M, Protzer U, Petersen J et al. Prophylaxis, diagnosis and therapy of hepatitis B virus infektion – the German guideline. Z Gastroenterol 2011; 49: 871–930

Corradi MP, Tata C, Marchegiano P et al. Immunogenicity and safety of a recombinant hepatitis B vaccine produced in mammalian cells and containing the S and the preS2. Arch Virol Suppl 1992; 4: 147–155

Coursaget P, Bringer L, Sarr G et al. Comparative immunogenicity in children of mammalian cell-derived recombinant hepatitis B vaccine and plasma-derived hepatitis B vaccine. Vaccine 1992; 10: 379–382

Farez MF, Correale J. Immunizations and risk of multiple sclerosis: systematic review and meta-analysis. J Neurol 2011 Mar 24. [Epub ahead of print]

Gupta I, Ratho RK. Immunogenicity and safety of two schedules of Hepatitis B vaccination during pregnancy. J Obstet Gynaecol Res 2003; 29: 84–86

Hammitt LL, Hennessy TW, Fiore AE et al. Hepatitis B immunity in children vaccinated with recombinant hepatitis B vaccine beginning at birth: a follow-up study at 15 years. Vaccine 2007; 25: 6958–6964

Heineman TC, Clements-Mann ML, Poland GA et al. A randomized, controlled study in adults of the immunogenicity of a novel hepatitis B vaccine containing MF59 adjuvant. Vaccine 1999; 17: 2769–2778

Hilleman MR, Bunyak EB, McAleer WJ et al. Human hepatitis B vaccine. In: Krugmann S, Sherlock S, eds. Proceedings of the European Symposium on Hepatitis B. Rahway: Merck Sharp and Dohme International; 1981: 120–139

Jilg W, Schmidt M, Deinhardt F. Persistence of specific antibodies after hepatitis B vaccination. J Hepatol 1988; 6: 201–207

Jilg W, Schmidt M, Deinhardt F. Four-year experience with a recombinant hepatitis B vaccine. Infection 1989; 17: 70–76

Jilg W, Schmidt M, Deinhardt F. Decline of anti HBs after hepatitis B vaccination and timing of revaccination. Lancet 1990; 335: 173–174

Jilg, W. Gründe für eine generelle Impfung gegen Hepatitis B. Dtsch Ärztebl 1996; 93A: 3122–3126

Kirschner W, Schwartländer B. Sentinel-Surveillance von HIV und anderen sexuell übertragbaren Krankheiten. Ergebnisse der ANOMO-Studie 1988 bis 1994. Schriftenreihe des Bundesministerium für Gesundheit. Band 63. Baden-Baden: Nomos; 1996

Knöll A, Boehm S, Hahn J et al. Long-term surveillance of haematopoietic stem cell recipients with resolved hepatitis B: high risk of viral reactivation even in a recipient with a vaccinated donor. J Viral Hepat 2007; 14: 478–483

Lu CY, Ni YH, Chiang BL et al. Humoral and cellular immune responses to a hepatitis B vaccine booster 15–18 years after neonatal immunization. J Infect Dis 2008; 197: 1419–1426

Mast EE, Ward JW. Hepatitis B vaccines. In: Plotkin SA, Orenstein WA, Offit PA, eds. Vaccines. 5th ed. Philadelphia: Saunders Elsevier; 2008: 205–241

McAleer WJ, Bunyak EB, Maigetter RZ et al. Human hepatitis B vaccine from recombinant yeast. Nature 1984; 307: 178–180

McMahon BJ, Dentinger CM, Bruden D et al. Antibody levels and protection after hepatitis B vaccine: results of a 22-year follow-up study and response to a booster dose. J Infect Dis 2009; 200: 1390–1396

Poland GA. Hepatitis B immunization in health care workers: dealing with vaccine nonresponse. Am J Prev Med 1998; 15: 73–77

Poorolajal J, Mahmoodi M, Majdzadeh R et al. Long-term protection provided by hepatitis B vaccine and need for booster dose: a meta-analysis. Vaccine 2010; 28: 623–631

Rehermann B, Ferrari C, Pasquinelli C et al. The hepatitis B virus persists for decades after patients' recovery from acute viral hepatitis despite active maintenance of a cytotoxic T-lymphocyte response. Nat Med 1996; 2: 1104–1108

Rendi-Wagner P, Shouval D, Genton B et al. Comparative immunogenicity of a PreS/S hepatitis B vaccine in non- and low responders to conventional vaccine. Vaccine 2006; 24: 2781–2789

Robert Koch-Institut (RKI). Infektionsepidemiologisches Jahrbuch für 2002. Berlin, 2003: 71–75

Robert Koch-Institut (RKI). Infektionsepidemiologisches Jahrbuch für 2009. Berlin, 2010: 92–96

Samandari T, Fiore AE, Negus S et al. Differences in response to a hepatitis B vaccine booster dose among Alaskan children and adolescents vaccinated during infancy. Pediatrics 2007; 120: e373–e381

Shapira MY, Zeira E, Adler R et al. Rapid seroprotection against hepatitis B following the first dose of a Pre-S1/Pre-S2/S vaccine. J Hepatol 2001; 34: 123–127

Sjögren MH. Prevention of hepatitis B in nonresponders to initial hepatitis B virus vaccination. Am J Med 2005; 118 (Suppl. 10A): 34–39

Ständige Impfkommission am Robert Koch-Institut (STIKO). Mitteilung der Ständigen Impfkommission am Robert Koch-Institut: Empfehlungen der Ständigen Impfkommission am RKI 2010/Stand Juli 2010. Epid Bull 2010; 30: 279–298

Stramer SL, Wend U, Candotti D et al. Nucleic acid testing to detect HBV infection in blood donors. N Engl J Med 2011; 64: 236–247

Tan A, Yeh SH, Liu CJ et al. Viral hepatocarcinogenesis: from infection to cancer. Liver Int 2008; 28: 175–188

Thoelen S, De Clercq N, Tornieporth N. A prophylactic hepatitis B vaccine with a novel adjuvant system. Vaccine 2001; 19: 2400–2403

Van der Sande MA, Waight PA, Mendy M et al. Long-term protection against HBV chronic carriage of Gambian adolescents vaccinated in infancy and immune response in HBV booster trial in adolescence. PLoS One 2007; 2: e753. DOI: 10.1371/journal.pone.0000753

Vandepapelière P, Horsmans Y, Moris P et al. Vaccine adjuvant systems containing monophosphoryl lipid A and QS21 induce strong and persistent humoral and T cell responses against hepatitis B surface antigen in healthy adult volunteers. Vaccine 2008; 26: 1375–1386

World Health Organization (WHO). Hepatitis B vaccines. WHO position paper. Wkly Epidem Rec 2009; 84: 405–420

Zanetti AR, Mariano A, Romanò L et al. Long-term immunogenicity of hepatitis B vaccination and policy for booster: an Italian multicentre study. Lancet 2005; 366: 1379–1384

Zuckerman JN. Nonresponse to hepatitis B vaccines and the kinetics of anti-HBs production. J Med Virol 1996; 50: 283–288

Zuckerman JN, Zuckerman AJ. Recombinant hepatitis B triple antigen vaccine: Hepacare. Expert Rev Vaccines 2002; 1: 141–144

27 Hepatitis C, D, E

W. Jilg

Bis heute gibt es keine kommerziell verfügbaren Impfstoffe gegen Hepatitis-C-, -D- oder -E-Viren. Zahlreiche Versuche, eine prophylaktische Impfung gegen Hepatitis C zu entwickeln, waren bisher wenig erfolgreich. 2 Impfstoffe gegen Hepatitis E erwiesen sich dagegen in umfangreichen plazebokontrollierten Doppelblindstudien als sehr effektiv, wurden bisher aber nicht zugelassen. Das Hepatitis-D-Virus ist ein inkomplettes Virus und tritt nur zusammen mit dem Hepatitis-B-Virus auf. Die Hepatitis-B-Impfung schützt daher auch vor Infektionen mit diesem Erreger.

Hepatitis C

Epidemiologie

Etwa 160 Mio. Menschen sind weltweit mit dem Hepatitis-C-Virus infiziert. Die mittlere HCV-Prävalenz beträgt 2,4%; sie schwankt zwischen weniger als 1% in Nordeuropa und über 2,9% in Nordafrika (Alter 2007). In Deutschland sind etwa 0,5% der Bevölkerung HCV-Träger. Im Jahr 2010 wurden 5215 erstmals diagnostizierte Infektionen gemeldet, die in der Mehrzahl bisher unbekannte chronische Fälle darstellen dürften.

HCV wird parenteral übertragen. Der gemeinsame Gebrauch von Spritzen und Kanülen bei Drogenabhängigen stellt heute wahrscheinlich den häufigsten Übertragungsweg dar (Niederau u. Kapagiannidis 2006). Vor der 1992 erfolgten Einführung des HCV-Screenings im Blutspendewesen dürften Bluttransfusionen und Infektionen durch Blutprodukte sowie nosokomiale Infektionen einen wesentlichen Teil der Infektionen ausgemacht haben.

Erreger

Der Erreger der Hepatitis C ist ein umhülltes einzelsträngiges RNA-Virus. Es ist der einzige Vertreter der Gattung Hepacivirus aus der Familie der Flaviviren. Das Virus ist außerordentlich variabel. Derzeit werden 7 Genotypen und mehr als 50 Subtypen unterschieden (Kuiken u. Simmonds 2009). Aufgrund der genetischen Instabilität des Erregers und einer extrem hohen Replikationsrate wird in jedem Träger eine Vielzahl von nur geringfügig unterschiedlichen Varianten gebildet, die als „Quasispezies" gleichzeitig vorhanden sind (Neumann et al. 1998).

Pathogenese

HCV wird parenteral übertragen. Die Pathogenese der Leberschädigung ist nur unvollständig geklärt. Das Virus selbst ist nicht zytolytisch; die Zerstörung der Hepatozyten dürfte daher hauptsächlich durch immunologische Mechanismen erfolgen. Therapeutisch wird Interferon-α in Kombination mit Ribavirin eingesetzt.

Klinik

Eine akute Hepatitis C unterscheidet sich nicht von der akuten Hepatitis A oder B, über 75% aller Infektionen verlaufen aber zunächst asymptomatisch oder nur unter unspezifischen grippeähnlichen Symptomen. Hauptproblem der Hepatitis C ist die hohe Chronifizierungsrate, die bei 50–85% liegt. Etwa 20% aller chronisch Infizierten entwickeln, oft erst nach 20–30 Jahren, eine Leberzirrhose.

Impfung

Alle Versuche, eine prophylaktische Impfung gegen Hepatitis C zu entwickeln, führten bisher nicht zu einem beim Menschen einsetzbaren Präparat. Vor allem die durch die genetische Instabilität bedingte hohe Variabilität aller Proteine des Erregers erschwert die Impfstoffentwicklung.

Fast alle Proteine des Virus wurden bisher als experimentelle Impfstoffkandidaten auf die verschiedensten Weisen eingesetzt: als rekombinante Proteine oder synthetische Peptide mit verschiedenen Adjuvanzien, als virosomale Impfstoffe, in rekombinanten Vacciniaviren, rekombinanten Hefezellen und als DNA-Impfstoffe (Stoll-Keller et al. 2009).

Mit Impfstoffen, die aus den gentechnisch hergestellten Oberflächenproteinen E1 und E2 des Virus bestanden oder als DNA-Vakzine, die für diese Proteine kodierende Genabschnitte enthielt, gelang es in Schimpansen einen Schutz vor einer nachfolgenden Infektion mit niedrigen Dosen des homologen Virus zu erzielen. Immunität gegenüber höheren Virusdosen oder einer Infektion mit anderen Virusstämmen konnte zwar nicht erreicht werden, allerdings wurde das Risiko einer persistierenden Infektion signifikant reduziert (Houghton u. Abrignani 2005). Ähnliche Ergebnisse wurden mit anderen Impfstoffkandidaten erzielt (Stoll-Keller et al. 2009). Dabei zeigte sich, dass in erster Linie die Strukturproteine schützende Immunreaktionen induzieren, während Nichtstrukturproteine sich als wenig wirksam bis unwirksam erwiesen (Dahari et al. 2010). Wahrscheinlich muss man sich mit einem Impfstoff zufriedengeben, der den Übergang in eine chronische Infektion verhindert. Angesichts der Tatsache, dass die meisten akuten Infektionen inapparent verlaufen und selbst die akute Hepatitis C in aller Regel mild ist, erscheint diese Lösung akzeptabel (Houghton 2011).

Hepatitis D (Delta)

Epidemiologie

Hepatitis D kommt weltweit vor. Endemiegebiete sind die Länder Nordafrikas, des Mittleren Ostens, des Mittelmeerraums und Südamerikas – aber auch in einigen Gebiete Osteuropas (Rumänien, einige Gebiete Russlands) ist das Virus verbreitet. In Deutschland ist Hepatitis D selten und kommt fast nur in Risikogruppen, vor allem bei i.v.-Drogenabhängigen, vor.

Erreger

Das Hepatitis-D-Virus (HDV) ist ein inkomplettes Virus. Es besitzt eine einzelsträngige RNA, die große Ähnlichkeit mit den Viroiden der Pflanzen aufweist. Seine Hülle besteht aus einer Lipidmembran, die das HBsAg, ein kleines Membranprotein des Hepatitis-B-Virus, enthält.

Klinik

Chronische HDV-Infektionen führen häufig zu einer Leberzirrhose oder einem Leberzellkarzinom.

Impfung

Zur Replikation bedarf das Virus der Mithilfe des Hepatitis-B-Virus und löst nur zusammen mit diesem Erreger Infektionen aus (Erhardt u. Gerlich 2010). Die *Impfung gegen Hepatitis B* schützt daher auch gegen eine Hepatitis-Delta-Infektion.

Hepatitis E

Epidemiologie

Die Hepatitis E galt lange Zeit in den Industrienationen Europas und Amerikas als importierte Infektion, die vorwiegend in Asien, Afrika und Mittel- oder Südamerika erworben wurde. Erst in den letzten Jahren erkannte man, dass zumindest 1 Stamm des Erregers – der Genotyp 3 – auch in Europa und Nordamerika vorhanden ist. Dieses Virus ist in Schweinen und Wildschweinen weit verbreitet und kommt auch in anderen Tierarten vor. Auf den Menschen wird es wahrscheinlich durch kontaminierte Nahrungsmittel tierischen Ursprungs übertragen. Damit unterscheidet sich die Epidemiologie der Hepatitis E in Europa, Nordamerika und Japan deutlich von der in Indien, China und Ländern der Dritten Welt vorkommenden Form, die in erster Linie durch verunreinigtes Trinkwasser übertragen wird (Teshale et al. 2010).

Hepatitis-E-Viren werden wie Hepatitis-A-Erreger i.d.R. fäkal-oral übertragen. In den Gegenden der Welt, in denen die Hepatitis E häufig ist, also dem indischen Subkontinent, China, Südost- und Zentralasien, dem Mittleren Osten sowie den nördlichen und westlichen Regionen Afrikas, werden die Erreger meist durch kontaminiertes Trinkwasser übertragen und führen oft zu größeren Ausbrüchen. In den Industrienationen Europas, in Nordamerika, Australien und Japan sind Erkrankungen dagegen selten und treten nur sporadisch auf. Ein Teil der Infektionen ist aus Hochendemiegebieten importiert, die Mehrzahl der Infektionen wird aber möglicherweise durch den Verzehr von Fleisch infizierter Tiere erworben (Lewis et al. 2010).

Erreger

Das Hepatitis-E-Virus (HEV) ist der einzige Vertreter der Gattung Hepevirus in der neu geschaffenen Familie der Hepeviridae. Der Erreger ist ein kleines, nicht umhülltes Virus. Das einzige Kapsidprotein ist hochkonserviert, sehr immunogen und stellt die wichtigste Zielstruktur der humoralen Abwehr dar. Antikörper gegen das Kapsidprotein sind neutralisierend, vermögen also eine Infektion zu verhindern.

Wir kennen 4 humanpathogene Genotypen des HEV. Die Genotypen 1 und 2 kommen ausschließlich beim Menschen vor, während das Hauptreservoir der Typen 3 und 4 offensichtlich im Tierreich liegt (Meng 2011). Während der Genotyp 3 weltweit vorkommt, sind die anderen Typen auf bestimmte Regionen beschränkt. Genotyp-1-Viren wurden in Asien und Afrika gefunden, Erreger des Genotyps 2 in Afrika und Mexiko. Das Vorkommen des Genotyps 4 scheint auf Asien beschränkt zu sein (Ahmad et al. 2011).

Pathogenese

Die Pathogenese der Hepatitis E ist nicht geklärt. Man nimmt an, dass wie bei den anderen Virushepatitiden die Leberzellschädigung in erster Linie auf der Immunantwort des Wirts beruht, eine direkte zytopathische Wirkung des Erregers ist aber nicht ausgeschlossen (Mushahwar 2008).

Klinik

Das Krankheitsbild der akuten Hepatitis E unterscheidet sich prinzipiell nicht von den akuten Hepatitiden durch die anderen Hepatitisviren. Eine klinisch manifeste Hepatitis E verläuft allerdings oft schwerer als etwa eine akute Hepatitis A. Die Letalität liegt bei 1–4%; sie ist besonders hoch bei Schwangeren, wo sie bis zu 20% betragen kann (Purcell u. Emerson 2008). Bis vor Kurzem war man davon überzeugt, dass die Hepatitis E wie die Hepatitis A nicht zu chronischen Infektionen führt. Dieses „Dogma" gilt im Falle der Hepatitis E, wie wir heute wissen, allerdings nur für immungesunde Menschen. In Personen mit Immundefekten kann der Erreger über Jahre persistieren und wohl auch chronische Leberschädigungen hervorrufen (Kamar et al. 2008).

Impfung

Es gibt 2 Impfstoffe gegen Hepatitis E, die sich in groß angelegten, plazebokontrollierten Doppelblindstudien als wirksam erwiesen haben (Tab. 27.1). Beide enthalten unterschiedlich große, gentechnisch hergestellte Anteile des Kapsidproteins des Virus. Sie sind jedoch gegenwärtig nicht zugelassen.

- Ein Impfstoff besteht aus einer rekombinanten 56 kD große Sequenz des Kapsidproteins und ist mit Aluminiumhydroxid adjuvantiert (Tsarev et al. 1994). In einer Studie in Nepal mit insgesamt knapp 1800 Teilnehmern zeigte der Impfstoff nach 3 Injektionen innerhalb eines Beobachtungszeitraums von 26 Monaten eine Wirksamkeit von 96% bei sehr guter Verträglichkeit (Shresta et al. 2007).
- Der 2. Impfstoff enthält einen 239 Aminosäuren langen Bereich aus dem Kapsidprotein des HEV (Li et al. 2005), der ebenfalls an Aluminiumhydroxid adsorbiert ist. Er wurde an über 90 000 Probanden in China getestet. In dieser Untersuchung erkrankten innerhalb von 13 Monaten 15 Probanden der Plazebogruppe, aber keiner aus der Verumgruppe (Zhu et al. 2010).

Tabelle 27.1 Wirksamkeit zweier HEV-Impfstoffe in plazebokontrollierten Doppelblindstudien.

Autoren	Beobachtungszeit [Monate]	Teilnehmer [n]	HEV-Infektionen [n]	Wirksamkeit (95% CI)
Shresta et al. 2007	26	Impfgruppe: 898	3	95,5% (85,6–98,6)
		Plazebogruppe: 896	66	
Zhu et al. 2010	13	Impfgruppe: 48 693	0	100% (72,1–100,0)
		Plazebogruppe: 48 663	15	

Beide Impfstoffe enthalten Kapsidproteinsequenzen des HEV-Genotyp 1, der in China und Nepal vorherrscht. Ob die Impfstoffe auch Schutz gegenüber anderen Genotypen verleihen, ist nicht bekannt.

Wichtige Informationen

Meldepflicht

Wie die Hepatitis A und B sind auch die Hepatitiden C, D und E in Deutschland meldepflichtig; nach § 6 des IfSG sind Verdacht, Erkrankung und Tod zu melden. Eine Labormeldepflicht (§ 7 IfSG) besteht für den direkten oder indirekten Nachweis des Erregers, sofern er für eine akute Infekion spricht. Im Falle der Hepatitis C sind *alle* Erregernachweise meldepflichtig, soweit nicht bekannt ist, dass eine chronische Infektion vorliegt. In Österreich müssen Verdachtsfälle, Erkrankungen und Sterbefälle an Hepatitis C, D und E gemeldet werden. In der Schweiz ist nur die Hepatitis C meldepflichtig; zu melden sind die Erkrankung und für das Labor der Erregernachweis.

Literatur

Ahmad I, Holla RP, Jameel S. Molecular virology of hepatitis E virus. Virus Res 2011. [Epub ahead of print]

Alter MJ. Epidemiology of hepatitis C virus infection. World J Gastroenterol 2007; 13: 2436–2441

Dahari H, Feinstone SM, Major ME. Meta-analysis of hepatitis C virus vaccine efficacy in chimpanzees indicates an importance for structural proteins. Gastroenterol 2010; 139: 965–974

Erhardt A, Gerlich WH. Hepatitis-D-Virus. In: Doerr HW, Gerlich WH, Hrsg. Medizinische Virologie. 2. Aufl. Stuttgart: Thieme; 2010: 373–378

Houghton M, Abrignani S. Prospects for a vaccine against the hepatitis C virus. Nature 2005; 436: 961–966

Houghton M. Prospects for prophylactic and therapeutic vaccines against the hepatitis C viruses. Immunol Rev 2011; 239: 99–108

Kamar N, Selves J, Mansuy JM et al. Hepatitis E virus and chronic hepatitis in organ-transplant recipients. N Engl J Med 2008; 358: 811–819

Kuiken C, Simmonds P. Nomenclature and numbering of the hepatitis C virus. Methods Mol Biol 2009; 510: 33–53

Lewis HC, Wichmann O, Duizer E. Transmission routes and risk factors for autochthonous hepatitis E virus infection in Europe: a systematic review. Epidem Infect 2010; 138: 145–66

Li SW, Zhang J, Li YM et al. A bacterially expressed particulate hepatitis E vaccine: antigenicity, immunogenicity and protectivity on primates. Vaccine 2005; 23: 2893–2901

Meng XJ. From barnyard to food table: The omnipresence of hepatitis E virus and risk for zoonotic infection and food safety. Virus Res 2011. [Epub ahead of print]

Mushawar K. Hepatitis E virus. Molecular virology, clinical features, diagnosis, transmission, epidemiology and prevention. J Med Virol 2008; 80: 646–658

Neumann AU, Lam NP, Dahari H et al. Hepatitis C viral dynamics in vivo and the antiviral efficacy of interferon-alpha therapy. Science 1998; 282: 103–107

Niederau C, Kapagiannidis C. Epidemiologie der Hepatitis C in Deutschland. Med Klin 2006; 101: 448–457

Purcell RH, Emerson SU. Hepatitis E: an emerging awareness of an old disease. J Hepatol 2008; 48: 494–503

Shrestha MP, Scott RM, Joshi DM et al. Safety and efficacy of a recombinant hepatitis E vaccine. N Engl J Med 2007; 356: 895–903

Stoll-Keller F, Barth H, Fafi-Kremer S et al. Development of hepatitis C virus vaccines: challenges and progress. Expert Rev Vaccines 2009; 8: 333–345

Teshale EH, Hu DJ, Holmberg SD. The two faces of hepatitis E virus. Clin Infect Dis 2010; 51(3): 328–334

Tsarev SA, Tsareva TS, Emerson SU et al. Successful passive and active immunization of cynomolgus monkeys against hepatitis E. Proc Natl Acad Sci USA 1994; 91: 10198–10202

Zhu FC, Zhang J, Zhang XF et al. Efficacy and safety of a recombinant hepatitis E vaccine in healthy adults: a large-scale, randomised, double-blind placebo-controlled, phase 3 trial. Lancet 2010; 376: 895–902

28 Humane Papillomaviren (HPV)

M. von Knebel Doeberitz

Epidemiologie

HPV-Infektionen treten ubiquitär auf und vermutlich ist jeder Mensch vielfacher Träger unterschiedlichster HPV-Typen, die nur selten als sichtbare klinische Läsionen in Erscheinung treten.

Man geht allgemein davon aus, dass die Mukosa-HPV-Typen durch sexuelle Kontakte übertragen werden. Die Inzidenz der Infektion ist vor allem für die onkogenen HPV-Typen besonders gut untersucht (Bruni et al. 2010). Mit Beginn der sexuellen Aktivität etwa um das 15. Lebensjahr kommt es sowohl bei Jungen wie auch bei Mädchen zu einem raschen Anstieg genitaler Infektionen. In dieser Altersgruppe sind oft, in Querschnittsuntersuchungen, über 20–25% – in Abhängigkeit von den jeweils untersuchten Bevölkerungsgruppen sogar noch mehr – mit onkogenen HR-HPV-Typen (HR: high-risk) infiziert. Die Inzidenz fällt jedoch nach dem 25.–30. Lebensjahr wieder ab. In höherem Lebensalter sind onkogene HPV-Typen aber noch bei etwa 6% der weiblichen Bevölkerung im Abstrich der Cervix uteri nachweisbar (Schiffman et al. 2007). Offenbar verursacht auch nur ein relativ kleiner Anteil der HP-Viren nachweisbare klinische Läsionen. In aller Regel bemerken Männer diese Infektionen gar nicht. Bei Frauen fällt die Infektion zunächst nur durch einen abnormalen zytologischen Abstrichsbefund (Pap-Test) im Rahmen von Krebsfrüherkennungsuntersuchungen auf.

Die *nicht onkogenen* HPV-Typen HPV 6 und 11, die in mehr als 90% der Fälle Verursacher der Condylomata acuminata sind, zeigen ein ähnliches Inzidenzmuster, können jedoch teilweise massive hyperproliferative Läsionen vor allem am äußeren Genitale verursachen. Man geht hierbei von einer Inzidenz der klinisch manifesten Condylomata acuminata bei etwa 1% der Bevölkerung aus.

Etwa 1–10% der *onkogenen HPV-Infektionen* vor allem an der Transformationszone des Gebärmutterhalses gehen in eine persistierende Infektion über und können so zu hochgradigen Plattenepithelveränderungen und dysplastischen Vorstufen einer Krebserkrankung führen. Mehr als 99,5% aller Zervixkarzinome gehen auf persistierende HPV-Infektionen zurück (Schiffman et al. 2007). Etwa 70% davon werden allein durch HPV 16 und 18 verursacht. Fallbeobachtungsstudien haben ergeben, dass etwas über 20% aller Frauen, bei denen HPV-16-Infektionen festgestellt wurden, ohne dass bereits zytologische oder histologische Veränderungen des Epithels an der Cervix uteri erkannt werden konnten, nach einer 10-jährigen Beobachtungsphase eine hochgradige Präkanzerose an der Cervix uteri entwickelt hatten (Khan et al. 2005). Für HPV 18 lag dieser Prozentsatz bei etwa 17%, während für die HPV-Typen 31, 33, 35, 39 u. a. m. nur deutlich weniger als 5% der infizierten Frauen hochgradige Epitheldysplasien nach 10 Jahren entwickelt hatten.

Betrachtet man die Prävalenz der Infektionen durch einzelne HPV-Typen in einer Kohorte von Frauen, bei denen Läsionen der Cervix uteri mit unterschiedlichen Progressionsstufen histopathologisch identifiziert werden konnten, ergibt sich folgendes Bild (Insinga et al. 2008; Munoz et al. 2003) (Abb. 28.1):

- Bei HPV-infizierten Frauen ohne nachweisbare histopathologische Veränderung findet man HPV 16/18 in circa 20% der Fälle. Die Mehrheit der asymptomatischen HPV-positiven Frauen ist jedoch Träger anderer mukosaler HPV-Typen. Bei Frauen mit nur milden Epitheldysplasien (CIN 1) verschiebt sich dieser Anteil nur sehr leicht (CIN: Cervical Intraepithelial Neoplasia).
- Bei Frauen mit hochgradigen Epitheldysplasien (CIN 2+) findet man HPV 16/18 in 50% der Fälle.
- Bei den invasiven Karzinomen verschieben sich diese prozentualen Anteile erneut, hier findet man in über 70% der Fälle HPV 16/18.

Aus diesem epidemiologischen Verteilungsmuster kann man schließen, dass die HPV-Typen 16 und 18 offenbar ein deutlich höheres onkogenes Potenzial besitzen als die anderen genitalen HPV-Infektionen. Diese Sicht wird durch weitere molekulare und epidemiologische Untersuchungen unterstützt (Schiffman et al. 2007).

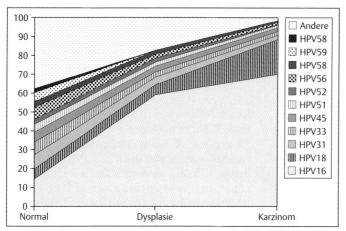

Abb. 28.1 Relative Verteilung der HPV-Typen. Verschiebung der relativen Verteilung der HPV-Typen bei gesunden Frauen bis hin zu Patientinnen mit invasiven Zervixkarzinomen. HPV 16 und HPV 18 sind bei Frauen mit höhergradigen Läsionen deutlich häufiger anzutreffen, als bei Frauen ohne Läsionen.

Erreger

Papillomviren sind epitheliotrope Viren, die bei allen Vertebraten vorkommen und sich im Verlauf der Evolution sehr gut an ihr jeweiliges Wirtsgewebe angepasst haben. Das Viruspartikel besteht nur aus einem einfach aufgebauten ikosaedrischen Kapsid, in das ein zirkuläres doppelsträngiges DNA-Molekül eingeschlossen vorliegt. Die Viren infizieren ausschließlich das Plattenepithel und weisen dort ein strikt von der Differenzierung des Wirtsgewebes abhängiges Replikationsverhalten auf.

Außer den differenzierenden Plattenepithelien sind andere humane Zellen für HP-Viren nicht permissiv. Papillomviren können daher auch nicht in vitro in Zelllinien propagiert werden.

Für die Isolierung und Charakterisierung der HP-Viren war man auf rekombinante DNA-Technologie angewiesen. So konnten virale Genome nur durch Klonierung meist in bakteriellen Vektoren vermehrt und studiert werden. Man unterscheidet daher unterschiedliche *Genotypen* und nicht Serotypen, wie bei den meisten anderen Viren.

Man kennt inzwischen mehr als 189 verschiedene Papillomviren (Bernard et al. 2010).

Pathogenese

Infektiöse Partikel werden zunächst von Basalzellen des Epithels aufgenommen. Die virale DNA wird freigesetzt und in den Zellkern transportiert. Hier kann das virale Genom in ca. 50 bis einigen Hundert Genomkopien für längere Zeit persistieren. Mit der Mitose der Basalzellen wird auch das virale Genom auf die Tochterzellen verteilt, ohne dass die Virusreplikation hierfür erforderlich wäre. Mit zunehmender Differenzierung der plattenepithelialen Wirtszellen und ihrem Vorrücken in die Intermediärzellschicht (Stratum spinosum) kann es zur Aktivierung der Replikationsmaschinerie des Virus kommen und das virale Genom wird vervielfältigt (repliziert). Mit dem weiteren differenzierungsbedingten Vorrücken des Epithels in das Stratum superficiale kommt es zur Ausbildung der Kapsidproteine L1 und L2, die sich zu reifen Viruskapsiden spontan zusammenlagern und die replizierten viralen Genome in sich aufnehmen. Mit weiterer Differenzierung der Wirtszellen und mit dem Zerfall in einzelne Keratinfragmente werden dann neue reife Viruspartikel ganz an der Oberfläche des infizierten Epithels freigesetzt und stehen für neue Infektionsereignisse zur Verfügung (Doorbar 2006).

Aufgrund dieses hoch spezialisierten lokalen Replikationsmechanismus im Plattenepithel weisen HPV-Infektionen einige wichtige Besonderheiten auf, die auch für die Entwicklung der mit ihnen verbundenen klinischen Läsionen von Bedeutung sind (von Knebel Doeberitz u. Vinokurova 2009):

- HPV-induzierte Läsionen sind immer klonal, d.h. sie entwickeln sich stets aus nur einer ursprünglich infizierten Basalzelle. Auch in der Gegenwart hoher Dosen infektiöser Partikel entstehen neue Läsionen nur selten und sind wiederum immer nur klonalen Ursprungs. Dies deutet eindeutig auf ein sehr effektives intrazelluläres Kontrollsystem hin, das vermutlich durch epigenetische Modifikation der viralen

DNA ihr Replikationsverhalten in Abhängigkeit zum Differenzierungsgrad des infizierten Plattenepithels kontrolliert.
- Größere Mengen viraler Antigene werden nur in den äußeren Schichten des infizierten Epithels gebildet und somit weitgehend von antigenpräsentierenden Zellen abgeschirmt. Dies begründet die z.T. erst sehr verzögert einsetzende humorale wie auch zellvermittelte Immunreaktion bei floriden HPV-Infektionen.
- Es kommt nicht zu einer Virämie und daher bleiben HPV-Infektionen weitgehend lokal auf die infizierten Plattenepithelregionen begrenzt.

Die Entwicklung hochgradiger Krebsvorstufen geht mit einer Veränderung des viralen Genexpressionsprofils in den betroffenen Zellen einher (von Knebel Doeberitz u. Vinokurova 2009). Während im Verlauf der floriden, *permissiven HPV-Infektion* in den infizierten Basalzellen nur geringe „selbst regulierte Mengen" der viralen Genprodukte gebildet werden, kommt es mit dem Übergang zur *transformierenden Infektion* zur deutlich verstärkten Expression der viralen Genprodukte E6 und E7, die durch enzymatische Inaktivierung von zellulären Zellzyklusregulatoren wie beispielsweise p53 und pRB zur chromosomalen Instabilität der betroffenen Zellen beitragen (Moody u. Laimins 2010). Die verstärkte, deregulierte Expression der viralen Genprodukte E6 und E7 ist somit das Schlüsselereignis in der Pathogenese der HPV-assoziierten Tumoren (zur Hausen 2002). Dies geht mit einer massiv verstärkten Expression des zyklinabhängigen Kinaseinhibitors p16^{INK4a} einher (Klaes et al 2001; Wentzensen u. von Knebel Doeberitz 2007). Die verstärkte Expression des p16^{INK4a}-Proteins hat sich daher als *Biomarker* für die transformierende HPV-Infektion allgemein etabliert (Bergeron et al. 2010).

Klinik

Von den heute bekannten 189 verschiedenen Papillomviren infiziert ein Teil vor allem das verhornende Plattenepithel an Füßen und Händen und kann hier u.a. die gewöhnliche Verrucae vulgaris oder Verrucae plantaris hervorrufen (z.B. HPV 1, 2, 4 u.a.m.). Viele andere HPV-Typen rufen nur marginale Epithelläsionen, die oft von den Patienten gar nicht bemerkt werden, hervor (Pfister 2011).

Von diesen kutanen HPV-Typen grenzt man die sogenannten *Mukosatypen* ab. Dies sind HP-Viren, die vorzugsweise gering verhornendes und nicht verhornendes Epithel der Schleimhäute im Anogenitaltrakt infizieren und dort Läsionen hervorrufen können. Diese Mukosatypen werden wiederum unterschieden in sogenannte
- „*Low-risk*"-*HPV-Typen* (LR-HPV), die vor allem stark hyperproliferative Läsionen wie Condylomata accuminata hervorrufen können und
- „*High-risk*"-*HPV-Typen* (HR-HPV) die im Verlauf einer floriden Infektion kaum sichtbare intraepitheliale Läsionen verursachen.

Bei lang anhaltender Persistenz der HR-HPV-Infektion können sich aber vor allem an der Transformationszone der Cervix uteri bei Frauen, dem Tonsillenepithel des Oropharynx oder an der Linea dentata des Analkanals hochgradig dysplastische Läsionen oder gar invasiv wachsende Karzinome entwickeln (Schiffman et al. 2007). Insbesondere der Aspekt, dass persistierende Infektionen durch die HR-HP-Viren maßgeblich für die Entstehung von malignen Tumoren mitverantwortlich sind, hat die Entwicklung von Impfstoffen gegen die für die Tumorentstehung wichtigsten HPV-Typen dringlich erscheinen lassen (zur Hausen 2009).

Interessanterweise entstehen die transformierenden HPV-Infektionen fast immer am Übergang von Plattenepithelien in glanduläre Epithelien, z.B. an der Transformationszone der Cervix uteri und der Linea dentata im Analkanal. Im HNO-Bereich sind es vor allem die Oropharynxkarzinome und hierbei speziell die Tonsillen- und Zungengrundkarzinome, die eine Assoziation mit persistierenden HPV-Infektionen aufweisen (Chung u. Gillison 2009). Dies deutet darauf hin, dass es spezielle epitheliale Stammzellen in diesen anatomischen Regionen geben muss, die für ein Transformationsereignis durch persistierende HPV-Infektionen besonders empfindlich sind (Chung u. Gillison 2009; Schiffman et al. 2007; von Knebel Doeberitz u. Vinokurova 2009).

Impfung

Impfstoffe

Aufgrund des strikt lokalen Infektionsverlaufs können humorale Antikörpertiter gegen virale Proteine lediglich bei einigen infizierten Personen nachgewiesen werden. Die Titer sind jedoch vergleichsweise sehr niedrig und haben offenbar nur geringe oder keine neutralisierende Aktivität zur Vermeidung von Reinfektionen (Dillner 1999). Es gab aber immer wieder Berichte, dass die Inokulation von Extrakten aus Papillomen eine gewisse Protektion gegenüber einer erneuten Infektion durch HP-Viren und den daraus abgeleiteten Läsionen vermitteln kann (Muller u. Gissmann 2007)

Die wesentlichen Schritte auf dem Weg zu einem prophylaktischen Impfstoff gegen HPV-Infektionen und den sich daraus entwickelnden prämalignen und malignen Epithelläsionen wurden durch eine Serie von Arbeiten zu Beginn der 1990er-Jahre ermöglicht. Durch die Expression des L1-Gens von HPV 16 in in vitro gezüchteten Zelllinien mithilfe rekombinanter Vacciniavektoren konnte nachgewiesen werden, dass sich das L1-Protein spontan zu sogenannten Kapsomeren zusammenlagert, die sich wiederum spontan zu reifen Kapsidpartikeln (virus like particle, VLP), jedoch ohne virales Genom, zusammenschließen (Zhou et al. 1992). So zeichnete sich ab, dass man durch die Expression des HPV-L1-Gens allein virusähnliche Partikel (VLP) herstellen kann, die sich technisch aufreinigen ließen und die sich zur Nutzung als Impfstoff zur Induktion neutralisierender Antikörpertiter gegen HPV-Partikel und damit als prophylaktischer Impfstoff sehr gut eignen sollten (Stanley et al. 2006). Anhand zahlreicher Tiermodelle in z. B. Kaninchen, Hunden und Rindern wurde mit jeweils speziesspezifischen Papillomviren dieses prophylaktische Impfprinzip umfangreich und sehr erfolgreich getestet. Durch die Produktion entsprechender VLPs gelang es, hinreichende Mengen an viralem L1-Antigen herzustellen, so dass auch die Induktion von Antikörpern gegen die Viruskapside gut messbar wurde. Durch den passiven Transfer von Seren geimpfter Tiere konnte die Schutzwirkung der Impfstoffe passiv übertragen werden.

Mitte der 1990-Jahre wurde dann in mehreren klinischen Phase-1-Studien die Verträglichkeit dieses Impfprinzips auch erstmals bei Menschen getestet. Hierfür wurden sowohl HPV-11-VLPs als auch VLPs gegen HPV 16, 18 und 6 hergestellt und auf ihre Verträglichkeit in kleinen Kohorten untersucht. Die Ergebnisse dieser Studien zeigten eine hervorragende Verträglichkeit dieses Vakzinierungsprinzips auch bei Menschen. In einer ersten klinischen Wirksamkeitsstudie zeigte sich, dass sich durch Impfung mit HPV-16-VLPs hohe Titer neutralisierender Antikörper gegen HPV-16-Kapside bei Frauen und Mädchen induzieren ließen (Koutsky et al. 2002). In der Folge wurden dann zwei bedeutende Impfstoffpräparate für den kommerziellen Einsatz vorbereitet (Stanley et al. 2006):

- Der heute unter dem Markennamen *Gardasil* vertriebene Impfstoff enthält 4 Komponenten, nämlich VLPs aus HPV-16- und -18-L1-Proteinen sowie aus HPV-6- und -11-L1-Proteinen. Bei der Herstellung dieses Impfstoffs wird in Hefezellen jede Komponente isoliert produziert und die jeweiligen Komponenten werden anschließend mit einem aluminiumbasierenden Adjuvanz (Aluminiumhydroxyphosphatsulfat) gemeinsam appliziert. Gardasil vermittelt eine Schutzwirkung
  - gegen prämaligne und maligne Läsionen, die durch HPV 16 und 18 verursacht werden, aber auch
  - gegen Kondylome bei Frauen und Männern, die zu über 90 % auf einer HPV 6- und -11-Infektion basieren.
  - Ferner ist davon auszugehen, dass dieser Impfstoff auch gegen seltenere, durch HPV 6/11 induzierte Erkrankungen, wie beispielsweise der gefährlichen und oft lebensbedrohenden Larynxpapillomatose, eine gute und sichere Schutzwirkung entfaltet.
- Der zweite heute auf dem Markt befindliche Impfstoff *Cervarix* setzt sich dagegen aus 2 Komponenten, nämlich HPV-16- und -18-VLPs, zusammen, die in Insektenzellen mithilfe sogenannter Baculovektoren produziert werden. Er wird mit einem speziellen Adjuvanz (AS04), bestehend aus Aluminiumhydroxid und 3-deacetyliertem Monophosphoryllipid A (MPL), appliziert. Dieser Impfstoff vermittelt prophylaktischen Schutz gegenüber durch HPV 16 und 18 hervorgerufene, nicht jedoch gegenüber durch HPV 6 und 11 hervorgerufene Läsionen.

Impfdurchführung

- Die Immunisierung mit *Gardasil* erfolgt durch i.m.-Injektion von Einzeldosen (bestehend aus 0,5 ml Impfstoff) in den M. deltoideus oder den oberen anterolateralen Anteil des Oberschenkels zum Zeitpunkt 0 (Tag der 1. Impfdosis) und nach 2 und 6 Monaten.
- Die Applikationsform von *Cervarix* entspricht weitgehend der des Gardasil, mit dem Unter-

schied, dass der Hersteller ein Impfschema mit den Zeitpunkten 0, 1 und 6 Monaten empfiehlt.

Wirksamkeit

Bezüglich der klinischen Wirksamkeit sind beide Impfstoffe auf der Basis der bisher vorliegenden Daten als vergleichbar effektiv anzusehen, wobei beachtet werden muss, dass Cervarix nicht gegen die LR-HPV-Typen 6 und 11 (LR: low-risk) und somit auch nicht vor Kondylomen schützt.

Weiterführende Informationen:
- die aktuelle Bewertung der Ständigen Impfkommission am RKI (STIKO) vom 10 August 2009 (STIKO 2009),
- die S3-Leitlinie „Impfprävention HPV-assoziierter Neoplasien" der Arbeitsgemeinschaft der Wissenschaftlichen Medizinischen Fachgesellschaften (AWMF 2008),
- das Robert Koch-Institut (RKI 2010).

Wichtige Informationen

Nebenwirkungen

Aufgrund des potenteren Adjuvanz kann es vor allem beim Cervarix etwas vermehrt zu lokalen inflammatorischen Reaktionen an der Injektionsstelle kommen.

Indikation/Kontraindikation

In ihrer aktuellen Bewertung vom 10.08.2009 empfiehlt die STIKO die Impfung von Mädchen und Frauen im Alter von 12–17 Jahren (STIKO 2009).

Gardasil ist ein Impfstoff zur Prophylaxe von
- hochgradigen Dysplasien der Cervix uteri (CIN 2/3),
- des Zervixkarzinoms,
- hochgradig dysplastischen Läsionen der Vulva (VIN 2/3) sowie von
- äußeren Genitalwarzen (Condylomata accuminata),

die durch HPV 6, 11, 16 und 18 hervorgerufen werden (s. Fachinformation Gardasil).

Gegenanzeigen stellen bekannte Überempfindlichkeiten gegen den Impfstoff oder sonstige Bestandteile der Impfstoffzusammensetzung dar. Ferner sollte Gardasil nicht bei schweren fieberhaften Erkrankungen oder in der Schwangerschaft appliziert werden.

Cervarix ist ein Impfstoff zur Prophylaxe von
- hochgradigen intraepithelialen Neoplasien der Cervix uteri (CIN 2/3) und
- Zervixkarzinomen,

die durch HPV 16 und 18 verursacht sind (vgl. Fachinformation Cervarix)

Die Gegenanzeigen entsprechen weitgehend dem des Gardasil.

Literatur

Arbeitsgemeinschaft der Wissenschaftlichen Medizinischen Fachgesellschaften (AWMF). Impfprävention HPV-assoziierter Neoplasien. Leitlinie der Paul-Ehrlich-Gesellschaft für Chemotherapie (AG HPV-Management-Forum), Deutschen STD-Gesellschaft, Deutschen Dermatologischen Gesellschaft. AWMF-Leitlinien-Register Nr. 082/002 (01.06.2008). Im Internet: http://www.awmf.org/leitlinien/detail/ll/082-002.html; Stand: 22.06.2011

Bergeron C, Ordi J, Schmidt D et al. Conjunctive p16^{INK4a} testing significantly increases accuracy in diagnosing high-grade cervical intraepithelial neoplasia. Am J Clin Pathol 2010; 133: 395–406

Bernard HU, Burk RD, Chen Z et al. Classification of papillomaviruses (PVs) based on 189 PV types and proposal of taxonomic amendments. Virology 2010; 401: 70–79

Bruni L, Diaz M, Castellsague X et al. Cervical human papillomavirus prevalence in 5 continents: meta-analysis of 1 million women with normal cytological findings. J Infect Dis 2010; 202: 1789–1799

Castle PE, Solomon D, Schiffmann M et al. Human papillomavirus type 16 infections and 2-year absolute risk of cervical precancer in women with equivocal or mild cytologic abnormalities. J Natl Cancer Inst. 2005; 97: 1066–1071

Chung CH, Gillison ML. Human papillomavirus in head and neck cancer: its role in pathogenesis and clinical implications. Clin Cancer Res 2009; 15: 6758–6762

Dillner J. The serological response to papillomaviruses. Semin Cancer Biol 1999; 9: 423–430

Doorbar J. Molecular biology of human papillomavirus infection and cervical cancer. Clin Sci 2006; 110: 525–541

GlaxoSmithKline. Fachinformation Cervarix (Februar 2011). Im Internet: http://fachinfo.de/data/fi/jsaerch?praep; Stand: 22.06.2011

Insinga RP, Liaw KL, Johnson LG et al. A systematic review of the prevalence and attribution of human papillomavirus types among cervical, vaginal, and vulvar precancers and cancers in the United States. Cancer Epid Biomarkers Prev 2008; 17; 1611–1622

Khan MJ, Castle PE, Lorincz AT et al. The elevated 10-year risk of cervical precancer and cancer in women with human papillomavirus (HPV) type 16 or 18 and the possible utility of type-specific HPV testing in clinical practice. J Natl Cancer Inst. 2005; 97: 1072–1079

Klaes R, Friedrich T, Spitkovsky D et al. Overexpression pf p16(INK4A) as a specific marker for dysplastic and neoplastic epithelial cells of the cervix uteri. Int J Cancer 2001; 92: 276–284

von Knebel Doeberitz M, Vinokurova S. Host factors in HPV-related carcinogenesis: cellular mechanisms controlling HPV infections. Arch Med Res 2009; 40: 435–442

Koutsky LA, Ault KA, Wheeler CM et al. A controlled trial of a human papillomavirus type 16 vaccine. N Engl J Med 2002; 347: 1645–1651

Liaw KL, Glass AG, Manos MM et al. Detection of human papillomavirus DNA in cytologically normal women and subsequent cervical squamous intraepithelial lesions. J Natl Cancer Inst. 1999; 91: 954–960

Moody CA, Laimins LA. Human papillomavirus oncoproteins: pathways to transformation. Nat Rev Cancer 2010; 10: 550–560

MSD sanofi pasteur. Fachinformation Gardasil (August 2010). Im Internet: http://www.fachinfo.de/data/fi/jsearch?praep; Stand: 22.06.2011

Muller M, Gissmann L. A long way: history of the prophylactic papillomavirus vaccine. Dis Markers 2007; 23: 331–336

Munoz N, Bosch FX, de Sanjose S, Herrero R et al. Epidemiologic classification of human papillomavirus types associated with cervical cancer. N Engl J Med 2003; 348: 518–527

Pfister H. Biology of epidermodysplasia verruciformis-associated HPV. Hautarzt 2011; 62: 17–21

Robert Koch-Institut (RKI). Humane Papillomaviren (HPV) (14.06.2010). Im Internet: http://www.rki.de/DE/Content/InfAZ/H/HPV/Papillomaviren.html; Stand: 22.06.2011

Schiffman M, Castle PE, Jeronimo J et al. Human papillomavirus and cervical cancer. Lancet 2007; 370; 890–907

Ständige Impfkommission am Robert Koch-Institut (STIKO). Impfung gegen HPV – Aktuelle Bewertung der STIKO/Stand 10.08.2009. Epid Bull 2009; 32: 319–328. Im Internet: http://edoc.rki.de/documents/rki_fv/reITstrUwm7D2/PDF/211o6q5sHeGZo06.pdf; Stand: 22.06.2011

Stanley M, Lowry DR, Frazer I. Chapter 12: Prophylactic HPV vaccines: underlying mechanisms. Vaccine 2006; 24 (Suppl. 3): 106–113

Wentzensen N, von Knebel Doeberitz M. Biomarkers in cervical cancer screening. Dis Markers 2007; 23: 315–330

Zhou J, Sun XY, Davies H et al. Definition of linear antigenic regions of the HPV16 L1 capsid protein using synthetic virion-like particles. Virology 1992; 189: 592–599

zur Hausen H. Papillomaviruses and cancer: from basic studies to clinical application. Nat Rev Cancer 2002; 2: 342–350

zur Hausen H. Papillomaviruses in the causation of human cancers – a brief historical account. Virology 2009; 384: 260–265

29 Influenza (Grippe)

U. Heininger u. W. Jilg

Epidemiologie

Influenzavirustypen A und B verursachen alljährliche Epidemien, während Virustyp C für lokal begrenzte Krankheitsausbrüche verantwortlich ist. In der nördlichen Hemisphäre treten Influenzaepidemien i.d.R. im Winterhalbjahr zwischen Dezember und April, in der südlichen Hemisphäre dagegen zwischen Juni und September auf. Sie verlaufen meist stürmisch mit einem steilen Anstieg der Krankheitsfälle innerhalb von 2–3 Wochen und enden in umschriebenen Gebieten meist nach etwa 2 Monaten. Typischerweise sind zu Beginn der Epidemie zunächst Klein- und Schulkinder in Gemeinschaftseinrichtungen betroffen, ehe sie auf die restliche Bevölkerung übergreift. Während kleinere Grippeepidemien jährlich beobachtet werden, kommt es zu größeren Epidemien durch Serotypen A etwa alle 1–3 Jahre und durch Serotypen B alle 3–6 Jahre. Oftmals zirkulieren verschiedene Serotypen gleichzeitig in der Bevölkerung.

Jede Grippeepidemie führt zu einem Anstieg der Todesfälle in der Bevölkerung, der die Werte des Jahresdurchschnitts überschreitet (sog. Übersterblichkeit oder Exzessmortalität).

Die Viren vom Typ A lassen sich in zahlreiche *Subtypen* einteilen, die sich in der Antigenstruktur ihres Hämagglutinins (H) und ihrer Neuraminidase (N) unterscheiden. Während eine große Vielfalt von Subtypen bei Tieren, vor allem Vögeln (Geflügel), vorkommt, sind beim Menschen bisher vorwiegend die Subtypen H1N1, H2N2, H3N2 und in jüngster Zeit vereinzelt von Geflügel auf den Menschen übertragene hoch pathogene H5N1 und andere seltene Subtypen („Vogelgrippe") beobachtet worden (Olshaker 2003).

Eine Besonderheit des Virustyps A, und in etwas geringerem Maße des Typs B, besteht darin, dass die in der menschlichen Population zirkulierenden Stämme häufig Punktmutationen ihrer Oberflächenproteine Hämagglutinin und Neuraminidase entwickeln. Dieser *Antigendrift* ist für die alljährlich wiederkehrenden Influenzaepidemien verantwortlich. Dies ist dadurch erklärt, dass neue Epidemiestämme im Vergleich zu ihrem unmittelbaren Vorgänger Veränderungen in 1–2 der insgesamt 4–5 protektiven Epitope aufweisen. Das bedeutet, dass die gegen den vorangegangenen Stamm gerichtete natürliche oder durch Impfung induzierte Immunität gegenüber dem neuen Stamm nur noch teilweise schützt. Die Entwicklung der Driftvarianten wird von der WHO weltweit systematisch in Referenzlaboratorien erfasst. Auf der Basis neuer Stämme mit epidemischem Potenzial werden regelmäßig geeignete Isolate für die Impfstoffproduktion (und die Herstellung aktueller Diagnostika) empfohlen (Hilleman 2002).

Eine andere Art von Antigenveränderungen stellt der *Antigenshift* dar, wobei Genrekombination von Influenzaviren humanen und tierischen Ursprungs zu einem völlig neuen Virussubtyp A führen können (Webster et al. 1973). Typischerweise geschieht dies in Asien, wo die Lebensumstände eine Koinfektion von Schweinen mit Influenzaviren humanen bzw. aviären Ursprungs begünstigen. Die so neu entstandenen Virussubtypen können dann vom Schwein auf den Menschen übertragen werden. Da die gesamte Bevölkerung über keinerlei Immunschutz gegenüber dem neuen Virussubtyp verfügt, kann dieses Ereignis zu einer bedrohlichen Pandemie führen (Glezen 1996). Die bislang schwerste Pandemie war die sogenannte „spanische Grippe" im Winter 1918/19 mit insgesamt etwa 20 Mio. Todesopfern, verursacht durch ein neues, hoch pathogenes H1N1-Virus. Weitere Pandemien durch neue Virussubtypen A wurden 1957 (H2N2), 1968 (H3N2), 1977 (H1N1) und zuletzt 2009 (H1N1) ausgelöst. Die von Mexiko ausgehende, wegen Anteilen von porzinen Vorläufervirustypen auch „Schweinegrippe" genannte Pandemie, breitete sich ab Frühjahr 2009 binnen weniger Monate in erster Linie durch Touristen und andere Fernreisende global aus. In den meisten europäischen Ländern, so auch in Deutschland, erreichte sie ihren Höhepunkt im November 2009 (RKI 2010). Im darauffolgenden Winter 2010/2011 war dieses A/H1N1 Virus zu einem „normalen" saisonalen Influenzavirus geworden, welches mit ca. 80 % aller diagnostizierten Krankheitsfälle in Deutschland den Hauptteil der Influenzaepidemie ausmachte.

Die Namensgebung für einzelne Influenzavirusstämme folgt einer standardisierten *Terminologie* durch Nennung des Typs, des Ortes oder Landes der Isolierung, der Nummer des Isolats, des Isolierungsjahres und der Hämagglutinin- und Neuraminidasesubtypen. So ist einer der aktuellen Impfstofftypen beispielsweise A/California/7/2009 (H1N1). Dabei handelt es sich um ein Influenza-A-Virus, welches 2009 in Kalifornien isoliert wurde (Isolat Nummer 7) und zum Subtyp H1N1 gehört.

Erreger

Grippeviren gehören zur Familie der *Orthomyxoviridae* und haben eine sphärische Gestalt mit einem Durchmesser von 90–120 nm. Sie bestehen aus dem zentralen Innenkörper, der von einer Lipoidmembranhülle umschlossen wird, die auf ihrer Innenseite durch eine Eiweißschicht aus dem Matrixprotein verstärkt ist. Die Oberfläche der Membran ist mit 200–300 Strukturelementen besetzt, die aus Glykoproteinen bestehen. Etwa 90 % hiervon sind stäbchenförmig und werden als *Hämagglutinin* bezeichnet. Dieses hat die Fähigkeit, an neuraminsäurehaltige Rezeptoren auf dem Mukosaepithel zu adhärieren und so die Infektion dieser Zellen einzuleiten. Entsprechende Rezeptoren befinden sich auch auf der Oberfläche von Erythrozyten, sodass durch das Virus eine Hämagglutination ausgelöst werden kann. Die Hämagglutinine sind Schlüsselantigene für die Immunabwehr gegen Grippeviren, da die gegen sie gerichteten Antikörper das Virus neutralisieren können. Das andere wichtige Strukturelement an der Virusoberfläche hat eine pilzförmige Gestalt und ist ein Enzym, die Neuraminidase. Sie vermittelt die Freisetzung neu gebildeter Viren aus der infizierten Wirtszelle. Antikörper gegen Neuraminidase sind ebenfalls protektiv. Sie hemmen die Virusfreisetzung und tragen so zu einer Begrenzung der Kontagiosität bei.

Der Innenkörper des Virus ist ein helikales Kapsid, das bei Influenza-A- und B-Viren aus 8 und bei Influenza-C-Viren aus 7 1-strängigen RNA-Segmenten negativer Polarität besteht, die vom Nukleoprotein eingehüllt sind. Zusätzlich enthält das Nukleokapsid noch 3 weitere Proteine in geringer Menge, die P-Proteine PB1, PB2 und PA (Murphy u. Webster 1990).

Durch grundsätzliche Unterschiede in der Antigenstruktur der Nukleoproteine werden die Influenzavirustypen A, B und C voneinander abgegrenzt. Die Viren des Typs C unterscheiden sich weiterhin von denen der Typen A und B dadurch, dass sie keine reguläre Neuraminidase, sondern eine Azetylesterase als rezeptorzerstörendes Enzym besitzen und dass ihr Genom aus 7 statt 8 RNA-Segmenten besteht.

Pathogenese

Nach der Aufnahme des Virus über die Schleimhaut des Nasen-Rachen-Raums kommt es primär zur Vermehrung des Erregers in den Epithelzellen der Atemwege. Die Virusreplikation führt zum Absterben der infizierten Zellen mit entzündlich-ödematöser Schwellung, Hyperämie, Hämorrhagien und flächenhaften Nekrosen. Die dadurch reduzierte lokale Abwehrfähigkeit kann bei gleichzeitiger Besiedelung des Nasopharynx mit Pneumokokken, Staphylokokken, Haemophilus influenzae u. a. pathogenen Bakterien zu Sekundärinfektionen führen (Murphy u. Webster 1990).

Die Influenzaviren werden vorwiegend durch Tröpfcheninfektion von Mensch zu Mensch übertragen. Ferner existiert ein großes Reservoir von Influenza-A-Viren, die gelegentlich auf Menschen übertragen werden können, vor allem bei Geflügel, Schweinen und anderen Haustieren. Ihre größte Bedeutung aber liegt in der Rekombinierungsmöglichkeit von aviären oder procinen mit humanpathogenen Influenza-A Viren bei gleichzeitiger Infektion eines empfänglichen Wirts mit 2 verschiedenen Virustypen.

Klinik

Die Influenza beginnt nach einer Inkubationszeit von 2–3 Tagen plötzlich mit Fieber, starkem Krankheitsgefühl, Kopf- und Gliederschmerzen, Abgeschlagenheit und Symptomen einer Pharyngitis, Laryngitis, Tracheitis, Bronchitis und Otitis (Couch 2000). Als Zeichen der Tracheitis wird vielfach ein retrosternaler Schmerz beim Husten angegeben. Häufig ist eine Beeinträchtigung der Kreislauffunktion mit arterieller Hypotonie und relativer Bradykardie erkennbar. Auch eine hämorrhagische Diathese (Nasenbluten, blutiger Auswurf) ist typisch. Bei Neugeborenen und jungen Säuglingen sind sepsisähnliche Verläufe bekannt. Ferner können v. a. bei Kleinkindern Zeichen einer Gastroenteritis – mit oder ohne respiratorische Symptome – im Vordergrund stehen (Meury et al. 2004).

Die Mehrzahl der Krankheitsfälle verläuft ohne Komplikationen und die Beschwerden klingen nach 7–14 Tagen ab. Die häufigsten Komplikationen der Influenza sind bakterielle Sekundärinfektionen (Otitis media, Pneumonie, Sinusitis), die in bis zu 1 Drittel aller Fälle in Erscheinung treten. Ferner sind bei älteren Säuglingen und Kleinkindern zerebrale Fieberkrämpfe sowie Bronchiolitis oder Laryngotracheitis (sog. „Pseudokrupp") häufige Komplikationen (Neuzil et al. 2002; Peltola et al. 2003). Bei älteren Kindern, Jugendlichen und Erwachsenen kann eine akute Myositis (meistens der Unterschenkelmuskulatur) zu starken Schmerzen und passager zu einer verminderten Gehfähigkeit führen (Agyeman et al. 2004). Seltene, aber bedrohliche Komplikationen sind der perakute Verlauf mit Herz-Kreislauf-Versagen, Myokarditis, Enzephalitis und Reye-Syndrom (Letzteres vorwiegend bei gleichzeitiger Gabe von Azetylsalizylsäure, was deshalb vermieden werden sollte).

Bei 5–10% der Grippepatienten im höheren Erwachsenenalter sind Komplikationen am Herz-Kreislauf-System, wie z.B. Herzrhythmusstörungen oder Hypotonie zu beobachten. Bei Patienten mit kardiovaskulären Grundkrankheiten kann die zusätzliche Belastung durch die Influenza letal enden.

Eine besondere Gefährdung durch Influenza besteht auch für an sich gesunde schwangere Frauen, insbesondere ab dem 2. Trimenon (Lindsay et al. 2006). Die erhöhte Gefährdung für Schwangere lässt sich durch die physiologisch bedingte Immunsuppression erklären, die ab dem 2. Trimenon immunologisch bedeutsam wird und sich binnen weniger Wochen nach Entbindung wieder normalisiert (Skowronski u. De Serres 2009).

Impfung

Impfstoffe

Gegenwärtig wird die Grippeprophylaxe vorzugsweise mit inaktivierten Impfstoffen durchgeführt. Zur Verfügung stehen:
- *Spaltvakzinen,* bei denen durch Detergenzienbehandlung die Lipidhülle des Virus aufgelöst und die antigenen Oberflächenglykoproteine freigesetzt werden. Sie enthalten neben den Antigenen der Virusoberfläche, wie Hämagglutinin und Neuraminidase, auch noch Anteile des Virusinnenkörpers, sind aber frei von Lipoidbestandteilen.
- *Subunitvakzinen:* Sie bestehen ausschließlich aus den antigenetisch bedeutsamen Virushüllproteinen Hämagglutinin und Neuraminidase.
- *virosomaler Impfstoff:* Er enthält Hämagglutinin und Neuraminidase, die an Lezithinkügelchen („Virosomen") gebunden sind (Herzog et al. 2002).
- *adjuvantierte Subunitvakzine:* Dieser mit einem neuen Adjuvanz (MF59) versehene Impfstoff führt im Vergleich zu den herkömmlichen Influenzaimpfstoffen zu einer besseren Immunogenität und ist zurzeit für Personen ab dem Alter von 65 Jahren zugelassen.

Diese saisonalen Influenzaimpfstoffe enthalten i.d.R. 15 µg Hämagglutinin der jeweils aktuellen, von der WHO empfohlenen Grippestämme. Seit vielen Jahren sind dies Influenza-A-Subtypen H1N1, H3N2 und ein prävalenter Stamm des Typs B. Im Allgemeinen sind diese Impfstoffe nicht adjuvantiert. Ausnahmen stellen die oben genannte virosomale Vakzine und die mit MF59 adjuvantierte Vakzine dar. Auch die im Rahmen der Influenzapandemie 2009 entwickelten monovalenten A/H1N1-Impfstoffe waren größtenteils adjuvantiert, was eine Einsparung von Antigen pro Dosis und somit die Bereitstellung einer größeren Menge an Impfstoffdosen erlaubte.

Die heute verfügbare Technologie zur Gewinnung von Grippeimpfstoffen hoher Reinheit basiert auf modernen Verfahren der Ultrazentrifugation und chromatografischen Reinigungsoperationen in Verbindung mit automatisierten Techniken zur Beimpfung bebrüteter Hühnereier und Ernte der virushaltigen Kulturflüssigkeiten. Die Zukunft dürfte aber in der Weiterentwicklung der Zellkulturverfahren liegen, wie auch im vermehrten Einsatz neuer Adjuvanzien.

Eine neue Möglichkeit der Grippeprophylaxe bietet ein – in den USA entwickelter – attenuierter Intranasalimpfstoff, der sich im Zulassungsverfahren in der EU befindet. Er aktiviert ein erweitertes Spektrum an Immunmechanismen, die auch bei der natürlichen Infektion angeregt werden. Das Prinzip des Impfstoffs besteht darin, dass attenuierte Donorstämme die jeweils aktuell empfohlenen Hämagglutinin- und Neuraminidasetypen exprimieren. Die rekombinierten Impfviren sind kälteadaptiert, d.h. sie können bei 35 °C (Temperatur in der Nase) gut replizieren, nicht aber in den tiefen Atemwegen (37 °C). Der auch CAIV-T (Cold-adapted-Influenza-Virus-trivalent) bezeichnete Impfstoff ist in den USA für Personen im Alter von 5–49 Jahren zugelassen. Studien mit dem Ziel, Sicherheit, Verträglichkeit und Effektivität auch bei jüngeren Kindern (ab 6 Monaten) und älteren Personen mit und ohne zugrunde liegenden Risikofaktoren nachzuweisen, verlaufen Erfolg versprechend und lassen die Zulassung für ein breites Altersspektrum ähnlich dem der konventionellen inaktivierten Influenzaimpfstoffe in absehbarer Zukunft erwarten (Fleming et al. 2006).

Impfdurchführung

Die saisonale Influenzaimpfung sollte vorzugsweise in den Monaten September bis November durchgeführt werden. Dabei erhalten Kinder ab 3 Jahren und Erwachsene eine Injektion von 0,5 ml Impfstoff i.m., Kinder im Alter von 6 Monaten bis 3 Jahren erhalten die halbe Dosis. „Kinder" (bis zu welchem Alter ist in den Fachinformationen meistens nicht präzise definiert), die *erstmals* in ihrem Leben gegen Influenza geimpft werden, sollen 2 Impfdosen in der angegeben Menge im Abstand von 4 Wochen erhalten. Bei gegebener Indikation bzw. auf eigenen Wunsch ist die Grippeimpfung jährlich zu wiederholen, um den Impfschutz auf aktuellem Stand zu halten.

Wirksamkeit

Die natürliche Infektion mit dem Influenzavirus führt zu einer anhaltenden typenspezifischen Immunität, d.h. gegenüber dem gleichen oder einem nur geringfügig mutierten, antigenetisch ähnlichen Virus. So konnte nachgewiesen werden, dass nur wenige Personen, die während der H3N2-Epidemie 1968 erkrankt waren, bei den nachfolgenden Grippeepidemien 1972 und 1974 erneut erkrankten. Auch bei der A/Victoria-Epidemie 1975 befanden sich unter den Erkrankten nur 4%, die bereits 1974 und nur 8%, die 1972 schon einmal an Grippe vom Subtyp A/H3N2 erkrankt waren (Couch et al. 1986). Noch deutlicher wird das Prinzip der typenspezifischen Immunität dadurch belegt, dass beim Wiederauftreten des Grippesubtyps A/H1N1 im Jahre 1977 die Personen, die diesem Virus bereits vor 1957 ausgesetzt waren, über einen relativ guten Schutz verfügten. Bei ihnen traten Erkrankungen mit einer 10-fach geringeren Frequenz auf als bei später geborenen Personen. Auch die A/California/H1N1-Pandemie 2009 bestätigte dies erneut: Ältere Personen, die bereits während der letzten Pandemie 1957 lebten, waren von der aktuellen Pandemie – mit dem offenbar antigenetisch verwandten A/California/H1N1-Virus – zumindest partiell geschützt, wie die altersabhängigen Krankheitsinzidenzen zeigten (RKI 2010).

Die Mechanismen, die den natürlichen Schutz bewirken, sollten möglichst auch durch Impfungen aktiviert werden. Die primäre spezifische Abwehr erfolgt durch Antikörper der Klasse IgA, die in der Schleimhaut gebildet und sezerniert werden. Sie führen über eine Bindung an das Hämagglutinin zur Virusneutralisation. Überwinden die Viren die Mukosabarriere, so kommt es zur Infektion von Zellen, deren Destruktion, und zu entzündlichen Reaktionen. In dieser Phase werden neutralisierende Antikörper der Klassen IgM und IgG aus dem zirkulierenden Blut wirksam und können zur Begrenzung der Infektion auf der Schleimhaut beitragen. Serumantikörpertiter von mindestens 1 : 40 im Hämagglutinationshemmtest korrelieren hierbei mit Schutz.

Antikörper gegen die Neuraminidase schützen dadurch, dass sie die Virusfreisetzung verzögern bzw. verhindern. Zelluläre Immunreaktionen, die gegen Virusantigene gerichtet sind, welche auf der Oberfläche infizierter Zellen exprimiert bzw. über MHC-Antigene präsentiert werden, tragen ebenfalls zum Immunschutz bei. Daran sind sowohl antikörperabhängige zytotoxische Reaktionen als auch antikörperunabhängige Reaktionen durch zytotoxische T-Zellen beteiligt.

Die Wirksamkeit der inaktivierten Grippeimpfstoffe ist durch zahlreiche Studien gut belegt. Die mit ihnen erreichbaren Schutzraten gegenüber laborbestätigter Influenza liegen bei gesunden Erwachsenen (unter 65 Jahren) bei ca. 80%, bei älteren Personen deutlich darunter: je nach klinischem Endpunkt ca. 40–60% (Jefferson et al. 2007). Gegenüber tödlich verlaufenden Grippeerkrankungen bei Risikopersonen werden hohe Schutzraten von ca. 90% erreicht (Nicholson et al. 2003). Personen, die trotz Impfung erkrankten, weisen im Vergleich zu Ungeimpften häufig ein mitigiertes Krankheitsbild auf. Im Kindesalter beträgt Studien zufolge die Wirksamkeit der inaktivierten Influenzaimpfstoffe gegenüber laborbestätigter Influenza ca. 65%. Allerdings liegen von Kindern unter 2 Jahren nur wenig Daten vor – und hauptsächlich von Kindern, die nur 1 statt der empfohlenen 2 Impfdosen erhalten haben (Jefferson et al. 2005).

Neben Schutz vor Influenza lässt sich durch die Impfung auch Reduktion des Antibiotikaverbrauchs bei Kindern – im Vergleich zu Ungeimpften um ca. 30 % – erreichen, was in erster Linie auf die Verhütung von sekundären bakteriellen Infektionen – v. a. akute Otitis media – zurückzuführen ist (Belshe et al. 1998).

Neuere Erkenntnisse zeigen nun auch einen indirekten Schutz vor Influenza für Neugeborene von in der Schwangerschaft gegen Influenza geimpften Frauen, der sich bis zum Alter von 6 Monaten nachweisen lässt und einerseits durch transplazentar erworbene mütterliche Influenzaantikörper wie auch durch ein reduziertes Expositionsrisiko erklären lässt (Benowitz et al. 2010).

Wichtige Informationen

Nebenwirkungen

Die Verträglichkeit der Grippeimpfstoffe ist im Allgemeinen gut. Bei etwa 10 % der Impflinge sind lokale Beschwerden wie z. B. Hautrötung oder Verhärtung an der Injektionsstelle für 1–2 Tage möglich. Ebenso kann es vorübergehend zu Fieber und anderen unspezifischen systemischen Nebenwirkungen kommen. Schwere Nebenwirkungen, wie z. B. das Guillain-Barré-Syndrom, sind kasuistisch beschrieben worden, wobei aber ein kausaler Zusammenhang zur vorausgegangenen Influenzaimpfung nicht bewiesen ist.

In Kanada wurde als spezifische Nebenwirkung der Influenzaimpfung das sogenannte „okulorespiratorische Syndrom" beschrieben. Es ist durch eine bilaterale Konjunktivitis, Gesichtsödem und respiratorische Symptome gekennzeichnet (De Serres et al. 2003) und scheint mit einem bestimmten, bei uns nicht verfügbaren Produkt assoziiert zu sein.

Aus Finnland und Schweden wurde Anfang 2011 vermehrtes Auftreten von Narkolepsie bei Kindern und Jugendlichen im zeitlichen Zusammenhang zur Impfung mit dem pandemischen, adjuvantierten (AS03)-A/California/H1N1-Impfstoff Pandemrix berichtet. Das relative Risiko von 9 im Vergleich zu nicht geimpften Kindern und Jugendlichen war signifikant; warum dies in anderen Ländern, in denen der Impfstoff ebenfalls millionenfach angewendet worden war, offenbar nicht so beobachtet wurde, ist derzeit Gegenstand intensiver Untersuchungen.

Indikation/Kontraindikation

Das Hauptziel bei der Anwendung der Influenzaimpfstoffe ist die Reduktion der grippebedingten Komplikationen und Todesfälle. Ferner sind Personen zu schützen, die aufgrund enger Kontakte die Infektion auf gefährdete Patienten übertragen können, sowie Personen mit im Vergleich zur Allgemeinpopulation erhöhtem Expositionsrisiko.

Gegenwärtig empfiehlt die Ständige Impfkommission (STIKO 2010) die Influenzaschutzimpfung für:
- Personen ≥ 60 Jahre
- alle Schwangeren ab dem 2. Trimenon, bei erhöhter gesundheitlicher Gefährdung infolge eines Grundleidens bereits ab dem 1. Trimenon
- Kinder, Jugendliche und Erwachsene mit erhöhter gesundheitlicher Gefährdung infolge eines Grundleidens, wie z. B.
  - chronischer Krankheiten der Atmungsorgane (inkl. Asthma und COPD),
  - chronischer Herz-Kreislauf-, Leber- und Nierenkrankheiten,
  - Diabetes und anderer Stoffwechselkrankheiten,
  - Krankheiten des Nervensystems, wie z. B. Multiple Sklerose, mit durch Infektionen getriggertem Verlauf
- Personen mit angeborenen oder erworbenen Immundefekten mit T- und/oder B-zellulärer Restfunktion, HIV-Infektion
- Bewohner von Alters- oder Pflegeheimen
- Personen mit erhöhter Gefährdung, z. B. medizinisches Personal, Personen in Einrichtungen mit umfangreichem Publikumsverkehr
- Personen, die als mögliche Infektionsquelle für von ihnen betreute ungeimpfte Risikopersonen fungieren können
- Personen mit erhöhter Gefährdung durch direkten Kontakt zu Geflügel und Wildtieren (um die Gefahr einer Doppelinfektion mit einem Geflügelvirus, z. B. dem Vogelgrippevirus H5N1, und einem humanpathogenen Stamm und die dadurch mögliche Entstehung eines neuen Subtyps durch Genreassortierung zu verhindern).

Die Umsetzung der Impfempfehlungen gelingt bislang allgemein nur unzureichend, auch die

Erfahrungen mit der letzten Influenzapandemie bestätigen dies. Verstärkte Aufklärungsmaßnahmen und insbesondere neue Kommunikationsstrategien sind notwendig, um die Impfhindernisse gerade auch beim Personal im Gesundheitswesen zu überwinden (Heininger et al. 2003).

Bei Hühnereiweißallergie und bekannten, schweren allergischen Reaktionen auf andere Impfstoffbestandteile sind Influenzaimpfstoffe die in Hühnereiern hergestellt wurden, kontraindiziert.

Therapie

Die Behandlung der Influenza erfolgt im Allgemeinen symptomatisch, d. h. mit Antipyretika und Analgetika bei Bedarf. Bei Hinweisen auf bakterielle Sekundärinfektionen ist eine Antibiotikatherapie indiziert.

Eine spezifische Therapie ist durch Virostatika möglich, wobei die früher verwendeten Substanzen Amantadin und Rimantadin heute weitgehend verlassen sind und durch Neuraminidasehemmer ersetzt wurden:
- Oseltamivir (Tamiflu) ist ein Inhibitor der Neuraminidase von Influenzaviren, der oral verabreicht wird; zugelassen ab dem Alter von 1 Jahr.
- Zanamivir (Relenza) ist ebenfalls ein selektiver Inhibitor der Neuraminidase von Influenzaviren, er wird inhalativ angewendet; zugelassen ab dem Alter von 1 Jahr.

Das Behandlungsschema umfasst für beide Präparate 2 Dosen tgl. an 5 aufeinanderfolgenden Tagen. Entscheidend für den Therapieerfolg ist der frühzeitige Beginn, d. h. binnen 48 Stunden nach Einsetzen der ersten Krankheitssymptome. Der wesentliche Erfolg der frühzeitigen Behandlung ist die Verkürzung der Krankheitsdauer um im Mittel ca. 1,5 Tage, wohingegen die Reduktion von Komplikationen bislang nicht zweifelsfrei nachgewiesen ist.

Seit der Influenzasaison 2007/2008 wurden insbesondere in Japan und Norwegen, aber auch in Deutschland, Schweiz und Österreich, in zunehmender Zahl Influenza-A-Viren isoliert, die gegenüber Oseltamivir (aber nicht gegen Zanamivir) resistent waren. Diese Resistenz betrifft in erster Linie Influenza-A-Viren vom Subtyp H1N1, wobei vom pandemischen Virustyp A/California/H1N1 bislang nur vereinzelte Isolate mit Oseltamivirresistenz gefunden wurden.

Prophylaxe durch Virostatika

Neuraminidasehemmer können nicht nur therapeutisch, sondern auch prophylaktisch angewendet werden. Dies kann z. B. *in Ergänzung* zur Influenzaimpfung bei Hochrisikopatienten zur Optimierung des Individualschutzes sinnvoll sein (Bartmann et al. 2003) oder *alternativ* zur Impfung bei Vorliegen einer Impfkontraindikation. Schließlich können Oseltamivir oder Zanamivir auch zur Postexpositionsprophylaxe bei gefährdeten Personen als Prophylaxeoption erwogen werden.

Das Behandlungsschema bei der Prophylaxe umfasst für beide Präparate 1 Dosis tgl. an 10 aufeinanderfolgenden Tagen.

Meldepflicht

Es besteht keine Meldepflicht für Influenza in Deutschland, Österreich oder der Schweiz.

Literatur

Agyeman P, Duppenthaler A, Heininger U et al. Influenza-associated myositis in children. Infection 2004; 32: 199–203

Bartmann P, Heininger U, Huppertz HI et al. Stellungnahme zur Verwendung von Neuraminidasehemmern zur Therapie bzw. Prophylaxe der Influenza bei Kindern und Jugendlichen. Monatsschr Kinderheilkd 2003; 151: 110–112

Belshe RB, Mendelman PM, Treanor J et al. The efficacy of live attenuated, cold-adapted, trivalent, intranasal influenza virus vaccine in children. N Engl J Med 1998; 338: 1405–1412

Benowitz I, Esposito DB, Gracey KD. Influenza vaccine given to pregnant women reduces hospitalization due to influenza in their infants. Clin Infect Dis 2010; 51: 1355–1361

Couch RB, Kasel JA, Glezen WP et al. Influenza: its control in persons and populations. J Infect Dis 1986; 153: 431–440

Couch RB. Prevention and treatment of influenza. N Engl J Med 2000; 343: 1778–1787

De Serres G, Grenier JL, Toth E et al. The clinical spectrum of the oculo-respiratory syndrome after influenza vaccination. Vaccine 2003; 21: 2354–2361

Fleming DM, Crovari P, Wahn U et al. Comparison of the efficacy and safety of live attenuated cold-adapted influenza vaccine, trivalent, with trivalent inactivated influenza virus vaccine in children and adolescents with asthma. Pediatr Infect Dis J 2006; 25: 860–869

Glezen WP. Emerging infections: pandemic influenza. Epidemiol Rev 1996; 18: 64–76

Heininger U, Bächler M, Schaad UB. Attitudes of pediatricians regarding influenza self-immunization: a survey in a Swiss university children's hospital. Pediatr Infect Dis J 2003; 22: 391–394

Herzog C, Metcalfe IC, Schaad UB. Virosome influenza vaccine in children. Vaccine 2002; 20 (Suppl. 5): B24–B28

Hilleman MR. Realities and enigmas of human viral influenza: pathogenesis, epidemiology and control. Vaccine 2002; 20: 3068–3087

Jefferson T, Smith S, Demicheli V et al. Assessment of the efficacy and effectiveness of influenza vaccines in healthy children: systematic review. Lancet 2005; 365: 773–780

Jefferson TO, Rivetti D, Di Pietrantonj C et al. Vaccines for preventing influenza in healthy adults. Cochrane Database Syst Rev 2007; 18: CD001269

Lindsay L, Jackson LA, Savitz DA et al. Community influenza activity and risk of acute influenza-like illness episodes among healthy unvaccinated pregnant and postpartum women. Am J Epidemiol 2006; 163: 838–848

Meury S, Zeller S, Heininger U. Comparison of clinical characteristics of influenza and respiratory syncytial virus infection in hospitalised children and adolescents. Eur J Pediatr 2004; 163: 359–363

Murphy BR, Webster RG. Orthomyxoviruses. In: Fields BN, ed. Virology. 2nd ed. New York: Raven Press; 1990: 1091–1151

Neuzil KM, Zhu Y, Griffin MR et al. Burden of interpandemic influenza in children younger than 5 years: a 25-year prospective study. J Infect Dis 2002; 185: 147–152

Nicholson KG, Wood JM, Zambon M. Influenza. Lancet 2003; 362: 1733–1745

Olshaker JS. Influenza. Emerg Med Clin North Am 2003; 21: 353–361

Peltola V, Ziegler T, Ruuskanen O. Influenza A and B virus infections in children. Clin Infect Dis 2003; 36: 299–305

Robert Koch-Institut (RKI). Rückblick: Epidemiologie und Infektionsschutz im zeitlichen Verlauf der Influenzapandemie (H1N1) 2009. Epid Bull 2010; 21: 191–197

Skowronski DM, De Serres G. Is routine influenza immunization warranted in early pregnancy? Vaccine 2009; 27: 4754–4770

Ständige Impfkommission am Robert Koch-Institut (STIKO). Mitteilungen der Ständigen Impfkommission am Robert Koch-Institut: Empfehlungen der Ständigen Impfkommission am RKI 2010/Stand Juli 2010. Epid Bull 2010; 30: 279–298

Webster RG, Campbell CH, Granoff A. The „in vivo" production of „new" influenza viruses. 3. Isolation of recombinant influenza viruses under simulated conditions of natural transmission. Virology 1973; 51: 149–162

30 Masern

W. Jilg u. U. Heininger

Epidemiologie

Die Masern (Morbilli) sind eine weltweit verbreitete, akute fieberhafte Infektionskrankheit. Aufgrund der hohen Kontagiosität und eines etwa 99%igen Manifestationsindex erkrankten vor Einführung der Impfung nahezu alle Kinder daran (Strebel et al. 2008). Durch weltweite Impfmaßnahmen konnte in vielen Teilen der Welt die Erkrankung stark zurückgedrängt werden, vor allem in Entwicklungsländern stellen Masern aber immer noch ein großes Problem dar. Die WHO geht von etwa 20 Mio. Fällen pro Jahr aus, die Zahl der jährlichen Todesfälle durch Masern wird mit 150 000–200 000 angenommen (2008: 164 000) (WHO 2011). In Ländern wie den USA, den Niederlanden und den skandinavischen Staaten, allen voran Finnland, konnten die Masern durch konsequent durchgesetzte Impfprogramme praktisch eliminiert werden. Dagegen gehört Deutschland wie Frankreich, Italien, Österreich und die Schweiz zu den Ländern mit noch ungenügenden Durchimpfungsraten. Hier können Masernviren weiter zirkulieren und führen immer wieder zu kleineren oder auch größeren Ausbrüchen. In den letzten 10 Jahren (2001–2010) schwankte die Zahl der gemeldeten Masernfälle in Deutschland zwischen 6034 (2001) und 122 (2004) bzw. 7,3 und 0,15 Fällen pro 100 000 Einwohner (Abb. 30.1) (RKI 2002–2011). Damit liegt die jährliche Inzidenz der Masern in Deutschland deutlich über dem Wert von 0,1 Erkrankungen pro 100 000 Einwohner, der von der WHO als Indikator für die Maserneliminitation vorgegeben ist. Erst bei einer Inzidenz unterhalb dieses Wertes ist mit einem endgültigen Verschwinden des Erregers aus der Population zu rechnen (WHO 2003).

Auffällig ist eine Altersverschiebung bei den Erkrankten in den letzten Jahren in Deutschland. Während bis 2005 der Anteil der unter 10-Jährigen stets größer war als der Anteil der älteren Erkrankten, kehrte sich dieses Verhältnis danach um. Vor allem der Prozentsatz der über 20-Jährigen stieg stark an, von 8 % im Jahr 2001 auf 31 % im Jahre 2009. Vergleichsweise hoch ist andererseits auch der Anteil der erkrankten Kinder unter 1 Jahr. In dieser Altersgruppe ist die altersspezifische Inzidenz deutlich höher als die Gesamtinzidenz (Tab. 30.1), was wahrscheinlich auf eine verkürzte oder sogar fehlende maternale Leihimmunität der Säuglinge zurückzuführen ist. Gründe dafür sind die im Vergleich zur Vorimpf-Ära niedrigeren Antikörpertiter durch die Impfung, vor allem bei nur einmal geimpften Müttern, fehlende „Boosterung" durch Wildviruskontakt oder auch fehlende Impfungen (STIKO 2010b; Mankertz et al. 2006).

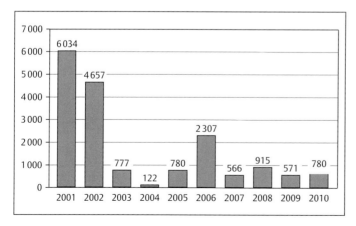

Abb. 30.1 Gemeldete Masernerkrankungen. Deutschland 2001–2010.

Tabelle 30.1 Gesamtinzidenzen sowie altersspezifische Inzidenzen für Masern bei unter 1-Jährigen in Deutschland von 2001–2009 (STIKO 2010b).

Jahr	Masernfälle (insgesamt) pro 100 000 Einwohner	Fälle bei Kindern < 1 J. pro 100 000 Einwohner < 1 J.
2001	7,3	15,7
2002	5,7	22,8
2003	0,9	5,7
2004	0,1	2,1
2005	1,0	5,6
2006	2,8	22,8
2007	0,7	3,5
2008	1,1	4,1
2009	0,7	7,3

Erreger

Der Erreger der Masern ist das zur Gattung Morbillivirus aus der Familie Paramyxoviridae gehörende Masernvirus. Wie alle Paramyxoviren ist auch das Masernvirus ein pleomorphes, annähernd sphärisches Partikel mit einem Durchmesser von 100–250 nm. Es besitzt eine Lipidhülle, in die die 2 Glykoproteine H und F eingelagert sind. Das Glykoprotein H dient der Anheftung des Virus an die Zielzelle, das Gykoprotein F vermittelt die Fusion der Virushülle mit der Zellmembran und ermöglicht dadurch den Transport des Nukleokapsids ins Zellinnere. Die Hülle ist innen von einem Matrixprotein ausgekleidet und umschließt ein helikales Nukleokapsid, das ein Negativstrang-RNA-Genom enthält. Es gibt über 20 verschiedene Genotypen, aber nur 1 Serotyp, sodass die durch die Infektion mit einem Genotyp induzierte Immunität auch vor einer Infektion mit anderen Genotypen schützt.

Der Mensch ist einziger Wirt des Masernvirus. Nahe Verwandte sind eine Reihe von tierpathogenen Erregern, wie die ebenfalls zu den Morbilliviren gehörenden Viren der Rinderpest, das Virus der Hundestaupe, das Nipah- und das Hendravirus; die beiden Letzteren können in seltenen Fällen auch den Menschen infizieren.

Pathogenese

Das Masernvirus wird durch Tröpfcheninfektion beim Husten, Niesen oder Sprechen übertragen. Eintrittspforten sind der Nasen-Rachen-Raum oder die Konjunktiven. Es kommt zunächst zu einer Infektion der Schleimhaut des Respirationstrakts. Das Virus heftet sich mittels seines Glykoproteins H an die Zellen an, wobei das Membranprotein CD46, vor allem aber das Membranprotein CD150 als Rezeptoren dienen. Das auf einer Vielzahl von Zellen exprimierte CD46 ist ein komplementhemmender Faktor, CD150, das der Hauptrezeptor sein dürfte, findet sich auf aktivierten Immunzellen (T- und B-Lymphozyten, Makrophagen, dendritische Zellen) und besitzt immunregulatorische Funktionen. Die initiale Virusvermehrung in den Epithelien des Respirationstrakts führt über eine primäre Virämie zur Infektion von Leukozyten, die das Virus in das retikuloendotheliale System (RES: Lymphknoten, Thymus, Knochenmark, Milz, Tonsillen, Peyer'sche Plaques) transportieren. Alternativ – und nach neueren Untersuchungen wahrscheinlicher (Ludlow et al. 2009) – werden primär dendritische Zellen oder Makrophagen der Schleimhaut des Respirationstrakts infiziert, die den Erreger in das RES bringen. Hier kommt es zu einer massiven Virusvermehrung und zur sekundären Virämie, in deren Rahmen Leber, Lunge, die Schleimhäute des gesamten Respirationstrakts und die Haut infiziert werden. Virusvermehrung in diesen Geweben verursacht Husten, Schnupfen, Konjunktivitis, u.U. auch eine Bronchiolitis und eine (virale) Pneumonie. Die Schädigung des Epithels durch ödematöse Veränderungen und Verlust der Zilien kann eine bakterielle Superinfektion begünstigen, die zu Otitis media und bakterieller Pneumonie führt. Mit dem Einsetzen zellulärer und humoraler Immunreaktionen erscheinen zunächst die Koplik'schen Flecken und schließlich das Exanthem (s.u.), das nach einer Inkubationszeit von ca. 14 Tagen (mit einer Schwankungsbreite von 7–18 Tagen) auftritt. In der Spätphase der Infektion kommt es zu einer Suppression zellulärer Immunphänomene, die einige Wochen andauern kann. Das Phänomen ist wahrscheinlich mitverursacht durch die Interaktion des Masernvirus mit dem CD150-Molekül auf Immunzellen und kann zu einem transienten Negativwerden einer Tuberkulinreaktion und anderer Hautteste (mit sogenannten „Recall"-Antigenen) führen (Griffin 2010).

Klinik

Die Masernerkrankung beginnt mit einem unspezifischen Prodromalstadium, das 8–12 Tage nach einer Exposition eintritt. Es ist durch allgemeines Krankheitsgefühl, Appetitlosigkeit, Fieber, Konjunktivitis und respiratorische Symptome wie Husten und Schnupfen gekennzeichnet. Gegen Ende der Prodromalphase, kurz vor dem Auftreten des Exanthems, erscheinen die Koplik'schen Flecken: kleine, sandkorngroße grauweiße Flecken auf gerötetem Grund, die auf der Wangenschleimhaut meist gegenüber den 2. Molaren zu finden sind. Sie sind pathognomonisch für Masern. Koplik'sche Flecken persistieren für einige Tage und bilden sich zurück, wenn das makulopapulöse Exanthem auftritt. Das Exanthem beginnt im Gesicht und hinter den Ohren, breitet sich zentrifugal über den Stamm auf die Arme und Beine aus und manifestiert sich auch auf Handflächen und Fußsohlen. Es bleibt 4–7 Tage bestehen und klingt dann ab, oft unter kleieartiger Schuppung. Die Infektiosität ist am höchsten während der späten Prodromalphase, wenn Husten und Schnupfen ihren Höhepunkt erreicht haben, sie beginnt aber bereits mehrere Tage davor und überdauert den Beginn des Exanthems für einige Tage. Die Erkrankung hinterlässt eine lebenslange Immunität.

Wenn auch die allermeisten Erkrankungen, vor allem bei Kindern, unkompliziert verlaufen und folgenlos ausheilen, so kommt es doch in einem nicht zu vernachlässigen Prozentsatz zu Komplikationen (Tab. 30.2). Die häufigsten Komplikationen betreffen den Respirationstrakt und das ZNS und sind heute nicht seltener als in der Vorimpf-Ära: im Rahmen eines ausgedehnten Masernausbruchs im Jahr 2006 in Nordrhein-Westfalen mussten von 2307 Masernpatienten 51 (0,22 %) wegen einer Pneumonie hospitalisiert werden, 8 erkrankten an einer Enzephalitis bzw. Meningitis und 1 Kind starb an den Folgen einer ZNS-Infektion.

Bronchiolitiden und Pneumonien können durch das Virus selbst hervorgerufen werden, der Respirationstrakt ist aber auch Ziel bakterieller Superinfektionen. Otitis media und bakterielle Pneumonien werden durch die virusbedingte Schädigung des Epithels und die Suppression der zellulären Immunität begünstigt.

ZNS-Manifestationen infolge einer Maserninfektion können akut oder chronisch verlaufen. Eine akute Masernenzephalitis manifestiert sich durch einen erneuten Fieberanstieg in der Phase der Rekonvaleszenz, begleitet von Kopfschmerzen, Krampfanfällen und Bewusstseinstrübung. Die Erkrankung wird mit zunehmendem Alter häufiger; sie führt in etwa 15 % der Fälle zum Tode, ca. 1 Viertel aller überlebenden Patienten bleibt dauerhaft geschädigt. In den meisten Fällen lässt sich kein Virus im ZNS oder im Liquor nachweisen, ebenso wenig findet sich eine intrathekale Antikörpersynthese. Man nimmt daher an, dass es sich bei dieser Form der Masernenzephalitis um eine Autoimmunerkrankung handelt.

Eine seltene, gravierende Spätkomplikation stellt die subakute sklerosierende Panenzephalitis (SSPE) dar. Sie tritt mit einer Häufigkeit von 4–11 Fällen pro 100 000 Masernerkrankten auf, ist aber deutlich häufiger bei Kindern, die im 1. Lebensjahr mit Masern infiziert werden bzw. erkranken. Es handelt sich um eine chronisch-degenerative Erkrankung des ZNS, die Monate bis Jahre nach einer Masernerkrankung auftritt. Sie ist gekennzeichnet durch eine über Monate fortschreitende Demyelinisierung, die zu progressiven Hirnleistungsstörungen führt. Es kommt zu Störungen der Gedächtnisleistungen, Verhaltensauffälligkeiten, Persönlichkeitsveränderungen, Koordinationsstörungen und Krampfanfällen. Der Tod tritt meist innerhalb von 6–12 Monaten ein. Als Ursache der nur unzureichend verstandenen Erkrankung wird eine latente Masernvirusinfektion in den Neuronen aufgrund einer ungenügenden

Tabelle 30.2 Komplikationen der Masernerkrankung und ihre Häufigkeit in der Vorimpf-Ära (Robbins 1962).

Komplikation	Häufigkeit in der Vorimpf-Ära [%]
Mittelohrentzündung (Otitis media)	7–9
Lungenentzündung (Masernpneumonie)	1–6
Gehirnentzündung (Enzephalitis)	0,05–0,1
Todesfälle	0,01

zellulären Immunreaktion angenommen (Gutierrez et al. 2010).

Bei Immunsupprimierten können Maserninfektionen oft ohne Exanthem, aber mit schweren Organschäden verlaufen. Eine progrediente Riesenzellpneumonie oder eine Masern-Einschlusskörperchen-Enzephalitis sind häufige Komplikationen in diesem Kollektiv, die Letalität derartiger Infektionen liegt zwischen 40% und 70% (Kaplan et al. 1992).

Impfung

Impfstoffe

Der Masernimpfstoff ist ein Lebendimpfstoff. Er enthält vermehrungsfähiges, attenuiertes Masernvirus. Die in Deutschland zugelassenen Impfstoffe enthalten den Impfstamm Schwarz oder den Stamm Moraten (*More* at*tenuated* En*ders*). Zur Impfstoffproduktion werden die attenuierten Viren in Hühnerembryofibroblasten vermehrt. Anschließend wird der virushaltige Zellkulturüberstand gereinigt, die Viren werden konzentriert, die Virussuspension schließlich abgefüllt und lyophilisiert. Eine Impfstoffdosis enthält ≥ 1000 infektiöse Einheiten. Als Stabilisatoren sind im Impfstoff Sorbitol, Polysorbat oder hydrolysierte Gelatine enthalten. Durch das Herstellungsverfahren bedingt finden sich in jeder Dosis bis zu 0,03 mg Neomycin. Der Impfstoff ist in monovalenter Form sowie in Kombination mit Mumps- und Rötelnimpfstoff (MMR-Impfstoff) bzw. mit Mumps-, Röteln- und Varizellenimpfstoff (MMRV-Impfstoff) im Handel.

Impfdurchführung

Der Impfstoff muss im Kühlschrank (bei einer Temperatur von +2–8 °C) gelagert werden und wird erst unmittelbar vor Gebrauch mit 0,5 ml Lösungsmittel (Aqua dest.) rekonstituiert. Der gelöste Impfstoff sollte sofort verbraucht werden, bei Lagerung bei 2–8 °C ist er maximal 8 Stunden haltbar.

Zur Grundimmunisierung wird 1 Dosis des Masernimpfstoff bzw. eines Kombinationsimpfstoffs verabreicht. Der Impfstoff wird subkutan oder intramuskulär injiziert. Die 1. Masernimpfung ist im Allgemeinen für Kinder im Alter von 11–14 Monaten empfohlen und findet i.d.R. zusammen mit den Impfungen gegen Mumps, Röteln und Varizellen (mit einem MMR- oder MMRV-Kombinationsimpfstoff) statt. Eine 2. Impfung ist im 2. Lebensjahr vorgesehen, aber nicht früher als 4 Wochen nach der 1. Impfung (ebenfalls wieder zusammen mit der Mumps-, Röteln-, und gegebenenfalls Varizellenimpfung). Dieser 2. Impftermin dient in erster Linie der Schließung von Impflücken bei Kindern, die auf die 1. Impfung – etwa aufgrund der Anwesenheit mütterlicher Antikörper – nicht angesprochen haben.

Für bisher nicht immunisierte Erwachsene wird 1 Impfung als ausreichend angesehen.

Wirksamkeit

Nach der Verabreichung einer Impfstoffdosis weisen etwa 98% aller Impflinge Serum-Antikörper gegen Masernvirus auf. Bei Impfung im 12. Lebensmonat kann mit einem Impferfolg in wenigstens 95% aller Kinder gerechnet werden.

Das seltene *Nichtansprechen* auf die Impfung (primäres Impfversagen) kann mehrere Gründe haben: es kann
- durch das Vorhandensein mütterlicher Antikörper verursacht sein (bei Impfung von Kindern unter 12 Monaten) (Walzer 2009),
- Folge genetischer Einflüsse sein (Tan et al. 2001) oder
- darauf beruhen, dass der Impfstoff durch unsachgemäße Lagerung (Unterbrechung der Kühlkette) seine Wirksamkeit teilweise oder ganz eingebüßt hat.

Für die gute Schutzwirkung der Vakzine spricht das Verschwinden der Masern in Gruppen geimpfter Kinder, vor allem aber die dramatische Abnahme von Masernfällen in den Ländern, in denen die Masernimpfung mit hohen Impfraten durchgeführt wurde. Beobachtungen während Masernausbrüchen lassen auf eine Schutzrate der Impfung von über 95% über viele Jahre schließen. Nach allen bisher verfügbaren Daten kann nach der Masernimpfung von einem sehr lang anhaltenden, wahrscheinlich lebenslangen Schutz ausgegangen werden. Infektionen bei Geimpften sind zwar mehrfach beschrieben worden, dürften aber in der überwiegenden Mehrzahl auf das oben beschriebene primäre Impfversagen zurückzuführen sein.

Wichtige Informationen

Nebenwirkungen

Bei 5–15 % aller Impflinge kommt es zwischen dem 7. und 12. Tag nach der Impfung zu Fieber, oft begleitet von einem masernähnlichen Ausschlag („Impfmasern"). Nach spätestens 3 Tagen sind diese Erscheinungen verschwunden (STIKO 2007). Kinder, die zu Fieberkrämpfen neigen, können im Rahmen einer Fieberreaktion nach der Masernimpfung einen Fieberkrampf entwickeln. Bei einer Überempfindlichkeit gegenüber Antibiotika (s.o.) oder Gelatine sind allergische Reaktionen möglich. Komplikationen bei Vorliegen einer Hühnereiweißallergie lassen sich nicht ausschließen, wurden aber bei Einsatz der heute verwendeten Impfstoffe nie beobachtet. Eine sehr seltene Komplikation ist eine Thrombozytopenie, die, wie im Rahmen einer Maserninfektion, auch nach Verabreichung des Lebendimpfstoffs vorkommen kann. Das Risiko dafür ist aber mit einer Frequenz von etwa 1 : 40 000 6-mal niedriger als nach einer Wildvirusinfektion (Mantadakis et al. 2010). Auch die Masernimpfung kann, wie die Masern selbst, die zellvermittelte Immunität gegenüber Tuberkuloseerregern vorübergehend unterdrücken. Eine darüber hinausgehende Schädigung wurde aber niemals beobachtet. Die behauptete Auslösung einer Enzephalitis durch die Impfung ist nicht belegt; sollte ein Zusammenhang bestehen, so liegt die Frequenz einer impfinduzierten Enzephalopathie unter 1 : 2 000 000 (Ray et al. 2006).

Für die lange Zeit immer wieder geäußerte Behauptung, die Masernimpfung könne entzündliche Darmerkrankungen (wie Morbus Crohn) oder Autismus auslösen, gibt es keinerlei wissenschaftliche Beweise. Eine Vielzahl qualifizierter Studien konnte keine Evidenz für einen derartigen Zusammenhang finden. Inzwischen konnte die Untersuchung, die einen derartigen Zusammenhang zu beweisen schien (Wakefield et al. 1998), als Fälschung entlarvt werden. Die entsprechende Publikation wurde zurückgezogen (Godlee et al. 2011).

Indikation/Kontraindikation

Die Masernimpfung ist eine für alle Kinder indizierte Impfung. Nur eine Durchimpfungsrate von mindestens 95 % für die 1. und 2. Impfung garantiert eine Herdenimmunität, bei der durch den hohen Prozentsatz von Immunen die Zirkulation des Virus in der Bevölkerung unterbrochen ist und damit das Risiko einer Infektion auch für Nichtimmune sehr gering wird. Die Masernimpfung kann – und soll – auch bei nicht oder unvollständig (< 2 Dosen) geimpften Personen später noch nachgeholt werden. Die STIKO empfiehlt dies für alle Kinder und Jugendliche sowie für nach 1970 geborene Erwachsene (STIKO 2010a).

Die Impfung kann in begründeten Fällen, etwa wenn das Kind in einer Gemeinschaftseinrichtung untergebracht wird, auch schon ab dem Alter von 9 Monaten durchgeführt werden. In diesem Fall ist allerdings die Gefahr, dass aufgrund von mütterlichen Antikörpern die Impfung nicht angeht, deutlich größer. Deshalb sollte die 2. Impfung etwa 3 Monate später erfolgen.

Für eine MMR-Impfung von Säuglingen unter 9 Monaten fehlen umfassende Daten zur Sicherheit und Wirksamkeit. Gemäß STIKO können aber individuelle Risiko-Nutzen-Abwägungen eine Impfung mit 6–8 Monaten ausnahmsweise begründen. In diesen Ausnahmesituationen – 1. Impfung vor dem Alter von 9 Monaten – soll zum Aufbau einer langfristigen Immunität die Gabe von 2 weiteren MMR-Impfdosen wie allgemein empfohlen mit 11–14 und 15–23 Monaten erfolgen (STIKO 2006).

Eine Indikation im arbeitsmedizinischen Bereich ist bei nach 1970 geborenen ungeimpften bzw. empfänglichen Personen gegeben, die im Gesundheitsdienst, in Gemeinschaftseinrichtungen und in Kinderheimen beschäftigt sind. Wichtig ist ein Immunschutz auch bei Personen, die Immundefiziente betreuen, damit Letztere nicht von womöglich infizierten Betreuern angesteckt werden.

Die aktive Impfung kann auch zur *Postexpositionsprophylaxe* eingesetzt werden. Ungeimpfte oder in der Kindheit nur 1-mal geimpfte Personen oder Personen mit unklarem Impfstatus, die Kontakt zu Masernkranken hatten, sollten möglichst innerhalb von 3 Tagen nach Exposition eine einmalige Impfung erhalten, vorzugsweise mit MMR-Impfstoff. Exponierte Säuglinge können ab einem Alter von 9 Monaten (bzw. mit 6–8 Monaten, s.o.) geimpft werden.

Wie alle Lebendimpfstoffe darf auch der Masernimpfstoff nicht bei Menschen mit Immundefekten bzw. bei Menschen, die unter immunsuppressiver Therapie stehen, angewendet werden. Nicht geimpft werden dürfen weiterhin Schwangere, weil ein zumindest theoretisches Risiko einer Fruchtschädigung nicht ganz auszuschließen ist.

Die Züchtung des Impfvirus auf Hühnerembryofibroblasten bedingt, dass Spuren von Hühnereiweiß im Impfstoff enthalten sind. Bei Menschen mit nachgewiesener ausgeprägter Allergie gegen Hühnereiweiß (d.h. mit Anaphylaxie, die allerdings sehr selten ist) sollte die Impfung nur unter Überwachung erfolgen (Möglichkeit einer sofortigen Behandlung einer Anaphylaxie). Vorsicht ist ebenfalls geboten beim Vorliegen einer Neomycinallergie.

Therapie

Eine spezifische antivirale Therapie gibt es bislang nicht. Die Behandlung erfolgt symptomatisch bzw. bei bakterieller Superinfektion antibiotisch.

Passive Immunisierung

Im Falle einer Masernexposition ist für Schwangere und für gefährdete Personen mit hohem Komplikationsrisiko, z.B. für immungeschwächte Menschen, eine passive Immunisierung zu erwägen. Innerhalb von 2–3 Tagen nach Exposition sollte normales Immunglobulin in einer Dosierung von 0,2–0,5 ml/kgKG verabreicht werden. Alle anderen Menschen sollten zur Postexpositionsprophylaxe innerhalb dieses Zeitraums eine aktive Impfung erhalten (s.o.).

Meldepflicht

Krankheitsverdacht, die Erkrankung sowie der Tod an Masern sind in Deutschland nach §6 IfSG meldepflichtig, ebenso der Erregernachweis (§7 IfSG). Auch in Österreich und der Schweiz besteht eine Meldepflicht für Masern.

Literatur

Godlee F, Smith J, Marcovitch H. Wakefield's article linking MMR vaccine and autism was fraudulent. BMJ 2011; 342, DOI: 10.1136/bmj.c7452

Griffin DE. Measles virus-induced suppression of immune responses. Immunol Rev 2010; 236: 176–189

Gutierrez J, Issacson RS, Koppel BS. Subacute sclerosing panencephalitis: an update. Dev Med Child Neurol 2010; 52: 901–907

Kaplan LJ, Daum RS, Smaron M et al. Severe measles in immunocompromised patients. JAMA 1992; 267: 1237–1241

Ludlow M, Allen I, Schneider-Schaulies J. Systemic spread of measles virus: overcoming the epithelial and endothelial barriers. Thromb Haemost 2009; 102: 1050–1056

Mankertz A, Hülße Ch, Tischer A. Welche Veränderungen für den Nestschutz sind bei Kindern geimpfter Mütter zu erwarten? Untersuchungen zur Leihimmunität bei Masern, Mumps und Röteln. Kinderärztl Praxis 2006; 77: 10–18

Mantadakis E, Farmaki E, Buchanan GR. Thrombocytopenic purpura after measles-mumps-rubella vaccination: a systematic review of the literature and guidance for management. J Pediatr 2010; 156: 623–628

Ray P, Hayward J, Michelson D et al. Encephalopathy after whole-cell pertussis or measles vaccination: lack of evidence for a causal association in a retrospective case-control study. Ped Infect Dis J 2006; 25: 768–773

Robbins FC. Measles: clinical features. Pathogenesis, pathology and complications. Am J Dis Child 1962; 103: 266–273

Ständige Impfkommission am Robert Koch-Institut (STIKO). Mitteilung der Ständigen Impfkommission (STIKO) am Robert Koch-Institut: Masern: Zu Impfungen bei Ausbruchsgeschehen – Fragen und Antworten. Epidemiologisches Bulletin 2006; Nr. 29: 230–231

Ständige Impfkommission am Robert Koch-Institut (STIKO). Aktualisierte Mitteilung der Ständigen Impfkommission am Robert Koch-Institut: Hinweise für Ärzte zum Aufklärungsbedarf über mögliche unerwünschte Wirkungen bei Schutzimpfungen (Stand: Juni 2007). Epid Bull 2007; 25: 209–232

Ständige Impfkommission am Robert Koch-Institut (STIKO). Mitteilungen der Ständigen Impfkommission am Robert Koch-Institut: Empfehlungen der Ständigen Impfkommission am RKI 2010/Stand Juli 2010. Epid Bull 2010a; 30: 279–298

Ständige Impfkommission am Robert Koch-Institut (STIKO). Mitteilungen der Ständigen Impfkommission am Robert Koch-Institut: Mitteilung der Ständigen Impfkommission (STIKO) am Robert Koch-Institut (RKI). Begründungen zu den aktualisierten Empfehlungen vom Juli 2010. Änderung der Emp-

fehlung zur Impfung gegen Masern. Epid Bull 2010b; 32: 315–322
Strebel PM, Papania MJ, Dayan GH et al. Measles Vaccine. In: Plotkin SA, Orenstein WA, Offit PA, eds. Vaccines. 5th ed. Philadelphia: Saunders Elsevier; 2008: 353–398
Tan PL, Jacobson RM, Poland GA et al. Twin studies of immunogenicity – determining the genetic contribution to vaccine failure. Vaccine 2001; 19: 2434–2439
Wakefield AJ, Murch SH, Linnell AAJ et al. Ileal-lymphoid-nodular hypoplasia, non-specific colitis and pervasive developmental disorder in children. Lancet 1998; 51: 637–641
Walzer MC: Studie zur Leihimmunität gegenüber Masern in Relation zum Impfstatus der Mütter [Dissertation]. Berlin: Medizinische Fakultät der Charité (17.07.2009). Im Internet: http://www.diss.fu-berlin.de/diss/servlets/MCRFileNodeServlet/FUDISS_derivate_000000006020/Dissertation_Leihimmunit%C3%A4t_Masern.pdf?hosts=local; Stand: 26.07.2011
World Health Organization (WHO). Strategic Plan for Measles and Congenital Rubella Infection in the European Region of WHO. Copenhagen: World Health Organization (WHO), Regional Office for Europe; 2003. Im Internet: http://www.euro.who.int/document/e81567.pdf; Stand: 26.07.2011
World Health Organization (WHO). Health topics. Measles. Im Internet: http://www.who.int/topics/measles/en/; Stand: 26.07.2011

31 Meningokokken

U. Heininger

Epidemiologie

In Deutschland liegt die Inzidenz der invasiven Meningokokkeninfektionen relativ konstant bei ca. 1 Erkrankung pro 100 000 Einwohner. Die altersspezifische Inzidenzrate ist bei den Säuglingen und Kleinkindern sowie Adoleszenten am höchsten. Im Säuglingsalter überwiegen Infektionen durch Meningokokken der Gruppe B, während bei älteren Kindern, Jugendlichen und Erwachsenen überwiegend Infektionen durch Gruppe-C-Meningokokken auftreten. Die Letalität liegt insgesamt bei etwa 8%.

In Europa war ab 1995 (bis ca. 2005) eine Zunahme des Anteils an Gruppe-C-Infektionen zu verzeichnen, mit erheblicher regionaler Variabilität (Conolly u. Noah 1999). Unter den im Nationalen Referenzzentrum in den letzten Jahren typisierten Isolaten gehörten ca. 60–65% zur Serogruppe B und 20–25% zur Serogruppe C. Die übrigen Stämme verteilten sich auf die restlichen Serogruppen (mit einer Zunahmetendenz für Serogruppe Y) bzw. waren nicht typisierbar (s. www.meningococcus.de). Etwa 2 Drittel aller invasiven Meningokokkeninfektionen betreffen Kinder und Jugendliche, v.a im 1. Lebensjahr und in der Altersgruppe 15–19 Jahre.

Außerhalb Deutschlands tritt die Meningitis epidemica vor allem in Afrika im sogenannten Meningitisgürtel zwischen Sahara und Äquatorialwäldern (Sudan, Nigeria, Senegal und Ghana) auf. Diese Epidemien werden vorwiegend durch Serogruppe A verursacht und ereignen sich vor allem am Ende der Trockenperiode (März–April). Darüber hinaus werden bei Mekkapilgern, zunehmend aber auch im Rahmen von Ausbrüchen in Afrika, vor allem Infektionen der Gruppe W135 beobachtet.

Im gemäßigten Klima kommen epidemische Häufungen vor allem im späten Winter und Frühjahr vor. Sowohl in Afrika wie auch im gemäßigten Klima sind dies die Zeiten der niedrigsten Luftfeuchtigkeit. Die Vorschädigung der Schleimhäute durch Austrocknung könnte daher ein wichtiger Faktor für eine invasive Infektion sein.

Erreger

Erreger ist Neisseria meningitidis, ein gramnegatives, bekapseltes, in Diplokokkenform erscheinendes und in entzündlichem Material meist intrazellulär liegendes Bakterium. Es wurden bis heute 12 serologisch unterscheidbare Gruppen gefunden: A, B, C, D, H, I, K, L, X, Y, Z, 29E und W135. Innerhalb einer Serogruppe besteht eine gewisse Kreuzimmunität, nicht hingegen zwischen verschiedenen Serogruppen. Membranproteine (sog. Porine) der äußeren Zellwand erlauben eine weitergehende Differenzierung in Serotypen und Serosubtypen (z. B. C: 2a: P1.2), mit unterschiedlichen Virulenzeigenschaften. So war z. B. die regional variable Zunahme von Infektionen durch die Serogruppe C in den vergangenen Jahren auf einen besonders virulenten Klon, den elektrophoretischen Typ vom Sequenztyp-(ST-)11-Komplex zurückzuführen.

Einziges Erregerreservoir ist der Mensch. Symptomlose Träger, die den Erreger im Nasopharynx beherbergen, sind das epidemische Bindeglied zwischen den Erkrankten.

Pathogenese

Die Übertragung der Bakterien erfolgt von Mensch zu Mensch durch Tröpfcheninfektion bzw. durch engen Kontakt, besonders in beengten Wohnverhältnissen, Kasernen und anderen Massenunterkünften, aber auch in Schulen und Kindergärten. Charakteristisch ist, dass zwar viele Personen infiziert werden, dabei aber nur wenige manifest erkranken. Eintrittspforte für die Meningokokken ist die Schleimhaut des Nasopharynx. Die häufig asymptomatische Besiedlung des oberen Respirationstrakts kann Ausgangspunkt für eine Infektion sein. Wiederholte Infektionen im Nasopharynx führen im Allgemeinen zu einer Immunität, wobei der Schutz vor invasiven Infektionen mit der Höhe bakterizider Serumantikörper korreliert (Burrage et al. 2002).

Die Polysaccharidkapsel der Bakterien stellt einen wesentlichen Virulenzfaktor dar, der es ihnen erlaubt, via reduzierter Opsonisierung und

Phagozytose der Immunabwehr zu widerstehen und gelegentlich die Mukosabarriere zu überwinden. Die hämatogene Disseminierung der Bakterien kann zu sekundären Organabsiedlungen führen. Im Falle der eitrigen Meningitis gelangen die Erreger aus dem Nasopharynx entweder mit dem Lymphstrom in den Perineuralraum oder auf dem Blutweg in den Liquorraum. Die Inkubationszeit beträgt 1–10 Tage, meist aber weniger als 4 Tage.

Klinik

Die Meningokokkenmeningitis ist eine bakterielle Entzündung der Hirnhäute (Pia und Arachnoidea) im Bereich von Großhirn, Hirnbasis und Rückenmark. Weitere durch Meningokokken hervorgerufene Krankheitserscheinungen reichen von einer leichten Pharyngitis bis zum schwersten septischen Schock mit tödlichem Ausgang (Waterhouse-Friderichsen-Syndrom). Dazwischen liegen verschiedenste lokale und systemische klinische Manifestationen wie z.B. Arthritis, Myokarditis, Endophthalmitis und Pneumonien. Die häufigste Form ist die eitrige Meningitis. Auch foudroyant verlaufende septische Erkrankungen ohne Beteiligung der Meningen kommen vor.

Die Meningitis beginnt mit plötzlich einsetzendem Fieber, starkem Kopfweh, Meningismus, schmerzhafter Nackensteifigkeit, Übelkeit, Erbrechen und bei ca. der Hälfte der Patienten mit Hautmanifestationen, meist Petechien. Bei foudroyantem Verlauf kommt es zum Auftreten einer Purpura mit Ekchymosen oder großflächigen Sugillationen, disseminierter intravasaler Gerinnung, Schock und bisweilen Koma, Schock und Tod innerhalb weniger Stunden trotz adäquater antibiotischer Behandlung. Die Letalität invasiver Meningokokkeninfektionen beträgt ca. 8–10%, wobei sie einem europäischen Netzwerk zufolge bei Gruppe-C-Infektionen und im Säuglingsalter bei ca. 16% liegt (http://ecdpc.europa.eu/Activities/surreillance/EU_IBIS/index.html). Invasive Meningokokkeninfektionen können durch Arthritis, Myokarditis, Perikarditis, Endophthalmitis oder eine Pneumonie kompliziert sein. Andere weniger häufige Manifestationen einer Meningokokkeninfektion sind Pneumonie, Bakteriämie, Konjunktivitis und chronische Meningokokkämie.

Folgende Kriterien sind mit einer besonders ungünstigen Prognose behaftet (Riordan et al. 2002):

- Auftreten von Petechien, Ekchymosen oder Sugillationen weniger als 12 h vor der stationären Aufnahme
- arterielle Hypotonie, Schock
- fehlende meningeale Beteiligung
- Leukozytenzahl im peripheren Blut < 10 000/mm^3
- Thrombozytopenie

Impfung

Zur Prophylaxe invasiver Meningokokkeninfektionen bieten sich grundsätzlich folgende Möglichkeiten an:
- *engmaschige klinische Kontrolle* exponierter Personen: Bei Entwicklung von Fieber oder anderen Infektionszeichen sollte prompt eine antimikrobielle Therapie wie bei invasiver Meningokokkeninfektion begonnen werden. Diese Form ist aber als alleinige Maßnahme ungeeignet, da bei fulminantem Krankheitsbeginn die Behandlung unter Umständen zu spät einsetzt.
- *postexpositionelle Antibiotikaprophylaxe:* Sie ist für alle Personen sinnvoll, die binnen 7 Tagen vor Ausbruch der Krankheit engen Kontakt mit dem Patienten hatten. Die Durchführung der Antibiotikaprophylaxe sollte so früh wie möglich nach dem Kontakt erfolgen, wird aber auch bis zu 10 Tagen nach letzter Exposition noch als sinnvoll angesehen (STIKO 2010). Für medizinisches Personal ist die Antibiotikaprophylaxe nicht notwendig, es sei denn, es kam zu intensivem Kontakt mit infektiösen Tröpfchen des Patienten (z.B. nach Mund-zu-Mund-Beatmung, Erbrechen des Patienten, Intubation, Absaugen vor Beginn einer wirksamen antibiotischen Behandlung).
  - Antibiotikum der 1. Wahl bei Kindern und Jugendlichen ist Rifampicin, das in 4 Dosen im Abstand von jeweils 12 Stunden p.o. verabreicht wird. Die Einzeldosis beträgt jeweils 10 mg/kgKG (maximal 600 mg), bei Säuglingen im 1. Lebensmonat 5 mg/kgKG. Rifampicin führt zu einer Rosafärbung von Urin und anderen Körperflüssigkeiten und ist bei schwangeren Frauen kontraindiziert.
  - Alternativ, und als Medikament der 1. Wahl bei Schwangeren, kann Ceftriaxon als Einzeldosis zu 125 mg (bis zum Alter von 12 Jahren) bzw. 250 mg (ab dem 12. Geburtstag) i.m. oder i.v. appliziert werden.

- Bei nicht schwangeren Erwachsenen bietet sich Ciprofloxacin als einmalige Gabe p.o. (500 mg) an.
- Der Indexpatient selbst sollte im Falle einer Therapie mit Penizillin ebenfalls vor Entlassung aus der Klinik eine Antibiotikaprophylaxe erhalten, da Penizillin Meningokokken nicht zuverlässig aus dem Nasopharynx eliminiert. Die Effektivität der Antibiotikaprophylaxe beträgt für Rifampicin ca. 70–90 %, für Ceftriaxon 97 % und für Ciprofloxacin ca. 95 % (Schwartz et al. 1988).
- Immunprophylaxe. Eine Meningokokkenimpfung kann zusätzlich zur Antibiotikaprophylaxe eingesetzt werden, sofern die Infektion des Primärerkrankten durch einen impfpräventablen Stamm hervorgerufen wurde.

Impfstoffe

Die aktive Immunisierung stellt die zuverlässigste Präventivmaßnahme invasiver Meningokokkeninfektionen dar.

Polysaccharidvakzinen

Sie enthalten gereinigte, gruppenspezifische Kapselpolysaccharide, die den wesentlichen Virulenzfaktor der Meningokokken darstellen. Polysaccharidimpfstoffe wurden in den 1960er-Jahren entwickelt und stehen gegen die Serogruppen A und C sowie Y und W135 zur Verfügung. Immunogenitätsstudien hatten gezeigt, dass das Polysaccharid (PS) der Gruppe A nach einmaliger Gabe bereits im Säuglingsalter IgG-Antikörper induzieren kann (Peltola et al. 1977). Auch zeigt sich nach weiteren Impfdosen nach dem 1. Geburtstag ein Boostereffekt, der allerdings nur gering ausgeprägt und zeitlich sehr begrenzt ist, sodass bereits nach etwa 1 Jahr die Serumantikörper wieder das prävakzinale Ausgangsniveau erreicht haben. Dies gilt sowohl für Antikörper im ELISA, als auch für funktionelle, bakterizide Antikörper, welche die Fähigkeit zur Bakteriolyse besitzen.

Im Gegensatz zum Polysaccharid der Gruppe A sind die Polysaccharide der Gruppen C, W135 und Y in den ersten beiden Lebensjahren nicht in der Lage, das T-Zell-Immunsystem ausreichend zu stimulieren. Dadurch findet der „Switch" von akuten IgM- zu persistierenden IgG-produzierenden B-Lymphozyten wie auch die Bildung von Gedächtniszellen nicht statt. Ferner wurde bei Impfung mit Polysaccharid der Gruppe C vor dem Alter von 2 Jahren eine anhaltende, den Boostereffekt inhibierende Immuntoleranz festgestellt. Die Impfung mit den heute verfügbaren PS-Impfstoffen gegen Meningokokken (A und C bzw. A, C, Y und W135) ist i. d. R. erst ab dem Alter von 24 Monaten empfohlen.

Konjugatvakzinen

Meningokokken-Gruppe-C-Konjugatvakzinen:
Nach dem gleichen Prinzip wie beim Prototypen der Konjugatimpfstoffe (Haemophilus influenzae Typ b) ist es gelungen, Kapselpolysaccharide von Meningokokken (zunächst der Gruppe C, neuerdings auch A, W135 und Y) an Proteine zu konjugieren, um somit eine T-Zell-abhängige Immunantwort zu erzielen. Dadurch ist es grundsätzlich möglich, bereits junge Säuglinge erfolgreich zu impfen. Meningokokken-Gruppe-C-Konjugatimpfstoffe enthalten Aluminiumhydroxid als Adjuvans.

In einer britischen Studie erhielten 114 Säuglinge 3 Dosen eines Gruppe-C-Konjugatimpfstoffs im Alter von 2, 3 und 4 Monaten. Bereits nach der 1. Dosis fanden sich bei 68 % der geimpften Säuglinge im Serum bakterizide Antikörper ($\geq 1 : 8$). Nach der 2. und 3. Dosis waren sie bei 98 % bzw. 100 % der Impflinge nachweisbar (Richmond et al. 1999). In einer vergleichenden Studie, bei der 90 Kinder im Alter von 18–24 Monaten mit 2 Dosen eines Gruppe-A+C-Polysaccharidimpfstoffs bzw. eines Gruppe-A+C-Konjugatimpfstoffs geimpft wurden, zeigte sich die signifikant überlegene Immunogenität des Konjugatimpfstoffs mit ca. 50- bis 100-fach höheren Antikörperwerten als nach Impfung mit dem Polysaccharidimpfstoff (Lieberman et al. 1996) (Abb. 31.**1**).

Derzeit sind in Deutschland 3 Meningokokken-Gruppe-C-Konjugatimpfstoffe verfügbar, wobei als Trägerprotein das avirulente Diphtherietoxoid CRM197 (Meningitec und Menjugate) und Tetanustoxoid (NeisVac-C) fungieren.

Meningokokken-Gruppe-A+C+W135+Y-Konjugatvakzine: Seit 2010 steht für Personen ab dem Alter von 11 Jahren ein quadrivalenter Meningokokken-Konjugatimpfstoff (A+C+W135+Y, Menveo) zur Verfügung, der im Vergleich zur Polysaccharidimpfung eine bessere Immunogenität aufweist (Übersicht bei Cooper et al. 2011). Die Kapselpolysaccharide (Gruppe A 10 µg, alle anderen 5 µg) sind an das avirulente Diphtherietoxoid CRM197

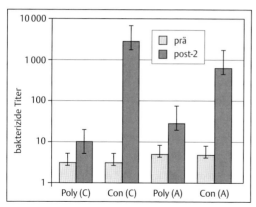

Abb. 31.1 Meningokokkenkonjugatvakzine. Immunogenität im Vergleich zu Polysaccharidimpfstoff nach 2 Dosen im Alter von 18–24 Monaten.

konjugiert. Das Impfschema umfasst eine Einzeldosis intramuskulär.

Die Serokonversionsraten für bakterizide spezifische IgG-Antikörper (hSBA, Titer ≥ 1 : 8) betrugen in einer doppelblind-randomisierten Zulassungsstudie (Vergleichsprodukt: US-amerikanische quadrivalente Konjugatvakzine Menactra) bei 2180 Jugendlichen im Alter von 11–18 Jahren 75 % (Gruppe A), 84 % (Gruppe C), 96 % (Gruppe W135), und 88 % (Gruppe Y) und lagen somit höher als bei Impfung mit dem Vergleichsimpfstoff. Die Persistenz der Antikörper wurde in einer Nachbeobachtung bei 597 der Studienteilnehmer über 22 Monate gezeigt (54–84 % für Gruppe C, W135 und Y bzw. 25–36 % für Gruppe A). In einer Studie bei 1359 Personen im Alter von 19–55 Jahren betrugen die Raten 69 %, 80 %, 94 % und 79 % und im Alter von 56–65 Jahren 87 %, 90 %, 94 % und 88 %.

In einer vergleichenden Studie des quadrivalenten Konjugatimpfstoffs mit einem quadrivalenten Polysaccharidimpfstoff bei 524 Jugendlichen im Alter von 11–17 Jahren waren die erzielten Serokonversionsraten (hSBA Titer ≥ 1 : 8) nach Impfung mit Konjugatimpfstoff signifikant um 7 % (Gruppe W135), 13 % (Gruppe Y), 23 % (Gruppe C) bzw. 40 % (Gruppe A) höher (Jackson et al. 2009).

Gegen Infektionen durch B-Meningokokken befinden sich Vakzinen in der Entwicklung bzw. im Zulassungsverfahren.

Impfdurchführung

Die Anwendung der Polysaccharidimpfstoffe (Mencevax ACWY bzw. Meningokokkenimpfstoff A+C) erfolgt in 1 Einzeldosis (0,5 ml s.c.). Bei anhaltender Expositionsgefahr kann nach 3–5 Jahren eine Wiederimpfung erwogen werden, welche die abgefallenen Serumantikörper wieder auf das postvakzinale Niveau der 1. Impfung anheben kann. Die Effektivität weiterer Auffrischimpfungen ist nicht gut belegt.

Das Impfschema für Meningokokken-Gruppe-C-Konjugatimpfstoffe umfasst im Säuglingsalter (ab dem Alter von 2 Monaten) 2 Dosen im Abstand von mindestens 1 Monat und eine 3. Dosis im Alter von 12 Monaten, jeweils 0,5 ml i.m. zu applizieren. Bei Impfbeginn ab dem Alter von 12 Monaten genügt 1 Einzeldosis; die Zulassung der Impfstoffe ist ohne obere Altersbegrenzung.

Für den quadrivalenten Meningokokken-Gruppe-A+C+W135+Y-Konjugatimpfstoff ist zurzeit 1 Dosis (ab dem Alter von 11 Jahren) 0,5 ml zur i.m.-Applikation zugelassen.

Wirksamkeit

Die Wirksamkeit der Polysaccharidimpfung ist altersabhängig. Bei Massenimpfungen anlässlich eines Meningokokkenausbruchs in Quebec, Kanada, wurde für Gruppe-C-Infektionen für Kinder
- im Alter von 2–9 Jahren eine Wirksamkeit von 41 % ermittelt,
- im Alter von 10–14 Jahren betrug sie 75 % und
- im Alter von 15–20 Jahren 83 % (de Wals et al. 2001).

Auch die Wirksamkeit des Polysaccharidimpfstoffs der Gruppe A ist gut belegt. In einer finnischen Studie erkrankte nach einmaliger Impfung im Alter von 3 Monaten bis 5 Jahren keines von 49 295 Kindern im Nachbeobachtungszeitraum von 1 Jahr. Im Gegensatz dazu erkrankten in den Kontrollgruppen (ungeimpft bzw. mit Haemophilus influenzae-Typ-b-Polysaccharid) 13 von 31 906 bzw. 6 von 48 977 gleichaltrigen Kindern an einer invasiven Infektion durch Meningokokken der Gruppe A (Peltola et al. 1977).

Zur Wirksamkeit der Polysaccharidimpfstoffe gegen Infektionen durch die Serogruppen Y und W135 liegen keine Studien vor. Gemäß den Angaben einer Fachinformation (Mencevax Acwy) wurde anlässlich einer Meningokokkenepidemie in Burkina Faso eine Massenimpfaktion mit einem trivalenten Polysaccharidimpfstoff (Gruppe A, C und W135) bei 1,7 Mio. Kindern und Erwachsenen im Alter von 2–29 Jahren durchgeführt. Die Wirksamkeit des Impfstoffs gegen Infektionen mit Gruppe A und W135 betrug angeblich 95,8%. Jedoch wird keine Spezifizierung bezüglich der Serogruppenverteilung gegeben, was keine differenzierte Beurteilung erlaubt.

Angaben zur Wirksamkeit von Meningokokken-Gruppe-C-Konjugatimpfstoffen liegen vor allem aus Großbritannien vor, wo das erste nationale Impfprogramm initiiert wurde. Dort wurde auf Druck durch die Öffentlichkeit die Impfung 1999 generell auf der Grundlage von Immunogenitäts- und Verträglichkeitsdaten eingeführt, ohne dass zuvor ein formaler Wirksamkeitsnachweis erfolgte. Zunächst wurden Jugendliche im Alter von 15–17 Jahren geimpft, anschließend Säuglinge im Alter von 2, 3 und 4 Monaten und zuletzt folgten Nachholimpfungen bei Kindern im Alter von 1–18 Jahren. Diese Maßnahmen führten zu einem raschen und eindrucksvollen Rückgang der invasiven Gruppe-C-Infektionen, ohne dass es kompensatorisch zu einer Zunahme an Infektionen durch die übrigen Serogruppen kam. Die exakte Erfassung der Infektionen erlaubte die Berechnung der Schutzwirkung der Impfungen in Fall-Kontrollstudien. Man ermittelte bei Kindern im Alter von 1–2 Jahren eine Wirksamkeit von 92%, bei Jugendlichen im Alter von 15–17 Jahren betrug sie 97% (Ramsay et al. 2001). In jüngerer Zeit haben auch epidemiologische Beobachtungen vor allem in Spanien und den Niederlanden die anhaltende Effizienz der Gruppe-C-Konjugatimpfstoffe belegt (Borrow u. Miller 2006).

Zur Wirksamkeit des in Europa verfügbaren quadrivalenten Konjugatimpfstoffs liegen keine Wirksamkeitsdaten vor. In Analogie zu den auf S. 192 dargestellten Daten zur Immunogenität kann jedoch von einer guten klinischen Wirksamkeit ausgegangen werden. Die Schutzdauer wird man wohl erst im Rahmen von nationalen Impfprogrammen mit begleitender epidemiologischer Surveillance im Laufe der Jahre beurteilen können.

Während die Impfung mit Polysaccharidimpfstoffen keinen Einfluss auf den Trägerstatus der entsprechenden Meningokokkenserogruppen im Nasen-Rachen-Raum hat, führt die Impfung mit Konjugatimpfstoffen zu einer signifikanten Reduktion von Trägern. Dies ist die Begründung für den ausgeprägten Kollektivschutz, der nach Einführung der generellen Impfung gegen Gruppe-C-Meningokokken in Großbritannien beobachtet wurde (Ramsay et al. 2003).

Wichtige Informationen

Nebenwirkungen

Die Verträglichkeit der Polysaccharid- wie auch der Konjugatimpfstoffe ist gut. Nebenwirkungen wie z. B. lokale Reaktionen, Fieber und andere unspezifische systemische Nebenwirkungen treten nicht häufiger auf als nach anderen Standardimpfungen mit inaktivierten Impfstoffen.

Im Säuglings- und Kleinkindesalter werden im zeitlichen Zusammenhang mit Gruppe-C-Konjugatimpfstoff-Gaben häufig bis sehr häufig meist geringgradige Rötung und Schwellung an der Impfstelle sowie häufig auch Fieber (Temperatur ≥ 38 °C) berichtet. Da diese Impfstoffe einerseits i. d. R. gemeinsam mit anderen Impfstoffen angewendet werden und nicht geimpfte Vergleichskontrollen fehlen, ist bei den systemischen Reaktionen die Bewertung des kausalen Zusammenhangs schwierig.

Bei der Impfung von Jugendlichen mit dem quadrivalenten Konjugatimpfstoff bzw. dem zu vergleichenden Polysaccharidimpfstoff wurden im Rahmen einer Zulassungsstudie erwartungsgemäß am häufigsten Schmerzen an der Impfstelle (49–56%) als lokale Nebenwirkung und Kopfschmerzen (37–49%) als systemische Nebenwirkung angegeben (Jackson et al. 2009).

Indikation/Kontraindikation

In Deutschland wird die einmalige Impfung mit einem Gruppe-C-Konjugatimpfstoff seit 2006 für alle Kinder ab dem Alter von 1 Jahr, mit Nachholimpfung bei bislang ungeimpften älteren Kindern und Jugendlichen bis zum Alter von 18 Jahren, empfohlen (STIKO 2010).

Die STIKO empfiehlt sie als Indikationsimpfung darüber hinaus ab dem Alter von 2 Monaten für gesundheitlich Gefährdete, nämlich Personen mit angeborenen oder erworbenen Immundefekten mit T- und/oder B-zellulärer Restfunktion, insbesondere Komplement-/Properdindefekte, Hypogammaglobulinämie, und Personen mit Asplenie.

In *Ergänzung* dazu sollen gefährdete Kinder im Alter von 2–10 Jahren im Abstand von ≥ 2 Monaten zur letzten Gruppe-C-Konjugatimpfung 1 Dosis quadrivalenten Polysaccharidimpfstoff erhalten. Für Personen ab dem Alter von 11 Jahren wird stattdessen 1 Dosis des quadrivalenten Konjugatimpfstoffs empfohlen, auch wenn sie bereits früher mit dem Polysaccharidimpfstoff immunisiert wurden.

Im Rahmen eines beruflich bedingt erhöhten Infektionsrisikos wird gefährdetem Laborpersonal (d.h. bei Arbeiten mit dem Risiko der Entstehung eines Neisseria-meningitidis-Aerosols) die Impfung ebenfalls mit quadrivalentem Konjugatimpfstoff empfohlen, auch in Ergänzung bei früher bereits mit Polysaccharidimpfstoff geimpften Personen.

Ferner sollen Schüler bzw. Studenten vor Langzeitaufenthalten in Ländern mit empfohlener allgemeiner Impfung für Jugendliche oder selektiver Impfung für Schüler bzw. Studenten gegen Meningokokkeninfektionen geimpft werden. Die Wahl des Impfstoffs erfolgt unter den gleichen Gesichtspunkten wie bei gesundheitlich gefährdeten Personen. Das Gleiche gilt für Reisende in epidemische bzw. hyperendemische Länder, besonders bei engem Kontakt zur einheimischen Bevölkerung, sowie für Entwicklungshelfer und auch allgemein für alle Aufenthalte in Regionen mit Krankheitsausbrüchen und einer Impfempfehlung für die dort einheimische Bevölkerung.

Therapie

Medikament der 1. Wahl zur Behandlung invasiver Meningokokkeninfektionen ist ein Cephalosporin der Gruppe 3 (z.B. Cefotaxim oder Ceftriaxon). Alternativ kann bei nachgewiesener Sensitivität des Erregers Penizillin G (500 000 IE/kgKG/d in 4–6 Dosen) verwendet werden. Die Behandlungsdauer beträgt mindestens 4 Tage (Meningitis) bis 7 Tage (Sepsis).

Als ergänzende Therapie kann bei Fällen mit meningitischem Verlauf die Verabreichung von Dexamethason (4 Dosen zu je 0,4 mg/kgKG alle 12 h) erwogen werden (Schroten et al. 2009).

Meldepflicht

Krankheitsverdacht, Erkrankung und Tod an Meningokokkenmeningitis oder -sepsis sind laut § 6 IfSG in Deutschland namentlich meldepflichtig. Der Besuch von Gemeinschaftseinrichtungen ist bis zum Ende der Kontagiosität untersagt (§ 34). Bei adäquater antimikrobieller Behandlung werden die Erreger innerhalb von 24 Stunden aus dem Nasen-Rachen-Raum eliminiert.

Literatur

Borrow R, Miller E. Long-term protection in children with meningococcal C conjugate vaccination: lessons learned. Expert Rev Vaccine 2006; 5: 851–857

Burrage M, Robinson A, Borrow R et al. Effect of vaccination with carrier protein on response to meningococcal C conjugate vaccines and value of different immunoassays as predictors of protection. Infect Immun 2002; 70: 4946–54

Connolly M, Noah N. Is group C meningococcal disease increasing in Europe? A report of surveillance of meningococcal infection in Europe 1993–1996. Epidem Infect 1999; 122: 41–44

Cooper B, DeTora L, Stoddard J. Menveo: a novel quadrivalent meningococcal CRM197 conjugate vaccine against serogroups A, C, W-135 and Y. Expert Rev Vaccine 2011; 10: 21–33

De Wals P, De Serres G, Niyonsenga T. Effectiveness of a mass immunization campaign against serogroup C meningococcal disease in Quebec. JAMA 2001; 285: 177–181

GlaxoSmithKline. Fachinformation Mencevax ACWY (Oktober 2009). Im Internet: http://fachinfo.de/data/fi/jsaerch?praep; Stand: 22.06.2011

Jackson LA, Jacobson RM, Reisinger KS et al. A randomized trial to determine the tolerability and immunogenicity of a quadrivalent meningococcal glycoconjugate vaccine in healthy adolescents. Pediatr Infect Dis J 2009; 28: 86–91

Lieberman JM, Chiu SS, Wong VK et al. Safety and immunogenicity of a serogroups A/C Neisseria meningitidis oligosaccharide-protein conjugate vaccine in young children. A randomized controlled trial. JAMA 1996; 275: 1499–1503

Peltola H, Makela H, Kayhty H et al. Clinical efficacy of meningococcus group A capsular polysaccharide vaccine in children three months to five years of age. N Engl J Med 1977; 297: 686–691

Ramsay ME, Andrews N, Kaczmarski EB et al. Efficacy of meningococcal serogroup C conjugate vaccine in teenagers and toddlers in England. Lancet 2001; 357: 195–196

Ramsay ME, Andrews NJ, Trotter CL et al. Herd immunity from meningococcal serogroup C conjugate vaccination in England: database analysis. BMJ 2003; 326: 365–366

Richmond P, Borrow R, Miller E et al. Meningococcal serogroup C conjugate vaccine is immunogenic in infancy and primes for memory. J Infect Dis 1999; 179: 1569–1572

Riordan FA, Marzouk O, Thomson AP et al. Prospective validation of the Glasgow Meningococcal Septicaemia Prognostic Score. Comparison with other scoring methods. Eur J Pediatr 2002; 161: 531–537

Schwartz B, Al-Tobaiqi A, Al-Ruwais A et al. Comparative efficacy of ceftriaxone and rifampicin in eradicating pharyngeal carriage of group A Neisseria meningitidis. Lancet 1988; 1(8597): 1239–1242

Schroten H, Adam R, Erhard I et al. In: Scholz H, Belohradsky B, Bialek R, Heininger U, Kreth W, Roos R (Hrsg.). Deutsche Gesellschaft für Pädiatrische Infektiologie: Handbuch Infektionen bei Kindern und Jugendlichen. 5. Aufl. Stuttgart: Thieme; 2009: 368–372

Ständige Impfkommission am Robert Koch-Institut (STIKO). Mitteilung der Ständigen Impfkommission am Robert Koch-Institut: Empfehlungen der Ständigen Impfkommission am RKI 2010/Stand Juli 2010. Epid Bull 2010; 30: 279–298

32 Mumps

U. Heininger u. W. Jilg

Epidemiologie

Mumps ist eine global verbreitete Infektionskrankheit und zeigt keine eindeutige Saisonalität.

In der Prävakzineära trat Mumps gehäuft in den Winter- und Frühjahrsmonaten auf. Alle 3–4 Jahre sind in nicht geimpften Bevölkerungen epidemische Häufungen zu erwarten. In ungeimpften Populationen hatten nur etwa 10% der Kinder bis zum 6. Lebensjahr anamnestisch Mumps durchgemacht, wohingegen 34% der Kinder in diesem Alter bereits spezifische Serumantikörper als Ausdruck der überstandenen Infektion aufwiesen (Stehr 1999). Bis zum 15. Lebensjahr erreichte die Seroprävalenzrate spezifischer IgG-Antikörper etwa 90%.

Mit Einführung der Mumpsschutzimpfung ist es zu einem Rückgang von Mumpsfällen in den geimpften Populationen gekommen. Mangels Meldezahlen ist dies für Deutschland nicht gut dokumentiert. Andererseits aber hat der Rückgang der Krankheitsfälle und die damit verminderte Expositionswahrscheinlichkeit im Kindesalter zu einer relativen Zunahme von Fällen bei älteren Kindern, Jugendlichen und Erwachsenen geführt, wie insbesondere Ausbrüche in den USA und einigen europäischen Ländern in den letzten Jahren gezeigt haben (Dayan et al. 2008).

Maternale Mumps-IgG-Antikörper passieren die Plazenta, weshalb Erkrankungen im 1. Lebensjahr eher selten sind (Leineweber et al. 2004).

Erreger

Mumps wird durch ein einzelsträngiges RNA-Virus aus der Familie der Paramyxoviren verursacht. Es handelt sich um ein sphärisches bis pleomorphes Partikel mit einem Durchmesser von 100–600 nm, das aus einem helikalen Nukleokapsid und einer Lipidhülle (dem „envelope") besteht. In der Hülle, die aus der Membran der Wirtszelle stammt, inserieren die 2 Glykoproteine F (Fusionsprotein) und HN (Hämagglutinin-Neuraminidaseprotein). Das HN-Protein und wahrscheinlich auch das F-Protein sind Zielstrukturen neutralisierender Antikörper. Innen ist die Hülle vom Matrixprotein (M-Protein) ausgekleidet. Das Kapsid ist ein spiraliger Ribonukleoproteinkomplex, der aus einer einzelsträngigen RNA negativer Polarität und assoziierten Proteinen besteht. Man kennt 1 humanpathogenen Serotyp, jedoch sind auf molekularer Ebene verschiedene Genotypen charakterisiert worden, die nicht immer Kreuzimmunität induzieren (Heininger u. Bonhoeffer 2008).

Pathogenese

Das Virus wird in erster Linie durch Tröpfcheninfektion von Mensch zu Mensch übertragen, weniger häufig auch durch direkten oder indirekten Kontakt zu infektiösen Gegenständen. Eintrittspforten sind die Schleimhaut im Nasen-Rachen-Raum und die Konjunktiven, die Inkubationszeit beträgt im Mittel 18 (12–25) Tage. Es handelt sich bei Mumps um eine generalisierte Infektion mit einer virämischen Phase gegen Ende der Inkubationszeit, wobei das Virus anschließend aus den erkrankten Organen isoliert werden kann. Dabei handelt es sich vor allem um glanduläre Organe, aber auch um das ZNS mit Virusstreuung in die Meningen. Der Virusnachweis gelingt bis zu 3 Tage nach Krankheitsbeginn am besten aus Speichel, Rachenspülwasser oder Liquor durch Anzüchtung oder PCR.

Klinik

Mumps ist eine akute virale Infektionskrankheit des Menschen, die durch eine nicht eitrige Schwellung der Glandulae parotis und der submandibulären bzw. sublingualen Speicheldrüsen gekennzeichnet ist. Das Prodromalstadium dauert mehrere Tage und ist meist durch uncharakteristische Symptome gekennzeichnet (z. B. Mattigkeit, Unlust, Kopf-, Hals-, Nacken- und Ohrenschmerzen, subfebrile Temperaturen). Erstes charakteristisches Krankheitszeichen ist die initial 1-seitige, bald danach meist beidseitige Schwellung der Ohrspeicheldrüse. Bei 10–15% der Krankheitsfälle wird eine symptomatische Beteiligung der Glandula submandibularis, bei 7–8 % auch eine Pankreatitis beobachtet. Mit Krankheitsbeginn steigt das Fieber bei 2 Drittel der Erkrankten während 3–4 Tagen auf 39–40 °C an, wobei bei prädisponierten Patienten Fieberkrämpfe ausgelöst werden können. Häufigste Begleitsymptome von Mumps sind Erbrechen, Bauchschmerzen und Kopfschmerzen.

Mindestens 50–60 % der Infektionen verlaufen klinisch inapparent.

Die wichtigsten Komplikationen des Mumps sind Meningitis bzw. Meningoenzephalitis (meist zwischen dem 3. und 7. Tag nach Beginn der Parotisschwellung) und Orchitis. Todesfälle sind selten.

Besonders im Kindesalter ist Mumps häufig von einer Meningoenzephalitis, weniger häufig von Gastroenteritis, Oophoritis, Orchitis, Mastitis, Pankreatitis, Taubheit, hämolytischer Anämie, subakuter Thyreoiditis, Nephritis und Arthritis begleitet. Eine Meningitis wird klinisch in etwa 5 % der Fälle beobachtet, wobei oligo- oder asymptomatische Manifestationen mit Liquorpleozytose deutlich häufiger sind. Gelegentlich können Zeichen der Meningoenzephalitis bereits vor Auftreten der Parotitis erkennbar sein. Mit Dauerschäden ist bei ZNS-Beteiligung in 5 % der Fälle zu rechnen. Häufigster und wichtigster Dauerschaden ist die meist 1-seitige Beeinträchtigung des Hörvermögens bis hin zur Taubheit (Stehr 1999).

Die Orchitis ist bei Mumps vor der Pubertät selten, in und nach der Pubertät dagegen mit 20–30 % häufig. In seltenen Fällen ist mit Infertilität zu rechnen (Jalal et al. 2004). Bei Mädchen und Frauen treten wesentlich seltener (ca. 4 %) eine Oophoritis bzw. eine Entzündung der Bartholindrüsen auf.

Die Diagnose kann in der Praxis im Allgemeinen klinisch gestellt werden, wenn auch differenzialdiagnostisch andere glandotrope Viren (wie z. B. EBV) ähnliche Krankheitsbilder hervorrufen können.

Impfung

Die Expositionsprophylaxe ist wenig praktikabel, da das Virus bereits 3 Tage vor der Parotitis ausgeschieden wird und in den ersten Tagen nach Symptomenbeginn die Kontagiosität rasch abnimmt (Kutty et al. 2010) und mehr als die Hälfte der Erkrankungen klinisch inapparent verläuft. Eine passive Immunisierung hat keinen sicheren Effekt.

Impfstoffe

Historische Daten für die Mumpsschutzimpfung (nach Stehr 1999) sind:
- 1934: Entdeckung der Virusätiologie des Mumps durch Johnson und Goodpasture
- 1945: erste Impfversuche gegen Mumps mit attenuierter Lebendvakzine durch Enders und Habel
- 1961: Entwicklung einer attenuierten Mumpsvakzine durch Smorodintsev (ehem. UdSSR)
- 1965: Entwicklung einer praktisch apathogenen stabilen Mumpslebendvakzine durch Hilleman (USA)
- 1971: Lizensierung des Impfstoffs in der Bundesrepublik

Hilleman entwickelte 1965 in den USA eine praktisch apathogene Mumpslebendvakzine, wobei er den Impfstamm von seiner erkrankten Tochter namens „Jeryl Lynn" isolierte. Diese Vakzine wurde 1971 in Deutschland zugelassen. Der Jeryl-Lynn-B-Stamm wird auf Hühnerembryonengewebekultur gezüchtet. Daneben sind ein Derivat dieses Impfstamms und andere Impfstämme weltweit in Gebrauch.

Impfdurchführung

Kombinationsimpfstoffe von attenuierten Mumps-, Masern- und Rötelnviren (MMR), in jüngster Zeit auch ergänzt durch Varicella-Zoster-Virus (MMRV), haben sich allgemein bewährt. Ihre Verträglichkeit, Immungenität und Wirksamkeit sind in zahlreichen Studien bewiesen (Wellington u. Goa 2003; Jefferson et al. 2003). Man erreicht mit den Kombinationsimpfstoffen gleich gute Impfresultate wie mit den Monovakzinen. Bei unbeabsichtigter Impfung in der späteren Inkubationszeit sowie bei Impfung von Personen, die bereits eine Mumpsimmunität besitzen (nach natürlicher Mumpsinfektion oder Impfung), sind keine negativen Wirkungen zu erwarten. Günstigenfalls erreicht man eine Auffrischung der Immunität, andernfalls läuft die Mumpsinfektion unbeeinflusst ab.

Mumpsimpfstoff kann gleichzeitig mit anderen Lebendimpfstoffen wie z. B. Masern, Röteln und Varizellen verabreicht werden oder aber frühestens 4 Wochen später. Ein Zeitabstand zu Impfungen mit inaktivierten Erregern, Toxoiden oder deren Kombinationen ist dagegen nicht erforderlich.

Wirksamkeit

Feldstudien, die mit dem Jeryl-Lynn-Stamm 1965 in den USA begonnen wurden und in denen Antikörpertiter nach Impfung und nach natürlicher Infektion über 7 Jahre verfolgt wurden, zeigten, dass unmittelbar nach der Impfung deutlich niedrigere Antikörpertiter vorhanden sind als bei natürlicher Infektion (Hilleman et al. 1967). Nach 90 Monaten hatten aber beide Gruppen annähernd gleich hohe Titer. Untersuchungen aus Deutschland bestätigten diese Befunde (s. Stehr 1999). Die klinische Wirksamkeit der Impfung liegt in der Größenordnung von 85–95 %. Die Mumpsmeningoenzephalitis, die vor Einführung der Impfung in den Jahren 1970–1980 in Deutschland die absolut häufigste Form der aseptischen Meningitis darstellte, ist seitdem fast vollständig verschwunden. Auch in den USA ging zwischen 1967 und 1982 die Mumpsenzephalitis von jährlich 849 auf 7 Fälle zurück. In der Dekade 2000–2010 kam es jedoch in einigen europäischen Ländern wie auch in den USA zu einem Wiederanstieg der Krankheitsfälle im Rahmen von Ausbrüchen. In Großbritannien lässt sich dies auf den Rückgang der MMR-Impfakzeptanz zurückführen. In den USA betraf der große Ausbruch 2006 vorwiegend 2-mal geimpfte Jugendliche und junge Erwachsene, bei denen die Schutzrate nur noch etwa 90 % betrug (Dayan et al. 2008).

Die Dauer der Wirksamkeit ist nicht bekannt, auch muss man basierend auf den Erfahrungen des Mumpsausbruchs in den USA – entgegen der bisherigen Meinung – davon ausgehen, dass der Impfschutz auch nach 2 Dosen im Laufe von Jahren oder Jahrzehnten rückläufig sein könnte.

In Deutschland wurde mit den Masern-Mumps-Röteln- sowie Masern-Mumps-Kombinationsimpfungen 1973 begonnen (Stehr 1999). Allerdings wurden nur geringe Durchimpfungsraten (bis 25 %) erreicht, bis die Kostenübernahme für alle empfohlenen Impfungen durch die Krankenkassen ab 1980 erfolgte. Seitdem ist die Durchimpfungsrate mit ca. 95–98 % (1. Dosis MMR) bzw. 90–95 % (2. Dosis MMR) deutlich angestiegen.

Wichtige Informationen

Nebenwirkungen

Lokale Nebenwirkungen sind sowohl bei der monovalenten (nicht mehr verfügbaren) wie auch bei der MMR-Kombinationsvakzine in geringem Maße (ca. 5 %) zu erwarten. Es besteht keine Kontagiosität der Geimpften. Kurz andauerndes Fieber kann auftreten (ca. 10–15 %), meist in der 2. Woche nach der Impfung, wobei auch gelegentlich Fieberkrämpfe ausgelöst werden können, die aber nicht mit einem erhöhten Epilepsierisiko verknüpft sind (Vestergaard et al. 2004). In seltenen Fällen ist mit verkürzter Inkubationszeit eine mumpsähnliche Erkrankung beobachtet worden.

Die früher diskutierte Auslösung eines Diabetes mellitus durch Mumpsimpfung konnte zweifelsfrei widerlegt werden (Hviid et al. 2004).

Indikation/Kontraindikation

Die Mumpsimpfung wird in Kombination mit der Masern- und Rötelnimpfung als MMR-Impfung bzw. zusätzlich mit Varizellenimpfung (MMRV) für alle Kinder ab dem Alter von 11 Monaten empfohlen. Da die Serokonversionsrate nach der 1. Impfdosis weniger als 100 % beträgt (ca. 92–96 % für die Mumpskomponente), wird eine Wiederholungsimpfung empfohlen. Diese sollte zur Schließung der Impflücken bereits im Alter von 15–23 Monaten erfolgen, mit einem Mindestabstand von 4 Wochen zur 1. Dosis. Nachholimpfungen für bislang unvollständig geimpfte Personen sind ebenfalls empfohlen. Das gilt auch für Jugendliche und Erwachsene, insbesondere für ungeimpfte bzw. empfängliche Personen in Einrichtungen der Pädiatrie, in Gemeinschaftseinrichtungen für das Vorschulalter und in Kinderheimen (STIKO 2010). Die Mumpsanamnese sollte dabei unberücksichtigt bleiben, da sie unzuverlässig ist.

Ungeimpfte oder nur 1-mal gegen Mumps geimpfte Personen und Personen mit unklarem Immunstatus mit Kontakt zu Mumpskranken sollten möglichst innerhalb von 3 Tagen nach Exposition 1 Dosis Mumpsimpfstoff (im Allgemeinen als MMR, bei gegebener Indikation auch MMRV) erhalten.

Kontraindikationen für die Mumpsimpfung (bzw. Kombinationsimpfung) sind
- alle akuten Erkrankungen (ausgenommen banale Infektionen, DAKJ 2004),

- angeborene und erworbene Immundefizienz,
- allergische Reaktionen auf Impfstoffbestandteile,
- Schwangerschaft.

Bei Überempfindlichkeit gegen Hühnereiweiß sind hyperergische Reaktionen auf Mumpsimpfstoffe möglich, da diese auf Hühnerfibroblasten gezüchtet sind. Untersuchungen haben aber gezeigt, dass die MMR-Impfung – von sehr seltenen Ausnahmen abgesehen – auch von Patienten mit Hühnereiweißallergie meist komplikationslos vertragen wird (Patja et al. 2001). Dies ist dadurch verständlich, dass sich die Hühnereiweißallergie in erster Linie gegen das Ovalbumin des Hühnereis richtet, welches keine Antigenähnlichkeit zu Hühnerfibroblasten zeigt. Vorsicht ist jedoch geboten, wenn der Impfling in der Anamnese allergische Sofortreaktionen (d. h. anaphylaktische Reaktionen wie z. B. Urtikaria, Bronchospasmus u. a.) nach Genuss von Hühnereiweiß aufweist. Hier sollte aus Sicherheitsgründen die Impfung unterbleiben.

Therapie

Die Behandlung von Mumps erfolgt rein symptomatisch. Eine kausale Therapie gegen das Mumpsvirus gibt es nicht.

Passive Immunisierung

Es gibt keine Evidenz dafür, dass Standardimmunglobuline, prä- oder postexpositionell verabreicht, Mumps verhindern könnten. Ein spezifisches Mumpsimmunglobulin steht nicht zur Verfügung.

Meldepflicht

Es besteht keine Meldepflicht für Mumps in Deutschland, Österreich oder der Schweiz. In Deutschland ist jedoch beim Auftreten eines Krankheitsfalls oder Verdachtsfalls in einer Gemeinschaftseinrichtung von deren Leitung das zuständige Gesundheitsamt zu benachrichtigen und den betroffenen Personen der Besuch von Gemeinschaftseinrichtungen bis zum Ende der Kontagiosität untersagt (§ 34 IfSG). Auch ist eine Krankheit oder der Verdacht der Krankheit in einer Wohngemeinschaft gemäß § 34 IfSG meldepflichtig.

Literatur

Dayan GH, Quinlisk MP, Parker AA et al. Recent resurgence of mumps in the United States. N Engl J Med 2008; 358: 1580–1589

Deutsche Akademie für Kinderheilkunde und Jugendmedizin (DAKJ). Kommission für Infektionskrankheiten und Impfungen der DAKJ. Banale Infektionen – keine Kontraindikation für Impfungen. Monatsschr Kinderheilkd 2004; 152: 221–222

Heininger U, Bonhoeffer J. Interstrain antigenic variability of mumps viruses. Clin Infect Dis 2008; 46: 150–151

Hilleman MR, Weibel RE, Buynak EB et al. Live, attenuated mumps-virus vaccine. New Engl J Med 1967; 276: 252–258

Hviid A, Stellfeld M, Wohlfahrt J et al. Childhood vaccination and type 1 diabetes. N Engl J Med 2004; 350: 1398–1404

Jalal H, Bahadur G, Knowles W et al. Mumps epididymo-orchitis with prolonged detection of virus in semen and the development of antisperm antibodies. J Med Virol 2004; 73: 147–150

Jefferson T, Price D, Demicheli V et al. European Research Program for Improved Vaccine Safety Surveillance (EUSAFEVAC) Project. Unintended events following immunization with MMR: a systematic review. Vaccine 2003; 21: 3954–3960

Kutty PK, Kyaw MH, Dayan GH. Guidance for isolation precautions for mumps in the United States: A review of the scientific basis for policy change. Clin Infect Dis 2010; 50: 1619–1628

Leineweber B, Grote V, Schaad UB et al. Transplacentally acquired immunoglobulin G antibodies against measles, mumps, rubella and varicella-zoster virus in preterm and full term newborns. Pediatr Infect Dis J 2004; 23: 361–363

Patja A, Makinen-Kiljunen S, Davidkin I et al. Allergic reactions to measles-mumps-rubella vaccination. Pediatrics 2001; 107: E27

Ständige Impfkommission am Robert Koch-Institut (STIKO). Mitteilungen der Ständigen Impfkommission am Robert Koch-Institut: Empfehlungen der Ständigen Impfkommission am RKI 2010/Stand Juli 2010. Epid Bull 2010; 30: 279–298

Stehr K. Mumpsschutzimpfung. In: Spiess H, ed. Impfkompendium. 5. Aufl. Stuttgart: Thieme; 1999; 226–235

Vestergaard M, Hviid A, Madsen KM et al. MMR vaccination and febrile seizures: evaluation of susceptible subgroups and long-term prognosis. JAMA 2004; 292: 351–357

Wellington K, Goa KL. Measles, mumps, rubella vaccine: a review of its use in the prevention of measles, mumps and rubella. Drugs 2003; 63: 2107–2126

33 Pertussis
U. Heininger

Epidemiologie

Pertussis (Keuchhusten) ist eine endemisch und epidemisch global auftretende Infektionskrankheit. Während vor Einführung einer wirksamen Impfung in Deutschland 1955 jährlich mehr als 20 000 Kinder starben, galt Pertussis Anfang der 1970er-Jahre nahezu als besiegt. Kasuistische Hinweise auf schwerwiegende, vermeintlich durch die Impfung ausgelöste Komplikationen führten zum Aussetzen der regulären Impfung in der damaligen Bundesrepublik Deutschland. In der Folge kam zu einer erneuten drastischen Zunahme der Pertussisfälle, sodass 1990 aufgrund regionaler Schätzungen die Inzidenz zwischen 100 und 180/100 000 betrug, während sie in der damaligen DDR – bei ununterbrochener Fortführung der Impfung – bei 0,1 lag.

In Deutschland wurde 1991 die Pertussisimpfung wieder als Standardimpfung für alle Kinder allgemein empfohlen. Die wenige Jahre später folgende Einführung neuer, azellulärer Pertussisimpfstoffe hat zudem zur verbesserten Akzeptanz der Impfung beigetragen, die momentan im Säuglingsalter bei über 95 % liegt. Infolgedessen war ein relativer und absoluter Rückgang der Erkrankungszahlen im frühen Kindesalter zu verzeichnen, wohingegen nun verstärkt Krankheitsfälle bei älteren Schulkindern und Jugendlichen (mit fehlender Immunisierung bzw. Auffrischimpfungen) und Erwachsenen registriert werden (Hellenbrandt et al. 2009).

Die bedeutsame Rolle von Jugendlichen und insbesondere Erwachsenen auch in der Übertragung von Pertussis auf junge, nicht oder unzureichend geschützte Säuglinge ist gut belegt (Heininger und Cherry 2006). Bordetella-pertussis-Infektionen im Erwachsenenalter tragen zur anhaltenden Zirkulation des Erregers in der Bevölkerung trotz hoher Impfraten im Säuglings- und Kleinkindesalter bei. Durch die in Deutschland 2009 erfolgte Einbeziehung der Erwachsenen in das Standardimpfprogramm gegen Pertussis kann diese Krankheit zukünftig potenziell besser kontrolliert werden.

Erreger

Pertussis ist eine akute Infektionskrankheit, die vor allem durch Bordetella pertussis, ein gramnegatives Stäbchenbakterium hervorgerufen wird. Unter den humanpathogenen Spezies des Genus Bordetella spielt ferner Bordetella parapertussis eine bedeutsame Rolle und ist – mit erheblicher regionaler und zeitlicher Variabilität – für ca. 0,2–50 % der Pertussisfälle verantwortlich.

Andere Erreger wie z. B. Adenoviren oder Mycoplasma pneumoniae können pertussisähnliche Krankheitsbilder erzeugen (Wirsing von König et al. 1998).

Pathogenese

Die Übertragung von Bordetella pertussis bzw. Bordetella parapertussis erfolgt durch Tröpfcheninfektion von Mensch zu Mensch. Nach einer Inkubationszeit von 7–14 Tagen führt die lokale Vermehrung der Bakterien auf dem zilientragenden Respirationsepithel von Nasopharynx und Bronchien zu ersten unspezifischen Krankheitszeichen *(Stadium catarrhale)*. In dieser Krankheitsphase besteht die höchste Kontagiosität. Während der nachfolgenden Stadien *(Stadium convulsivum* bzw. *Stadium decrementi)* ist die Kontagiosität deutlich rückläufig, ehe sie unbehandelt nach meist mehreren Wochen endet. Der manchmal hartnäckig viele Wochen bis Monate persistierende Husten wird auf die Schädigung des Mukosaepithels zurückgeführt. Eine Vielzahl von Toxinen und anderen Bestandteilen des Pertussisbakteriums wurden nachgewiesen und charakterisiert. Auch im Hinblick auf die Impfprävention von besonderer Relevanz sind:
- Pertussistoxin (PT); Synonyma: Lymphocytosis promoting factor (LPF), histaminsensitivierender Faktor (HSF)
- filamentöses Hämagglutinin (FHA)
- Fimbrien (Agglutinogene)
- Pertaktin; Synonym: 69-Kilodalton-Protein

Ihre pathogenetische Wirkung sowie ihre Bedeutung für die Infektionsimmunität sind bis heute nicht vollständig geklärt, jedoch wird dem Pertussistoxin eine besondere Rolle zuerkannt.

Die Immunität nach Pertussis als Krankheit wie auch nach Impfungen ist zeitlich limitiert (Cherry u. Heininger 2009).

Klinik

Pertussis verläuft im typischen Fall in 3 Krankheitsstadien. Nach dem 1–2 Wochen dauernden Prodromalstadium mit Rhinitis, Husten und allenfalls nur gering erhöhter Körpertemperatur treten die typischen anfallsartigen (= paroxysmal) Hustenattacken auf, die das *Stadium convulsivum* kennzeichnen. Der Stakkatohusten geht mit ziehender Inspiration, Schleimerbrechen und Hustenreprisen einher. Im Blutbild ist oft die charakteristische Leukozytose mit relativer Lymphozytose nachweisbar. Dieses Stadium dauert i.d.R. einige Wochen, kann aber auch mehrere Monate anhalten. Im darauf folgenden *Stadium decrementi* werden die Hustenattacken seltener, uncharakteristischer und hören schließlich binnen einigen Wochen ganz auf.

Neben diesem typischen Verlauf gibt es eine Vielzahl mitigierter Erkrankungsfälle, die klinisch (d.h. ohne mikrobiologische Diagnostik) oftmals nicht erkannt und diagnostiziert werden. Dabei handelt es sich vor allem um Verläufe ohne den charakteristischen Stakkatohusten. Grundsätzlich sollte man daher bei jedem Husten, der länger als 14 Tage andauert, differenzialdiagnostisch Pertussis berücksichtigen. Bei Säuglingen können als erste Symptome einer Pertussis letale oder beinahe letale Apnoen auftreten, die zum plötzlichen Tod führen können (Heininger et al. 1992).

Die möglichen Komplikationen einer Pertussis und deren Häufigkeit, beobachtet bei 3838 stationär behandelten Patienten in Deutschland vor Wiedereinführung der Pertussisimpfung, sind in Tab. 33.1 wiedergegeben. Ein ähnliches Komplikationsspektrum wurde in späteren Erhebungen im Rahmen der „Erhebungseinheit für seltene pädiatrische Erkrankungen in Deutschland" (ESPED) gefunden (Juretzko et al. 2002).

Chemoprophylaxe

Makrolidantibiotika (z.B. Clarithromycin) können bei Gabe an Kontaktpersonen in der ersten Woche nach Exposition den Ausbruch der Pertussis verhindern oder die Krankheit in ihrer Ausprägung abschwächen. Die Behandlungsdauer beträgt 14 Tage. Bei Erwachsenen hat sich dafür aufgrund des einfachen Einnahmeschemas (einmal täglich über 5 Tage) Azithromycin bewährt.

Impfung

Impfstoffe

Erste erfolgreiche Impfversuche gegen Pertussis wurden bereits in den 1920er-Jahren durchgeführt.

Pertussis-Ganzkeimimpfstoffe enthalten inaktivierte Bordetella-pertussis-Bakterien, die in toto geimpft werden, was diesem Impfstoff in Unterscheidung zu azellulären Impfstoffen (s.u.) auch den Namen „Ganzkeimimpfstoff" gab. Ganzkeimimpfstoffe sind in Deutschland nicht mehr verfügbar, werden aber in vielen Ländern noch durch lokale Impfstoffproduzenten hergestellt (z.B. Indien, China) und auch im Rahmen des Expanded Programme for Immunization (EPI) der WHO nach wie vor verwendet.

Azelluläre Pertussisimpfstoffe (aP) bestehen nicht aus ganzen Zellen von Bordetella pertussis, sondern aus einzelnen Komponenten des Erregers,

Tabelle 33.1 Komplikationen bei 3838 stationär behandelten Patienten mit Pertussis aufgrund einer Erhebung an deutschen Kinderkliniken (nach Stehr u. Lugauer 1999).

Komplikationen (ohne Bronchitis)	absolute Patientenzahl	relative Häufigkeit [%]
Pneumonie	834	21,7
Apnoen	295	7,7
kardiale Symptome	130	3,6
zerebrale Krämpfe	127	3,5
pathologisches EEG	78	2,1
Enzephalopathie	66	1,8
Beatmung	43	1,1
verstorben	7	0,18

Tabelle 33.2 Verfügbare DTPa-Kombinationsimpfstoffe in Deutschland.

Hersteller	Handelsname	Komponenten	Gehalt [µg]			
			PT	FHA	Pertaktin	Agglutinogene
Sanofi Pasteur MSD	Pentavac	2	25	25	–	–
GlaxoSmithKline	Infanrix (diverse Kombinationen)	3	25	25	8	–
GlaxoSmithKline	Boostrix bzw. Boostrix-Polio	3	8	8	2,5	–
Sanofi Pasteur MSD	Repevax bzw. Covaxis	5	2,5	5	3	5[1]

[1] enthält Agglutinogene 2 und 3

wie PT, FHA, Pertaktin und Fimbrien. Azelluläre Pertussisimpfstoffe werden in unterschiedlichen Kombinationen und Dosierungen für unterschiedliche Altersgruppen angeboten (Tab. 33.2).

Impfdurchführung

Die Impfung gegen Pertussis erfolgt in insgesamt 7 Impfdosen. Die Ständige Impfkommission am Robert Koch-Institut (STIKO) empfiehlt
- die Grundimmunisierung aller Säuglinge mit 3 Dosen in Kombination mit Diphtherie- und Tetanustoxoid, inaktivierter Poliomyelitisvakzine (IPV), Haemophilus-influenzae-Typ-b-Konjugatimpfstoff (Hib) und ggf. Hepatitis B (DTPa-IPV-HBV/Hib) ab dem Alter von 2 Monaten
- und Auffrischimpfungen im Alter von 11–14 Monaten (DTPa-IPV-HBV/Hib), 5–6 Jahren (dtpa), 9–17 Jahren (dTpa-IPV) und
- 1-mal im Erwachsenenalter zum Zeitpunkt der nächsten fälligen Diphtherie-/Tetanusimpfung wieder als dTpa-Kombinationsimpfstoff (STIKO 2010).

Fehlende oder unvollständige Pertussisimmunisierungen sollten mit altersentsprechenden Kombinationsimpfstoffen nachgeholt bzw. vervollständigt werden, wobei ab dem Alter von 14 Jahren unabhängig von der Zahl früherer Pertussisimpfungen 1 Dosis genügt (Knuf et al. 2006), welche dann 10 Jahre später aufgefrischt werden sollte.

Pertussis-Kombinationsimpfstoffe werden i.m. injiziert.

Wirksamkeit

Im Rahmen der Untersuchung der Wirksamkeit und Verträglichkeit von azellulären Pertussisimpfstoffen wurden in den 1990er-Jahren 7 umfangreiche Studien mit mehr als 80 000 Kindern durchgeführt (Cherry 1997). Sie haben Modellcharakter und sollen daher im Folgenden diskutiert werden.

Diese Untersuchungen erlaubten
- einen direkten Vergleich von Nebenwirkungsraten bei Impflingen nach Ganzkeimimpfstoffen, azellulären Impfstoffen und der Impfung ohne Pertussisanteil (Kontrollgruppe),
- den direkten Vergleich der Inzidenz von Pertussis nach Impfung mit Ganzkeimimpfstoffen bzw. azellulären Impfstoffen in Relation zur Inzidenz in der ungeimpften Gruppe nach DT-Impfung,

Ein Überblick über die verwendeten Vakzine und deren studienspezifische Wirksamkeiten ist in Tab. 33.3 dargestellt.

Ganzkeimvakzine

Die Mehrheit der kontrollierten Studien für Ganzkeimimpfstoffe ergaben bei Säuglingen und Kleinkindern Schutzraten gegenüber typischer Pertussis (mit mindestens 21 Tagen dauerndem anfallsartigen Husten) in der Größenordnung zwischen 80 % und 95 % (Fine und Clarkson 1987).

Azelluläre Impfstoffe

Untersuchungen zur Immunogenität im Säuglings- und Kleinkindesalter zeigen in Abhängigkeit von den in den verschiedenen azellulären Pertussisvakzinen enthaltenen Antigenen eine erhebliche Variabilität (Edwards et al. 1995). Die Aussagekraft der durch die Vakzine hervorgerufenen spezifischen Serumantikörper ist jedoch begrenzt, da ein allgemein gültiges serologisches Korrelat für Schutz vor Krankheit oder Infektion bislang nicht ermittelt werden konnte und dafür vielmehr retrospektive – besser prospektive – Studien erforderlich sind. Aus den Infektionsraten geimpfter im Vergleich zu ungeimpften Personen lässt sich dann die Wirksamkeit der Vakzine berechnen.

Zwischen 1988 und 1996 wurde eine Reihe von prospektiven, umfangreichen Untersuchungen zur Wirksamkeit verschiedener azellulärer Vakzinen (APV) im Vergleich zu konventionellen Ganzkeimpertussisvakzinen (GPV) vorwiegend im Säuglingsalter durchgeführt, darunter auch die heute gebräuchlichen Vakzinen. Sie sollen deshalb im Folgenden kurz zusammengefasst dargestellt werden. Alle Angaben zur Wirksamkeit der Impfstoffe beziehen sich auf die WHO-Definition der Pertussis (mikrobiologisch gesicherte Pertussisinfektion von mindestens 3 Wochen Dauer mit anfallsartigem Husten, Einziehungen und Erbrechen).

- In der Erlanger Studie (Stehr et al. 1998) erhielten ca. 10 500 Patienten doppelblind und randomisiert GPV oder APV (Antigene: PT, FHA, Pertaktin, Fimbrien-Typ 2); eine offene Kontrollgruppe erhielt nur DT. Es ergab sich nach 4 Impfdosen eine Wirksamkeit von 93 % (95 % Konfidenzintervall, CI: 89–96) für GPV und 83 % (95 % CI: 76–88) für APV.

Die entsprechenden Schutzraten in weiteren Wirksamkeitsstudien ergaben folgende Werte:
- In der Stockholmer Studie (Gustafsson et al. 1996) zeigte eine experimentelle Zweikomponentenvakzine eine Schutzrate von 59 % (95 % CI: 51–66), die Mehrkomponentenvakzine dagegen von 85 % (95 % CI: 81–89). Überraschenderweise ergab sich für GPV (vom US-Hersteller Connaught) nur eine Wirksamkeit von 48 % (95 % CI: 37–58).
- In der italienischen Studie (Greco et al. 1996) betrug die Schutzrate für GPV nach 3 Impfdosen lediglich 36 % (95 % CI: 14–52), während die beiden azellulären Pertussisvakzinen (beide mit 3 Komponenten) jeweils eine Wirksamkeit von 84 % (95 % CI: 76–90) zeigten.
- In der Senegal-Studie (Simondon et al. 1997) ergab sich für Säuglinge, die 3-mal APV erhalten hatten, ein relatives Erkrankungsrisiko von 2,58 im Vergleich zu GPV, woraus sich – unter Einbeziehung eines DT-Kontrollkollektivs – absolute Schutzraten von 85 % (95 % CI: 66–93) für APV und 96 % (95 % CI: 86–99) für GPV ergaben.
- In der Münchener Studie (Liese et al. 1997) wurden die Impfungen offen nach Wunsch der Eltern durchgeführt. Die (in Bezug auf Pertussis) ungeimpften Säuglinge wurden als „matched controls" rekrutiert. Nach 3 Impfdosen ergaben sich Schutzraten von 96 % (95 % CI: 87–99) für APV und von 97 % (95 % CI: 79–100) für GPV (bzw. von 80 % und 95 %, wenn jeglicher Husten für wenigstens 21 Tage plus eine positive Kultur zur Bewertung herangezogen wurden).
- In der Mainzer Studie (Schmitt et al. 1996) wurde schließlich für eine Dreikomponenten-APV eine Wirksamkeit von 89 % (95 % CI: 77–95) errechnet.
- In der Göteburg-Studie zeigte nach 3 Impfungen im Alter von 3, 5 und 12 Monaten die geprüfte azelluläre Monokomponentenvakzine (PT als einziges Antigen von Bordetella pertussis) eine Schutzrate von 71 % (95 % CI: 63–78).

Der Schutz nach kompletter Grundimmunisierung (3–4 Dosen) mit azellulären Impfstoffen hält nach bisherigen Kenntnissen mindestens 6–9 Jahre an (Lugauer et al. 2002).

Auch im Erwachsenenalter ist der Schutzeffekt einer azellulären Pertussisvakzine belegt (Ward 2005). 2784 Studienteilnehmer im Alter von 16–65 Jahren erhielten doppelblind-randomisiert eine azelluläre Dreikomponentenpertussisvakzine (PT, FHA, Pertaktin) oder einen Hepatitis-A-Impfstoff. Anschließend erfolgte über 2 Jahre eine kontinuierliche Erfassung und Diagnostik von Hustenepisoden. Bei den 2784 Studienteilnehmern traten im Beobachtungszeitraum 3171 Hustenepisoden auf, von denen ein geringer Anteil die Falldefinition für Pertussis erfüllte. Die meisten dieser Pertussisfälle betrafen die nicht gegen Pertussis geimpften Studienteilnehmer, sodass eine Wirksamkeit der Impfung von 92 % (95 % CI: 32–99) resultierte.

Weder die Ganzkeimvakzinen noch azelluläre Vakzinen induzieren eine zuverlässige, mit der gegen Bordetella pertussis vergleichbaren, Immunität gegen Infektionen mit Bordetella parapertussis.

Tabelle 33.3 Prospektive vergleichende Wirksamkeitsstudien azellulärer Pertussisvakzinen.

Ort	Design	Impfstoffe	azelluläre Pertussisantigene (Hersteller)	errechnete Wirksamkeit[1]	Anzahl der Studienkinder	Immunisierungsschema[2]
Erlangen, Deutschland	doppelblind, randomisiert, offene DT-Gruppe	DTPa	PT, FHA, Pertaktin, Fim (Lederle)	83 %	4273	3/4,5/6/15–18
		DTPw		93 %	4259	
		DT			1739	
Göteborg, Schweden	doppelblind, randomisiert	DTPa	PT	71 %	1670	3/5/12
		DT			1665	
Mainz, Deutschland	prospektive Haushaltskontaktstudie	DTPa	PT, FHA, Pertaktin (GSK)	88 %	22 503	3/4/5
		DTPw		97 %		
München, Deutschland	Fall-Kontrollstudie	DTPa	PT, FHA (Connaught)	96 %[3]	12 710	2/4/6/15–25
		DTPw		97 %[3]	3200	
		DT			2100	
Rom, Italien	doppelblind, randomisiert	DTPa	PT, FHA, Pertaktin (Connaught bzw. Chiron)	84 %	4481	2/4/6
		DTPa		84 %	4452	
		DTPw		36 %	4348	
		DT			1470	
Senegal	doppelblind, randomisiert kombiniert mit Haushaltskontaktstudie	DTPa	PT, FHA, (Pasteur)	85 %	1847	2/4/6
		DTPw, Merieux		96 %	1772	
Stockholm, Schweden	doppelblind, randomisiert	DTPa	PT, FHA (GSK) bzw. PT, FHA, Pertaktin (Connaught)	58 %	2538	2/4/6
		DTPa		85 %	2551	
		DTPw		48 %	2001	
		DT			2538	

[1] für Pertussisfälle entsprechend der WHO-Definition
[2] Alter in Monaten
[3] jeglicher Husten für wenigstens 21 Tage plus positive Kultur

Wichtige Informationen

Nebenwirkungen

Lokale Nebenwirkungen, wie Rötung, Schwellung, Überwärmung und muskuläre Schmerzen an der Impfstelle treten meist innerhalb der ersten 3 Tage nach der Impfung auf und sind selbstlimitierend.
- Sie wurden nach der Gabe von Ganzkeimvakzinen relativ häufig beobachtet, je nach verwendeter Vakzine und konsekutiver Impfdosis in einer Frequenz von 15–50 %.
- Demgegenüber liegt die Rate nach der Gabe von azellulären Kombinationsimpfstoffen (DTPa) mit 2–15 % in der Größenordnung, wie sie nach der Gabe einer alleinigen DT-Vakzine beobachtet wird.

Die Rate an lokalen Reaktionen nimmt mit steigender Anzahl der Impfdosen und zunehmendem Alter geringfügig zu. Ausgeprägtere lokale

Reaktionen (> 2 cm Durchmesser) kommen bei weniger als 1 % aller Impflinge vor. Bemerkenswert ist das gelegentliche Auftreten einer gelenkübergreifenden Schwellung im Bereich der Injektion nach 1–3 Tagen (whole limb swelling), welche aber wenig beeinträchtigend und von kurzer Dauer ist.

Lokale Nebenwirkungen sind keine Kontraindikation für weitere Impfungen mit dem gleichen Impfstoff.

Umfangreiche Erfahrungen liegen auch zur Verträglichkeit von azellulären Pertussisvakzinen – monovalent bzw. in Kombination mit Diphtherie- und Tetanustoxoid – bei Anwendung im Erwachsenenalter vor (Heininger 2008). Es konnte gezeigt werden, dass die Impfung auch in dieser Altersgruppe sehr gut toleriert wird, wobei die Rate an lokalen Nebenwirkungen geringfügig höher als im Kindesalter ist und die meist leicht zu tolerierenden Erscheinungen auch zeitverzögert (bis zu 7 Tage postvakzinal) auftreten können. Kurze Abstände zwischen letzter Diphtherie-/Tetanus- und nachfolgender dtpa-Impfung führen zu keiner signifikanten Zunahme an Nebenwirkungen (Beytout et al. 2009).

Als vorübergehende selbstlimitierende *systemische* Nebenwirkungen sind bekannt
- Fieber,
- schrilles Schreien,
- Unruhe oder
- Müdigkeit sowie
- Appetitlosigkeit.

Die Nebenwirkungen traten nach der Gabe von Ganzkeimvakzinen (DPT) mit 15–50 % signifikant häufiger auf als nach DT allein. Im Gegensatz dazu tritt z. B. Fieber (≥ 38 °C) nach der Applikation von azellulären Impfstoffen (DTPa) in gleicher Häufigkeit auf wie nach der Gabe von DT-Impfstoffen ohne Pertussiskomponente.

Schwerwiegende systemische Reaktionen:
- *Krampfanfälle* innerhalb von 72 Stunden nach der Impfung mit Pertussisimpfstoffen (Ganzkeim und azellulär) traten in mehreren prospektiven Studien nicht häufiger auf als nach DT-Impfungen und entsprechen in etwa der natürlichen Erwartungswahrscheinlichkeit.
- *Hypoton-hyporesponsive Episoden* wurden seltener nach der Gabe azellulärer Impfstoffe als nach Ganzkeimimpfstoffen beschrieben und liegen geringfügig höher als nach der DT-Impfung. Hierbei handelt es sich um einen plötzlichen Zustand von Blässe, schlaffem Muskeltonus und fehlender Reaktion auf äußere Reize. Die Ätiologie ist unbekannt, bleibende Schäden sind nicht bekannt.
- Der in den 1970er-Jahren in der Literatur diskutierte Zusammenhang des *plötzlichen Kindstods* mit der Pertussisimpfung konnte durch prospektive Untersuchungen eindeutig widerlegt werden (Cherry und Heininger 2009).
- Die früher nach Verwendung von Ganzkeimimpfstoffen gemeldeten *Impfschäden* betrafen zum größten Teil das zentrale Nervensystem. Es konnte aber gezeigt werden, dass den – der Impfung angelasteten – Symptomen andersartige Krankheiten zugrunde lagen, deren Erstmanifestation zeitgleich mit der Pertussisimpfung einherging (Stehr und Lugauer 1999).

Indikation/Kontraindikation

Generell ist die Pertussisimpfung für alle Säuglinge ab dem Alter von 2 Monaten empfohlen, wobei die ersten 3 Dosen im Abstand von jeweils mindestens 4 Wochen verabreicht werden, gefolgt von einer 4. Dosis frühestens 6 Monate nach der 3. Dosis (sogenanntes „3+1"-Schema). Manche Länder empfehlen davon abweichend nur 2 Dosen im 1. Lebensjahr („2+1"-Schema). Eine 5. und 6. Pertussisimpfdosis wird in Deutschland im Alter von 5–6 Jahren und 9–17 Jahren empfohlen.

Die STIKO empfiehlt die Pertussisimpfung auch für Erwachsene, die bestimmten Risikogruppen angehören, unabhängig vom Zeitpunkt der letzten Diphtherie-/Tetanusimpfung, sofern deren letzte Pertussisimpfung länger als 10 Jahre zurückliegt:
- Frauen im gebärfähigen Alter
- Bei anstehender Geburt besteht eine Impfindikation für enge Kontaktpersonen (Eltern) und Betreuer (z. B. Tagesmütter, Babysitter, ggf. Großeltern), die spätestens 4 Wochen vor Geburt des Kindes erfolgen sollte; auch bei Geschwistern soll ggf. der Pertussisimpfschutz aktualisiert werden. Erfolgte die Impfung bei der Mutter nicht vor der Konzeption, sollte sie bevorzugt in den ersten Tagen nach der Geburt des Kindes erfolgen
- Eine berufliche Indikation besteht für Personal im Gesundheitsdienst sowie in Gemeinschaftseinrichtungen.

Kontraindikationen bestehen bei
- akuten, behandlungsbedürftigen Erkrankungen,

- bekannten allergischen Reaktionen auf Impfstoffbestandteile,
- wenn der Impfling binnen 7 Tagen nach einer vorausgegangenen Pertussisimpfung an einer Enzephalopathie unklarer Ätiologie erkrankte.

Als *relative Kontraindikationen*, d.h. unter Abwägung von Nutzen und Risiko, gelten gemäß Fachinformationen der Impfstoffe:
- Fieber über 40,5 °C ohne andere erkennbare Ursache binnen 48 Stunden nach Impfung
- Kollaps oder schockähnlicher Zustand binnen 48 Stunden nach Impfung („hypoton-hyporesponsive Episode")
- anhaltendes Weinen oder Schreien über mehr als 3 Stunden binnen 48 Stunden nach Impfung
- zerebraler Krampfanfall binnen 72 Stunden nach Impfung

Sonstige Krampfanfälle in der Anamnese, Krampfleiden in der Familie und andere neurologische Erkrankungen, die mit Krampfanfällen einhergehen, gelten *nicht* als Kontraindikation. Da im zeitlichen Zusammenhang mit der Impfung jedoch eine spontane Verschlechterung des bestehenden Leidens oder eine Zunahme der Anfallshäufigkeit eintreten kann, sollte der impfende Arzt dies im Aufklärungsgespräch thematisieren.

Eine ausgeprägte lokale oder systemische Nebenwirkung wie z.B. Fieber nach einer Dosis einer Pertussisimpfung stellt ebenfalls *keine* Kontraindikation für weitere Impfdosen dar.

Therapie

Da die Infektiosität der Pertussis im späten Inkubations- und katarrhalischen Stadium am höchsten ist, sollen wirksame Antibiotika, i.d.R. Makrolide, bei Pertussisverdacht so früh wie möglich verabreicht werden. Die Behandlungsdauer beträgt 7–14 Tage. Beginnt die antibiotische Therapie erst im Stadium convulsivum, so ist nur noch ein geringer Einfluss auf die Symptomatik zu erzielen. Dies liegt vermutlich an der bereits fortgeschrittenen toxinvermittelten Schleimhautschädigung. Die antibiotische Therapie ist jedoch zur Verhinderung pulmonaler Komplikationen und zur Beendigung der Ansteckungsfähigkeit in jedem Fall sinnvoll.

Als allgemeine Maßnahme ist die Isolierung der Erkrankten bis zum Abschluss der antibiotischen Therapie zu empfehlen. Auch die Antibiotikaprophylaxe mit einem Makrolid (z.B. Clarithromycin 15 mg/kgKG/d) über 7 Tage oder Azithromycin (5 Tage) stellt eine effektive Maßnahme dar, wenn sie innerhalb der ersten Tage nach Exposition erfolgt. Auch die Kombination von Antibiotikaprophylaxe und aktiver Impfung (v.a. bei fälliger Auffrischimpfung) ist möglich und sinnvoll, da durch Antibiotika die Wirkung der Impfung nicht beeinflusst wird. Dieses Vorgehen ist bei exponierten Personen ohne Impfschutz bzw. mit unzureichendem Impfschutz angezeigt.

Als *allgemeine Maßnahme* ist die Isolierung der Erkrankten bis zum Abschluss der Chemotherapie zu empfehlen. Auch die Kombination von Antibiotikaprophylaxe (siehe S. 201) und aktiver Impfung (v.a. bei fälliger Auffrischimpfung) ist möglich und sinnvoll, da durch Antibiotika die Wirkung der Impfung nicht beeinflusst wird. Dieses Vorgehen ist bei exponierten Personen ohne Impfschutz bzw. mit unzureichendem Impfschutz angezeigt.

Meldepflicht

Es besteht keine Meldepflicht für Pertussis in Deutschland, Österreich oder der Schweiz. In Deutschland ist jedoch beim Auftreten eines Krankheitsfalles oder Verdachtsfalles in einer Gemeinschaftseinrichtung von deren Leitung das zuständige Gesundheitsamt zu benachrichtigen und den betroffenen Personen der Besuch von Gemeinschaftseinrichtungen bis zum Ende der Kontagiosität untersagt (§ 34 IfSG). Auch ist eine Krankheit oder der Verdacht der Krankheit in einer Wohngemeinschaft gemäß § 34 IfSG meldepflichtig.

Literatur

Beytout J, Launay O, Guiso N et al. Safety of Tdap-IPV given 1 month after Td-IPV booster in healthy young adults: A placebo-controlled trial. Hum Vaccin 2009; 5: 315–321

Cherry JD. Comparative efficacy of acellular pertussis vaccines: an analysis of recent trials. Pediatr Infect Dis J 1997; 16: 90–96

Cherry JD, Heininger U. Pertussis and other Bordetella infections. In: Feigin RD, Cherry JD, Demmler-Harrison GJ, Kaplan SL, eds. Textbook of Pediatric Infectious Diseases. 6th ed. Philadelphia: WB Saunders; 2009: 1683–1706

Edwards KM, Meade BD, Decker MD et al. Comparison of 13 acellular pertussis vaccines: overview and serologic response. Pediatrics 1995; 96: 548–557

Fine PEM, Clarkson JA. Reflections on the efficacy of pertussis vaccines. Rev Infect Dis 1987; 9: 866–883

Greco D, Salmaso S, Mastrantonio P et al. A controlled trial of two acellular vaccines and one whole-cell vaccine against pertussis. N Engl J Med 1996; 334: 341–348

Gustafsson L, Hallander HO, Olin P et al. A controlled trial of a two-component acellular, a five-component acellular and a whole-cell pertussis vaccine. N Engl J Med 1996; 334: 349–355

Heininger U, Stehr K, Cherry JD. Serious pertussis overlooked in infants. Eur J Pediatr 1992; 151: 342–343

Heininger U, Cherry JD. Pertussis immunisation in adolescents and adults – Bordetella pertussis epidemiology should guide vaccination recommendations. Expert Opin Biol Ther 2006; 6: 685–697

Heininger U. Pertussis immunisation in adolescents and adults. Adv Exp Med Biol 2008; 609: 72–97

Hellerbrand W, Beier D, Jensen E et al. The epidemiology of pertussis in Germany: past and present. BMC Infect Dis 2009; 9: 22

Juretzko P, Kries von R, Hermann M et al. Effectiveness of acellular pertussis vaccine assessed by hospital-based active surveillance in Germany. Clin Infect Dis 2002; 35: 162–167

Knuf M, Zepp F, Meyer C et al. Immunogenicity of a single dose of reduced-antigen acellular pertussis vaccine in a non-vaccinated adolescent population. Vaccine 2006; 24: 2043–2048

Liese JG, Meschievitz CK, Harzer E et al. Efficacy of a two-component acellular pertussis vaccine in infants. Pediatr Infect Dis J 1997; 16: 1038–1044

Liese JG, Heininger U, Müller FM, Wirsing von König CH. Pertussis. In: Scholz H, Belohradsky B, Bialek R, Heininger U, Kreth W, Roos R, Hrsg. Deutsche Gesellschaft für Pädiatrische Infektiologie: Handbuch Infektionen bei Kindern und Jugendlichen. 5. Aufl. Stuttgart: Thieme; 2009: 411–416

Lugauer S, Heininger U, Cherry JD et al. Long-term clinical effectiveness of an acellular pertussis component vaccine and a whole cell pertussis component vaccine. Eur J Pediatr 2002; 161: 142–146

Schmitt HJ, Wirsing von König CH, Neiss A et al. Efficacy of acellular pertussis vaccine in early childhood after household exposure. JAMA 1996; 275: 37–41

Simondon F, Preziosi MP, Yam A et al. A randomized double-blind trial comparing a two-component acellular to a whole-cell pertussis vaccine in Senegal. Vaccine 1997; 15: 1606–1612

Ständige Impfkommission am Robert Koch-Institut (STIKO). Mitteilung der Ständigen Impfkommission am Robert Koch-Institut: Empfehlungen der Ständigen Impfkommission am RKI 2010/Stand Juli 2010. Epid Bull 2010; 30: 279–298

Stehr K, Cherry JD, Heininger U et al. A comparative efficacy trial in Germany in infants who received either the Lederle/Takeda acellular pertussis component DTP (DTaP) vaccine, the Lederle whole-cell component DTP vaccine or DT vaccine. Pediatrics 1998; 101: 1–11

Stehr K, Lugauer S. Pertussisschutzimpfung. In: Spiess H, ed. Impfkompendium. 5. Aufl. Stuttgart: Thieme; 1999: 168–183

Ward JI, Cherry JD, Chang SJ et al. Efficacy of an acellular pertussis vaccine among adolescents and adults. N Engl J Med 2005; 353: 1555–1563

Wirsing von König CH, Rott H, Bogaerts H et al. A serologic study of organisms possibly associated with pertussis-like coughing. Pediatr Infect Dis J 1998; 17: 645–649

34 Pest

R. Steffen u. Chr. Hatz

Epidemiologie

Die Pest — im Altertum als *Schwarzer Tod* sehr gefürchtet — bleibt auch im 21. Jahrhundert in zahlreichen Herden vor allem in den Tropen und Subtropen endemisch; im 1. Jahrzehnt sind bedeutende Ausbrüche in der Demokratischen Republik Kongo (jährlich etwa 1000 Fälle), Uganda, Madagaskar, Peru, Algerien, Malawi, Indien und Sambia gemeldet worden. Allerdings waren auch andere Länder betroffen (Abb. 34.1) Aktuell werden über 90 % aller Fälle aus Afrika gemeldet. Längere Perioden ohne Diagnose von Pest verleiten immer wieder zur Illusion, diese Infektion sei in der betreffenden Region ausgerottet. Neuerdings wird postuliert, auch klimatische Faktoren, wie El Nino, würden eine Rolle spielen.

Ein Infektionsrisiko für Menschen besteht nur mehr selten. Betroffen sind hauptsächlich Personen, die in ländlichen Gebieten in Kontakt mit wilden Nagern kommen, dies vor allem bei der Arbeit in Minen, beim Jagen oder Campieren. In den vergangenen 20 Jahren sind in Indien und Madagaskar auch Ausbrüche in Städten vorgekommen. Pesteinschleppungen durch Reisende in nicht endemische Länder sind selten, es wird etwa 1 Fall pro Jahrzehnt publik. Der letzte betraf ein Ehepaar, das 2002 auf seinem Grundstück in Santa Fe, Neumexiko, eine tote Ratte gefunden hatte und in New York erkrankte.

Bedenken bestehen bezüglich der Verwendung von Pesterregern in bioterroristischer Absicht, zumal bekannt ist, dass in der Sowjetunion auch multiresistente Keime in großen Mengen gelagert wurden.

Erreger

Der Erreger der Pest ist Yersinia pestis, ein gramnegatives, nicht säurefestes, ovales, bipolar färbbares Bakterium.

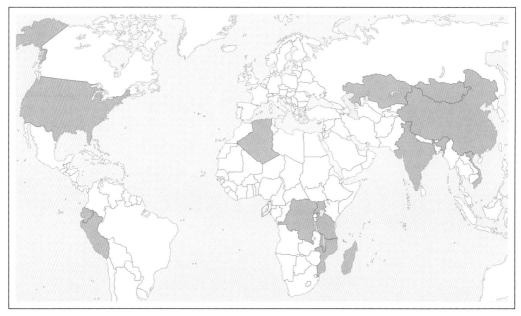

Abb. 34.1 Verbreitung der Pest. Länder mit an die WHO berichteten Pestfällen, 2002–2005.

Pathogenese

Yersinia pestis bewirkt primär eine Zoonose bei Nagetieren, die aber auch Katzen, Kamele und Menschen betreffen kann. Die Übertragung erfolgt zumeist durch Rattenflöhe Xenopsylla cheopis, vor allem nachdem der natürliche Wirt verstorben ist. Die Pest kann auch durch direkten Kontakt mit infizierten Tiergeweben auf den Menschen übertragen werden. Selten ist auch eine direkte Übertragung von Mensch zu Mensch durch Tröpfchen oder nicht sachgemäße Manipulation mit menschlichen Geweben möglich. Nosokomiale Infektionen bei Medizinalpersonal sind noch kürzlich in Peru beschrieben worden (Donaires et al. 2010).

Die Virulenz hängt von diversen Faktoren ab, die auf 3 Plasmiden und deren Chromosom kodiert sind; bedeutsam ist vor allem der Proteinkapsel-Faktor 1 (F1).

Klinik

Klinisch wird zwischen *bubonischen, septikämischen* und *pneumonischen Verlaufsformen* unterschieden: Die Inkubationszeit beträgt 1–7 Tage, bei pneumonischer und septikämischer Pest weniger.
- Bei der *Bubonenpest* gelangt der Erreger nach einem infizierten Insektenstich in die regionären Lymphknoten, meist in den Leisten. Diese sind schmerzhaft vergrößert (Bubonen) und können abszedieren. Die Krankheit beginnt mit Fieber, Schüttelfrost und Kopfschmerzen.
- *Pestsepsis* kann sich aus allen anderen Pestformen entwickeln. Hämatogene Streuung kann zu disseminierter, intravasaler Gerinnung, peripherer Gangränbildung, Meningitis, Pneumonie oder anderen Organmanifestationen führen.
- *Pneumonische Pest* folgt einer Tröpfcheninfektion direkt von Mensch zu Mensch oder über kontaminierte Gegenstände. Sie kann auch sekundär in der Folge einer Pestsepsis entstehen. Diese Erkrankungsform ist hochinfektiös und kann durch respiratorische Übertragung zu weiteren Fällen von primärer pneumonischer Pest führen und in der Folge zu rascher Ausbreitung der Krankheit.

Die bubonische Pest hat unbehandelt eine Letalität von etwa 50 %, Sepsis und Pneumonie führen unbehandelt immer zum Tod. Eine antibiotische Behandlung senkt diese Ziffer unter 10 %, wenn sie früh einsetzt sogar unter 1 %. Eine durchgemachte Erkrankung führt zu einer Teilimmunität. Generell beträgt in den Vereinigten Staaten aktuell die Letalität 14 %, weltweit 19 %.

Impfung

Impfstoffe

Im deutschsprachigen Raum und ganz allgemein in der westlichen Welt sind keine Impfstoffe mehr im Handel. Zahlreiche Impfstoffe sind in Entwicklung, mehrheitlich aus purifizierten F1- und LcrV-Antigenen bestehend.

Bis vor Kurzem waren 2 inaktivierte Ganzzellimpfstoffe erhältlich:
- In den Vereinigten Staaten wurde bis 1999 eine auf mit Formaldehyd abgetöteten virulenten Stämmen 195/P basierte Impfung vertrieben (Plague Vaccine USP).
- In Australien verwendeten bis 2005 die Commonwealth Serum Laboratories (CSL) zur Herstellung eines Impfstoffs ebenfalls 195/P-Stämme, diese wurden jedoch durch Hitze inaktiviert.

Auch die vor allem in französischen Kolonien gebräuchlichen attenuierten Impfstoffe sind nicht mehr im Handel.

Es ist unklar, ob in Kasachstan noch immer Pestimpfstoffe relativ breit angewendet werden.

Wirksamkeit

Gemäß einer 2004 publizierten Cochrane-Review bestehen große Unsicherheiten bezüglich der Wirksamkeit der Pestimpfstoffe; es fehlen randomisierte, kontrollierte Studien. Es gibt Hinweise, dass Totimpfstoffe wirksamer und besser verträglich sein könnten als die attenuierte Vakzine. Ein gewisser Impfschutz – das zeigen Erfahrungen aus dem Vietnamkrieg – besteht, dies allerdings wohl erst 2 Wochen nach der 2. Dosis, über 6–12 Monate.

Zur postexpositionellen Anwendung taugen Pestimpfstoffe nicht und der Schutz gegen Lungenpest ist sehr beschränkt.

Wichtige Informationen

Nebenwirkungen

Alle Hersteller von Totimpfstoffen gegen Pest dokumentieren häufige Nebenwirkungen; u. a. wurde nach der Verwendung der amerikanischen Vakzine über lokale Schmerzen, Schwellung, Rötung berichtet – in 72 % der Fälle nach der 1. Dosis, in 19 % der Fälle nach der 2. Dosis. Allgemeinreaktionen mit Kopfschmerzen, Nausea, Abgeschlagenheit, Schwindel, Fieber sind ebenfalls recht häufig (19 % bzw. 7 %). Urtikaria kommt selten vor.

Indikation/Kontraindikation

Eine Pestimpfung kann bei verfügbarem Impfstoff prinzipiell in Betracht gezogen werden für Personen, die
- mit virulenten Yersinia pestis arbeiten,
- in Endemiegebieten regelmäßig mit potenziell infizierten Nagern und Flöhen in Kontakt kommen,
- in hochendemischen Gebieten arbeiten, z. B. Militär, Entwicklungshelfer.

Es gibt sonst keine reisemedizinische Indikation; seit Jahrzehnten fordert kein Land auf Basis der International Health Regulations den Nachweis einer durchgeführten Pestimpfung.

Kontraindikation ist Unverträglichkeit für den Impfstoff oder dessen Komponenten (Rindereiweiß, Soja, Kasein, Sulfit, Phenol oder Formaldehyd), betroffene Personen sollten keine Pestvakzine erhalten. Zudem gelten die üblichen Kontraindikationen für Totimpfstoffe.

Therapie

Die Therapie muss schnell erfolgen.
- Streptomycin ist das wirksamste Antibiotikum und war die Therapie der Wahl bei Lungenpest, allerdings hat Gentamicin den Vorteil einer 1-mal-tgl.-Dosierung.
- Chloramphenicole werden bei Befall der Meningen, bei Pleuritis oder Endophthalmitis eingesetzt.
- Tetracycline wirken bakteriostatisch und werden bei unkomplizierter Pest verwendet.
- Fluorochinolone haben sich in vitro und in Tierversuchen als wirksam erwiesen, es fehlt jedoch an Erfahrung bei Menschen.

Isolation:
- Patienten mit *pneumonischer Pest* müssen bis 3 Tage nach Beginn der antibiotischen Therapie einer *strengen Isolierung* unterworfen werden.
- Für Patienten mit *bubonischer Pest* ohne Husten und mit unauffälligem Lungenbefund ist nur *besondere Vorsicht* beim Umgang mit Drainageflüssigkeiten und Sekreten für den gleichen Zeitraum notwendig.

Weitere Maßnahmen:
- Wenn der Verdacht besteht, dass Patienten Rattenflöhe tragen, so ist eine Behandlung mit einem wirksamen Insektizid durchzuführen.
- Kleider und Gepäck müssen entwest oder vernichtet werden.
- Ausscheidungen und Sekrete des Patienten sowie damit kontaminierte Gegenstände müssen laufend desinfiziert werden; das Krankenzimmer ist einer vollständigen Schlussdesinfektion zu unterwerfen.

Eine *Quarantäne* ist
- für Kontaktpersonen angebracht, die eine Chemoprophylaxe (s. u.) verweigern.
- Alle Kontaktpersonen sollen während 7 Tagen engmaschig überwacht werden. Allenfalls ist nach Kontaktpersonen gezielt zu suchen.

Expositions- und Chemoprophylaxe

Die Prävention konzentriert sich darauf, das Risiko einer Exposition zu infizierten Flohbissen zu senken, zudem ist ein direkter Kontakt zu infizierten Geweben oder Patienten mit Lungenpest zu meiden.

Exponierte Personen erhalten eine Chemoprophylaxe mit Doxycyclin 100–200 mg/d, unterteilt in 2–4 Dosen tgl., für 1 Woche; bei Kindern über 9 Jahren liegt die Dosierung bei 25–50 mg/kgKG/d. Als Alternative können Sulfamethoxazol/Trimethoprim oder Chloramphenicol verwendet werden.

Meldepflicht

Die Pest unterliegt einer internationalen Meldepflicht und wird von den nationalen Gesundheitsbehörden an die WHO gemeldet. So besteht *in allen Ländern* auch eine nationale Meldepflicht (Deutschland: s. IfSG).

Literatur

Andrus JK, Aguilera X, Oliva O et al. Global health security and the International Health Regulations. BMC Public Health 2010; 10 (Suppl. 1): 2

Centers for Disease Control and Prevention (CDC). Imported Plague – New York City 2002. MMWR 2003; 52: 725–728

Dennis DT, Gage KL, Gratz N, Poland JD, Tikhomirov E. Plague Manual: Epidemiology, Distribution, Surveillance and Control. Geneva: World Health Organization; 1999: WHO/CDS/CSR/EDC/99.2.

Donaires LF, Céspedes M, Valencia P et al. Primary pneumonic plague with nosocomial transmission in La Libertad, Peru 2010. Rev Peru Med Exp Salud Publica 2010; 27: 326–336

Inglesby TV, Dennis DT, Henderson DA et al. Plague as a biological weapon: medical and public health management. Working Group on Civilian Biodefense. JAMA. 2000; 283: 2281–2290

Jefferson T, Demicheli V, Pratt M. Vaccines for preventing plague. Cochrane Database of Systematic Reviews. In: The Cochrane Library, Issue 4. Chichester: Wiley & Sons; 2004:

Titball RW, Williamson ED, Dennis DT. Plague. In: Plotkin SA, Orenstein WA, eds. Vaccines. Philadelphia: WB Saunders; 2004: 999–1010

Williamson ED, Simpson AJ, Titball RW. Plague vaccines. In: Plotkin SA, Orenstein WA, Offit PA, eds. Vaccines. 5th ed. Philadelphia: Saunders Elsevier; 2008: 519–529

World Health Organization (WHO). International meeting on preventing and controlling plague: the old calamity still has a future. Wkly Epid Rec 2006; 81(28): 278–284. Im Internet: http://www.int/wer/2006/wer8128.pdf; Stand: 23.06.2011

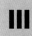

35 Pneumokokken

U. Heininger u. M. van der Linden

Epidemiologie

Die Inzidenz invasiver Pneumokokkeninfektionen ist stark altersabhängig und weist Gipfel in den ersten beiden Lebensjahren sowie bei älteren Personen auf, wobei vor Einführung des nationalen Impfprogramms im Kindesalter die höchste Inzidenz mit 19,5/100 000 (davon eitrige Meningitis: 8,1/100 000) bei Kindern bis zum Alter von 2 Jahren zu verzeichnen war, gefolgt von den 3- bis 5-Jährigen mit Inzidenzen von 4,3 bzw. 1,4 (DAKJ 2002). Auch die Serotypenverteilung ist altersabhängig, wie eine Studie der ESPED zeigt. Für den Zeitraum der Jahre 1997–1999 ergab sich, dass die Mehrheit der Serotypen, die für invasive Pneumokokkeninfektionen bei Kindern bis zum Alter von 16 Jahren verantwortlich sind, in den verfügbaren Impfstoffen enthalten ist (von Kries et al. 2000a). Eine aktuelle Übersicht der Isolate invasiver Pneumokokkeninfektionen in Deutschland, basierend auf Einsendungen an das Nationale Referenzzentrum für Streptokokken, zeigt Tab. 35.**1**.

Erreger

Pneumokokken (Streptococcus pneumoniae) gehören zum Genus Streptococcus. Sie haben eine charakteristische Morphologie (ovoide bis lanzettförmige Diplokokken), sind grampositiv und von einer Kapsel umgeben. Die Kapsel enthält Polysaccharide, deren unterschiedliche Antigeneigenschaften eine Differenzierung in verschiedene Serotypen erlaubt. Bisher kennt man gemäß dem dänischen Klassifizierungssystem 93 Serotypen. Serotypen mit chemisch verwandten Polysacchariden werden in Serogruppen zusammengefasst (z. B. 6A und 6B, 19A und 19F).

Pathogenese

Hauptsächliche Eintrittspforte für Pneumokokkeninfektionen ist die Schleimhaut des Nasopharynx. Die Kolonisation der Mukosa kann zu lokalen (akute Otitis media, Sinusitis, Pneumonie) bzw. systemischen (Bakteriämie, Sepsis, eitrige Meningitis) Infektionskrankheiten führen, wobei oftmals vorausgehende Virusinfektionen der Atemwege mittels Destruktion des Epithels Wegbereiter für die Ausbreitung der potenziell pathogenen Bakterien sind.

Pneumokokken produzieren ein Hämolysin (Pneumolysin), das dermonekrotisierend wirkt, sowie ein Leukozidin und Neuraminidase in großen Mengen. Gemeinsam werden diese Virulenzfaktoren für die schweren Krankheitsmanifestationen bei invasiven Infektionen verantwortlich gemacht (Orihuela et al. 2004). Das Kapselpolysaccharid schützt das Bakterium vor Phagozytose.

Hauptsächliches Erregerreservoir ist der Mensch. Die zunächst asymptomatische Besiedlung des oberen Respirationstrakts ist Ausgangspunkt für eine mögliche spätere Infektion. Die Übertragung erfolgt von Mensch zu Mensch durch Tröpfcheninfektion bzw. durch engen Kontakt. Charakteristisch ist, dass zwar wie bei Meningokokkeninfektionen viele Personen infiziert werden, dabei aber nur wenige manifest erkranken. Die Besiedelungsrate mit Pneumokokken im 1. Lebensjahr beträgt ca. 20 %, im 2. Lebensjahr steigt sie auf 40 % an und geht in den darauf folgenden Jahren kontinuierlich zurück (2–6 Jahre 34 %, 7–11 Jahre 14 %, über 11 Jahre 8 %), was durch die kolonisationsbedingte Induktion von spezifischen mukosalen Antikörpern begründet ist (Lorenz et al. 2002, Simell et al. 2002). Eine erhöhte Infektionsrate besteht bei Asplenie (Weiss u. Belohradsky 1994). Weitere Risikofaktoren sind u. a.:
- Frühgeburtlichkeit
- Hämoglobinopathien, wie z. B. Sichelzellanämie
- HIV-Infektion
- Nephrotisches Syndrom

Klinik

Pneumokokken sind die häufigsten Erreger der bakteriellen akuten Otitis media und Sinusitis sowie der Lobärpneumonien. Unter den bakteriellen Otitiserregern bewirken Pneumokokken die

Tabelle 35.1 Serotypenverteilung von 235 invasiven Pneumokokkeninfektionen bei Kindern (< 16 J.) und 1992 invasiven Pneumokokkeninfektionen bei Erwachsenen (≥ 16 J.). Einsendungen an NRZ für Streptokokken, Juli 2009–Juni 2010.

Sero-typ	0–1 Jahre		2–4 Jahre		5–15 Jahre		16–50 Jahre		51–60 Jahre		> 60 Jahre	
	n	%	n	%	n	%	n	%	n	%	n	%
4	1	0,9	0	0,0	1	1,3	24	5,8	11	3,7	38	3,0
6B	2	1,9	0	0,0	1	1,3	0	0,0	3	1,0	23	1,8
9V	0	0,0	0	0,0	1	1,3	7	1,7	9	3,0	35	2,7
14	1	0,9	1	2,0	2	2,6	11	2,7	3	1,0	43	3,4
18C	3	2,8	3	5,9	7	9,1	8	1,9	2	0,7	13	1,0
19F	6	5,6	3	5,9	4	5,2	5	1,2	6	2,0	43	3,4
23F	0	0,0	1	2,0	1	1,3	1	0,2	8	2,7	35	2,7
PCV7*	13	12,1	8	15,7	17	22,1	56	13,5	42	14,0	230	18,0
1	9	8,4	9	17,6	25	32,5	75	18,1	35	11,7	64	5,0
5	1	0,9	0	0,0	1	1,3	3	0,7	0	0,0	3	0,2
7F	17	15,9	8	15,7	10	13,0	71	17,1	32	10,7	109	8,5
PCV10*	40	37,4	25	49,0	53	68,8	205	49,5	109	36,3	406	31,8
3	9	8,4	2	3,9	8	10,4	33	8,0	52	17,3	207	16,2
6A	4	3,7	1	2,0	1	1,3	7	1,7	7	2,3	45	3,5
19A	20	18,7	2	3,9	2	2,6	27	6,5	21	7,0	123	9,6
PCV13*	73	68,2	30	58,8	64	83,1	272	65,7	189	63,0	781	61,1
PPV23*	82	76,6	36	70,6	69	89,6	358	86,5	262	87,3	1017	79,6
andere	21	19,6	14	27,5	7	9,1	49	11,8	31	10,3	216	16,9
total	107	100,0	51	100,0	77	100,0	414	100,0	300	100,0	1278	100,0

* kumulativer, theoeretischer Abdeckungsgrad durch 7-valente (PCV7) bzw. 10-valente (PCV10) bzw. 13-valente (PCV13) Pneumokokkenkonjugatimpfstoffe bzw. 23-valente Polysaccharidvakzine (PPV23)

schwersten Krankheitsverläufe (Polachek et al. 2004). Sie sind, gemeinsam mit Meningokokken, häufigster Erreger der eitrigen Meningitis und mit einer hohen Komplikationsrate einhergehend. Ferner sind sie Auslöser eitriger Arthritiden und Peritonitiden.

Die invasiven Pneumokokkeninfektionen wiesen laut der Erfassung der ESPED für den Zeitraum der Jahre 1997–1999 eine Letalität von 8,3 % (Meningitiden) bzw. 1,5 % (Nicht-Meningitis-Fälle) auf (von Kries et al. 2000b). In 17 % der Fälle wurde über Folgeschäden berichtet, darunter Hörstörungen (6 %) und zerebrale Residuen wie Hydrozephalus, Hirnatrophie, Hygrom, Empyem, Anfallsleiden, Hemiparese und Entwicklungsverzögerung in 7 % der Fälle.

Impfung

Impfstoffe

Polysaccharidimpfstoffe (PS)

Nachdem Pneumokokken durch Pasteur und Sternberg 1881 erstmals als Erreger der Lungenentzündung nachgewiesen werden konnten, war der Weg für die Herstellung von Impfstoffen geebnet. Die 1. Generation von Pneumokokkenvakzinen enthielt abgetötete Bakterien (sogenannte Ganzkeimvakzine), ehe die noch heute gebräuchlichen Polysaccharidimpfstoffe konzipiert wurden. Der zunächst von Hilleman entwickelte Impfstoff enthielt 14 Kapselantigene. Später erfuhr er eine Erweiterung und ist weiterhin als 23-valenter Impfstoff verfügbar. Er enthält das Kapselpolysaccharid der Pneumokokkenserotypen 1, 2, 3, 4, 5, 6B, 7F, 8, 9N, 9 V, 10A, 11A, 12F, 14, 15B, 17F, 18C, 19A, 19F, 20, 22F, 23F und 33F. Die Auswahl der in dem Impfstoff enthaltenen Serotypen orientierte sich an den häufigsten Erregern von Pneumokokkeninfektionen im Erwachsenenalter, von denen mehr als 90 % auf die im Impfstoff enthaltenen 23 Serotypen fallen.

Die 23-valenten Polysaccharidimpfstoffe (z. B. Pneumovax) sind ab dem Alter von 2 Jahren zugelassen. Polysaccharidantigene führen zu einer *T-Zell-unabhängigen* Immunantwort, die in den ersten beiden Lebensjahren zwar eine IgM-Antikörperproduktion induziert, jedoch keine oder eine nur sehr geringe IgG-Produktion und insbesondere keine Gedächtniszellen stimuliert. Deshalb sind reine Polysaccharidimpfstoffe in den ersten beiden Lebensjahren ungeeignet.

Konjugatimpfstoffe

Durch Koppelung („Konjugation") von Kapselpolysacchariden an Trägerproteine – in Analogie zur Impfung gegen Haemophilus influenzae Typ b – kann eine *T-Zell-abhängige* Immunantwort induziert werden und dadurch bereits im Säuglingsalter erfolgreich geimpft werden. Im Herstellungsprozess muss dabei jedes Polysaccharidmolekül an ein Trägerprotein gekoppelt werden. Es hat sich gezeigt, dass bislang nur eine begrenzte Anzahl von Serotypen im Impfstoff enthalten sein darf, um die Stabilität und damit die Immunogenität der verschiedenen Konjugate nicht zu gefährden. Der erste zugelassene Pneumokokkenkonjugatimpfstoff (Prevenar) enthielt 7 Serotypen (4, 6B, 9 V, 14, 18C, 19F, 23F), die an die atoxische Diphtheriemutante CRM197 als Trägerprotein gebunden waren.

Prevenar, seit 2001 zur Prophylaxe systemischer Pneumokokkeninfektionen ab dem Alter von 2 Monaten zugelassen, war bis 2009 der einzige zugelassene Pneumokokkenkonjugatimpfstoff.

Im Jahr 2009 wurde in der Europäischen Union ein neuer 10-valenter Pneumokokkenkonjugatimpfstoff (Synflorix) für Kinder im Alter von 6 Wochen bis 23 Monaten zugelassen. Er enthält die Streptococcus-pneumoniae-Serotypen 1, 4, 5, 6B, 7F, 9 V, 14, 18C, 19F und 23F, die an das Protein D nicht typisierbarer Haemophilus-influenzae-Bakterien bzw. Tetanus-Toxoid (Typ 18C) und Diphtherie-Toxoid (19F) konjugiert sind.

Ebenfalls im Jahr 2009 wurde Prevenar in Deutschland und Österreich durch das auf 13 Serotypen erweiterte Nachfolgeprodukt Prevenar 13 abgelöst. Dieser Impfstoff ist für Kinder im Alter von 6 Wochen bis 59 Monaten zugelassen und enthält 6 weitere Streptococcus-pneumoniae-Serotypen (1, 3, 5, 6A, 7F, und 19A).

Impfdurchführung

Das Impfschema für *Synflorix* umfasst:
- im Alter von 6 Wochen bis 6 Monaten 3 Dosen (Mindestabstand jeweils 1 Monat) und eine 4. Dosis mit 12–15 Monaten
- bei Impfbeginn im Alter von 7–11 Monaten: 2 Dosen im Abstand von mindestens 1 Monat und eine 3. Dosis im Alter von 12–15 Monaten (frühestens 2 Monate nach der 2. Dosis)
- bei Impfbeginn im Alter von 12–23 Monaten: 2 Dosen im Abstand von mindestens 2 Monaten

Das Impfschema für *Prevenar 13* umfasst
- 3 Dosen im Alter von 6 Wochen bis 6 Monaten (Mindestabstand jeweils 1 Monat) und eine 4. Dosis mit 11–15 Monaten.
- Bei späterem Impfbeginn gelten die gleichen Dosisempfehlungen wie für das o.g. Vorgängerprodukt.

Wirksamkeit

Eine Impfdosis (0,5 ml i.m.) des 23-valenten Polysaccharidimpfstoffs führt ab dem Alter von 2 Jahren zur Produktion von partiell protektiven IgG-Serumantikörpern (gegen die 23 im Impfstoff enthaltenen Serotypen), die vor allem schwer verlaufende Pneumonien mit und ohne Bakteriämien verhindern können. Die Schutzrate liegt bei etwa 50–70 % (Shapiro et al. 1991), auch wenn die Serokonversionsrate mit 80–100 % gegenüber den einzelnen Serotypen höher ist. Die Wirksamkeit von Wiederholungsimpfungen ist umstritten.

Die Wirksamkeit des 7-valenten Konjugatimpfstoffs gegenüber invasiven und auch lokalen

Pneumokokkeninfektionen ist in umfangreichen Untersuchungen gut belegt (Tab. 35.2). Man erkennt, dass die Wirksamkeit gegenüber invasiven Infektionen deutlich höher ist als gegenüber lokal begrenzten Krankheitsmanifestationen, wie z. B. Pneumonien oder Otitiden. Dies ist durch die quantitativ geringere Antikörperkonzentration am Ort der lokalen Entzündung im Vergleich zu den Blutspiegeln zu erklären.

In einer amerikanischen Studie zum Nachweis der Wirksamkeit der 7-valenten Konjugatvakzine wurde eine gesonderte Analyse der Schutzrate gegen invasive Pneumokokkeninfektionen bei Kindern mit niedrigem Geburtsgewicht (< 2500 g; n = 1762) bzw. Frühgeburtlichkeit (< 38. SSW, n = 4314 bzw. < 37. SSW, n = 2374) vorgenommen (Shinefield et al. 2002). Im Vergleich zu normalgewichtigen Säuglingen war die Rate invasiver Pneumokokkeninfektionen bei Kindern mit niedrigem Geburtsgewicht 2,6-fach höher, für Frühgeborene im Vergleich zu Termingeborenen war sie 1,6-fach höher. Trotz der insgesamt wenigen Krankheitsfälle in diesen Untergruppen (6 bzw. 9) war es eindrucksvoll zu sehen, dass kein einziger Krankheitsfall bei geimpften Kindern auftrat.

In einer finnischen Otitisimpfstudie betrug die Wirksamkeit der Konjugatimpfung gegen Otitiden durch Vakzineserotypen immerhin 57 % (95 % CI: 44–67), gegen Otitiden durch jegliche Pneumokokkenserotypen betrug sie 34 % (95 % CI: 21–45). Ferner war eine Schutzwirkung gegen Otitiden durch mit Vakzineserotypen kreuzreagierenden Pneumokokken (Serotypen 6A, 9N, 18B, 19A und 23A) in Höhe von 51 % (95 % CI: 27–67) nachweisbar (Eskola et al. 2001). In der Nachbeobachtung des Studienkollektivs über 5 Jahre zeigte sich ein anhaltender Effekt der einstmaligen Pneumokokkenimpfung mit einer Reduktion der Erkrankungsrisikos an Otitis media mit Erguss von 50 % und eine Reduktion von Paukenröhrchenimplantaten von 44 % im Vergleich zu ungeimpften Kontrollpatienten (Palmu et al. 2004).

Tabelle 35.2 Wirksamkeitsnachweis von Pneumokokkenkonjugatimpfstoffen.

Impfstoff*	Impfalter	Schutz gegen	Schutzrate [%] (95 % CI**)	Referenz
7-valent, CRM197 (Prevenar)	2, 4, 6, 12 Monate (4 Dosen)	invasive Infektionen durch Vakzineserotyp	97,4 (82,7–99,9)	Black et al. 2000
		Pneumonie, radiolog. gesichert	20,5 (4,4–34,0)	Black et al. 2002
		Pneumonie, röntgenveranlasst	9,8 (0,1–18,5)	Black et al. 2002
		Pneumonie, klinisch, kein Röntgen	4,3 (-3,5–11,5)	Black et al. 2002
		Otitis media, Vakzineserotyp	57 (44–67)	Eskola et al. 2001
		Otitis media, alle Formen	6 (-4–16)	Eskola et al. 2001
		Otitis media, mit Erguss	50	Palmu et al. 2004
		Otitis media, Paukenröhrchenimplantat	44	Palmu et al. 2004
11-valent, Protein D, D- und T-Toxoid	3,4,5, 12–15 Mo (4 Dosen)	Otitis media, Vakzineserotypen	53 (35–66)	Prymula et al. 2006
		Otitis media, alle Pneumokokken	25 (37–63)	Prymula et al. 2006
		Otitis media, Haemophilus influenzae	35 (2–57)	Prymula et al. 2006

* Valenz, Trägerprotein
** 95 % Vertrauensbereich

Während die durch Vakzineserotypen verursachten Otitis-media-Erkrankungen bei geimpften Kindern um 57 % abnahmen, kam es jedoch gleichzeitig tendenziell zu einer Zunahme an Otitiden durch nicht in der Vakzine enthaltene Pneumokokkenserotypen um 33 % (95 % CI: -1–80). Allerdings wird dieser Nachteil durch den Nettorückgang an Otitiden bei den Geimpften mehr als ausgeglichen. Für die Prophylaxe von rezidivierenden Otitiden ist der Impfstoff offenbar nicht geeignet (Veenhoven et al. 2003), jedoch lässt sich insgesamt bei geimpften Kindern ein signifikanter Rückgang des Antibiotikaverbrauchs feststellen (Dagan et al. 2001).

Auch in den USA war zwischen 1994 und 2003 nach Einführung des nationalen Impfprogramms im Jahr 2000 ein deutlicher Rückgang ambulanter Behandlungen wegen akuter Otitis media bei Kindern unter 2 Jahren (ca. 250 Fälle pro 1000 Kinder) festzustellen (Grijalva et al. 2006). Ergebnisse aus deutschen Studien werden in Kürze erwartet.

Eine Studie in den USA zeigte ferner, dass 4 Jahre nach Einführung der 7-valenten Konjugatvakzine Arztbesuche wegen akuter Otitis media um 42 % abgenommen hatten, im Vergleich zum Zeitraum vor der Impfeinführung (1997–1999). Dies ging mit Reduktion der Antibiotikaverschreibungen um ebenfalls 42 % einher (Zhou et al. 2008).

In einer Studie bei Kindern unter 2 Jahren in den USA wurde 2004, d. h. bereits 4 Jahre nach Einführung des Impfprogramms, ein Rückgang von Pneumonien jeglicher Ursache (!) um 39 % gefunden (Grijalva et al. 2007).

Studien in der USA belegen eindrucksvoll die Effizienz der 7-valenten Konjugatvakzine. Fast 10 Jahre nach Impfeinführung im Jahre 2000 kommen Erkrankungen durch die 7 im Impfstoff enthaltenen Serotypen kaum noch vor (Pilishvili et al. 2010). Desweiteren wurde eindrucksvoll gezeigt, dass auch unter nicht geimpften Kindern und Erwachsenen die Erkrankungsraten mit Impfstoffserotypen stark zurückgegangen sind. Da die Impfung auch die Kolonisierung mit Impfstoffserotypen stark zurückgedrängt hat, zirkulieren weniger dieser Impfstoffserotypen unter den bis 2-Jährigen und somit sind auch die Übertragungsmöglichkeiten auf Geschwister und (Groß-)Eltern geringer geworden (Herdenschutzeffekt).

Auch in Deutschland konnte die Konjugatimpfung Erfolge verzeichnen. 4 Jahre nach Einführung des Impfprogramms kommen auch hier bei Kindern unter 2 Jahren invasive Infektionen durch die 7 Impfstoffserotypen kaum noch vor. Auch bei älteren Kindern und Erwachsenen sind Erkrankungen durch Impfstoffserotypen seltener geworden (Rückinger 2009, aktuelle NRZ Daten).

Auch in weiteren Ländern (z. B. Frankreich, Vereinigtes Königreich, Norwegen), die Impfprogramme mit Konjugatimpfstoff eingeführt haben, kam es zu einem starken Rückgang der durch Impfstoffserotypen verursachten invasiven Pneumokokkenerkrankungen.

Allerdings wurde in allen Ländern mit Impfprogrammen ein Zunahme der Pneumokokkenerkrankungen durch nicht im Impfstoffe enthaltenen Serotypen festgestellt: das sogenannte *„Serotyp-Replacement"-Phänomen* (Pilishvili et al. 2010). In den USA betrifft dies vor allem den Serotyp 19A. Auch in Deutschland wurde ein Anstieg von Infektionen durch nicht im Impfstoff enthaltene Serotypen verzeichnet, neben Serotyp 19A auch durch Serotypen 7F und 1 (aktuelle, nicht publizierte NRZ Daten). Da diese Serotypen in den neuen Impfstoffen enthalten sind (Typen 1 und 7F in Synflorix, Typen 1, 7F und 19A in Prevenar 13), verspricht deren Einsatz in Zukunft einen weiteren Rückgang invasiver Pneumokokkenerkrankungen.

Zur Wirksamkeit von Synflorix gegen Pneumokokkeninfektionen gibt es bislang nur wenige klinische Daten. In einer doppelblind-randomisierten Studie in Tschechien und Slowakien erhielten 4968 Säuglinge das 11-valente Vorgängerprodukt von Synflorix (der Serotyp 3 fehlt im heutigen Produkt, auch wurden teilweise die Trägerproteine geändert) oder einen Hepatitis-A-Impfstoff. Das Impfschema umfasste 3 Dosen im 1. Lebensjahr (mit 3, 4 und 5 Monaten) und eine Auffrischimpfung im Alter von 12–15 Monaten. Bei den mit Synflorix geimpften Kindern konnte das Auftreten von ersten Episoden einer akuten Otitis media durch im Impfstoff enthaltene Pneumokokkenserotypen um 52,6 % reduziert werden, gegenüber jeglicher durch Pneumokokken verursachten Otitis um 51,5 % (Prymula et al. 2006). Untersuchungen zur Seroprotektion (serotypenspezifische Antikörperkonzentrationen ≥ 0,20 µg/ml Serum) zeigen, dass diese im Vergleich zu Prevenar gegen die 7 in beiden Impfstoffen enthaltenen Serotypen sehr ähnliche Werte aufweisen. Bei den Serotypen 6B und 23F liegen die Seroprotektionsraten für Prevenar um ca. 13 % höher als bei Synflorix (66 % versus 79 % bzw. 81 % versus 94 %).

Für Prevenar 13 gibt es keine klinischen Daten zur Wirksamkeit gegen Pneumokokkeninfektionen. Jedoch zeigen serologische Untersuchungen (Antikörperkonzentrationen ≥ 0,35 µg/ml Serum) gegen die 7 auch im Vorgängerprodukt Prevenar enthaltenen Serotypen sehr ähnliche Seroprotektionswerte – mit Ausnahme von Serotyp 6B, wo die Rate für Prevenar 13 um ca. 13 % niedriger lag (77 % versus 87 %). Für die zusätzlichen 6 Serotypen liegen die Seroprotektionsraten zwischen 92 % und 99 %.

Wichtige Informationen

Nebenwirkungen

Die Pneumokokkenimpfung mit *Polysaccharidimpfstoff* ist allgemein gut verträglich. Lediglich bei Auffrischimpfungen, die in kürzeren Abständen als empfohlen appliziert werden, können ausgeprägtere Lokalreaktionen (Rötung, Schwellung, Schmerzen) auftreten. Systemische Nebenwirkungen wie z. B. Fieber sind dagegen selten.

Auch die Impfung mit dem *Konjugatimpfstoff* ist gut verträglich. Beschrieben sind das Auftreten von Rötung, Schmerzen, Induration und Schwellung an der Injektionsstelle sowie Temperaturerhöhung (meist unter 38,5 °C).

Indikation/Kontraindikation

Die Pneumokokkenimpfung mit einem *Konjugatimpfstoff* wird in Deutschland von der Ständigen Impfkommission (STIKO) allgemein für alle Kinder bis zum Alter von 2 Jahren empfohlen (STIKO 2010).

Die Pneumokokkenimpfung mit *Polysaccharidimpfstoff* wird für alle Personen ab dem Alter von 60 Jahren empfohlen.

Darüber hinaus besteht eine Indikation für bestimmte *Patienten mit erhöhtem Risiko* für Pneumokokkeninfektionen, wobei altersabhängig ein Pneumokokkenkonjugatimpfstoff (bis Alter 5 Jahre) bzw. ein 23-valenter Polysaccharidimpfstoff (ab dem Alter von 6 Jahren) verwendet wird. Dies bezieht sich auf Kinder (ab vollendetem 2. Lebensmonat), Jugendliche und Erwachsene mit erhöhter gesundheitlicher Gefährdung infolge einer Grundkrankheit:

- angeborene oder erworbene Immundefekte mit T- und/oder B-zellulärer Restfunktion, wie z. B.:
  - Hypogammaglobulinämie, Komplement- und Properdindefekte
  - bei funktioneller oder anatomischer Asplenie
  - bei Sichelzellenanämie
  - bei Krankheiten der blutbildenden Organe
  - bei neoplastischen Krankheiten
  - bei HIV-Infektion
  - nach Knochenmarktransplantation
- chronische Krankheiten, wie z. B.:
  - Herz-Kreislauf-Krankheiten
  - Krankheiten der Atmungsorgane
  - Diabetes mellitus oder andere Stoffwechselkrankheiten
  - Niereninsuffizienz/nephrotisches Syndrom
  - Liquorfistel
- vor Organtransplantation und vor Beginn einer immunsuppressiven Therapie
- bei besonderen Voraussetzungen:
  - Frühgeborene (< 37. SSW)
  - Säuglinge und Kinder mit Gedeihstörungen oder neurologischen Krankheiten, wie z. B. Zerebralparesen oder Anfallsleiden

Die STIKO empfiehlt zudem, bei einem fortbestehend erhöhten Risiko für invasive Pneumokokkeninfektionen (angeborene oder erworbene Immundefekte mit T- und/oder B-zellulärer Restfunktion oder chronischen Nierenkrankheiten bzw. nephrotischem Syndrom) eine, eventuell auch mehrere Wiederholungsimpfungen mit Polysaccharidimpfstoff in Erwägung zu ziehen (Tab. 35.3). Für Kinder beträgt das Zeitintervall mindestens 3 Jahre, für Erwachsene 5 Jahre.

Synflorix ist zur Prävention invasiver Erkrankungen und akuter Otitis media durch die im Impfstoff enthaltenen 10 Pneumokokkenserotypen zugelassen. Eine klinische Wirksamkeit gegen Infektionen durch nicht typisierbare Haemophilus-influenzae-Bakterien ist aufgrund des Trägerproteins D möglich, Ergebnisse der entsprechenden klinischen Studien müssen jedoch noch abgewartet werden.

Prevenar 13 ist zur Prävention invasiver Erkrankungen, Pneumonie und akute Otitis media durch die im Impfstoff enthaltenen 13 Serotypen zugelassen.

Die auch bei anderen Impfungen üblichen *Kontraindikationen*, wie z. B. akute Erkrankungen oder Allergien auf Impfstoffbestandteile, müssen beachtet werden.

Tabelle 35.3 Impfschema für die Pneumokokkenimpfung gemäß den Empfehlungen der Ständigen Impfkommission (STIKO) am Robert Koch-Institut (STIKO 2010; Stand: Juli 2010).

Pneumokokkenkonjugatimpfstoff
für Säuglinge und Kleinkinder (vom vollendeten 2. Lebensmonat bis zum vollendeten 5. Lj.) nach folgendem Schema: <ul><li>Impfbeginn bis zu einem Alter von 6 Monaten, ab dem vollendeten 2. Lebensmonat: 3 Impfungen im Abstand von jeweils 1 Monat, gefolgt von einer 4. Impfung im 2. Lebensjahr</li><li>Impfbeginn im Alter von 7–11 Monaten: 2 Impfungen im Abstand von 1 Monat, gefolgt von einer 3. Impfung im 2. Lebensjahr</li><li>Impfbeginn im Alter von 12–23 Monaten: 2 Impfungen im Abstand von 2 Monaten</li><li>Kinder im Alter von 24–59 Monaten (Indikationsimpfung): 1 Impfung</li></ul>
Polysaccharidimpfstoff
für Kinder (ab vollendetem 5. Lj.), Jugendliche und Erwachsene: <ul><li>einmalige Impfung, nach evtl. vorheriger Konjugatimpfung</li><li>Wiederholungsimpfung(en) im Abstand von 5 J. (Erwachsene) bzw. frühestens 3 J. (Kinder) bei weiter bestehender Indikation</li></ul>

Therapie

Pneumokokken sind in Deutschland nach wie vor in aller Regel Penizillinempfindlich, wohingegen gegenüber Makroliden bis 2005 eine zunehmende Resistenz (bis über 30%) verzeichnet wurde, die seit Einführung des Impfprogramms mit Konjugatimpfung allerdings wieder stark zurückgegangen ist (bis unter 10%). Bei Otitiden und anderen lokalen Manifestationen ist wegen des oftmals schwierigen Keimnachweises das breiter (d. h. auch gegen andere häufige bakterielle Erreger wie z. B. Haemophilus influenzae und Moraxella catarrhalis) wirksame Amoxicillin (50–90 mg/kgKG/d p.o.) indiziert, welches auch bei Lobärpneumonien empfohlen wird (Scholz et al. 2009).

Bei invasiven Pneumokokkeninfektionen (z. B. Meningitis) ist die Gabe von Penizillin G (i.v.) in einer Dosierung von 500 000 IE/kgKG/d empfohlen. Alternativ können Cephalosporine der Gruppe 3 (z. B. Cefotaxim oder Ceftriaxon) sowie – insbesondere in Regionen mit signifikantem Anteil an Penizillinresistenten Pneumokokken – Glykopeptidantibiotika (z. B. Vancomycin oder Teicoplanin) verwendet werden. Vancomycin eignet sich auch für Patienten mit Penizillinallergie. Eine Dexamethasongabe ist bei eitriger Pneumokokkenmeningitis vor der 1. Antibiotikadosis empfehlenswert.

Bei *Patienten mit Asplenie* sollte durch konsequente, tägliche Penizillin- oder Amoxicillinprophylaxe dem erhöhten Risiko für invasive Pneumokokkeninfektionen begegnet werden (Weiss et al. 2009). Dagegen ist wegen des geringen Übertragungsrisikos – im Gegensatz zu Meningokokken- und Haemophilus-influenzae-Infektionen – weder eine Isolierung des Patienten noch eine Chemoprophylaxe bei engen Kontaktpersonen erforderlich.

Meldepflicht

Pneumokokkeninfektionen sind in Deutschland nicht meldepflichtig. Jedoch existiert mit Pneumoweb (http://www.rki.de/DE/Content/Infekt/Sentinel/Pneumoweb/Monatsstatistik.html) ein epidemiologisch-mikrobiologisches Erfassungssystem des Robert Koch-Instituts in Zusammenarbeit mit dem Nationalen Referenzzentrum für Streptokokken an der Universität Aachen.

Literatur

Black S, Shinefield H, Fireman B et al. Efficacy, safety and immunogenicity of heptavalent pneumococcal conjugate vaccine in children. Northern California Kaiser Permanente Vaccine Study Center Group. Pediatr Infect Dis J 2000; 19: 187–195

Black SB, Shinefield HR, Ling S et al. Effectiveness of heptavalent pneumococcal conjugate vaccine in children younger than five years of age for prevention of pneumonia. Pediatr Infect Dis J 2002; 21: 810–815

Dagan R, Sikuler-Cohen M, Zamir O et al. Effect of a conjugate pneumococcal vaccine on the occurrence of respiratory infections and antibiotic use in daycare center attendees. Pediatr Infect Dis J 2001; 20: 951–958

Deutsche Akademie für Kinderheilkunde und Jugendmedizin (DAKJ). Kommission für Infektionskrankheiten und Impfungen. Stellungnahme zur Verwendung von Pneumokokken-Konjugatimpfstoff aus medizinischer Sicht. Monatsschr Kinderheilkd 2002; 150: 1128–1132

Eskola J, Kilpi T, Palmu A et al. Efficacy of a pneumococcal conjugate vaccine against acute otitis media. N Engl J Med 2001; 344: 403–409

Grijalva CG, Poehling KA, Nuorti JP et al, National impact of universal childhood immunization with pneumococcal conjugate vaccine on outpatient medical care visits in the United States. Pediatrics 2006; 118: 865–873

Grijalva CG, Nuorti JP, Arbogast PG et al. Decline in pneumonia admissions after routine childhood immunization with pneumococcal conjugate vaccine in the USA: a time-series analysis. Lancet 2007; 369: 1179–1186

Kries von R, Siedler A, Schmitt HJ et al. Proportion of invasive pneumococcal infections in German children preventable by pneumococcal conjugate vaccines. Clin Infect Dis 2000a; 31: 482–487

Kries von R, Siedler A, Schmitt HJ. Epidemiologie von Pneumokokken-Infektionen bei Kindern. Kinderärztl Prax 2000b; 71: 435–438

Lorenz I, Reinert RR, Schörner Ch et al. Nasopharyngeale Pneumokokkenkolonisation bei Kindern und Jugendlichen (Abstract). 10. Jahrestagung der Deutschen Gesellschaft für Pädiatrische Infektiologie, 2002: Wiesbaden, 14.–16.11.2002

Orihuela CJ, Gao G, Francis KP et al. Tissue-specific contributions of pneumococcal virulence factors to pathogenesis. J Infect Dis 2004; 190: 1661–1669

Palmu AA, Verho J, Jokinen J et al. The seven-valent pneumococcal conjugate vaccine reduces tympanostomy tube placement in children. Pediatr Infect Dis J 2004; 23: 732–738

Pilishvili T, Lexau C, Farley MM et al. Sustained reductions in invasive pneumococcal disease in the era of conjugate vaccine. J Infect Dis 2010; 201: 32–41

Polachek A, Greenberg D, Lavi-Givon N et al. Relationship among peripheral leukocyte counts, etiologic agents and clinical manifestations in acute otitis media. Pediatr Infect Dis J 2004; 23: 406–413

Prymula R, Peeters P, Chrobok V et al. Pneumococcal capsular polysaccharides conjugated to protein D for prevention of acute otitis media caused by both Streptococcus pneumoniae and non-typable Haemophilus influenzae: a randomised double-blind efficacy study. Lancet 2006; 367: 740–748

Rückinger S, van der Linden M, Reinert RR et al. Reduction in the incidence of invasive pneumococcal disease after general vaccination with 7-valent pneumococcal conjugate vaccine in Germany. Vaccine 2009; 27: 4136–4141

Scholz H, Belohradsky BH, Heininger U et al. Atemwegsinfektionen. In: Scholz H, Belohradsky B, Bialek R, Heininger U, Kreth W, Roos R, Hrsg. Deutsche Gesellschaft für Pädiatrische Infektiologie: Handbuch Infektionen bei Kindern und Jugendlichen. 5. Aufl. Stuttgart: Thieme; 2009: 570–591

Shapiro ED, Berg AT, Austrian R et al. The protective efficacy of polyvalent pneumococcal polysaccharide vaccine. N Engl J Med 1991; 325: 1453–1460

Shinefield H, Black S, Ray P et al. Efficacy, immunogenicity and safety of heptavalent pneumococcal conjugate vaccine in low birth weight and preterm infants. Pediatr Infect Dis J 2002; 21: 182–186

Simell B, Kilpi TM, Kayhty H. Pneumococcal carriage and otitis media induce salivary antibodies to pneumococcal capsular polysaccharides in children. J Infect Dis 2002; 186: 1106–1114

Ständige Impfkommission am Robert Koch-Institut (STIKO). Mitteilung der Ständigen Impfkommission am Robert Koch-Institut: Empfehlungen der Ständigen Impfkommission am RKI 2010/Stand Juli 2010. Epid Bull 2010; 30: 279–298

Veenhoven R, Bogaert D, Uiterwaal C et al. Effect of conjugate pneumococcal vaccine followed by polysaccharide pneumococcal vaccine on recurrent acute otitis media: a randomised study. Lancet 2003; 361: 2189–2195

Weiss M, Belohradsky BH. Infektionen und Infektionsprophylaxe bei Asplenie. Monatsschr Kinderheilkd 1994; 142: 717–723

Weiss M, Bartmann P, Belohradsky BH et al. Infektionsprophylaxe bei Asplenie. In: Scholz H, Belohradsky B, Bialek R, Heininger U, Kreth W, Roos R, Hrsg. Deutsche Gesellschaft für Pädiatrische Infektiologie: Handbuch Infektionen bei Kindern und Jugendlichen. 5. Aufl. Stuttgart: Thieme; 2009: 122–125

Zhou F, Shefer A, Kong Y et al. Trends in acute otitis media-related health care utilization by privately insured young children in the United States, 1997–2004. Pediatrics 2008; 121: 253–260

36 Pocken

M. Pfleiderer u. H. Spiess

Epidemiologie

Infolge des weltweit von der WHO durchgeführten Pockeneradikationsprogramms sind die gefährlichen Pocken – seit der letzten Erkrankung 1977 in Somalia – weltweit verschwunden und 1980 offiziell als eradiziert erklärt worden. Somit ist die Pockenschutzimpfung von der WHO für kein Land mehr empfohlen und *für Reisende nicht mehr erforderlich.*

Tierpocken, wie Kuh-, Kaninchen-, Affenpocken, kommen hierzulande kaum vor, sie können jedoch durch illegalen Handel mit infizierten Tieren eingeschleppt und auch auf den Menschen übertragen werden. Hieraus ergibt sich die Notwendigkeit einer schnellen und präzisen Charakterisierung des ätiologischen Agens zur Unterscheidung vom Variolavirus.

Erreger

Orthopoxvirus variola.

Pathogenese

Die *Übertragung* der Pockenviren geschieht durch engen Kontakt über Tröpfcheninfektion, aber auch durch infizierte Wäsche oder Gegenstände. Die Inkubationszeit beträgt 7–19 Tage.

Klinik

Typisch für Pocken (Variola) ist die Gleichförmigkeit der Effloreszenzen, während bei Windpocken immer verschiedene Stadien (Papeln, Bläschen, Krusten) vorliegen! Krankheitsbeginn mit allgemeinen Symptomen, Mattigkeit, Kreuz-, Glieder- und Halsschmerzen. Am 3.–4. Krankheitstag Fieberabfall und Aufschießen eines zentripetal bis zu den Händen und Füßen ausgebreiteten papulösen Exanthems mit nachfolgender Bläschenbildung; ab 5. Tag typische gleichförmige Pockenblasen (Variola major). Bei über 40-jährigen, noch gegen Pocken geimpften Erwachsenen ist mit geringeren Krankheitssymptomen zu rechnen (Variola minor).

Impfung

Impfstoffe

Nach den terroristischen Angriffen auf das World Trade Center in New York am 11.09.2001 wurden weltweit Befürchtungen geäußert, dass auch dem Menschen gefährliche Pathogene im Rahmen eines bioterroristischen Angriffs massenhaft verbreitet werden könnten. Somit erlangte die wissenschaftliche Bewertung alter und neuer Pockenimpfstoffe erneut eine hohe Priorität. Nutzen und Risiken der noch vorhandenen Dermovakzinen der 1. Generation mussten gegen die der moderneren zellbasierten Impfstoffe der 2. Generation sowie die der hoch attenuierten Pockenimpfstoffe der 3. Generation abgewogen werden. Im Besonderen galt es die Frage zu beantworten, ob die historisch belegte Wirksamkeit derjenigen Impfstoffgeneration mit der letztlich die Eradikation der Pocken gelang, auf modernere Produkte übertragen werden kann. Die besondere Schwierigkeit lag darin, dass weder mit alten noch mit neuen Pockenimpfstoffen Wirksamkeitsstudien durchgeführt werden können, denn zum einen gibt es kein zirkulierendes Wildtypvirus mehr und zum anderen verbieten eine Reihe von seltenen aber schweren Nebenwirkungen, die von den wirksamen Impfvirusstämmen ausgehen, jede Art von klinischer Untersuchung am Menschen.

Um einen globalen Konsens in den Fragen zur zeitgemäßen Herstellung, nicht klinischen und klinischen Prüfung von Pockenimpfstoffen herzustellen, wurden von den zuständigen wissenschaftlichen Gremien der EMA (2002) und der WHO (2003) neue Leitfäden entworfen. Die Kernaussage beider Leitfäden ist, dass unabhängig vom Herstellungsverfahren – also über Tierhaut oder Gewebekultur – eine gleichbleibende Wirkung vorausgesetzt werden kann, wenn dieselben Saatviren verwendet werden, die sich während des WHO-Pockeneradikationsprogramms als wirksam erwiesen haben, z.B. die sogenannten Lister-Elstree-Stämme oder der US-amerikanische New-York-City-Board-of-Health-Impfstamm (NYCBH). In Analogieschluss muss unter diesen Voraussetzungen auch dasselbe Nebenwirkungsprofil angenommen werden.

Die hoch attenuierten Impfstoffe der 3. Generation, die allesamt auf dem Modified Vaccinavirus Ankara (MVA) basieren, werden in diesen Leitfäden nicht behandelt. Zwar wurden solche Impfstoffe in Deutschland gegen Ende der offiziellen Pockenimpfprogramme als sogenannter Vorimpfstoff eingesetzt, um die Nebenwirkungen, die von den bewährten Impfstämmen ausgehen, abzumildern, dennoch war es bisher nicht möglich, eine belastbare Wirksamkeit zu demonstrieren. Insbesondere verursachen die MVA-Impfstoffe an der Impfstelle keine klar definierbare Pustel, sondern lediglich diffuse Rötungen oder andere Hautreizungen. Es ist aber genau dieser „vaccine take", d.h. die sich zum richtigen Zeitpunkt ausbildende klar definierbare Pustel, die als Korrelat für Wirksamkeit akzeptiert ist.

Somit können MVA-Impfstoffe im Ernstfall für Riegelungsimpfungen nicht in Betracht gezogen werden. Sie mögen aber in der richtigen Dosierung und bei mehrmaliger Anwendung einen echten Vorteil für all diejenigen bieten, für die die reaktogeneren Pockenimpfstoffe kontraindiziert sind, z.B. für Schwangere, Personen mit chronischen Hauterkrankungen oder Immundefekten. Imvamune, ein MVA-basierter Kandidat-Pockenimpfstoff des dänischen Herstellers Bavarian Nordic könnte mittelfristig als zugelassenes Produkt zur Verfügung stehen.

In Deutschland stehen etwa 100 Mio. Impfdosen an Pockenimpfstoff zur Verfügung. In den Jahren 2001 und 2002 wurden zunächst eingelagerte Bestände des Pockenimpfstoffs Lancy-Vaxina des schweizerischen Herstellers Berna Biotech (heute Crucell) beschafft und in der Folge ein moderner zellbasierter Impfstoff (Elstree-BN) des dänischen Herstellers Bavarian Nordic. Beide Impfstoffe sind nicht zugelassen und nur für den Notfall, nicht jedoch zur Routineanwendung vorgesehen. Sie werden vom Paul-Ehrlich-Institut (PEI) in regelmäßigen Abständen überprüft, um sicherzustellen, dass der Wirkstoffgehalt, der einen Immunschutz garantiert, nicht unterschritten wird. Dieser Test wird im bebrüteten Hühnerei durchgeführt und basiert auf der Ausbildung sogenannter Plaques auf der Chorioallantoismembran des Bruteis durch die Impfviren. Ein Impfvirustiter von über 1×10^8 Pock Forming Units (pfu) pro Milliliter wird für Elstree und ähnliche Impfstämme als ausreichendes und verlässliches Maß für Wirksamkeit angesehen.

Alle zeitgemäßen Informationen zu Pockenimpfstoffen und deren Anwendung sind auf der Homepage des PEI einsehbar.

Vacciniaimmunglobulin (human) wurde im Rahmen der Neubeschaffung von Pockenimpfstoffen zur Abschwächung schwerer Impfreaktionen, bei Personen die unmittelbar geimpft werden sollten, z.B. Soldaten vor Auslandseinsätzen, ebenfalls in geringen Mengen neu beschafft. Es handelt sich um Hyperimmunseren, die von US-Soldaten, die ab dem Jahr 2001 erneut gegen Pocken geimpft wurden, gewonnen wurden. Auch die Vaccinia-Immunglobuline wurden nicht zugelassen, sondern lediglich für den Notfall eingelagert. Ihre maximale Laufzeit ist inzwischen weit überschritten, sodass sie nicht mehr zur Verfügung stehen.

Anders als in den USA wurde in Deutschland keine einzige Dosis der ab 2001 beschafften Impfstoffe oder der Vaccinia-Immunglobuline an einen Menschen verabreicht.

Impfdurchführung

Die Anwendung der eingelagerten Pockenimpfstoffe geschieht durch *Multipunktur* mit einer Bifurkationsnadel. Hierbei wird ein geringes Volumen des gelösten Impfstoffs (1–2 μl), das etwa 1×10^5 Lebendviruspartikel enthält, durch 15-malige Punktierung in die Haut (intrakutan) des Oberarms eingebracht.

Nach der Impfung soll die Übertragung von Impfviren auf andere Körperregionen sowie auf Ungeimpfte durch Abdecken und Trockenhalten der Impfstelle vermieden werden.

Notwendige Lokalreaktionen zur sicheren Bewertung des Impferfolgs sind:
- sofort: traumatische Reaktion
- 2.–3. Tag: Papula + Makula
- 4.–5. Tag: Vesikula + Aula
- 6.–7. Tag: Pustula + Area
- 7–14 Tage: Schorf und, nach Abfall, Narbe

Fieberhafte Allgemeinreaktionen können besonders ab dem 4.–9. Tag p.v. auftreten.

Lokalreaktionen nach Wiederimpfung werden von der Restimmunität, resultierend aus früheren

Impfungen, von der Impftechnik und dem Virusgehalt im Impfstoff mitbestimmt. Je ausgeprägter eine noch vorhandene Restimmunität ist, umso schwächer sind die lokalen Reaktionen. In vielen Fällen ist lediglich noch eine schwache sogenannte Knötchenreaktion, jedoch keine ausgeprägte Pustelbildung mehr zu beobachten.

Wirksamkeit

Die Effizienz der oben beschriebenen Impfstoffe ist durch die weltweite Pockenausrottung belegt.

Wichtige Informationen

Nebenwirkungen

Nebenwirkungen und Komplikationen betreffen nahezu ausschließlich Erstimpflinge und ältere Personen, bei denen die vorangegangene Pockenimpfung länger als 15 Jahre zurückliegt.
- *abnorme* Lokalreaktionen:
  - *Impfulzera* entstehen durch Kratzen und bakterielle Superinfektion und können wochenlang anhalten. Unter antibakterieller Puderbehandlung Ausheilung mit Narbenbildung. Persistierende Impfulzera können Folge einer gestörten Abwehr sein, wie die Vaccinia progressiva.
  - *Impfkeloid* mit verstärkter Narbenbildung
  - *Nebenpocken:* abortive Vakzinebläschen am Rand der Pustel
  - *Area bullosa:* vorübergehende oberflächliche Blasenbildung
  - *Vaccinia secundaria:* akzidentelle Autoinokulation von Vakzinevirus von der Impfpustel auf entlegene Körperstellen des Impflings; *Vaccinia translata* genannt bei Übertragung auf Andere (Cave Kontaktinfektion!)
  - *Vaccinia generalisata:* Die hämatogene Aussaat von Vakzinevirus führt am 9.–11. Tag p.v. zu mehr oder weniger generalisierter Blasen- und nachfolgender Pustelbildung. Der Verlauf ist günstig.
  - *Eczema vaccinatum:* gefährliche Form der i.d.R. primär durch Inokulation juckender Hautstellen übertragenen Vakzine
  - *Vaccinia progressiva (gangraenosa):* gefährlichste lokal entstehende und sich zentrifugal von der Impfstelle ausdehnende Komplikation. Die Eintrocknung der Impfpusteln bleibt aus, da sich die Virusvermehrung über den 8.–10. Tag fortsetzt. Das Impfulkus schreitet fort.
- Organerkrankungen:
  - Sie kommen selten als Angina, Pneumonie, Myokarditis, Nephritis und Osteomyelitis nach Pockenerstimpfung vor.
  - Die ab dem Jahr 2001 groß angelegten Wiederimpfprogramme innerhalb des amerikanischen Militärs haben insbesondere eine Reihe von koronaren Komplikation infolge der Impfung mit dem dort verwendeten Pockenimpfstoff Dryvax, ebenfalls einem Lister-Elstree Derivat, ergeben. Ein ähnliches Nebenwirkungsprofil ergibt sich für den seit 2007 in den USA zugelassenen verozellbasierten Pockenimpfstoff ACAM 2000 (s. Literatur des CDC und der FDA).
- *meningitische* Reaktionen:
  - Kopfschmerzen und Erbrechen verlaufen ohne bleibende Schäden, wie sie bei älteren Erstimpflingen durch seltene myelitische und bulbäre Reaktionen beobachtet wurden.
  - Die postvakzinale Enzephalitis gilt als gefürchtetste Komplikation nach der Pockenerstimpfung. Sie tritt 4–18 Tage p.v. auf, besonders im Pubertätsalter, seltener bei Erwachsenen. Die Letalitätsrate beträgt 15–25 %. Bei Überlebenden können neurologische und zerebrale Residualschäden bleiben.

Indikation/Kontraindikation

In Deutschland wurde die Pockenimpfpflicht bereits 1976 aufgehoben, da autochthone Pockenerkrankungen seit Jahrzehnten nicht mehr beobachtet wurden und somit das Risiko eines Impfschadens wahrscheinlicher wurde als die möglichen Risiken, die mit einer Pockenvirusinfektion verbunden sind.

Eine *Indikation* für die Pockenschutzimpfung ist heute nur noch ausnahmsweise für Erwachsene gegeben, die mit Orthopoxviren arbeiten (s. auch Kap. 14).

Kontraindikationen gegen eine Pockenimpfung sind
- Schwangerschaft und Stillzeit,
- Säuglingsalter,

- Personen mit angeborener oder erworbener Immundefizienz, auch durch immunsuppressive Therapie, HIV-Infizierte,
- Personen mit atopischer Dermatitis oder ekzematösen Hauterkrankungen, Hautinfektionen oder Verbrennungen (Cave: Vaccinia translata),
- Personen mit nicht kompensierten Organerkrankungen, insbesondere des zentralen Nervensystems.

In jedem Fall muss der Nutzen der Impfung gegen das Risiko abgewogen werden.

Meldepflicht

Pockenverdachtsfälle: Genaue Anleitung zum Umgang mit Pockenverdachtsfällen bieten die Informationen des Zentrums für biologische Sicherheit (ZBS) auf der Homepage des Robert Koch-Instituts (http://www.rki.de/cln_116/nn_199408/DE/Content/Institut/OrgEinheiten/ZBS/IBBS/ibbs__node.html?__nnn=true).

Literatur

Bavarian Nordic. Imvamune. Im Internet: http://www.bavarian-nordic.com/biodefence/smallpox/imvamune.aspx; Stand: 24.06.2011

Centers for Disease Control and Prevention (CDC). Questions and Answers about Smallpox Vaccine. (last updated 13.03.2009). Im Internet: http://www.bt.cdc.gov/agent/smallpox/faq/characteristics.asp; Stand: 24.06.2011

European Agency for the Evaluation of Medicinal Products (EMEA). Committee for Proprietary Medicinal Products (CPMP). Note for Guidance on the development of vaccinia virus based vaccines against smallpox; CPMP/1100/02 (26.06.2002). Im Internet: http://www.ema.europa.eu/docs/en_GB/document_library/Scientific_guideline/2009/09/WC500003900.pdf; Stand: 24.06.2011

Food and Drug Administration (FDA). Highlights of prescribing information. ACAM2000, (Smallpox (Vaccinia)Vaccine, Live,) Lyophilized preparation for percutaneous scarification (initial US Approval 2007). Im Internet: http://www.fda.gov/downloads/BiologicsBloodVaccines/Vaccines/ApprovedProducts/UCM142572.pdf; Stand: 24.06.2011

Paul-Ehrlich-Institut (PEI). Pockenschutzimfung (erstellt 31.3.2003; aktualisiert 03.11.2005). Im Internet: http://www.pei.de/cln_227/nn_158122/DE/infos/fachkreise/impfungen-impfstoffe/pocken-fach/pocken-fach-node.html?__nnn=true; Stand: 24.06.2011

World Health Organization (WHO). WHO recommendations for production and control of smallpox vaccine – revised 2003. Final Draft (21.02.2003). Im Internet: http://www.who.int/biologicals/publications/trs/areas/vaccines/smallpox/en/Smallpoxfinal%20WHO%20Recommendations.pdf; Stand: 24.06.2011

37 Poliomyelitis

S. Reiter

Epidemiologie

Vor Einführung flächendeckender Impfungen war die Poliomyelitis weltweit verbreitet. Die Erkrankung kam auch in Mitteleuropa so häufig auf, dass der Kontakt mit dem Erreger meist schon im Kindesalter erfolgte („Kinderlähmung"). Allerdings ist der Begriff „Kinderlähmung" irreführend, da auch Jugendliche und Erwachsene erkranken können. In Ländern mit gemäßigtem Klima erfolgte die Durchseuchung in typischen saisonalen Wellen mit dem Gipfel im Spätsommer und Herbst.

Das einzige Erregerreservoir für Polioviren ist der Mensch, weshalb eine regionale Eliminierung und sogar die Eradikation möglich und in weiten Teilen der Welt schon jetzt erreicht ist.

Endemische Erkrankungen durch Poliowildviren betreffen aktuell nur noch 4 Länder: Nigeria, Indien, Pakistan und Afghanistan. 2010 traten noch 1300 Fälle in 20 Ländern auf. Obwohl die Wildviruszirkulation in den meisten Ländern unterbrochen werden konnte, kommt es v. a. in Afrika zu reetablierten anhaltenden Transmissionen sowie zu Ausbrüchen in Populationen mit unzureichenden Impfquoten. Seit 2002 gab es in 39 ehemals poliofreien Ländern Polioausbrüche, die auf Importe von Wildviren indischen oder nigerianischen Ursprungs zurückzuführen waren (WHO 2011). 2010 traten in der WHO-Region Europa erstmals seit der Zertifizierung als poliofreies Gebiet wieder neue Poliofälle auf. In Tadschikistan wurden 458 laborbestätigte Fälle verzeichnet, der Ausbruch führte auch zu weiteren Fällen in Russland (14), Turkmenistan (3) und Kasachstan (1) (RKI 2010b).

Durch zusätzliche Impfkampagnen, verbesserte Surveillance sowie den gezielten Einsatz von monovalenten und bivalenten OPV-Impfstoffen soll das Eradikationsprogramm (s. u.) weiter verbessert und die Erregerzirkulation unterbrochen werden. Mit antigensparenden Techniken sollen die Kosten für den vermehrten Einsatz von IPV-Impfstoffen reduziert werden (Modlin 2010; WHO 2011).

In *Deutschland* zeigen die seit 1998 bundesweit vorliegenden Impfdaten aus den Schuleingangsuntersuchungen stets Werte von 94–96 % für die Impfquoten gegen Polio bei Kindern mit Impfausweis. Damit liegen die erreichten *Impfquoten* für diese Altersgruppe nur geringfügig unter denen gegen Diphtherie und Tetanus. Die repräsentativen Daten aus dem Kinder- und Jugendgesundheitssurvey des RKI weisen allerdings darauf hin, dass Impfungen nicht zeitgerecht, d. h. nicht zu den von der Ständigen Impfkommission (STIKO) empfohlenen Zeitpunkten durchgeführt werden. Die Auffrischimpfungen gegen Diphtherie, Tetanus, Pertussis und Polio im Kindes- und Jugendalter werden ebenfalls nur unzureichend wahrgenommen. Die *Antikörperprävalenz* in der Bevölkerung liegt nach den Daten des Bundesgesundheitssurveys von 1998 bei über 90 % und damit auf einem ausreichend hohen Niveau (Dietrich et al. 2000; Reiter et al. 2009).

Globales Eradikationsprogramm

Die Poliomyelitis ist nach den Pocken die 2. Infektionskrankheit, bei der eine weltweite Eradikation angestrebt wird. Dies ist prinzipiell möglich, da

- das einzige Erregerreservoir für Polioviren der Mensch ist,
- wirksame Impfstoffe vorhanden sind,
- eine erworbene Immunität lebenslang besteht und
- die Viren in der Umwelt nur kurze Zeit überleben können.

Im Mai 1988 beschloss die 41. Weltgesundheitsversammlung (World Health Assembly, WHA) die weltweite Eradikation der Poliomyelitis. Die WHO initiierte auf der Basis des erfolgreichen Einsatzes von OPV das *Globale Poliomyelitiseradikationsprogramm* (Global Polio Eradication Initiative, GPEI), das ursprünglich die Eradikation der Poliomyelitis bis zum Jahre 2000 zum Ziel hatte (WHA Resolution 41.28). Die bislang größte Public-Health-Initiative unter der Federführung der WHO wird von zahlreichen Nationalregierungen, Rotary International, den US Centers for Disease Control and Prevention (CDC), UNICEF sowie der Bill & Melinda Gates Foundation unterstützt. Zu Beginn dieses Programms gab es noch 350 000 Erkrankungsfälle in 125 Ländern. Obwohl das Erreichen des Ziels mehrfach verschoben werden musste, hat die Initiative zu beachtlichen Erfolgen geführt. Seit 1988 wurden über 2 Milliarden Kinder geimpft und ein Rückgang der Poliofälle um 99 % erreicht (Emerson u. Singer 2010).

Der gesamte amerikanische Kontinent ist seit 1994 und der westpazifische Raum seit dem Jahr 2000 poliofrei. In der WHO-Region Europa wurde der letzte Fall am 26.11.1998 in der Türkei beobachtet. Da in den folgenden 3 Jahren kein autochthoner Poliofall mehr gemeldet wurde, konnte die Region am 21.06.2002 für poliofrei erklärt werden. Dieser Zeitraum (3 Jahre nach Auftreten des letzten Poliofalls) soll gewährleisten, dass auch inapparent verlaufende Polioinfektionen erkannt werden können.

Bei nachlassender Impfbereitschaft können auch in poliofreien Regionen wieder Fälle auftreten. Daher müssen die 3 Pfeiler der Polioeradikation
- hohe Impfquoten,
- effektive Surveillance (inkl. effektiver Ausbruchsbekämpfung) und
- die sichere Lagerung von Polioviren (Laborcontainment)

bis zur endgültigen Eradikation intensiv weitergeführt werden.

Deutschland nimmt seit 1997 aktiv an dem Projekt der WHO teil. Zur Begleitung und Beurteilung der Wirksamkeit der getroffenen Maßnahmen wurde die Nationale Kommission für die Polioeradikation in der Bundesrepublik Deutschland eingerichtet und 1998 die AFP-Surveillance (AFP: acute flaccid paralysis) in Deutschland am Niedersächsischen Landesgesundheitsamt etabliert. Die Qualität der AFP-Surveillance gilt als ausreichend, wenn jährlich mindestens 1 AFP-Fall pro 100 000 Kindern unter 15 Jahren gemeldet wird und bei 80 % der Fälle eine Stuhldiagnostik durchgeführt wird. Trotz großer Bemühungen konnte dieses System nicht zuverlässig umgesetzt werden. Zur Überwachung der Polio wurde seit 2006 daher die unentgeltliche Enterovirusdiagnostik bei Patienten aller Altersgruppen mit Verdacht auf viral bedingte Meningitis/Enzephalitis durch ein Labornetzwerk angeboten. 2010 wurden beide Surveillancesysteme zusammengefasst (RKI 2010a). Mit Wirkung vom 01.01.2010 hat das BMG die Aufgaben der nationalen Surveillance im Rahmen der Polioeradikationsinitiative der WHO dem Robert Koch-Institut (RKI) übertragen.

Seit Existenz des Polioeradikationsprogramms wurden mehr als 9 Milliarden US-Dollar investiert. Nach Bestätigung der Eradikation durch die WHO müssen die Impfungen mit OPV möglichst zeitgleich in allen Länder gestoppt werden, damit die Gefahr der Zirkulation von vom Impfstoff abstammender Viren (sog. cVDPVs, circulating vaccine-derived polioviruses) in Bevölkerungen mit sinkender Impfimmunität minimiert und damit ein Anstieg der Erkrankungen an vakzineassoziierter paralytischer Poliomyelitis (VAPP) verhindert wird. Entscheidend ist dabei auch die sichere Lagerung bzw. Vernichtung der Poliowildviren, zirkulierender Impfviren und später auch der Impfviren. Die Kosten für die Posteradikationsphase werden auf 1,9 Milliarden US-Dollar geschätzt, die finanziellen Einsparungen nach erreichter Eradikation auf 40–50 Milliarden US-Dollar (Tebbens et al. 2011).

Erreger

Poliomyelitisviren sind kleine, sphärische, unbehüllte RNA-Viren, die zur Gattung der Enteroviren innerhalb der Familie der Picornaviridae gehören. Es werden 3 Typen von Polioviren unterschieden:
- Typ 1 verursachte die meisten Epidemien und ist hoch pathogen.
- Typ 2 löst v. a. schwere sporadische Erkrankungen aus und wurde seit 1999 nicht mehr nachgewiesen.
- Typ 3 ist weniger pathogen als Typ 2, verursacht jedoch auch lokale Epidemien.

Zwischen den 3 Erregertypen existiert keine Kreuzimmunität. Eine Infektion mit einem der 3 Typen schützt daher nicht vor einer weiteren Infektion mit einem der beiden anderen Typen (Heymann 2008).

Polioviren sind wie alle anderen Enteroviren sehr säureresistent und können die Magen-Darm-Passage weitgehend unbeschädigt überstehen. Wegen der fehlenden Lipidhülle ist das Virus resistent gegen lipidlösliche Mittel (Äther, Chloroform, Detergenzien).

Pathogenese

Das Poliovirus wird hauptsächlich fäkal-oral als Schmierinfektion übertragen. Kurz nach Infektionsbeginn kommt es zu massiver Virusreproduktion in den Darmepithelien, sodass 10^6–10^9 infektiöse Viren pro Gramm Stuhl ausgeschieden werden können. Wegen der primären Virusvermehrung in den Rachenepithelien kann das Virus kurz nach Infektion auch aerogen übertragen werden. Der aerogene Übertragungsmechanismus ist jedoch weniger effektiv als der fäkal-orale. Die Ausbreitung von Polioinfektionen auf fäkal-oralem Weg wird durch schlechte hygienische Verhältnisse begünstigt. Bei intensiver Durchseuchung sind Polioviren (Wildviren bzw. attenuierte Impfviren) auch im Abwasser und ggf. Trinkwasser nachweisbar.

Die Inkubationszeit beträgt für paralytische Fälle i.d.R. 7–14 Tage (3–35 Tage). Eine Ansteckungsfähigkeit besteht, solange das Virus ausgeschieden wird. Das Poliovirus ist in Rachensekreten frühestens 36 Stunden nach einer Infektion nachweisbar und kann dort bis zu 1 Woche persistieren. Die Virusausscheidung im Stuhl beginnt nach 72 Stunden und kann mehrere Wochen (1–6) dauern. In sehr wenigen Einzelfällen, z. B. bei Immuninkompetenten, kann die Virusausscheidung auch Monate und Jahre dauern bzw. chronisch sein. Säuglinge seropositiver Mütter sind wegen des Vorhandenseins diaplazentar übertragbarer IgG-Antikörper in den ersten Lebensmonaten gegen eine Infektion geschützt.

Klinik

Die Mehrzahl der Infektionen (> 95%) verlaufen asymptomatisch unter Ausbildung von neutralisierenden Antikörpern (stille Feiung). Manifeste Krankheitsverläufe können folgende Verlaufsformen haben:
- *abortive Poliomyelitis:* Nach einer Inkubationsperiode von etwa 6–9 Tagen kommt es bei 4–8% der Infizierten nur zu kurzzeitigen unspezifischen Symptomen wie Fieber von 1–3 Tagen Dauer mit Halsschmerzen, Abgeschlagenheit, oft mit Durchfall und Erbrechen einhergehend. Bei mehr als 75% heilt diese abgeschwächt verlaufende Polio folgenlos aus. Infiziert das Poliovirus Zellen des ZNS, kommt es zu einer nicht paralytischen (1–2%) oder zu einer paralytischen (0,1–1%) Poliomyelitis.
- *nicht paralytische Poliomyelitis (aseptische Meningitis):* Etwa 3–7 Tage nach der abortiven Poliomyelitis kommt es zu Fieber, Kopfschmerzen, Nackensteifigkeit, Rückenschmerzen und Muskelspasmen. Im Liquor finden sich eine lymphozytäre Pleozytose, normale Glukosespiegel und normale oder etwas erhöhte Proteinspiegel.
- *paralytische Poliomyelitis:* Diese seltene Verlaufsform der Erkrankung kann bei 10% der davon Betroffenen zu bleibenden Lähmungen führen. Nach 2–12 Tagen kommt es bei diesen Patienten neben schweren Rücken-, Nacken- und Muskelschmerzen zur schnellen oder schrittweisen Entwicklung von zumeist asymmetrischen, schlaffen Paresen der Extremitäten, aber ggf. auch der Bauch-, Thorax- oder Augenmuskeln. Eine bulbäre Form tritt seltener auf, hat aber aufgrund der Schädigung zerebraler bzw. vegetativer Nervenzentren eine schlechte Prognose. Ist die Atemmuskulatur beteiligt, so entwickelt sich eine beatmungspflichtige respiratorische Insuffizienz. Die Atemlähmung war vor der Einführung der „Eisernen Lunge" (erste künstliche Beatmungsmaschine) stets tödlich. Bei 90% der Gelähmten bilden sich die Symptome nach Monaten, teilweise jedoch erst nach Jahren zurück.

Jahre oder Jahrzehnte nach der Polioerkrankung kann es zu einem erneuten Auftreten von Paralysen mit Muskelschwund, Ermüdungserscheinungen, Schmerzen, Atembeschwerden, Schlafstörungen sowie Beeinträchtigung des Schluck- und Sprechvermögens kommen. Die genauen Ursachen für das Auftreten dieses *Postpoliosyndroms (PPS)* sind nicht abschließend geklärt. Häufig werden diese chronischen Beschwerden nicht erkannt, da Polio in Deutschland nicht mehr auftritt. Der Bundesverband Poliomyelitis e.V. informiert Betroffene über das Thema (http://www.polio.sh).

Eine Erkrankung an Polio während der Schwangerschaft kann zu Fehlgeburten oder Muskellähmungen beim Kind führen.

Impfung

Impfstoffe

Für die Impfung stehen 2 trivalente Impfstoffe zur Verfügung:
- seit 1955 der inaktivierte Polioimpfstoffs (IPV) nach Salk und
- seit 1960 der oral anzuwendende attenuierte Lebendimpfstoff (orale Poliomyelitisvakzine, OPV) nach Sabin

Impfdurchführung

Die Grundimmunisierung soll nach dem Impfkalender der STIKO für Säuglinge, Kinder und Jugendliche im Alter von 2 Monaten beginnen. Sie umfasst bei der heute üblichen und empfohlenen Verwendung von IPV in *Kombinationsimpfstoffen* (mit DTap, Hib und Hepatitis B)
* 3 Dosen im 1. Lebensjahr (im Alter von 2, 3 und 4 Monaten) und
* eine 4. Dosis zu Beginn des 2. Lebensjahres.

Bei der Impfung mit einem *monovalenten Impfstoff* sind zur Grundimmunisierung je nach verwendetem Impfstoff
* 2 Impfungen (im Abstand von 8 Wochen) bis
* 3 Impfungen (im Abstand von 4–8 Wochen und 12 Monaten) notwendig.

Für Kinder und Jugendliche im Alter von 9–17 Jahren wird eine *Auffrischimpfung* mit einem IPV-haltigen Impfstoff empfohlen (STIKO 2011) (s. Kap. 9). Zur Auffrischung stehen ebenfalls Kombinationsimpfstoffe zur Verfügung.

Wirksamkeit

Der Wandel des Infektionsgeschehens durch eine effektive Schutzimpfung lässt sich für Polio eindrucksvoll belegen: Durch den breiten Einsatz dieser Impfstoffe gingen die Erkrankungsraten an paralytischer Poliomyelitis drastisch zurück.

In der DDR und in Berlin war 1960 und in der Bundesrepublik 1962 mit der flächendeckenden Verabreichung des Schluckimpfstoffs begonnen worden, sodass in der DDR bereits 1962 die letzte endemische Poliomyelitis diagnostiziert wurde. Danach kam es nur noch zu einzelnen Erkrankungen an einer Impfpolio bei Impflingen bzw. deren Kontaktpersonen. In der damaligen Bundesrepublik Deutschland erkrankten 1961 während der letzten großen Poliomyelitisepidemie noch 4677 Menschen, 305 von ihnen verstarben. Nach Einführung der Schluckimpfung gingen die Erkrankungszahlen drastisch zurück, durch eine geringere Impfbeteiligung, Ferntourismus und die umfangreichere Migration aus Ländern mit endemischen Poliovorkommen allerdings etwas langsamer als in der DDR (Weise u. Pöhn 1984). Die letzte in Deutschland erworbene Erkrankung an Poliomyelitis durch ein Wildvirus wurde 1990 gemeldet. 1992 wurden die letzten beiden importierten Fälle aus Ägypten und Indien registriert.

Dagegen traten bei Geimpften oder deren Kontaktpersonen jedes Jahr 1–2 vakzineassoziierte paralytische Poliomyelitiden auf. Die letzte Impfpolio wurde im Jahr 2000 bei einer Frau mit Antikörpermangelsyndrom registriert, die 1998 mit OPV geimpft worden war.

Nur wenige Länder (z. B. Finnland, Schweden, die Niederlande und Island) setzten ununterbrochen IPV ein und erzielten ebenfalls gute Erfolge bei der Krankheitsbekämpfung.

Wichtige Informationen

Nebenwirkungen

Die Verträglichkeit der Schluckimpfung ist im Allgemeinen sehr gut.

Nach der 1. Dosis *OPV* kommt es ab dem 7. Tag zu einer vorübergehenden Ausscheidung der Impfviren im Stuhl; diese Phase ist bei den Wiederholungsimpfungen deutlich kürzer. Dadurch können enge Kontaktpersonen des Impflings unbeabsichtigt „mitgeimpft" werden und eine Durchseuchung mit dem Impfvirus auch bei primär Ungeimpften erreicht werden. Es kann jedoch auch unbeabsichtigt zu *vakzineassoziierten paralytischen Poliomyelitiden (VAPP)* beim Impfling oder bei Kontaktpersonen kommen, falls die attenuierten Impfviren zu virulenten Varianten spontan mutieren. VAPP als ernste Nebenwirkungen und Komplikationen durch *OPV-Impfungen* wurden bereits nach der Einführung der Schluckimpfung beobachtet. Diese spezielle Impfkomplikation war jedoch sehr selten (< 1 Fall pro mehrere Mio. Impfungen).

Wirksamkeit und Verträglichkeit der Polioimpfung mit *IPV* sind sehr gut. Über 95 % aller geimpften Personen weisen nach der Grundimmunisierung Antikörper gegen alle 3 Virustypen auf. Lokal- und Allgemeinreaktionen (wie Rötung, Schwellung und Schmerzen an der Injektionsstelle, Fieber, Kopf- und Gliederschmerzen oder Unwohlsein) sind selten. Allergische Reaktionen nach *IPV-Impfung* wurden nur in Einzelfällen gemeldet. Über schwere Nebenwirkungen oder Impfschäden nach IPV-Impfung wurde bisher nicht berichtet.

Indikation/Kontraindikation

Als vollständig immunisiert gelten *Personen,* die im Säuglings- und Kleinkindalter eine vollständige Grundimmunisierung sowie im Jugendalter oder später mindestens 1 Auffrischimpfung erhalten haben oder die als *Erwachsene* nach den Angaben des Herstellers grundimmunisiert wurden und 1 Auffrischimpfung erhalten haben.

Ungeimpfte Personen erhalten IPV entsprechend den Angaben des Herstellers. Ausstehende Impfungen der Grundimmunisierung werden mit IPV nachgeholt. Eine routinemäßige Auffrischung wird nach dem vollendeten 18. Lebensjahr nicht empfohlen.

Angehörige folgender Gruppen sollten über einen aktuellen Impfschutz verfügen (durch Auffrischung der Polioimpfimmunität mit IPV, falls die letzte Impfstoffgabe länger als 10 Jahre zurückliegt, ggf. Grundimmunisierung oder Ergänzung fehlender Impfungen):
- alle Personen bei fehlender oder unvollständiger Grundimmunisierung
- alle Personen ohne einmalige Auffrischimpfung
- eine Auffrischimpfung ist indiziert für:
    - Reisende in Regionen mit Infektionsrisiko (die aktuelle epidemische Situation ist zu beachten, insbesondere die Meldungen der WHO). Im Gegensatz zu anderen Reiseimpfungen wird die Polioimpfung von der GKV als Pflichtleistung übernommen, da es sich um eine Maßnahme des Bevölkerungsschutzes zur Vermeidung von Krankheitsimporten handelt.
    - Aussiedler, Flüchtlinge und Asylbewerber, die in Gemeinschaftsunterkünften leben, bei der Einreise aus Gebieten mit Poliomyelitisrisiko
    - Personal der oben genannten Einrichtungen
    - medizinisches Personal, das engen Kontakt zu Erkrankten haben kann
    - Personal in Laboren mit Poliomyelitisrisiko

Bei einer Poliomyelitiserkrankung sollten *alle Kontaktpersonen* unabhängig vom Impfstatus ohne Zeitverzug eine Impfung mit IPV erhalten (STIKO 2011).

Riegelungsimpfungen mit IPV können bei Auftreten eines Sekundärfalls von den zuständigen Gesundheitsbehörden angeordnet werden.

Die WHO empfiehlt die *OPV-Impfung* inzwischen nur noch für Impfkampagnen in Entwicklungsländern, da der Impfstoff auch von Laien verabreicht werden kann und kostengünstiger als IPV ist. Seit 2005 wurden monovalente und bivalente orale Polioimpfstoffe gegen die Typen 1 und 3 entwickelt und für Massenimpfkampagnen zugelassen, um höhere, typenspezifische Serokonversionsraten zu erzielen (Heymann 2010).

In den meisten entwickelten Industrieländern mit erreichter Eliminierung der Poliomyelitis wurde in den 1990er-Jahren die Impfung mit *OPV* zugunsten der Anwendung des in den 1970er-Jahren weiterentwickelten, verbesserten Totimpfstoffs (*eIPV* mit „enhanced potency") eingestellt, um auch die seltenen Einzelfälle von VAPP zu vermeiden. Der orale Impfstoff wird auch in Deutschland seit 1998 von der STIKO nicht mehr empfohlen. Auch bei eventuellen Polioausbrüchen soll nur noch *IPV* zum Einsatz kommen.

Auch Personen mit Immunschwäche können mit *IPV* geimpft werden. Nicht mit IPV geimpft werden sollten akut erkrankte Personen und Personen mit Allergien gegen Bestandteile des Impfstoffs. Impfungen mit IPV während der Schwangerschaft sind grundsätzlich nicht kontraindiziert, es liegen jedoch nur wenige Daten vor (Plotkin et al. 2008).

Therapie

Eine spezifische Therapie mit antiviralen Substanzen ist nicht verfügbar. Die Behandlung erfolgt symptomatisch. Im Anschluss an die akute Behandlung sind häufig längere physiotherapeutische und orthopädische Nachbehandlungen erforderlich. Damit kann eine Verbesserung der Motorik erreicht werden, offensichtlich aber nicht das Postpoliosyndrom verhindert werden (Weiß 2009).

Meldepflicht

Krankheitsverdacht, Erkrankung und Tod an Poliomyelitis sind nach §6 IfSG namentlich meldepflichtig. Als Verdacht gilt jede akute schlaffe Lähmung einer Extremität, außer wenn sie traumatisch bedingt ist. Nach §7 IfSG ist der direkte und indirekte Labornachweis von Polioviren ebenfalls meldepflichtig. Auch das Auftreten eines Krankheits- oder Verdachtsfalls in einer Gemeinschaftseinrichtung (z.B. Schule, Kindergarten) oder Wohngemeinschaft (z.B. Familie) ist nach § 34 IfSG meldepflichtig. Nach den überarbeiteten Internationalen Gesundheitsvorschriften (IGV) der WHO müssen durch Wild- und Impfviren hervorgerufene Poliofälle unverzüglich an die WHO gemeldet werden.

Literatur

Diedrich S, Claus H, Thierfelder W et al. Bundes-Gesundheitssurvey 1997/98: Immunitätslage gegen Poliomyelitis. Dtsch Med Wschr 2000; 125: 584–588

Emerson CI, Singer PA. Is there an ethical obligation to complete polio eradication? Lancet 2010; 375: 1340

Heymann DL, ed. Control of Communicable Diseases Manual. 19th ed. Washington: American Public Health Association; 2008: 484–491

Modlin JF. The bumpy road to polio eradication. N Engl J Med 2010; 362: 2346–2348

Plotkin SA, Vidor E. Poliovirus Vaccine – Inactivated. In: Plotkin SA, Orenstein WA, eds. Vaccines. 5th ed. Philadelphia: WB Saunders; 2008: 605–629

Pöhn HP, Rasch G. Statistik meldepflichtiger, übertragbarer Krankheiten. BGA-Schriften. München: MMV Medizin; 1993: 93

Reiter S, Poethko-Müller C. Aktuelle Entwicklung von Impfquoten und Impflücken bei Kindern und Jugendlichen in Deutschland. Bundesgesundheitsbl Gesundheitsforsch Gesundheitsschutz 2009; 52: 1037–1044

Robert Koch-Institut (RKI). Bundesweite Enterovirus-Surveillance im Rahmen der Polioeradikation: Ergebnisse aus den ersten vier Projektjahren. Epid Bull 2010a; 1: 1–4

Robert Koch-Institut (RKI). Zum Welt-Poliotag 2010 – Wieder Poliofälle in der WHO-Region Europa. Epid Bull 2010b; 42: 411–412

Robert Koch-Institut (RKI). RKI-Ratgeber Infektionskrankheiten – Merkblätter für Ärzte. Poliomyelitis. Aktualisierte Fassung vom Februar 2011 (03.02.2011). Im Internet: http://www.rki.de/cln_116/nn_196878/DE/Content/Infekt/EpidBull/Merkblaetter/Ratgeber__Mbl__Poliomyelitis.html; Stand: 24.06.2011

Ständige Impfkommission am Robert Koch-Institut (STIKO). Mitteilung der Ständigen Impfkommission am Robert Koch-Institut: Empfehlungen der Ständigen Impfkommission am RKI 2011/Stand Juli 2011. Epid Bull 2011; 30: 275–294

Tebbens RJD, Pallansch M, Cochi SL et al. Economic analysis of the global eradication initiative. Vaccine 2011; 29: 334–343

Weise HJ, Pöhn HP. Epidemiologie der Poliomyelitis. MMW 1984; 126 269–274

Weiß M. Poliomyelitis. In: Deutsche Gesellschaft für Pädiatrische Infektiologie (DGPI). Handbuch Infektionen bei Kindern und Jugendlichen. 5. Aufl. Stuttgart: Thieme; 2009: 433–435

World Health Organization (WHO). Progress in interrupting wild poliovirus circulation in countries with re-established transmission: Africa, 2009–2010. Wkly Epid Rec 2011; 86. 104–112

38 Röteln

W. Jilg u. U. Heininger

Epidemiologie

Röteln sind eine weltweit verbreitete klassische Kinderkrankheit. Sie verlaufen i.d.R. als leichter, mit einem Exanthem einhergehender fieberhafter Infekt. Im Gegensatz zu den meist harmlosen Erkrankungen bei Kindern, Jugendlichen und Erwachsenen führt jedoch die diaplazentar übertragene Infektion des Ungeborenen häufig zu schweren Schäden des Kindes.

Der Mensch ist der einzige Wirt des Rötelnvirus, die Infektion wird also ausschließlich von Mensch zu Mensch weitergegeben. Anders als die zur gleichen Virusfamilie gehörenden Alphaviren werden Rötelnviren nicht durch Arthropoden übertragen.

Vor Einführung der Rötelnimpfung erkrankten vorwiegend Kinder zwischen 5 und 9 Jahren. In gemäßigten Klimazonen wurde ein Häufigkeitsgipfel im Frühjahr beobachtet. Da die Röteln nur mäßig ansteckend sind, wiesen in der Vorimpf-Ära in den Industrienationen nur 80–90 % aller Erwachsenen eine Rötelnimmunität auf. Aus dem gleichen Grund kam es in Abständen von 6–9 Jahren zu kleineren Ausbrüchen, die etwa alle 30 Jahre von ausgedehnten Epidemien abgelöst wurden (Gershon 2005).

Mit dem zunehmenden Einsatz des Rötelnimpfstoffs verlagerte sich auch in Deutschland die Erkrankungshäufigkeit in höhere Altersgruppen. 2003 lag die Rötelninzidenz in den neuen Bundesländern (nur hier sind die Röteln meldepflichtig) bei 0,3 : 100 000 Einwohner; hochgerechnet auf die gesamte Bundesrepublik entspräche das einer jährlichen Fallzahl von 200–300 Erkrankungen. Die Rate seronegativer, für Röteln empfänglicher Frauen im gebärfähigen Alter in Deutschland betrug im Jahr 1998 0,8–3 %, dies entspricht etwa einer Zahl von 52 000–194 000 empfänglichen Personen (STIKO 2010b, RKI 2010a). Heute ist die Durchimpfungsrate aber so hoch, dass die Röteln verschwinden sollten (die zur Elimination notwendige Durchimpfungsrate ist für Röteln, die weniger ansteckend sind, niedriger als die für Masern). Wie in Kap. 30 bereits für Masern erwähnt, gibt es aber auch für Röteln regionale Impflücken. Daher muss in Deutschland auch heute noch, wenn auch sehr selten, mit Rötelninfektionen bei Schwangeren und damit der Gefahr von Rötelnembryopathien gerechnet werden. In den Jahren 1996–2009 wurden 27 Fälle kongenitaler Röteln gemeldet, wobei die Zahl der tatsächlichen Fälle höher sein dürfte, denn bei einigen Kindern werden die Schädigungen erst später manifest (Abb. 38.1).

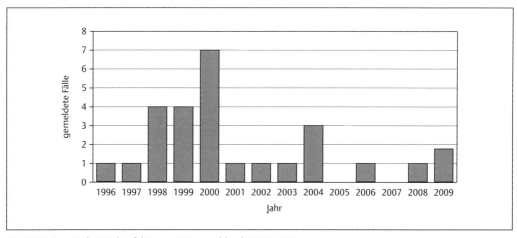

Abb. 38.1 Konnatale Rötelninfektionen in Deutschland. 1996–2009.

Erreger

Das Rötelnvirus gehört zur Familie der Togaviren und ist der einzige Vertreter der Gattung Rubivirus. Rötelnviren sind annähernd sphärische Partikel mit einem Durchmesser von ungefähr 60 nm. Sie besitzen eine Lipidhülle, in die die Glykoproteine E1 und E2 eingelagert sind. Beide Proteine bilden Heterodimere und imponieren als „Spikes" auf der Virusoberfläche, die für die Anheftung des Partikels an die Zielzelle und die Fusion der Virusmit der Zellmembran verantwortlich sind. Sie sind auch Zielstruktur für neutralisierende Antikörper, wobei dem E1 die Hauptrolle zukommt. Die Hülle umgibt ein ikosaedrisches Kapsid, dessen einziger Baustein das C-Protein ist. Das Kapsid enthält eine einzelsträngige RNA positiver Polarität. Rötelnviren sind hitzelabil und wenig umweltresistent (Hobman u. Chantler 2007).

Wir kennen gegenwärtig wenigstens 13 verschiedene Genotypen, die alle dem gleichen Serotyp angehören (Anonymous 2007). Keine serologische Kreuzreaktivität besteht allerdings gegenüber den nahe verwandten Alphaviren.

Pathogenese

Röteln werden durch Tröpfcheninfektion übertragen. Die Virusausscheidung kann bereits 10 Tage vor Beginn des Exanthems einsetzen und noch bis zu 15 Tage danach andauern. Auch asymptomatisch infizierte Personen können das Virus für mehrere Tage ausscheiden. Bei Kindern mit angeborenen Röteln findet sich oft über mehrere Monate Virus in hohen Konzentrationen in Speichel und Urin.

Eintrittspforte für den Erreger ist der obere Respirationstrakt. Das Virus vermehrt sich initial in den Zellen des Nasopharynx und gelangt in die regionalen Lymphknoten. Von hier aus dringt der Erreger in die Blutbahn ein und ruft nach 5–7 Tagen eine ausgeprägte Virämie hervor. Das Virus kann lymphatisches Gewebe, Haut, die Mukosa des Respirations- und Urogenitaltrakts und das Synovialgewebe der Gelenke infizieren. Die häufigste Komplikation einer Rötelninfektion ist eine Arthritis, deren Frequenz und Ausprägung von Alter, Geschlecht und genetischen Faktoren (MHC-Typ) beeinflusst wird. Bei Schwangeren kann es zur Infektion der Plazenta und des Embryos kommen, wo der Erreger sich über den Kreislauf in alle Organe ausbreiten kann. Organschäden werden vor allem durch Mitosehemmung der infizierten Zellen hervorgerufen.

Klinik

Postnatale Röteln

Über 50% der Rötelninfektionen bei Kindern, Jugendlichen und Erwachsenen verlaufen subklinisch. Die manifeste Erkrankung hat eine Inkubationszeit von 2–3 Wochen. Nach einem nicht immer ausgeprägten, oft nur flüchtigen Prodromalstadium mit katarrhalischen Erscheinungen tritt ein kleinfleckiges Exanthem auf, das hinter den Ohren beginnt und sich über Gesicht, Hals und Rumpf ausbreitet. Charakteristisch ist eine Lymphadenopathie, vor allem der nuchalen, postaurikulären und okzipitalen Lymphknoten. Diese Symptome können begleitet sein von Kopfschmerzen, subfebrilen Temperaturen, einem leichten Katarrh der oberen Luftwege und einer Konjunktivitis. Während das Exanthem sich nach wenigen Tagen zurückbildet, können die Lymphknotenschwellungen mehrere Wochen andauern. Die Infektion hinterlässt eine lebenslange Immunität.

Postnatale Röteln sind im Allgemeinen eine gutartige, mild verlaufende Erkrankung. Häufigste Komplikation bei Jugendlichen und Erwachsenen sind Arthropathien, die vor allem Frauen betreffen und in 30–60% aller erkrankten Erwachsenen zu beobachten sind. Sie treten meist etwa 1 Woche nach Ausbruch des Exanthems auf und können sich als reine Gelenkbeschwerden vor allem der Finger- und Kniegelenke bis hin zu Schwellungen und Gelenkergüssen mit eingeschränkter Beweglichkeit manifestieren. Sie bilden sich im Normalfall innerhalb einiger Wochen zurück.

Seltene Komplikationen sind Thrombozytopenien, die hauptsächlich bei Kindern auftreten. Mit einer Frequenz von etwa 1 : 5000 kann es zu einer Enzephalitis mit meist guter Prognose kommen (Gershon 2005).

Kongenitale Röteln

Im Gegensatz zu den i. d. R. harmlosen postnatalen Rötelninfektionen kann die Infektion des sich entwickelnden Kindes in utero zu schwersten Schäden führen.

Erkrankt eine nicht immune Schwangere während der ersten 8 Schwangerschaftswochen an Röteln, so findet in etwa 90 % eine diaplazentare Übertragung statt. Ihre Häufigkeit sinkt im 2 Trimenon auf 25–35 % ab, um gegen den Geburtstermin hin wieder anzusteigen. In den Fällen, in denen es zu einer Infektion des ungeborenen Kindes kommt, lässt sich etwa 10 Tage nach Ausbruch des Exanthems bei der Mutter das Virus in der Plazenta nachweisen und findet sich 10–20 Tage später im kindlichen Gewebe. Hier kann das Virus nahezu jedes Organ befallen. Meist resultiert daraus eine persistierende, nicht lytische Infektion (Hobman u. Chandler 2007).

Die klinischen Konsequenzen hängen vor allem vom Zeitpunkt der mütterlichen Infektion ab. Generell gilt, dass die Schädigungen umso größer sind, je jünger der Fetus zum Zeitpunkt der Infektion ist. So muss in den ersten 2 Monaten in 65–85 % mit einer Schädigung gerechnet werden, während des 3. Monats kommt es bei 30–35 % zu Anomalien. Im 4. Monat liegt die Rate kindlicher Defekte bei etwa 10 %. Bei Infektionen ab der 18. Schwangerschaftswoche lässt sich kein erhöhtes Risiko für kindliche Schädigungen mehr nachweisen. Eine Rötelnvirus-Primärinfektion im 1.–4. Schwangerschaftsmonat kann auch zum Spontanabort oder zur Frühgeburt führen.

Die erste Beschreibung der kongenitalen Röteln stammt von dem australischen Augenarzt Norman McAlister Gregg, der eine auffällige Häufung von angeborenen Katarakten bei Kindern in Sydney beobachtete, deren Mütter während einer Rötelnepidemie 1940 erkrankt waren (Gregg 1942). Die häufigsten Defekte dieser Kinder waren neben den Augenschädigungen eine Innenohrschwerhörigkeit sowie Missbildungen des Herzens – ein Symptomenkomplex, der als *Gregg'sche Trias* in die medizinische Literatur einging. Einen Überblick über die am häufigsten beobachteten Schäden und Defekte bei kongenitalen Röteln zeigt Tab. 38.1. Aber auch bei Kindern, die bei Geburt unauffällig erscheinen, kann es während der postnatalen Entwicklung zu Gedeihstörungen, psychomotorischer Retardierung und Verhaltensauffälligkeiten kommen.

Tabelle 38.1 Häufigkeit klinischer Manifestationen bei kongenitalen Röteln. Metaanalyse prospektiver Studien (Reef et al. 2000).

Symptome	untersuchte Kinder [n]	Häufigkeit [%]
Hördefekte	113	60
Herzfehler	100	45
Mikrozephalie	49	27
Katarakt	65	25
zu niedriges Geburtsgewicht	22	23
offener Ductus botalli	45	20
Hepatosplenomegalie	67	19
thrombozytopenische Purpura	65	17
geistige Retardierung	15	13
periphere Pulmonalstenose	49	12
Meningoenzephalitis	49	10
Knochenentwicklungsstörung (Osteoporose)	43	7
Retinopathie	44	5

Impfung

Impfstoff

Der Rötelnimpfstoff ist ein Lebendimpfstoff. Bald nach der erstmaligen Isolierung des Rötelnvirus wurden mehrere Impfstämme entwickelt, von denen die meisten aber im Laufe der Zeit zugunsten des immunogeneren und besser verträglichen attenuierten Rötelnvirusstamms RA27/3 verlassen wurden. Dieser heute in Europa und den USA fast ausschließlich benutzte Impfstamm wird auf menschlichen diploiden Zellen vermehrt (Plotkin u. Beale 1976). Die Vakzine kommt in lyophilisierter Form in den Handel und wird in 0,5 ml Aqua dest. gelöst. Eine Dosis enthält mindestens 1000 ZKID50 (zellkulturinfektiöse Dosis 50%). An Begleitstoffen sind Humanalbumin und Dextran bzw. hydrolysierte Gelatine sowie Spuren von Neomycin enthalten. Der Impfstoff ist in monovalenter Form und in Kombination mit Masern- und Mumpsimpfstoff (MMR-Impfstoff) bzw. Masern-, Mumps- und Varizellenimpfstoff (MMR-V-Impfstoff) verfügbar.

Impfdurchführung

Der Impfstoff muss bei +2–8 °C gelagert werden und wird erst unmittelbar vor Gebrauch mit 0,5 ml Lösungsmittel (Aqua dest.) rekonstituiert. Gelöster Impfstoff muss sofort verbraucht werden!

Die Grundimmunisierung erfolgt durch die Verabreichung einer Dosis des Rötelnimpfstoffs bzw. eines Kombinationsimpfstoffs. Der Impfstoff wird i.m. oder tief s.c. injiziert. Die 1. Rötelnimpfung ist zusammen mit den Impfungen gegen Masern, Mumps und Varizellen für Kinder im Alter von 11–14 Monaten empfohlen. Im 2. Lebensjahr (aber frühestens 4 Wochen nach der 1. Impfung) ist eine 2. Impfung vorgesehen (ebenfalls wieder zusammen mit der Masern-, Mumps- und Varizellenimpfung) (STIKO 2010a). Dieser 2. Impftermin dient der Schließung von Impflücken bei Kindern, die auf die 1. Impfung – etwa wegen der Anwesenheit mütterlicher Antikörper – nicht angesprochen haben.

Wirksamkeit

95–100% aller mit dem Rötelnvirusstamms RA27/3 Geimpften weisen 3–4 Wochen nach der Impfung spezifische Antikörper im Serum auf. Wie die natürliche Infektion induziert auch die Impfung die Bildung sekretorischer Antikörper der Klasse IgA. Studien während mehrerer Rötelnausbrüche ergaben eine Schutzrate der Impfung von 90–100% (Plotkin u. Reef 2008).

Gelegentlich kann 7–11 Tage nach der Impfung eine geringgradige Virämie beobachtet werden. Fast immer lässt sich dagegen eine Virusausscheidung im Nasopharynx nachweisen. Übertragungen des Impfvirus auf die Umgebung wurden bislang allerdings nicht gesehen.

Widersprüchliche Angaben existieren über die Persistenz spezifischer Antikörper nach Impfung. Während einige Studien zeigen konnten, dass über 90% der Impflinge auch 12–20 Jahre nach der Impfung noch spezifische Antikörper aufwiesen, hatten in anderen Untersuchungen mehr als 1 Drittel der Geimpften nach 11–13 Jahren ihre Antikörper verloren (Plotkin 2006). Man muss daher davon ausgehen, dass die Antikörperspiegel im Laufe der Zeit absinken und bei einigen Impflingen auch verschwinden, dass aber der Schutz vor Erkrankung auch über die Anwesenheit spezifischer Antikörper hinaus anhält, möglicherweise auf der Basis eines immunologischen Gedächtnisses auf zellulärer Ebene (Plotkin u. Reef 2008). So existieren Berichte über Reinfektionen nach erfolgreicher Immunisierung; die allermeisten dieser Infektionen verlaufen jedoch asymptomatisch. Klinisch apparente Infektionen wurden nur in Einzelfällen beobachtet, ebenso kongenitale Infektionen als Folge einer Reinfektion der Mutter. Letztere führten aber nicht zu einer kindlichen Schädigung.

Wichtige Informationen

Nebenwirkungen

Nach der Rötelnimpfung können – wie nach der natürlichen Infektion – Arthritiden auftreten, die mit zunehmendem Alter häufiger und intensiver sind. Sie betreffen vor allem weibliche Impflinge und kommen bei bis zu 25% aller erwachsenen, gegen Röteln geimpften Frauen vor. Selten kann es nach der Impfung zu einer milden Form der Röteln mit Exanthem, Lymphadenopathie und leichtem Fieber kommen, die ebenfalls bei älteren Impflingen stärker ausgeprägt ist, aber kaum zu einer nennenswerten Beeinträchtigung des Befindens führt. Sehr selten ist eine vorübergehende Thrombozytopenie (Plotkin u. Reef 2008). Erkrankungen des zentralen und peripheren Nervensystems, wie Enzephalitis, Myelitis, Neuritis nervi optici oder Guillain-Barré-Syndrom, die in Einzelfällen nach Rötelnimpfung beobachtet wurden, dürften dagegen nicht in ursächlichem Zusammenhang mit der Impfung stehen (STIKO 2007).

Indikation/Kontraindikation

Das Ziel der Rötelnimpfung ist die Elimination des Rötelnvirus und damit der Rötelnembryopathie. Um die dazu notwendige Herdenimmunität in einer Population zu erreichen, ist ein Immunitätsgrad von knapp 90% notwendig. der durch eine einmalige Impfung von 95% der Bevölkerung gesichert werden kann (Reef et al. 2011).

Die Rötelnimpfung ist, wie die Masern- und Mumpsimpfung, eine für alle Kinder indizierte Impfung (s.o.). Sie wird i.d.R. zusammen mit der Impfung gegen Masern, Mumps und Varizellen (als Kombinationsimpfstoff) vorgenommen. Zu diesem Zeitpunkt nicht durchgeführte Impfungen können – und sollen – auch später noch nachgeholt werden.

Frauen im gebärfähigen Alter, die bisher nicht geimpft wurden bzw. deren Immunstatus unklar ist, sollen 2 Impfungen erhalten. Bei entsprechender Indikation soll dazu MMR-Impfstoff verwendet werden (etwa wenn auch eine Masernimpfung fehlt). Liegt nur 1 Rötelnimpfung vor, soll eine 2. Impfung vorgenommen werden (wenn nötig ebenfalls wieder mit MMR-Impfstoff). Bei Personen, die nachweislich 2-mal gegen Röteln geimpft wurden, kann auf die bislang empfohlene Kontrolle des Serostatus zur Überprüfung der Immunität verzichtet werden (Pebody et al. 2000).

Wird erst während einer Schwangerschaft festgestellt, dass eine Frau keine Immunität gegen Röteln besitzt, so sollte sie noch im Wochenbett geimpft werden. Eine Indikation im arbeitsmedizinischen Bereich ist bei ungeimpften bzw. empfänglichen Personen gegeben, die in Einrichtungen der Pädiatrie, der Geburtshilfe und der Schwangerenbetreuung sowie in Gemeinschaftseinrichtungen beschäftigt sind (STIKO 2010a).

Nicht geimpft werden dürfen Menschen mit Immundefekten oder unter immunsuppresssiver Therapie sowie Schwangere. Bei Impflingen mit Überempfindlichkeit gegen Neomycin ist Vorsicht geboten. Bei Frauen im gebärfähigen Alter ist ein Konzeptionsschutz von 3 Monaten nach der Impfung einzuhalten. Wird eine Schwangere geimpft oder wird eine Frau kurz nach der Impfung schwanger, so besteht allerdings kein Anlass für eine Unterbrechung der Schwangerschaft. Obwohl theoretisch möglich, wurde eine kongenitale Infektion des Feten durch eine Impfung bisher nie beobachtet.

Therapie

Die Behandlung einer Rötelninfektion erfolgt rein symptomatisch. Eine kausale Therapie für Rötelnvirusinfektionen gibt es nicht.

Passive Immunisierung

Das früher gelegentlich eingesetzte Rötelnimmunglobulin ist in Deutschland nicht mehr verfügbar.

Meldepflicht

Nur kongenitale Röteln sind in ganz Deutschland meldepflichtig. Eine Meldepflicht für *alle* Rötelnerkrankungen besteht allerdings in den neuen Bundesländern.

In Österreich besteht keine Meldepflicht für Röteln.

In der Schweiz sind Röteln für die Laboratorien und die Ärzteschaft meldepflichtig. Gemeldet werden müssen alle Rötelninfektionen, die mittels einer Laboruntersuchung bestätigt wurden.

Literatur

[Anonymous]. Update of standard nomenclature for wild-type rubella viruses, 2007. Wkly Epidemiol Rec 2007; 82: 216–222

Gershon A. Rubella Virus (German Measles). In: Mandell G, Bennett J, Dolin R, eds. Principles and Practice of Infectious Diseases. 6th ed. Philadelphia: Elsevier Churchill Livingstone; 2005: 1921–1926

Gregg NM. Congenital cataract following German measles in the mother. Trans Ophthalmol Soc Austr 1942; 3: 35–46

Hobman T, Chantler J. Rubella Virus. In: Knipe DM, Howley PM, eds. Fields Virology. 5th ed. Philadelphia: Lippincott Williams and Wilkins; 2007: 1069–1100

Pebody RG, Edmunds WJ, Coyn-van Spaendonck M et al. The seroprevalence of rubella in Western Europe. Epidemiol Infect 2000; 125: 347–357

Plotkin SA, Beale AJ. Production of RA27/3 rubella vaccine and clinical results with the vaccine. Dev Biol Stand 1976; 37: 291–296

Plotkin SA. The history of rubella and rubella vaccination leading to elimination. Clin Infect Dis 2006; 43 (Suppl. 3): S164–S168

Plotkin SA, Reef SE. Rubella Vaccine. In: Plotkin SA, Orenstein WA, Offit PA, eds. Vaccines. 5th ed. Philadelphia: Saunders Elsevier; 2008: 735–771

Reef SE, Plotkin S, Cordero JF et al. Preparing for elimination of congenital rubella syndrome (CRS): summary of a workshop on CRS elimination in the United States. Clin Infect Dis 2000; 31: 85–95

Reef SE, Strebel P, Dabbagh A et al. Progress toward control of rubella and prevention of congenital rubella syndrome – worldwide, 2009. J Infect Dis 2011; 204 (Suppl. 1): S24–S27

Robert Koch-Institut (RKI). Infektionsepidemiologisches Jahrbuch für 2000. Berlin: Robert Koch-Institut; 2001: 104

Robert Koch-Institut (RKI). Infektionsepidemiologisches Jahrbuch für 2003. Berlin: Robert Koch-Institut; 2004: 136–137

Robert Koch-Institut (RKI). Röteln (Rubella). Ratgeber für Ärzte. Aktualisierte Fassung vom August 2010 (08.2010a). Im Internet: www.rki.de/cln_160/nn_504470/DE/Content/Infekt/EpidBull/Merkblaetter/Ratgeber__Mbl__Roeteln.html; Stand: 26.07.2011

Robert Koch-Institut (RKI). Infektionsepidemiologisches Jahrbuch für 2009. Berlin: Robert Koch-Institut; 2010b: 92–96

Ständige Impfkommission am Robert Koch-Institut (STIKO). Aktualisierte Mitteilung der Ständigen Impfkommission am Robert Koch-Institut: Hinweise für Ärzte zum Aufklärungsbedarf über mögliche unerwünschte Wirkungen bei Schutzimpfungen (Stand: Juni 2007). Epid Bull 2007; 25: 209–232

Ständige Impfkommission am Robert Koch-Institut (STIKO). Mitteilung der Ständigen Impfkommission am Robert Koch-Institut: Empfehlungen der Ständigen Impfkommission am RKI 2010/Stand Juli 2010. Epid Bull 2010a; 30: 279–298

Ständige Impfkommission am Robert Koch-Institut (STIKO). Mitteilungen der Ständigen Impfkommission am Robert Koch-Institut: Mitteilung der Ständigen Impfkommission (STIKO) am Robert Koch-Institut (RKI). Begründungen zu den aktualisierten Empfehlungen vom Juli 2010. Änderung der Empfehlung zur Impfung gegen Röteln. Epid Bull 2010b; 32: 322–325

39 Rotavirus

W. Jilg

Epidemiologie

Rotaviren sind die häufigsten Durchfallerreger im Säuglings- und Kleinkindesalter. Weltweit erkranken pro Jahr über 100 Mio. Kinder an durch Rotaviren verursachten Gastroenteritiden, über 500 000 Kinder sterben (Parashar et al. 2009). Todesfälle treten zwar hauptsächlich in den Ländern der Dritten Welt auf, die Erkrankungshäufigkeit ist aber auch in den Industrienationen hoch; nosokomiale Infektionen in Form kleinerer oder größerer Ausbrüche in Kinderkrankenhäusern sind hier nicht selten. Wie in anderen Ländern der nördlichen Hemisphäre treten auch in Deutschland Infektionen gehäuft in den Wintermonaten auf. Im Jahr 2009 wurden in Deutschland 62 000 Rotaviruserkrankungen gemeldet, davon 61 % bei Kindern unter 5 Jahren (Abb. 39.1). Etwa die Hälfte der erkrankten, unter 5-jährigen Kinder wurde hospitalisiert. Es wurden 11 Todesfälle im Zusammenhang mit Rotavirusinfektionen übermittelt, darunter 1 Neugeborenes, 1 Säugling und 1 1-jähriges Kind. Die restlichen 8 Verstorbenen waren über 69 Jahre alt (RKI 2010).

Erreger

Die Gattung Rotavirus gehört zur Familie der Reoviridae. Rotaviren sind nichtumhüllte ikosaedrische Partikel von ca. 70 nm Durchmesser. Sie besitzen ein segmentiertes Genom, das aus 11 einzelnen Segmenten doppelsträngiger RNA besteht. Das Genom wird von 3 konzentrischen Proteinschalen (Kapsiden) umschlossen. Antigene Determinanten der Strukturproteine VP2 und VP6 des inneren und mittleren Kapsids bilden die Grundlage für die Einteilung der Rotaviren in die *7 Serogruppen* A–G. Die auf der Oberfläche des äußeren Kapsids exponierten Proteine VP4 und VP7 sind die Zielstrukturen für neutralisierende Antikörper. Sie werden für die weitere Unterteilung der Serogruppen in *Serotypen* herangezogen; man unterscheidet über 30 VP4-Serotypen (P-Serotypen) und 19 VP7-Serotypen (G-Serotypen). Aufgrund ihres segmentierten Genoms können Rotaviren häufig reassortieren; da die genannten, für die Klassifizierung benutzten Proteine von getrennten RNA-Segmenten kodiert werden, werden vielfache Kombinationen dieser Proteine in Rotavirusisolaten gefunden (Desselberger u. Gray 2010).

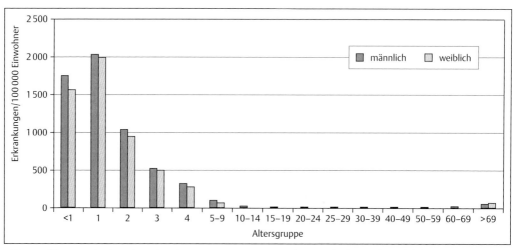

Abb. 39.**1** Übermittelte Rotaviruserkrankungen pro 100 000 Einwohner nach Alter und Geschlecht. Deutschland 2009 (n = 62915).

Rotaviren sind sehr umweltresistent. Sie sind in eingetrocknetem Zustand in einem Temperaturbereich von 4–20 °C über mehrere Wochen stabil. Äther, Chloroform und nicht ionische Detergentien sind wenig wirksam, Alkohol dagegen kann Rotaviren rasch inaktivieren.

Rotaviren kommen bei Mensch und Haus- und Nutztieren vor; tierische Rotaviren scheinen aber keine größere Bedeutung für Erkrankungen von Menschen zu besitzen.

Pathogenese

Rotaviren werden i. d. R. fäkal-oral übertragen, meist durch Schmierinfektion, aber auch durch kontaminiertes Wasser und Lebensmittel. Das Virus ist sehr leicht übertragbar: bereits 10 Viruspartikel reichen zu einer Infektion aus.

Die Infektion verursacht Nekrosen der Darmepithelien und eine villöse Atrophie. Der Verlust von Verdauungsenzymen und die reduzierte Absorption von Nahrungsstoffen führen zu einer Erhöhung des osmotischen Drucks im Darmvolumen und damit zur Diarrhö. Eine Rolle bei der Entstehung des Durchfalls kommt aber auch dem viralen Nichtstrukturprotein NSP4 zu, das als erstes virales Enterotoxin identifiziert wurde. Auch das autonome Nervensystem des Darms scheint an der Genese des Durchfalls beteiligt zu sein (Desselberger u. Gray 2010).

Klinik

Nach einer Inkubationszeit von 1–3 Tagen beginnt die typische Erkrankung akut mit Erbrechen und Fieber für 2–3 Tage, gefolgt von wässrigen Durchfällen für 4–5 Tage. Die Virusausscheidung beginnt meist bereits vor Beginn der Symptomatik und endet einige Tage nach dem Abklingen der klinischen Erscheinungen. Hauptgefahr ist die oft schwere Dehydratation und die dadurch bedingte Elektrolytverschiebung.

Chronische Infektionen mit extraintestinalen Manifestationen werden bei immunsupprimierten Kindern beobachtet, vereinzelt wurde auch eine Beteiligung des ZNS beschrieben. Andererseits kommen nicht selten auch sehr milde Erkrankungen und asymptomatische Verläufe vor. Obwohl die Mehrzahl der Infektionen Kinder in den ersten beiden Lebensjahren betrifft, treten symptomatische Erkrankungen auch bei älteren Kindern und Erwachsenen, vor allem alten und immunsupprimierten Menschen, auf.

Die Diagnose erfolgt durch Nachweis des Erregers im Stuhl mittels Antigentest oder PCR.

Impfung

Impfstoffe

Der erste Impfstoff gegen Rotaviren wurde 1998 in den USA zugelassen. Es handelte sich um eine tetravalente Lebendvakzine auf der Basis eines für den Menschen apathogenen Rhesusrotavirus. Der Impfstoff enthielt das native Rhesusrotavirus vom Serotyp 3, das eine ausgeprägte Kreuzreaktion mit dem menschlichen Rotavirus dieses Serotyps besitzt, sowie 3 „Reassortanten"-Viren, ebenfalls Rhesusrotaviren, bei denen das für das (rhesusspezifische) Oberflächenprotein VP7 kodierende RNA-Segment durch das entsprechende Gensegment humaner Rotaviren vom Serotyp 1, 2 und 4 ersetzt wurde. Damit war dieser Impfstoff gegen die 4 am häufigsten auftretenden Rotavirusserotypen wirksam. In einer großen, plazebokontrollierten Studie schützte der Impfstoff zwar nur in knapp 50 % vor einer Rotavirusinfektion, verhinderte aber über 80 % der schweren Verläufe (Rennels et al. 1996).

Ein knappes Jahr nach der Zulassung dieses Impfstoffs und einer generellen Impfempfehlung in den USA wurde die Empfehlung wieder revidiert. Grund war das Auftreten von 15 Fällen von Invagination (Intussuszeption), also Einstülpungen eines Darmabschnitts in einen anderen, kurze Zeit nach der Impfung. Da ein Kausalzusammenhang zwischen diesen Erscheinungen und der Impfung nicht auszuschließen und in den meisten Fällen sogar wahrscheinlich war (CDC 2004; Chen et al. 2010), nahm der Hersteller den Impfstoff vom Markt.

Inzwischen wurden 3 weitere Impfstoffe entwickelt und speziell auch auf das Risiko der Auslösung einer Intussuszeption sehr sorgfältig überprüft. Es handelt sich ebenfalls um Lebendimpfstoffe. Ein Impfstoff enthält 5 Rotavirusreassortanten eines apathogenen bovinen Rotavirusstamms (RotaTeq), der zweite besteht aus einem attenuierten humanen Rotavirusstamm (Rotarix) mit breiter Kreuzreaktivität. Der dritte, nur in China zugelassene Impfstoff ist ebenfalls monovalent und enthält einen attenuierten Rotavirusstamm des Schafs (Lanzhou Lamb Rotavirus Vaccine, LLV).

- *pentavalenter Rotavirusimpfstoff* RotaTeq: Der Impfstoff enthält 5 Rotaviren, die durch genetisches Reassortment aus dem – für den Menschen apathogenen – bovinen Rotavirusstamm WC3 und 5 verschiedenen menschlichen Rotaviren hergestellt wurden. Dazu wurden Zellkulturen mit dem bovinen Virus WC3 und gleichzeitig einem menschlichen Rotavirus infiziert. Auf diese Weise erhielt man 5 verschiedene bovine Viren, die jeweils das Oberflächenprotein G1, G2, G3, G4 bzw. P1 aus humanpathogenen Rotavirusstämmen tragen (Heaton et al. 2005).Der Impfstoff liegt fertig zur Anwendung in 2 ml einer saccharosehaltigen Pufferlösung vor.
- *attenuierter Impfstoff:*
  - Rotarix: Der Impfstoff enthält einen attenuierten humanen Rotavirusstamm (RIX4414). Das Wildvirus stammt von einem 15 Monate alten Kind mit rotavirusassoziiertem Durchfall. Das Primärisolat wurde zunächst in „African green monkey kidney"-Zellen 33-mal passagiert (Bernstein et al. 1998). Der resultierende Stamm 89-12 wurde dann nach „plaque-purification" in Verozellen weiterpassagiert (Ruiz-Palacios et al. 2006). Der Impfstoff wird lyophilisiert geliefert und unmittelbar vor Gebrauch mit 1,3 ml einer Kalziumkarbonat enthaltenden Pufferlösung (zur Neutralisierung der Magensäure) rekonstituiert.
  - LLV: Als Impfstoff wird ein attenuierter Rotavirusstamm vom Schaf (Lanzhou Lamb Rotavirus) eingesetzt (Chandran et al. 2010). Der Erreger wurde 37-mal in Kälbernierenzellen passagiert.

Impfdurchführung

Für die in Europa und den USA zugelassenen Impfstoffe RotaTeq und Rotarix gilt als Mindestalter für die 1. Dosis 6 Wochen; die Impfung sollte spätestens bis zur Vollendung der 24. Lebenswoche (Rotarix) bzw. der 26. Lebenswoche (RotaTeq) beendet sein (Abb. 39.**2**). Bei späterer Gabe könnte u. U. das Risiko einer Invagination erhöht sein (Glass u. Parashar 2006).

- *pentavalenter Impfstoff* RotaTeq: Es werden 3 Dosen in einem Mindestabstand von 4 Wochen oral verabreicht.
- *attenuierter Impfstoff:*
  - Rotarix: 2 Dosen (je 1 ml des rekonstituierten Impfstoffs) werden im Abstand von 2 Monaten oral appliziert.
  - LLV: Der nur in China zugelassene Impfstoff wird Kindern im Alter von 2–36 Monaten einmalig oral verabreicht; jährliche Auffrischimpfungen sind vorgesehen (Chandran et al. 2010).

Wirksamkeit

RotaTeq und Rotarix schützen zu ca. 75 % vor Rotavirusgastroenteritis; sehr schwere Erkrankungsfälle und Krankenhauseinweisungen wegen einer Rotaviruserkrankung wurden zu über 90 % verhindert (Ruiz-Palacios et al. 2006; Vesikari et al. 2006). Die Impfung ist wirksam gegen die meisten zirkulierenden Rotavirusserotypen. Für den attenuierten Impfstoff konnte in mehreren Studien eine Schutzwirkung gegen den dem Impfstoff zugrunde liegenden Serotyp G1P[8] sowie die Typen G2P[4], G3P[8], G4P[8] und G9P[8] demonstriert werden. Die mit dem tetravalenten Impfstoff durchgeführten Studien zeigten eine Wirksam-

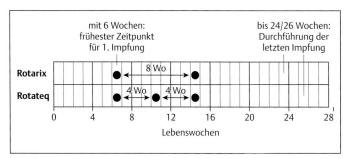

Abb. 39.**2** Impfschema für Rotarix und RotaTeq.

keit gegen die Serotypen G1P1[8], G2P[4], G3P1[8], G4P1[8] und G9P1[8].

7–9 Tage nach der 1. Impfung mit dem attenuierten Impfstoff schieden 38–60% der geimpften Kinder das Impfvirus im Stuhl aus, nach der 2. Dosis nur noch 0–13% (Vesikari et al. 2004). Nach Gabe des pentavalenten Impfstoffs kam es 4–6 Tage nach der 1. Dosis bei 12,7% aller geimpften Kinder zu einer Ausscheidung des Impfvirus, nach der 2. und 3. Impfung konnte kein Impfvirus mehr im Stuhl nachgewiesen werden (Vesikari et al. 2006).

Diese Ergebnisse konnten im Wesentlichen in einer Metaanalyse, die 34 Studien mit über 175 000 Teilnehmern umfasste, bestätigt werden (Soares-Weiser et al. 2010). Die Wirksamkeit in der Verhütung von allen Rotavirusgastroenteritiden war etwa 75% im 1. Jahr und ca. 65% im 2. Jahr. Schwere Rotavirusinfektionen wurden zu 72–93% im 1. Jahr und zu 67–89% im 2. Jahr verhindert, wobei anzumerken ist, dass die Definition einer schweren Erkrankung in den verschiedenen Studien unterschiedlich war (Abb. 39.**3**). Arztbesuche und Krankenhausaufenthalte wegen Rotavirusgastroenteritiden wurden in den ersten beiden Lebensjahren um etwa 90% reduziert.

Ergebnisse der in Österreich seit 2009 generell empfohlenen Impfung lassen auch einen Herdeneffekt bei hoher Durchimpfungsrate vermuten (Paulke-Korinek et al. 2011).

Nur wenige Daten liegen zur Wirksamkeit der Lanzhou-Lamb-Rotavirusvakzine vor. In einer Untersuchung an geimpften und ungeimpften Kindern im Alter von 6 Monaten bis 3 Jahren wurden in der Gruppe der Geimpften um 53% weniger Rotavirusgastroenteritiden registriert. Auftretende Infektionen in dieser Gruppe verliefen weniger schwer und die durchschnittliche Krankheitsdauer war um 24% reduziert (Fu et al. 2007).

Wichtige Informationen

Nebenwirkungen

Beide Impfstoffe sind gut verträglich. Nebenwirkungen umfassen Reizbarkeit, Appetitverlust, Durchfall, Erbrechen, Blähungen, Bauchschmerzen, Aufstoßen, Fieber und Müdigkeit. Die Rate an Invaginationen war in der Gruppe der Geimpften nicht signifikant höher als in der Plazebogruppe. Nach der Gabe des attenuierten Impfstoffs kam es in 6 Fällen in der Impfgruppe und in 7 Fällen der Plazebogruppe zu einer Invagination (Ruiz-Palacios et al. 2006), für den pentavalenten Impfstoff war dieses Verhältnis 6 : 5 (Vesikari et al. 2006). Auswertung aller bisher verfügbaren Studien lieferten ähnliche Ergebnisse (Soares-Weiser et al. 2010). Untersuchungen nach Einführung der Impfung in Australien, Südamerika und den USA fanden allerdings Hinweise auf ein möglicherweise geringfügig erhöhtes Risiko einer Intussuzeption in der Woche nach der 1. Impfung (Buttery et al. 2011, Anonymous 2011). Die WHO empfiehlt daher eine weitere Überwachung.

Indikation/Kontraindikation

Der Nutzen eines Rotavirusimpfstoffs für Entwicklungs- und Schwellenländer steht außer Fra-

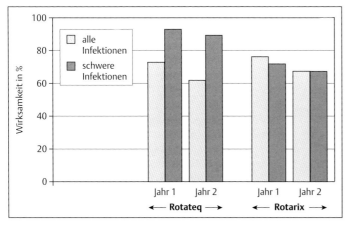

Abb. 39.**3** Wirksamkeit von RotaTeq und Rotarix. In plazebokontrollierten Doppelblindstudien ermittelte Wirksamkeit: Ergebnisse einer Metaanalyse (Soares-Weiser 2010). Anmerkung: Die Definition einer schweren Infektion ist in den Studien mit RotaTeq und Rotarix unterschiedlich. Direkte Vergleichsstudien zwischen RotaTeq und Rotarix sind in der Analyse nicht enthalten.

ge. Auch für Industrienationen ist angesichts der hohen Morbidität von Rotavirusinfektionen ein derartiger Impfstoff eine sinnvolle Ergänzung der bisher verwendeten Impfstoffe.

Eine Expertenkommission der WHO empfahl 2009 die weltweite Aufnahme einer generellen Rotavirusimpfung von Säuglingen in die nationalen Impfprogramme (WHO 2009). In Ländern mit einer Rotavirusletalität von weniger als 10% bei unter 5-Jährigen (wie etwa in Deutschland) sollte aber die Entscheidung über eine generelle Impfempfehlung auf der Basis der zu erwartenden Reduktion der Krankheitslast, der Einsparung von Gesundheitskosten und der Kosteneffektivität der Impfung getroffen werden.

Die Ständige Impfkommission (STIKO) hat bislang keine generelle Empfehlung der Impfung ausgesprochen, hat aber betont, dass die Impfung nach einer entsprechenden Nutzen-Risiko-Abwägung sinnvoll sein kann (etwa für Säuglinge, die in Kindertagesstätten versorgt werden) (STIKO 2007).

In Österreich wird die Impfung öffentlich empfohlen

Therapie

Die Behandlung einer Rotavirusinfektion erfolgt rein symptomatisch. Therapeutisch ist orale oder parenterale Flüssigkeits- und Elektrolytsubstitution angezeigt.

Eine kausale Therapie gegen das Rotavirus gibt es nicht.

Passive Immunisierung

Ein spezifisches Immunglobulin gegen Rotavirus ist nicht verfügbar.

Meldepflicht

In Deutschland ist nach §7 IfSG der direkte Nachweis von Rotaviren aus dem Stuhl meldepflichtig, sofern der Nachweis auf eine akute Infektion hinweist.

Nach §6 Abs.1 Ziff.2. IfSG sind Krankheitsverdacht und Erkrankung meldepflichtig, wenn die erkrankte Person eine Tätigkeit im Sinne des §42 IfSG ausübt oder wenn 2 oder mehr gleichartige Erkrankungen auftreten, bei denen ein epidemiologischer Zusammenhang wahrscheinlich ist.

Literatur

[Anonymous] Safety of rotavirus vaccines: postmarketing surveillance in the WHO Region of the Americas. Wkly Epid Rec 2011; 86: 66–72

Bernstein DI, Smith VE, Sherwood JR et al. Safety and immunogenicity of live, attenuated human rotavirus vaccine 89-12. Vaccine 1998; 16: 381–387

Buttery JP, Danchin MH, Lee KJ et al. Intussusception following rotavirus vaccine administration: postmarketing surveillance in the National Immunization Program in Australia. Vaccine 2011; 29: 3061–3066

Centers for Disease Control and Prevention (CDC). Suspension of rotavirus vaccine after reports of intussusception – United States, 1999. MMWR 2004; 53: 786–789

Chandran A, Fitzwater S, Zhen A et al. Prevention of rotavirus gastroenteritis in infants and children: rotavirus vaccine safety, efficacy, and potential impact of vaccines. Biologics 2010; 4: 213–229

Chen J, Heyse JF, Heaton P et al. Age dependence of the risk of intussusception following [corrected] rhesushuman reassortant rotavirus tetravalent vaccine: is it beyond doubt? Am J Epid 2010; 171: 1046–1054

Desselberger U, Gray J. Reoviren: Rotaviren. In: Doerr HW, Gerlich WH, Hrsg. Medizinische Virologie. 2. Aufl. Stuttgart: Thieme; 2010: 521–529

Fu C, Wang M, Liang J et al. Effectiveness of Lanzhou lamb rotavirus vaccine against rotavirus gastroenteritis requiring hospitalization: a matched case-control study. Vaccine 2007; 25: 8756–8761

Glass RI, Parashar UD. The promise of new rotavirus vaccines. N Engl J Med 2006; 354: 75–77

Heaton PM, Goveia MG, Miller JM et al. Development of a pentavalent rotavirus vaccine against prevalent serotypes of rotavirus gastroenteritis. J Infect Dis 2005; 192 (Suppl. 1): 17–21

Parashar UD, Burton A, Lanata C et al. Global mortality associated with rotavirus disease among children in 2004. J Infect Dis 2009; 200 (Suppl. 1): 9–15

Paulke-Korinek M, Kundi M, Rendi-Wagner P et al. Herd immunity after two years of the universal mass vaccination program against rotavirus gastroenteritis in Austria. Vaccine 2011; 29: 2791–2796

Robert Koch-Institut (RKI). Infektionsepidemiologisches Jahrbuch für 2009. Berlin: Robert Koch-Institut; 2010

Ständige Impfkommission am Robert Koch-Institut (STIKO). Mitteilung der Ständigen Impfkommission am Robert Koch-Institut. Fragen und Antworten zur Möglichkeit einer Impfung gegen Rotaviruserkrankungen. Epid Bull 2007; 2: 9–11

Ruiz-Palacios GM, Perez-Schael I, Velazquez FR et al. Safety and efficacy of an attenuated vaccine against severe rotavirus gastroenteritis. N Engl J Med 2006; 354: 11–22

Soares-Weiser K, MacLehose H, Ben-Aharon I et al. Vaccines for preventing rotavirus diarrhoea: vaccines in use. Cochrane Database Syst Rev 2010; Issue 5: CD008521

Vesikari T, Karvonen A, Korhonen T et al. Safety and immunogenicity of RIX4414 live attenuated human rotavirus vaccine in adults, toddlers and previously uninfected infants. Vaccine 2004; 22: 2836–2842

Vesikari T, Matson DO, Dennehy P et al. Safety and efficacy of a pentavalent human-bovine (WC3) reassortant rotavirus vaccine. N Engl J Med 2006; 354: 23–33

World Health Organization (WHO). Candidate rotavirus vaccine recommendations for consideration by the WHO Strategic Advisory Group of Experts (SAGE) on Immunization (17.03.2009). Im Internet: http://www.who.int/immunization/sage/2_Candidate_rota_recs_17_3_2009.pdf; Stand: 25.06.2011

40 Tetanus

F. Hofmann

Epidemiologie

Tetanuserreger sind weltweit verbreitet und kommen nach Erhebungen der WHO vor allem in geologischen Formationen vor, die durch Böden mit alkalischen pH-Werten gekennzeichnet sind (Bytchenko 1981). Sie finden sich aber nicht nur in der Erde, sondern auch in menschlichen und tierischen Exkrementen. Die lange Zeit verneinte Existenz einer natürlichen antitoxischen Immunität konnte durch Studien an nicht geimpften Personen mittlerweile bestätigt werden (Dastur et al. 1981). 1998 kamen nach Schätzungen der WHO 410 000 Menschen an den Folgen des Tetanus zu Tode. 2 Jahre später waren es noch 309 000 Todesfälle (RKI 1999; WHO 2001). 2008 verstarben nach Schätzungen der WHO 61 000 Kinder unter 5 Jahren unter Berücksichtigung „einer hohen Dunkelziffer" und lediglich 6658 gemeldeten Fällen von Tetanus neonatorum (WHO 2009). Ein bislang unterschätztes Problem ist der maternale Tetanus, wobei 27 % der in diesem Zusammenhang erfolgten Todesfälle auf spontane oder chirurgisch/gynäkologisch induzierte Aborte zurückzuführen seien – so eine Einschätzung aus den 1990er-Jahren, in der von jährlich 30 000 Todesfällen die Rede ist (Faveau et al. 1993). In Deutschland besteht keine Meldepflicht mehr; daher ist es schwierig, die genaue Tetanusinzidenz anzugeben. Ende der 1990er-Jahre lag aber die Erkrankungshäufigkeit bei unter 15/Jahr, wobei vor allem Personen über 45 Jahre betroffen waren. Diese machten während der 1990er-Jahre 43,4 % der Fälle, aber 95,2 % der Todesfälle an Tetanus aus. In Frankreich entfielen 48 der 57 Tetanusfälle in den Jahren 2000 und 2001 auf Personen über 70 Jahre. Aus epidemiologischer Sicht könnte die Zahl der Todesfälle an Tetanus neonatorum in den Entwicklungsländern durch 2 oder mehr Dosen Tetanusimpfstoff, die Frauen im gebärfähigen Alter oder Schwangeren verabreicht werden, um 94 % gesenkt werden (Blencowe et al. 2010).

Erreger

Der Erreger des Wundstarrkrampfs, Clostridium tetani, ist ein anaerobes, grampositives, sporenbildendes Stäbchen. Gefährlich sind vor allem die Sporen, da sie in trockener Hitze erst durch mehrstündiges Erhitzen auf Temperaturen über 150 °C abgetötet werden können. Am leichtesten lassen sie sich durch Wasserstoffperoxid (6 %), Formalin (3 %) Phenol (5 %) oder Chloramin (1 %) vernichten (Einwirkungszeit 24 Stunden).

Pathogenese

Zwar findet sich schon in den Schriften des Hippokrates eine Beschreibung des Wundstarrkrampfs, doch dauerte es bis zum Ende des 19. Jahrhunderts, bis die Mediziner genügend Fakten kannten, die Rückschlüsse auf Ätiologie und Pathogenese der Erkrankung ermöglichten. Ursache für diesen Umstand war die Tatsache, dass weder irgendeine Tierspezies noch der Mensch die Überträger sind, sondern der Kontakt mit dem Erreger in der Umwelt für die Infektion sorgt. 1884 erkannten Carle und Rattone (Carle u. Rattone 1884) den Zusammenhang zwischen Wunde, Erreger und Nervensystem: Sie konnten im Tierversuch zeigen, dass der Inhalt der Pustel eines an Tetanus Verstorbenen, überimpft auf Kaninchen, die typischen Wundstarrkrampfsymptome am Nervensystem hervorrief und dass die Krankheit sich mithilfe von tierischem Nervengewebe auch bei den Versuchskaninchen weiterverbreiten ließ.

Zur *Übertragung* kommt es durch Sporeninokulation im Rahmen von Bagatellverletzungen (z. B. Schürf-, Kratz- und Bisswunden, aber auch Verbrennungen). Unter anaeroben Bedingungen werden lokal Toxine (neurotoxisch wirkendes Tetanospasmin, hämolytisch wirkendes Tetanolysin) produziert, die entlang den Nervenbahnen zum Rückmark wandern und schließlich auch das Gehirn erreichen können. Die Inkubationszeit unterliegt großen Schwankungen, da sie von der Menge des inokulierten Materials und damit der Quantität des produzierten Toxins abhängig ist.

4–14 Tage sind die Regel, aber auch Inkubationszeiten von bis zu 1 Monat wurden beobachtet. Als Faustregel gilt: Je größer die Toxinmenge und je kürzer damit die Inkubationszeit, desto höher die Letalität.

Klinik

Die Erkrankung ist durch meist lang andauernde tonische, seltener klonische (typischer für Tollwut) Krämpfe und Hyperreflexie bei nur marginal erhöhten Temperaturen gekennzeichnet. Zu Beginn kommt es häufig zur Behinderung der Mundöffnung und eingeschränkter Kaufähigkeit beim Patienten. Typisch ist der weinerlich-grinsende Risus sardonicus („Sardonisches Lachen"). Schließlich kommt es zum Opisthotonus (Befall der Rücken- und Nackenmuskulatur mit Steifigkeit), zur Unfähigkeit der Mundöffnung, Schluckbeschwerden und zur Zwerchfell- und Glottislähmung. Die Letalität ist hoch, kann aber durch adäquate Intensivbehandlung auf Werte zwischen 10% und 20% gesenkt werden (Brauner et al. 2002).

Bei *Neugeborenen* können sich in Abnabelungswunden bei mangelnder Hygiene Sporen festsetzen, die im Falle fehlender antitoxischer Immunität der Mutter zum Krankheitsbild des *Tetanus neonatorum* führen (Inkubationszeit 3–14 Tage, Extremwerte 1 Tag bis 1 Monat nach Geburt). Ohne Therapie verläuft die Krankheit in praktisch 100% der Fälle tödlich. Im Mittel kommt es nach Schätzungen der WHO bei ca. 80% der Betroffenen zum Tod (WHO 1999).

Impfung

Der Göttinger Mediziner Nicolaier (Nicolaier 1884) postulierte erstmals die Existenz eines Toxins als Auslöser der klinischen Erscheinungen und Emil von Behring beschrieb in seiner berühmt gewordenen Publikation „Über das Zustandekommen der Diphtherie-Immunität und Tetanusimmunität bei Tieren" (von Behring et al. 1890) das Toxin, die dagegen gerichteten Antikörper und sämtliche weiteren Details der Ätiologie und Pathogenese, über die sein Mitarbeiter Kitasato weitere Einzelheiten veröffentlichte (Kitasato 1889). Obwohl damit der Weg zur Impfstoffproduktion frei war und obwohl seit mehreren Jahrzehnten in allen Ländern der Erde die vorbeugende Vakzinegabe propagiert wird, stellt der Wundstarrkrampf noch immer eines der wichtigsten Probleme dar, denen sich die WHO gegenübersieht.

Impfstoffe

Ähnlich wie bei der Diphtherievakzine, handelt es sich auch beim Tetanusimpfstoff um einen Toxoidimpfstoff, der aus Clostridium-tetani-Kulturen (ohne allergisierende Substanzen wie Pferdeeiweiß, Pepton oder Blutgruppensubstanzen) hergestellt wird: Dem Kulturfiltrat wird 40% Formaldehyd zugesetzt. Nach mehrwöchiger Inkubation bei ca. 37 °C wird die Reinigung des so entstandenen Rohtoxoids praktiziert. Der Zusatz von Konservierungsstoffen wie etwa Thiomersal wird heute bei den meisten Impfstoffen nicht mehr vorgenommen. Die Endprodukte enthalten dank der verschiedenen Reinigungsschritte nur noch Spuren von Formaldehyd. Als Adjuvans wird wegen der starken Wirkungssteigerung Aluminiumhydroxid (Adsorbatimpfstoff) zugesetzt – in Kombinationsimpfstoffen trifft man auch Aluminiumphosphat an. Aus diesem Grund sollte auch darauf geachtet werden, dass es während der Lagerung nicht zur Frosteinwirkung kommt; denn Aluminiumhydroxid ist ohnehin schwerlöslich und flockt bei zu tiefen Temperaturen aus. Als angemessene Lagertemperatur werden deshalb 2–8 °C angegeben.

Impfdurchführung

Die Tetanusschutzimpfung erfolgt nach den Impfkalendern in Deutschland, in Österreich und in der Schweiz 4-zeitig während der ersten beiden Lebensjahre. „Boosterimpfungen" sind im 7.–9. und 13.–16. Lebensjahr (Österreich) bzw. mit 4–7 und 11–14/15 Jahren (Schweiz) vorgesehen. Danach wird alle 10 Jahre aufgefrischt.

Bei Verdacht auf Überempfindlichkeit ist ein Allergietest (Hauttestung) angezeigt. Weiterhin sollte die Notwendigkeit der Impfung (Serumantitoxinbestimmung) überprüft werden. Zur Vermeidung von Zwischenfällen ist auch auf streng intramuskuläre Applikation zu achten. Fernerhin ist die Kontrolle der Impfdokumente vor der Impfung unerlässlich, da zumindest bei jüngeren Impflingen eher eine Über- denn eine Unterimmunisierung die Regel ist (z. B. durch häufige Impfungen bei der Bundeswehr).

Was die Durchimpfungsraten angeht, so zeigen sich schon bei Jugendlichen erste Lücken (Tab. 40.1). Am schlechtesten dürfte die Situation bei Senioren sein; denn fast alle Erkrankungen ereignen sich bei dieser Personengruppe.

Tabelle 40.1 Tetanus-Durchimpfungsraten bei Kindern und Jugendlichen in Deutschland 2002 (Dippelhofer et al. 2002).

Altersgruppe	neue Bundesländer [%]	alte Bundesländer [%]
2–6 Jahre	97	98
7–11 Jahre	97	94
12–17 Jahre	95	46

Wirksamkeit

Der offensichtlich hohe Wirkungsgrad der Tetanusschutzimpfung findet sein Korrelat in den nur vereinzelt auftretenden Tetanusfällen trotz Impfung und im durchschlagenden Erfolg der pränatal durchgeführten Impfprogramme, die zu einer zuverlässigen Kontrolle des Tetanus neonatorum in den entwickelten Ländern geführt haben. Unterhalb des als schützend eingestuften Antitoxinspiegels im Serum von 0,1 IE/ml finden sich nur sehr wenige Impflinge, denen man jedoch durch eine weitere Injektion i. d. R. zu einer Immunität im protektiven Bereich verhelfen kann. Im Hinblick auf die deshalb kaum bestehende Problematik der Nonresponse/Low-Response sind international auch keine großen Studien zu diesem Thema durchgeführt worden. Eine Münchner Untersuchung bei 137 Personen mit niedrigem bzw. fehlendem Tetanusschutz, in deren Rahmen mit einmalig 5 IE Tetanustoxoid „geboostert" wurde, brachte nur bei einem über 40-Jährigen nicht den gewünschten Erfolg (> 1 IE/ml Serum innerhalb von 1–2 Wochen) (Pilars de Pilar 1985).

Wichtige Informationen

Nebenwirkungen

Die Nebenwirkungen der Tetanusimpfung (Stratton et al. 1994; Quast et al. 1997; Chen et al. 2000; Dittmann 2000; STIKO 2007) sind in den Jahrzehnten seit der Einführung der Vakzine genau studiert worden: Als Ausdruck der normalen Auseinandersetzung des Organismus mit dem Impfstoff kann es bei bis zu 20% der Impflinge innerhalb von 3 Tagen nach der Impfung, selten auch länger anhaltend, an der Impfstelle zu
- Rötung,
- Schmerzhaftigkeit und
- Schwellung kommen, gelegentlich auch verbunden mit
- Beteiligung der zugehörigen Lymphknoten.

Sehr selten bildet sich ein kleines Knötchen an der Einstichstelle. Allgemeinsymptome wie leichte bis mäßige Temperaturerhöhung, grippeähnliche Symptomatik oder Magen- Darm-Beschwerden sind sehr selten und treten meist nur bei überimpften Personen (s.o.) auf.

In Einzelfällen wurde über Glomerulonephritis, Thrombozytopenie und zentralnervöse Störungen berichtet, wobei ein ursächlicher Zusammenhang mit der Tetanusimpfung nicht hergestellt werden konnte.

Indikation/Kontraindikation

Als Standardimpfung ist die Tetanusimpfung (s. u. „Impfschema") allgemein bei allen Bevölkerungsgruppen sowohl prä- als auch postexpositionell (im Verletzungsfall) indiziert.

Impfabstände zu anderen Immunisierungsmaßnahmen müssen nicht eingehalten werden. Auch die Schwangerschaft stellt keine Kontraindikation dar. Ebenso wenig sollte bei banalen Infekten/Erkrankungen auf eine Impfung verzichtet werden, wenn diese indiziert ist. Nur bei bedrohlichen Reaktionen nach vorausgegangener Impfung müssen Vorsichtsmaßnahmen ergriffen werden, die vom Einzelfall abhängig gemacht werden sollten (z. B. prävakzinale Antihistaminikagabe oder Glukokortikoidverabreichung).

Therapie

Bei nicht (oder nicht vollständig) geimpften Patienten werden je nach Körpergewicht 250 I.E. Tetanus-Immunglobulin i.m. oder i.v., verabreicht – ein *Therapieregime*, das in der Folge täglich fortgesetzt wird. In besonders schweren Fällen kann die Dosis auch auf bis zu 500 I.E. erhöht werden. Simultan wird die Schutzimpfung mit Tetanus-

Toxoid (2-malige Gabe innerhalb von 2 Wochen) durchgeführt. Gleichzeitig erfolgt die regelmäßige Wundtoilette in Kombination mit chirurgischen Maßnahmen, wie vor allem Exzision nekrotisierender Gewebsbezirke. Zusätzlich muss die Einleitung einer antibiotischen Therapie mit Penizillin G oder Tetrazyklinen (zuvor Antibiogramm!) in Angriff genommen werden.

Cave: Die Chemotherapie hilft nur bei der Ausschaltung der vegetativen Formen von Clostridium tetani, nicht jedoch bei der Bekämpfung der Toxin- oder Sporenwirkung!

Ergänzt wird die Behandlung durch die symptomatische Therapie der Muskelspannung, die Intensivtherapie, evtl. Tracheotomie und krankengymnastische Maßnahmen.

Passive Immunisierung

Bei Unverträglichkeit des Schutzimpfstoffs (was sehr selten vorkommen dürfte) und bei der Wundversorgung, wenn die Tetanusimpfung lang zurückliegt (hier dann Simultanimpfung kontralateral) werden einmalig 250–500 I.E. Tetanus-Immunglobulin verabreicht (s.o.).

Im Verletzungsfall wird nach Tab. 40.2 vorgegangen.

Meldepflicht

In Deutschland besteht keine Meldepflicht mehr.

Literatur

von Behring E, Kitasato S. Über das Zustandekommen der Diphtherie- und Tetanus-Immunität bei Thieren. Dtsch Med Wschr 1890; 16: 1113–1114

Blencowe H, Lawn J, Vandelaer J et al. Tetanus toxoid immunization to reduce mortality from neonatal tetanus, Int J Epid 2010; 39: 102–109

Brauner JS, Rios Vieira SR, Bleck TP. Changes in severe accidental tetanus mortality in the ICU during two decades in Brazil. Intensive Care Med 2002; 28: 930–935

Bytchenko BD. Microbiology of Tetanus. In: Veronesi R, ed. Tetanus, Important New Concepts. Excerpta Medica, Amsterdam 1981; 28–39

Carle A, Rattone G. Studio spetrimentale sull'etiologia del tetano. G Accad Med Torino 1884; 32: 174

Chen RT, Mootrey G, De Stefano F. Safety of routine childhood vaccinations: An epidemiological review. Pediatr Drugs 2000; 2: 273–290

Dastur FD, Awatramani VP, Dixit SK. Response to single dose of tetanus vaccine in subjects with naturally acquired tetanus antitoxin. Lancet 1981; 2: 219–222

Dippelhofer A, Meyer C, Kamtsiuris P et al. Erste Ergebnisse zum Impfstatus aus der Pilotphase des Kinder- und Jugendgesundheitssurveys. Bundesgesundheitsbl. Gesundheitsforsch Gesundheitsschutz 2002; 45: 332–337

Tabelle 40.2 Tetanusimmunprophylaxe im Verletzungsfall (STIKO 2010).

Vorgeschichte der Tetanus-immunisierung (Anzahl der erhaltenen Tetanusimpfdosen)	saubere, geringfügige Wunden		alle anderen Wunden[1]	
	DTaP/Tdap[2]	TIG[3]	DTaP/Tdap[2]	TIG[3]
unbekannt	ja	nein	ja	ja
0–1	ja	nein	ja	ja
2	ja	nein	ja	nein[4]
≥ 3	nein[5]	nein	nein[6]	nein

[1] tiefe u./od. verschmutzte (mit Staub, Erde, Speichel, Stuhl kontaminierte) Wunden, Verletzungen mit Gewebszertrümmerung und reduzierter Sauerstoffversorgung oder Eindringen von Fremdkörpern (z.B. Quetsch-, Riss-, Biss-, Stich-, Schusswunden); schwere Verbrennungen und Erfrierungen; Gewebsnekrosen, septische Aborte
[2] Kinder < 6 J., ältere Personen Td (d. h. Tetanus-Diphtherie-Impfstoff mit verringertem Diphtherietoxoidgehalt)
[3] TIG = Tetanus-Immunglobulin, im Allg. werden 250 IE verabreicht, die Dosis kann auf 500 IE erhöht werden; TIG wird simultan mit Td-Impfstoff angewendet.
[4] Ja, wenn die Verletzung länger als 24 h zurückliegt.
[5] Ja (1 Dosis), wenn seit der letzten Impfung mehr als 10 J. vergangen sind.
[6] Ja (1 Dosis), wenn seit der letzten Impfung mehr als 5 J. vergangen sind.

Dittmann S. Vaccines. In: Dukes MN GG, Aronson JK, eds. Meyler's Side Effect of Drugs. Amsterdam: Elsevier; 2000; 1047–1110

Faveau V, Mamdani M, Steinglass R et al. Maternal tetanus: magnitude, epidemiology and potential control measures. Int J Gynecol Obstet 1993; 40: 3–12

Kitasato S. Über den Tetanusbacillus. Z Hyg 1889; 7: 225–234

Nicolaier A. Über infectiösen Tetanus. Dtsch Med Wschr 1884; 10: 842–844

Pilars de Pilar CE. Schutzimpfung gegen Diphtherie und Tetanus. In: Spiess H, Hrsg. Schutzimpfungen – Bericht von der Tagung des DGK in Verbindung mit der DVV. Marburg: Med Verlagsgesell; 1985

Quast U, Thilo W, Fescharek R. Impfreaktionen – Bewertung und Differentialdiagnose. 2. Aufl. Stuttgart: Hippokrates; 1997

Robert Koch-Institut (RKI). Zur Situation bei wichtigen Infektionskrankheiten. Teil 5: Impfpräventable Krankheiten. Tetanus. Epid Bull 1999; 19: 140–141

Ständige Impfkommission am Robert Koch-Institut (STIKO). Aktualisierte Mitteilung der Ständigen Impfkommission am Robert Koch-Institut: Hinweise für Ärzte zum Aufklärungsbedarf über mögliche unerwünschte Wirkungen bei Schutzimpfungen (Stand: Juni 2007). Epid Bull 2007; 25: 209–232

Ständige Impfkommission am Robert Koch-Institut (STIKO). Mitteilung der Ständigen Impfkommission am Robert Koch-Institut: Empfehlungen der Ständigen Impfkommission am RKI 2011/Stand Juli 2011. Epid Bull 2011; 30: 275–294

Stratton KR, Howe CJ, Johnston RB jr., eds. Adverse events associated with childhood vaccines. Washington: National Academy of Sciences; 1994

World Health Organization (WHO). The World Health Report 1999. Geneva: World Health Organization; 1999

World Health Organization (WHO). The World Health Report 2001. Geneva: World Health Organization; 2001

World Health Organization (WHO). Vaccine preventable diseases monitoring system – 2009 global summary. Geneva: World Health Organization; WHO/IVB/2009 (December 2009). Im Internet: http://www.who.int/immunization/documents/WHO_IVB_2009/en/; Stand: 25.06.2011

41 Tollwut

W. Jilg

Epidemiologie

Die Tollwut ist eine virale Zoonose, die durch Wildtiere, Haustiere und Fledermäuse übertragen wird. Die Tollwut der Wild- und Haustiere, auch als *terrestrische Tollwut* bezeichnet, wird durch das klassische Tollwutvirus (Rabiesvirus) hervorgerufen. Dieser Erreger kann auch blutsaugende wie insektenfressende Fledermäuse befallen und von ihnen übertragen werden. Daneben gibt es in Europa, Afrika, Asien und Australien aber auch mit dem klassischen Tollwuterreger eng verwandte Viren, die die gleichen Krankheitserscheinungen hervorrufen, deren *Hauptwirte* verschiedene Fledermausarten sind *(Fledermaustollwut)*.

Die Tollwut ist weltweit verbreitet. Nur wenige Regionen galten immer schon als tollwutfrei, wie die britischen Inseln, Norwegen, Schweden, Island, Griechenland, Spanien, Portugal, Malta, Australien und Japan – allerdings gilt das nur für die terrestrische Tollwut. Durch die systematischen Bekämpfungsmaßnahmen konnte eine Reihe von weiteren Staaten die terrestrische Tollwut eliminieren. Frei von Tollwut wurden auf diese Weise Finnland, Belgien, die Niederlande und Luxemburg, Frankreich, Schweiz, Italien und die Tschechische Republik. Seit 2008 gehört auch Deutschland in den Kreis der tollwutfreien Länder. Die Fledermaustollwut gibt es allerdings nach wie vor auch in diesen Ländern.

Der Rückgang der terrestrischen Tollwut in den entwickelten Industrieländern ist der Impfung von Haustieren (Hunden und Katzen), vor allem aber den konsequenten Impfaktionen zur Bekämpfung der Tollwut bei Füchsen zu verdanken. Nach wie vor häufig ist die Tollwut aber in ländlichen Gebieten Asiens und Afrikas. Man schätzt, dass allein in Indien etwa 20 000 Menschen jedes Jahr an Tollwut sterben, das sind 2 von 100 000 Einwohnern. In Afrika ist die Zahl doppelt so hoch (4/100 000), was 24 000 Todesfällen entspricht. Hauptsächlich sind Kinder unter 15 Jahren betroffen. Insgesamt geht die WHO von jährlich circa 55 000 Tollwuttoten weltweit aus (Knobel et al. 2005).

In Deutschland kam es in den letzten 30 Jahren zu 10 Tollwuterkrankungen (und damit Todesfällen) (Roß et al. 1997; RKI 2004; RKI 2007; Maier et al. 2010). 5 der Infektionen waren im Ausland erworben (3 in Indien, je 1 in Sri Lanka und Marokko), 2 Menschen wurden 1981 und 1990 durch Tierbisse in Deutschland infiziert. 3 Patienten hatten 2004 Organe von einer an einem unklaren Krankheitsbild verstorbenen jungen Frau erhalten, bei der erst nach dem Tod eine in Indien erworbene Tollwutinfektion diagnostiziert wurde.

Tollwuterkrankungen können alle Säugetiere betreffen, wobei allerdings die Empfänglichkeit der einzelnen Arten sehr unterschiedlich ist. Der Mensch gehört wie alle Primaten zu den nur mäßig empfänglichen Spezies. In Entwicklungsländern der Tropen und Subtropen sind vor allem streunende Hunde die Hauptüberträger, während in den Industrienationen die Tollwut der Haustiere nur noch selten vorkommt. Hier sind es Wildtiere, die das Reservoir für den Erreger bilden. In Europa sind es in erster Linie Füchse, in Nordamerika sind auch Waschbären, Stinktiere und Kojoten, in den letzten Jahren vor allem auch Fledermäuse betroffen.

Neben der terrestrischen Tollwut gewinnt die Tollwut der Fledermäuse zunehmend an Bedeutung. Während auf dem amerikanischen Kontinent Fledermäuse die klassische Wildtiertollwut übertragen, sind in Europa, Afrika, Asien und Australien Fledermäuse Wirte verschiedener, mit dem klassischen Tollwutvirus verwandter Erreger, die wie dieses der Gattung Lyssavirus angehören. Bei europäischen Fledermäusen wurden bislang nur Lyssaviren der Genotypen 5 und 6 (Europäische Fledermaus-Lyssaviren 1 und 2, EBLV 1 und 2) gefunden. Vereinzelt kam es zu Übertragungen dieser Viren auf Schafe, Steinmarder und Hauskatzen (Spill-over), im Wesentlichen scheinen sie aber auf Fledermäuse beschränkt zu sein (Johnson et al. 2010). 5 durch diese Viren hervorgerufene Erkrankungsfälle bei Menschen konnten bisher in Europa dokumentiert werden (Johnson et al. 2010; RKI 2011). In Deutschland sind infizierte Fledermäuse vor allem im norddeutschen Flachland verbreitet (Müller et al. 2007).

Erreger

Tollwutviren gehören zur Gattung Lyssavirus der Familie Rhabdoviridae. Lyssaviren sind behüllte Viren mit einer einzelsträngigen RNA negativer Polarität. Sie besitzen eine geschossförmige Gestalt, mit einem abgerundeten und einem glatten Ende. Das helikale Nukleokapsid im Inneren des Viruspartikels besteht aus der RNA, die mit dem Nukleoprotein (N), dem Phosphoprotein (P) sowie der RNA-Polymerase (L) assoziiert ist. Es wird von einer aus einer Lipidmembran bestehenden Hülle umschlossen, die an der Innenseite von dem Matrixprotein (M) ausgekleidet ist. In die Lipidmembran ist ein Oberflächenprotein, das Glykoprotein G, eingelassen. Dieses G-Protein vermittelt die Anheftung des Virus an die Wirtszelle und ist Zielstruktur für neutralisierende Antikörper.

Aufgrund der Lipidhülle ist das Virus sehr empfindlich gegenüber Detergenzien (Seife, quarternäre Ammoniumbasen) und Alkoholen. Es ist wenig umweltresistent und wird durch UV-Licht, Sonnenlicht und Austrocknung rasch inaktiviert (Conzelmann 2010).

Das Genus Lyssavirus enthält gegenwärtig 11 vom Internationalen Komitee für Virustaxonomie anerkannte Spezies (ICTV 2011) sowie einen noch nicht katalogisierten Erreger (Tab. 41.1). 7 der im Taxonomieverzeichnis aufgenommenen Spezies sind in Genotypen (GT) aufgeteilt, bei 4 steht eine Typisierung noch aus. Neben dem *Rabiesvirus (GT1)*, dem Erreger der klassischen Tollwut, das von Wild- und Haustieren und von Fledermäusen übertragen wird, gibt es noch 10 weitere Virusarten, deren natürliche Wirte bis auf 1 Ausnahme Fledermäuse sind. Es sind dies das Lagos-Bat-Virus

Tabelle 41.1 Klassifikation der Tollwutviren.

Virusspezies	Phylogruppe/ Genotyp	Wirtsspektrum	Verbreitung	Impfschutz
Rabies-Virus (RABV)	1/1	Wild- u. Haustiere, hämatophage und insektenfressende Fledermäuse (Nord- u. Südamerika), Mensch	Europa, Asien, Amerika	+++
Lagos-Bat-Virus (LBV)	2/2	fruchtfleischfressende Fledermäuse	Afrika	–
Mokola-Virus (MOKV)	2/3	unbekannt	Afrika	–
Duvenhage-Virus (DUVV)	1/4	insektenfressende Fledermäuse	Afrika	++
European-Bat-Lyssavirus 1 (EBLV 1)	1/5	insektenfressende Fledermäuse	Europa	++
European-Bat-Lyssavirus 2 (EBLV 2)	1/6	insektenfressende Fledermäuse	Europa	++
Australian-B-Lyssavirus (ABLV)	1/7	Flughunde, insektenfressende Fledermäuse	Australien	++
Aravan-Virus (ARAV)	1/?	insektenfressende Fledermäuse	Zentralasien	?
Khujand-Virus (KHUV)	1/?	insektenfressende Fledermäuse	Zentralasien	?
Irkut-Virus (IRKV)	1/?	insektenfressende Fledermäuse	Ostsibirien	?
West-Caucasien-Bat-Virus (WCBV)	3/?	insektenfressende Fledermäuse	Kaukasusregion	–
Shimoni-Bat-Virus (SHIBV)	2/?	insektenfressende Fledermäuse	Afrika	–

(GT2), das Mokola-Virus (GT3), dessen Wirt bislang unbekannt ist, das Duvenhage-Virus (GT4), die European-Bat-Lyssaviren 1 (GT5) und 2 (GT6), das Australien-Bat-Lyssavirus (GT7) und die noch nicht genotypisierten Aravan-, Khujand- und Irkut-Viren sowie das West-Caucasien-Bat-Virus. Die Erreger lassen sich in wenigstens 2 sogenannte Phylogruppen unterteilen, die sich in ihren genetischen Eigenschaften, ihrer Immunreaktivität und ihrer Pathogenität in Versuchsstieren unterscheiden (Badrane et al. 2001). Das kürzlich in afrikanischen Fledermäusen entdeckte Shimoni-Bat-Virus (Kuzmin et al. 2010) konnte noch nicht klassifiziert werden (Tab. 41.**1**)

Pathogenese

Tollwütige Tiere scheiden vermehrungsfähiges Virus im Speichel aus. Die Infektion erfolgt daher gewöhnlich durch den Biss oder eine Kratzwunde durch ein tollwütiges Tier. Auch der Kontakt von Speichel oder anderem infektiösen Material, wie etwa Nervengewebe oder Zerebrospinalflüssigkeit, mit Schleimhäuten oder verletzter Haut kann eine Infektion auslösen. Deshalb kann auch ein Belecken von offenen Wunden oder Abschürfungen zur Übertragung führen, während durch die unverletzte Haut das Virus nicht aufgenommen wird. Selten kann Tollwut durch Inhalation virushaltiger Aerosole übertragen werden.

Eine besondere, aber sehr seltene Form der Übertragung ist die Transplantation. In mehreren Fällen ist von Verstorbenen, die eine unerkannte Tollwutinfektion hatten, die Infektion auf den Empfänger übertragen worden; Quelle der Infektion waren Cornea-Transplantate, aber auch Leber und Nieren von Spendern mit nicht diagnostizierter Rabies (Srinivasan et al. 2005; RKI 2005; Bronnert u. Wilde 2007; Maier et al. 2010).

Nach dem Eindringen in das Gewebe kann der Erreger an der Eintrittsstelle für unterschiedlich lange Zeit persistieren. Er kann sich wahrscheinlich lokal in der quer gestreiften Muskulatur vermehren und bleibt dort mitunter über Wochen nachweisbar. Als mögliche Persistenzorte werden auch Makrophagen diskutiert (Plotkin et al. 2008). Über die Vermehrung in den Muskelzellen erreicht das Virus die Muskelspindeln. Von hier aus dringt es in die Nerven ein, die die Muskelspindeln innervieren, und wandert im Axon dieser Nerven ins Rückenmark. Möglicherweise erreicht das Virus das Nervensystem auch über die motorischen Endplatten. Vom Rückenmark aus gelangt es innerhalb von Stunden ins Gehirn, wo das Virus praktisch jedes Neuron infizieren kann und eine Enzephalitis verursacht. Die Virusvermehrung in den Neuronen führt zur Bildung eosinophiler zytoplasmatischer Einschlusskörperchen, der Negri'schen Körperchen. Folge der Virusproduktion im Gehirn ist die zentrifugale Ausbreitung des Virus über Fasern des motorischen, sensiblen und autonomen Nervensystems. Am schnellsten und stärksten werden die Endbereiche dieser Nerven in den Speicheldrüsen, der Mund- und Nasenhöhle sowie des gesamten Kopf- und Nackenbereichs befallen. Das Virus vermehrt sich in Speicheldrüsenzellen, in den Zellen des Kornealepithels und in Haarfollikeln (Bleck u. Rupprecht 2005).

Obwohl das Virus zu Beginn der klinischen Symptomatik bereits an vielen Stellen des Organismus vorhanden ist, lassen sich zu diesem Zeitpunkt noch keine spezifischen Antikörper nachweisen. Nach 1 Woche findet sich bei etwa der Hälfte der Erkrankten eine spezifische Immunantwort und erst ab der 3 Krankheitswoche sind alle Infizierten antikörperpositiv.

Klinik

Die Dauer der *Inkubationszeit* variiert bei der Tollwut zwischen weniger als 10 Tagen und länger als 1 Jahr. In etwa 25 % der Fälle ist sie kürzer als 30 Tage, in ca. 50 % beträgt sie 31–90 Tage. Bei ungefähr 5 % aller Infizierten bricht die Erkrankung erst nach mehr als 1 Jahr aus (Bleck u. Rupprecht 2005). Die Dauer der Inkubationszeit wird von der Entfernung der Inokulationsstelle zum ZNS, der inokulierten Virusmenge, die mit der Größe der Wundfläche korreliert, und von der Innervation des betroffenen Gewebes beeinflusst. Letzteres ist der Grund für besonders kurze Inkubationszeiten nach Bissverletzungen im Gesicht oder an den Händen.

Nach einem kurzen *Prodromalstadium* mit lokalen Symptomen im Bereich der Inokulationsstelle (Parästhesien) und uncharakteristischen Krankheitszeichen (Fieber, Kopfschmerz, Erbrechen) entwickelt sich das akute Krankheitsbild, das in der enzephalitischen („wilde Wut") oder paralytischen Form („stille Wut") ablaufen kann.

Die *enzephalitische Form* ist durch generalisierte Krämpfe und Muskelspasmen im Bereich von Pharynx und Larynx bzw. der Atemmuskulatur gekennzeichnet. Diese können durch den Schluckakt, die optische oder akustische Wahrnehmung von Wasser (Hydrophobie) oder durch Zugluft (Aerophobie) ausgelöst werden. Wenn der Tod nicht während eines Krampfanfalls eintritt, kommt es antefinal zu Lähmungen und Koma.

In etwa 20% der Fälle entwickelt sich primär die *paralytische Form,* die durch aufsteigende Lähmungen gekennzeichnet ist.

Die klinisch manifeste Tollwut endet praktisch immer tödlich. In der Weltliteratur sind bisher nur einige wenige Fälle einer überstandenen Erkrankung dokumentiert; in allen Fällen hatte eine – allerdings inkomplette – Prä- oder Postexpositionsprophylaxe stattgefunden (Plotkin et al. 2008). Im Jahr 2004 wurde erstmals über den Fall eines 15-jährigen Mädchens berichtet, das trotz Fehlens jeder Art von Prä- oder Postexpositionsprophylaxe nach einem Fledermausbiss eine bereits manifeste Tollwuterkrankung dank einer Kombination aus intensivmedizinischen Maßnahmen, wie Induktion eines künstlichen Komas, und verschiedenen Virostatika überlebte (Willoughby et al. 2005). Dieses sogenannte „Milwaukee-Protokoll" wurde seither in wenigstens 20 weiteren Fällen angewandt, allerdings ohne Erfolg. Inzwischen steht man daher diesem Vorgehen eher skeptisch gegenüber (Jackson 2010).

Auch bei menschlichen Erkrankungsfällen wird während der Krankheitsdauer reichlich Tollwutvirus mit dem Speichel ausgeschieden, sodass vom Pflegepersonal adäquate Schutzmaßnahmen ergriffen werden müssen (Gesichtsmaske, Handschuhe, Kittelwechsel, Impfung).

Differenzialdiagnostische Probleme können bei unklarer Anamnese, insbesondere bei der paralytischen Form der Tollwut, auftreten, sodass schon wiederholt unerkannte Tollwutanfälle auf Intensivstationen behandelt worden sind. Eine schnelle Klärung ist durch die Untersuchung von Biopsien aus der Nackenhaut mittels Immunfluoreszenz oder durch den Nachweis der Virusnukleinsäure in Speichel und Liquor durch PCR möglich.

Die klinischen Zeichen der *Tollwut beim Tier* äußern sich in Wesensveränderungen, Unruhe, unprovoziertem Beißen oder Schnappen, unsicherem Gang oder Krämpfen. Es kann sich eine Neigung zum Herumstreunen und zum Verschlingen unverdaulicher Gegenstände entwickeln. Befallene Wildtiere verlieren die Scheu vor dem Menschen, werden angriffslustig und gehen später nach Auftreten von Ataxie und Paralysen zugrunde.

Impfung

Impfstoffe

Die Tollwutschutzimpfung wurde 1885 von Pasteur in Paris eingeführt. Der damals eingesetzte Impfstoff war eine Lebendvakzine, die durch Kaninchenpassagen gewonnen worden war („virus fixe"). Zum Einsatz kamen Suspensionen von getrocknetem Rückenmark infizierter Kaninchen. Später wurden die Impfstoffe durch Extraktion aus infiziertem Schafshirn und Phenolbehandlung nach Fermi und Semple hergestellt. Bei der bis in die 1970er-Jahre in Deutschland und noch heute in manchen Entwicklungsländern verwendeten Vakzine nach Hempt wurde im Produktionsprozess zusätzlich eine Ätherextraktion durchgeführt.

Diese verschiedenen Impfstoffvarianten sind zwar wirksam, rufen aber nicht selten schwere immunologisch bedingte Komplikationen hervor. Grund dafür ist ihr Gehalt an Hirnbestandteilen, insbesondere an basischem Myelinprotein (myelin basic protein). Myelinfreie Impfstoffe, die aus Hirngewebe neugeborener Mäuse (Impfstoff nach Fuenzalida) oder im Entenembryo (Enteneivakzine) hergestellt wurden, sind zwar weniger gefährlich, aber auch deutlich weniger immunogen. Alle diese Impfstoffe gelten daher heute als obsolet und sollten nicht mehr eingesetzt werden (WHO 2010a)

Einen entscheidenden Fortschritt brachte die Entwicklung der sogenannten Zellkulturimpfstoffe. Zur Herstellung des ersten Präparats dieser neuen Impfstoffgeneration wurden humane diploide Zellkulturen verwendet (Human diploid Cell Vaccine, HDC-Impfstoff). Das Virus wird dazu auf humanen Fibroblasten, den auch zur Herstellung anderer Impfstoffe verwendeten MRC-5-Zellen, gezüchtet. Der das Virus enthaltende Zellkulturüberstand wird konzentriert und das Virus mittels β-Propiolacton inaktiviert. Diese inaktivierte Vakzine ist frei von jeglichen enzephalitogenen Komponenten und kann daher mit großzügiger Indikationsstellung eingesetzt werden. Vergleichbare Zellkulturimpfstoffe werden durch Züchtung der Viren auf Hühnerembryofibroblasten (PCECV, purified chick embryo cell culture vaccine) oder Verozellen, einer Zelllinie aus Nierenzellen Grüner Meerkatzen, (PVCV, purified vero cell culture vaccine) hergestellt. Sie sind von vergleichbarer Immunogenität, aber deutlich billiger als die auf humanen Zellen produzierten Impfstoffe (Plotkin et al. 2008).

In Deutschland sind gegenwärtig ein HDC-Impfstoff und ein PCECV-Impfstoff (mit auf Hühnerembryofibroblasten gezüchtetem Virus) zugelassen.

- Der HDC-Impfstoff besteht aus inaktivierten Viren des Stammes Wistar PM/WI 38-1503-3M, die auf humanen Fibroblasten (MRC-5) gezüchtet wurden. Er enthält Humanalbumin als Stabilisator und aus dem Herstellungsprozess resultierende Restmengen von Neomycin und Phenolrot.
- Die Viren des PCECV-Impfstoff vom Stamm Flury LEP werden auf gereinigten Hühnerfibroblastenzellen vermehrt und ebenfalls mit β-Propiolacton inaktiviert. An Begleitstoffen sind im Impfstoff Polygelin (hydrolysierte Gelatine) zur Stabilisierung sowie Spuren von Neomycin, Chlortetracyclin und Amphotericin B enthalten.

Die Impfstoffe kommen als Lyophilisat mit einem Lösungsmittel (1 ml) in den Handel. 1 Dosis des HDC- wie des PCECV-Impfstoffs enthält die von der WHO vorgeschriebene Menge von mindestens 2,5 IE Antigen pro Dosis. Unmittelbar vor der Impfung wird das Lyophilisat mit dem Lösungsmittel aufgelöst. Nicht sofort verwendeter rekonstituierter Impfstoff kann für maximal 6–8 Stunden bei 2–8 °C gelagert werden.

Impfdurchführung

Präexpositionelle Tollwutprophylaxe

Zur präexpositionellen Prophylaxe bei Menschen mit Tollwutrisiko (s. u.) wird jeweils 1 Impfdosis an den Tagen 0, 7 und 21 (oder 28) i.m. in den M. deltoideus verabreicht. Der Impfstoff darf nicht intragluteal injiziert werden, weil die Immunantwort in diesem Fall ungenügend sein kann.

In Ländern, für die die reguläre Impfung mit den modernen Zellkulturimpfstoffen zu teuer ist, wird aus Ersparnisgründen die intradermale Injektion einer reduzierten Dosis eines dieser Impfstoffe als akzeptable Alternative empfohlen (WHO 2010a). Dazu wird 0,1 ml des Impfstoffs nach dem gleichen Schema intradermal appliziert. Dieses Vorgehen führt zumindest zu vergleichbaren Serokonversionsraten wie die reguläre intramuskuläre Impfung, allerdings sind die erreichten Antikörpertiter niedriger (PATH 2009). In Deutschland ist die intradermale Applikation einer reduzierten Dosis *nicht* zugelassen.

Personen mit sehr hohem Tollwutrisiko, z. B. bei Umgang mit vermehrungsfähigem Virus, sollten in regelmäßigen Abständen (alle 6–12 Monate) auf das Vorliegen von neutralisierenden Antikörpern getestet werden. Eine Auffrischimpfung sollte appliziert werden, wenn der Antikörpertiter unter den Wert von 0,5 IU/l abgesunken ist (WHO 2010a). Für alle anderen, etwa Reisende, die häufig Gebiete mit hoher Tollwutinzidenz besuchen, werden von den Herstellern Auffrischimpfungen nach 1 Jahr und dann in 5-Jahres-Abständen bzw. alle 2–5 Jahre empfohlen. Dabei sollte aber immer berücksichtigt werden, dass auch nach korrekt durchgeführter prophylaktischer Impfung im Falle eines Viruskontakts die sofortige Gabe von 2 Dosen Impfstoff im Abstand von 3 Tagen (s. u.) notwendig ist!

Postexpositionelle Tollwutimpfung

Die Behandlung nach einer möglichen Inokulation des Virus ist eine *therapeutische Maßnahme* und besteht aus der unmittelbaren Wundbehandlung, die den Erreger möglichst direkt eliminieren soll und aus der gleichzeitigen Gabe von Impfstoff und Tollwutimmunglobulin (Simultanimpfung). Einzelheiten sind in Tab. 41.2 (Indikation) und Tab. 41.3 (Durchführung) zusammengestellt.

Das sofortige gründliche *Auswaschen der Wunde* ist besonders wichtig und kann die Tollwutgefahr um 90% reduzieren (Bleck u. Rupprecht 2005). Tollwutimmunglobulin wird im Gegensatz zu früheren Empfehlungen heute soweit wie möglich in und um die Wunde instilliert; ein möglicher Rest wird intramuskulär injiziert. Die Dosis darf nicht erhöht werden, da sonst der Erfolg der aktiven Impfung beeinträchtigt werden könnte.

Die *aktive Impfung* wird i. d. R. nach dem sogenannten Essen-Schema durchgeführt und besteht in der Gabe von 1-ml-Dosen der Vakzine an den Tagen 0, 3, 7, 14 und 28 – ein Schema, das als „Goldstandard" gilt und seit über 30 Jahren sehr erfolgreich angewandt wird. Neue Untersuchungen konnten nun allerdings zeigen, dass auf die Dosis an Tag 28 verzichtet werden kann (Rupprecht et al. 2010). Diese Vereinfachung, die in die amerikanischen Richtlinien zur Postexpositionsprophylaxe bereits aufgenommen wurde,

Tabelle 41.2 Indikationen für eine postexpositionelle Tollwutimmunprophylaxe (STIKO 2010).

Grad der Exposition	Art der Exposition		Immunprophylaxe (Fachinformation beachten)
	durch ein tollwutverdächtiges oder tollwütiges Wild- oder Haustier	durch einen Tollwutimpfstoffköder	
I	Berühren/Füttern von Tieren, Belecken der intakten Haut	Berühren von Impfstoffködern bei intakter Haut	*keine* Impfung
II	nicht blutende, oberflächliche Kratzer od. Hautabschürfungen, Lecken oder Knabbern an der nicht intakten Haut	Kontakt der Impfflüssigkeit eines beschädigten Impfstoffköders mit der nicht intakten Haut	aktive Impfung: je 1 Dosis Tollwutimpfstoff an den Tagen 0, 3, 7, 14, 28
III	Bissverletzungen oder Kratzwunden, Kontakt von Schleimhäuten od. Wunden mit Speichel (z. B. durch Lecken), Verdacht auf Biss oder Kratzer durch eine Fledermaus od. Kontakt der Schleimhäute mit einer Fledermaus	Kontamination von Schleimhäuten und frischen Hautverletzungen mit der Impfflüssigkeit eines beschädigten Impfstoffköders	aktive-passive Immunprophylaxe: • je 1 Dosis Tollwutimpfstoff an den Tagen 0, 3, 7, 14, 28 • einmalig simultan mit der 1. Impfung passive Immunisierung mit Tollwutimmunglobulin (20 IE/kgKG)

findet sich inzwischen auch im Positionspapier der WHO zur Tollwutprophylaxe (WHO 2010a). In die deutschen Empfehlungen hat sie allerdings noch nicht Eingang gefunden.

Alternativ zum Essener Schema kann das sogenannte 2-1-1-Schema („Zagreb-Regime") eingesetzt werden, das 2 Impfungen am Tag 0 sowie je 1 Impfung an den Tagen 7 und 21 vorsieht.

Eine Simultanprophylaxe muss sobald wie möglich durchgeführt werden. Wurde sie initial versäumt, sollte sie aber unabhängig vom Zeitraum zwischen Exposition und 1. Impfung auch später noch eingeleitet werden, wenn eine Exposition der Kategorie III vorliegt (Tab. 41.2).

Nach einer früher erfolgten kompletten Impfung (mit wenigstens 3 Dosen) wird auch im Expositionsfall kein Immunglobulin mehr gegeben. In diesem Fall wird nur noch eine aktive Impfung mit 2 Dosen durchgeführt, von denen die eine sofort, die andere nach 3 Tagen verabreicht wird.

Bei Hunden und Katzen, den häufigsten Überträgern des Virus auf den Menschen, ist der Speichel 10–14 Tage vor deren Tod virushaltig. Kann nach einem Kontakt mit einem tollwutverdächtigen Tier das Tier für 10 Tage unter Beobachtung gestellt werden, so wird zunächst eine Postexpositionsprophylaxe begonnen. Bleibt das Tier in dieser Zeit unverändert gesund, können die Impfmaßnahmen wieder abgebrochen werden, da es in diesem Fall mit Sicherheit nicht mit Tollwutvirus infiziert ist.

Wirksamkeit

Die immunogene Wirkung der Zellkulturimpfstoffe ist hervorragend und 10- bis 30-mal stärker als die der Hempt-Vakzine. Bereits 7–14 Tage nach Beginn der Immunisierung lassen sich neutralisierende Antikörper nachweisen, die nach 2–4 Wochen hohe Titer erreichen. Die Effektivität der Vakzine zeigt sich auch in der bemerkenswert niedrigen Zahl von Menschen, die trotz prompter und ordnungsgemäß durchgeführter Postexpositionsprophylaxe versterben (Wilde 2007). Die Impfstoffe erwiesen sich in allen Bevölkerungsgruppen als erfolgreich (Briggs u. Schwenke 1992), mit der einzigen Ausnahme von Patienten mit sehr niedrigen CD4-Zellzahlen. HIV-infizierte Kinder wiesen wesentlich niedrigere Antikörperspiegel auf als gesunde Kinder; 30% zeigten keine Immunantwort (Thisyakorn et al. 2000).

Tabelle 41.3 Postexpositionelle Tollwutimmunprophylaxe.

Durchführung
möglicherweise kontaminierte Körperstellen und alle Wunden unverzüglich und großzügig mit Seife oder Detergenzien reinigen, mit Wasser gründlich spülen und mit 70%igem Alkohol oder einem Jodpräparat behandeln; dies gilt auch bei einer Kontamination mit Impfflüssigkeit eines Impfstoffköders. Wunden möglichst nicht primär nähen!
bei Exposition einer bisher nicht geimpften Person od. einer Person mit unvollständiger Impfung od. Impfung mit in der EU nicht zugelassenen Impfstoffen: • bei Expositionsgrad II: je 1 Dosis Tollwutimpfstoff an den Tagen 0, 3, 7, 14, 28 i.m. in den M. deltoideus (bei Kleinkindern M. vastus lateralis) • bei Expositionsgrad III: – je 1 Dosis Tollwutimpfstoff an den Tagen 0, 3, 7, 14, 28 i.m. in den M. deltoideus (bei Kleinkindern M. vastus lateralis) und – Tollwut-Immunglobulin (20 I.E./kgKG) gleichzeitig mit der 1. Impfstoffgabe: soviel Immunglobulin wie möglich in und um die Wunde instillieren, den Rest kontralateral zum Impfstoff in den Gesäßmuskel injizieren
bei Exposition einer Person, die bereits vorher vollständig mit Tollwut-Zellkulturimpfstoffen geimpft wurde: je 1 Impfung an den Tagen 0 und 3
bei gegebener Indikation die Immunprophylaxe unverzüglich durchführen; kein Abwarten bis zur Klärung des Infektionsverdachts beim Tier. Wird der Tollwutverdacht beim Tier durch tierärztliche Untersuchung entkräftet, kann die Immunprophylaxe abgebrochen oder als präexpositionelle Impfung weitergeführt werden.
die Überprüfung der Tetanusimpfdokumentation beachten; bei Notwendigkeit gleichzeitige Tetanusimmunprophylaxe durchführen.
Anmerkung: Die oben aufgeführten Empfehlungen entsprechen der aktuellen Stellungnahme der WHO zur Tollwutimpfung (WHO 2010a). Die Angaben der Hersteller weichen davon z. T. etwas ab: • So wird eine Auffrischimpfung nach der initialen Gabe von 3 Dosen von einem Hersteller alternativ alle 2–5 J. empfohlen. • Für die Postexpositionsprophylaxe bei vollständig (mit 3 Dosen Impfstoff) immunisierten Personen sieht ein Hersteller alternativ die Gabe von 5 Dosen (an Tag 0, 3, 7, 14, 28) vor, wenn die letzte Impfstoffgabe länger als 2 J. zurückliegt. • Ein anderer Hersteller empfiehlt: – wenn eine vollständige Grundimmunisierung (3 Dosen) bzw. eine vollständige Postexpositionsprophylaxe und alle notwendigen Auffrischimpfungen zeitgerecht durchgeführt wurden (1. Auffrischimpfung nach 1 J., weitere Auffrischimpfungen alle 5 J.): je 1 Impfung an den Tagen 0 und 3 – in allen anderen Fällen: vollständige Immunprophylaxe entsprechend dem Grad der Exposition

Die Schutzdauer scheint generell über etliche Jahre anzuhalten. So wiesen von 118 prä- oder postexpositionell Geimpften 5–21 Jahre später alle noch spezifische Antikörper im schützenden Bereich auf (Suwansrinon et al. 2006). Ähnliche Ergebnisse zeigten eine Reihe weiterer Studien (WHO 2010b). Dabei war auffallend, dass spezifische Antikörper länger nachweisbar in Probanden waren, die i.m. geimpft worden waren, als in denen, die den Impfstoff intradermal (i.d.) erhalten hatten. 80% der Patienten wiesen auch 9 Jahre nach intramuskulärer Impfung noch schützende Antikörperspiegel auf (Briggs u. Schwenke 1992).

Mehrere Gruppen untersuchten die Immunantwort auf „Boosterdosen" längere Zeit nach der Grundimmunisierung. Die Ergebnisse zeigten, dass initial prä- oder postexpositionell Geimpfte mit einem schnellen und ausgeprägten Titeranstieg (anamnestische Reaktion) auch mehrere Jahre nach der Grundimmunisierung reagierten, unabhängig davon,

- ob sie ursprünglich i.m. oder i.d. geimpft worden waren,
- ob die „Boosterdosis" i.m. oder i.d. verabreicht wurde und
- ob sie vor dem „Booster" noch nachweisbare Antikörperspiegel aufwiesen oder nicht (WHO 2010b).

Nicht endgültig geklärt ist die Wirksamkeit der gegenwärtig benutzten Zellkulturimpfstoffe gegenüber den verschiedenen Fledermausviren. Die Impfstoffe basieren auf dem Rabiesvirus und sind daher hervorragend wirksam gegen alle klassischen Tollwutviren, aber nicht gegen die genetisch weiter entfernten Lyssaviren. Mit zunehmender antigenetischen Distanz dürfte der Schutz gegenüber den verschiedenen Lyssaviren abnehmen (Horton et al. 2010). Eine Kreuzprotektion besteht daher wohl gegenüber den am nächsten mit dem Rabiesvirus verwandten Erregern, dem Australian-Bat-Lyssavirus, dem European-Bat-Lyssavirus 1 und 2 und dem Duvenhage-Virus. Ein Impfschutz vor dem nicht klassifizierten und genetisch weiter entfernten Aravan-, Khujand- und Irkut-Virus ist fraglich, gegenüber den Viren der Phylogruppe II (Lagos-Bat- und Mokola-Virus) sowie dem West-Caucasien-Bat-Virus dürfte er völlig fehlen (Malerczyk et al. 2009; Horton et al. 2010; Roß und Roggendorf 2010).

Wichtige Informationen

Nebenwirkungen

Die Zellkulturimpfstoffe sind gut verträglich. Innerhalb von 1–3 Tagen kann es an der Impfstelle zu Rötung, Schwellung und leichten Schmerzen kommen, gelegentlich auch verbunden mit Schwellung zugehöriger Lymphknoten. Selten sind Allgemeinsymptome wie leichte bis mäßige Temperaturerhöhung, grippeähnliche Symptomatik, Magen-Darm-Beschwerden oder Arthralgien. Als sehr seltene Komplikationen wurden Reaktionen im Sinne einer Serumkrankheit und allergische Sofortreaktionen beschrieben.

In Einzelfällen wurde im zeitlichen Zusammenhang mit der Impfung über neurologische Erkrankungen wie Polyneuritiden, Sehnerventzündung oder Guillain-Barré-Syndrom berichtet, auch über Sensibilitätsstörungen, Muskelkrämpfe und Gangstörungen. Ein ursächlicher Zusammenhang mit der Impfung ist bei diesen Beobachtungen allerdings fraglich (STIKO 2007).

Die Impfstoffe können auch Schwangeren verabreicht werden (Abazeed u. Cinti 2007).

Indikation/Kontraindikation

Eine *präexpositionelle* Tollwutprophylaxe ist angezeigt für alle Personen, für die ein hohes permanentes Expositionsrisiko besteht:
- Tierärzte, Jäger, Forstpersonal
- Personen, die in Gebieten mit bestehender oder neu aufgetretener Wildtiertollwut mit Tieren umgehen
- Menschen, die Kontakt zu Fledermäusen haben
- Personal in Laboratorien, in denen mit Tollwutviren gearbeitet wird

Wichtig ist die Impfung auch für bestimmte Reisende, indiziert ist eine prophylaktische Impfung
- für längerdauernde oder häufigere Reisen in Gebiete mit hoher Tollwutinzidenz sowie
- für Reisen in tollwutgefährdete Länder, in denen nur ungenügende postexpositionelle Behandlungsmöglichkeiten bestehen (Indien, Nepal, viele Länder Afrikas und Südamerikas).

Die *postexpositionelle* Tollwutprophylaxe nach Kontakt mit einem tollwutverdächtigen oder tollwütigen Tier oder einem Impfköder besteht aus der unmittelbaren Wundbehandlung, die den Erreger möglichst direkt eliminieren soll und aus der gleichzeitigen Gabe von Impfstoff und Tollwutimmunglobulin (Simultanimpfung). Einzelheiten s.o. bzw. in Tab. 41.**2** und Tab. 41.**3**.

Eine *postexpositionelle* Tollwutprophylaxe kann sich auch als notwendig erweisen aufgrund eines Kontakts zu einer an Tollwut erkrankten oder dessen verdächtigten Person. Dabei muss man davon ausgehen, dass eine Infektionsgefahr maximal 14 Tage vor Erkrankungsbeginn besteht. Betroffen können häusliche oder andere Kontaktpersonen aus dem Umfeld des Erkrankten sein, bei denen es zum Kontakt verletzter Haut oder Schleimhaut mit Speichel oder Erbrochenen des Erkrankten gekommen ist, vor allem aber auch Personal im Krankenhaus, das an der Pflege, Behandlung oder Operation des Erkrankten beteiligt war. Auch hier ist ungeschützter Kontakt verletzter Haut oder Schleimhaut mit Speichel, Liquor, Organen und Nervengewebe des Erkrankten entscheidend für die aktiv-passive Postexpositionsprophylaxe bzw. bei bereits Geimpften für die aktive Prophylaxe mit 2 Dosen Impfstoff (RKI 2005).

Therapie

Die von Willoughby und Mitarbeitern beschriebene Kombinationstherapie aus Anästhetika und Virostatika, mit der ein von einer Fledermaus gebissenes und an Tollwut erkranktes junges Mädchen erfolgreich behandelt wurde (Willoughby et al. 2005), versagte bei allen weiteren Einsätzen. Man muss daher weiter davon ausgehen, dass eine verlässliche Therapie einer *klinisch manifesten* Tollwut nicht existiert.

Passive Immunisierung

Eine passive Immunisierung mit Tollwutimmunglobulin wird nur in Kombination mit der aktiven Impfung im Rahmen einer Postexpositionsprophylaxe eingesetzt (s. 251).

Meldepflicht

In Deutschland besteht eine namentliche Meldepflicht für die Verletzung eines Menschen durch ein tollwutkrankes, tollwutverdächtiges oder tollwutansteckungsverdächtiges Tier sowie die Berührung eines solchen Tieres oder Tierkörpers (§ 6 IfSG).

Nach § 7 IfSG ist der direkte oder indirekte Nachweis des Rabiesvirus meldepflichtig.

In Österreich ist jeder Verdacht einer „Wutkrankheit (Lyssa)" nach dem Epidemiegesetz binnen 24 Stunden der Bezirksverwaltungsbehörde (Gesundheitsamt), in deren Gebiet sich der Kranke oder Krankheitsverdächtige aufhält oder der Tod eingetreten ist, unter Angabe des Namens, des Alters und der Wohnung anzuzeigen.

In der Schweiz besteht für die Tollwut eine Arzt- und Labormeldepflicht.

Literatur

Abazeed ME, Cinti S. Rabies prophylaxis for pregnant women. Emerg Infect Dis 2007, 13: 1966–1967

Badrane H, Bahloul C, Perrin P et al. Evidence of two Lyssavirus phylogroups with distinct pathogenicity and immunogenicity. J Virol 2001; 75: 3268–3276

Bleck TP, Rupprecht CE. Rhabdoviruses. In: Mandell GL, Bennett JE, Dolin R, eds. Principles and Practice of Infectious Diseases. 6th ed. Philadelphia: Elsevier Churchill Livingstone; 2005: 2047–2056

Briggs DJ, Schwenke JR. Longevity of rabies antibody titre in recipients of human diploid cell rabies vaccine. Vaccine 1992; 10: 125–129

Bronnert J, Wilde H, Tepsumethanon V et al. Organ transplantations and rabies transmission. J Travel Med 2007; 14: 177–180

Brown D. Featherstone JJ, Fooks AR et al. Intradermal pre-exposure rabies vaccine elicits long lasting immunity. Vaccine 2008; 26: 3909–3912

Conzelmann KK. Rhabdoviren. Grundlagen. In: Doerr HW, Gerlich WH, Hrsg. Medizinische Virologie. 2. Aufl. Stuttgart: Thieme; 2010: 561–566

Horton DL, McElhinney LM, Marston DA et al. Quantifying antigenic relationships among the lyssaviruses. J Virol 2010; 84: 11841–11848

International Committee on Taxonomy of Viruses (ICTV). Virus Taxonomy: 2009 Release. Lyssavirus. Im Internet: http://www.ictvonline.org/virusTaxonomy.asp?version=2009; Stand: 27.06.2011

Jackson AC. Why does the prognosis remain so poor in human rabies? Expert Rev Anti Infect Ther 2010; 8; 623–625

Johnson N, Vos A, Freuling C et al. Human rabies due to lyssavirus infection of bat origin. Vet Microbiol 2010; 142: 151–159

Knobel DL, Cleaveland S, Coleman PG et al. Re-evaluating the burden of rabies in Africa and Asia. Bulletin of the World Health Organization 2005; 83: 360–368

Kuzmin IV, Mayer AE, Niezgoda M et al. Shimoni bat virus, a new representative of the Lyssavirus genus. Virus Res 2010; 149: 197–210

Maier T, Schwarting A, Mauer D et al. Management and outcomes after multiple corneal and solid organ transplantations from a donor infected with rabies virus. Clin Infect Dis 2010; 50: 1112–1119

Malerczyk C, Selhorst T, Tordo N et al. Antibodies induced by vaccination with purified chick embryo cell culture vaccine (PCECV) cross-neutralize non-classical bat lyssavirus strains. Vaccine 2009; 27: 5320–5325

Müller T, Johnson N, Freuling CM et al. Epidemiology of bat rabies in Germany. Arch Virol 2007; 152: 273–288

Plotkin SA, Rupprecht CE, Koprowski H. Rabies Vaccine. In: Plotkin SA, Orenstein WA, Offit P, eds. Vaccines. 5th ed. Philadelphia: WB Saunders; 2008: 687–714

Program for Appropriate Technology in Health (PATH), World Health Organization (WHO). Intradermal delivery of vaccines. A review of the literature and potential for development for use in low- and middle-income countries (27.08.2009). Im Internet: http://www.path.org/files/TS_opt_idd_review.pdf; Stand: 27.06.2011

Robert Koch-Institut (RKI). Tollwut – ein Erkrankungsfall nach Indienaufenthalt. Epid Bull 2004; Nr. 42: 362–363

Robert Koch-Institut (RKI). Zu Tollwuterkrankungen nach Organtransplantation. Epid Bull 2005; Nr. 7: 51–52

Robert Koch-Institut (RKI). Zu einer Tollwut-Erkrankung nach Aufenthalt in Marokko. Epid Bull 2007; Nr. 24: 199–202

Robert Koch-Institut (RKI). Tollwut in Deutschland: Gelöstes Problem oder versteckte Gefahr? Epid Bull 2011; Nr. 8; 57–61

Roß RS, Kruppenbacher JP, Schiller WG et al. Dtsch Arztebl 1997; 94: A34–37

Roß RS, Roggendorf M. Rhabdoviren. Diagnose, Therapie und Prävention. In: Doerr HW, Gerlich WH, Hrsg. Medizinische Virologie. 2. Aufl. Stuttgart: Thieme; 2010: 566–573

Rupprecht CE, Briggs D, Brown CM et al. Centers for Disease Control and Prevention (CDC). Use of a reduced (4-dose) vaccine schedule for postexposure prophylaxis to prevent human rabies: recommendations of the advisory committee on immunization practices. MMWR Recomm Rep 2010; 59 (RR2): 1–9

Srinivasan A, Burton EC, Kuehnert MJ et al. Transmission of rabies virus from an organ donor to four transplant recipients. N Engl J Med 2005; 352: 1103–1111

Ständige Impfkommission am Robert Koch-Institut (STIKO). Aktualisierte Mitteilung der Ständigen Impfkommission am Robert Koch-Institut: Hinweise für Ärzte zum Aufklärungsbedarf über mögliche unerwünschte Wirkungen bei Schutzimpfungen (Stand: Juni 2007). Epid Bull 2007; 25: 209–232

Ständige Impfkommission am Robert Koch-Institut (STIKO). Mitteilung der Ständigen Impfkommission am Robert Koch-Institut: Empfehlungen der Ständigen Impfkommission am RKI 2010/Stand Juli 2010. Epid Bull 2010; 30: 279–298

Suwansrinon K, Wilde H, Benjavongkulchai M et al. Survival of neutralizing antibody in previously rabies vaccinated subjects: a prospective study showing long lasting immunity. Vaccine 2006; 24: 3878–3880

Thisyakorn U, Pancharoen C, Ruxrungtham K et al. Safety and immunogenicity of preexposure rabies vaccine in children infected with human immunodeficiency virus type 1. Clin Infect Dis 2000; 30: 218

Wilde H. Failures of post-exposure rabies prophylaxis. Vaccine 2007; 25: 7605–7609

Willoughby jr. RE, Tieves KS, Hoffman GM et al. Survival after treatment of rabies with induction of coma. N Engl J Med 2005; 352: 2508–2514

World Health Organization (WHO). Rabies vaccines: WHO position paper. Wkly Epid Rec 2010a; 85: 309–320

World Health Organization (WHO). The immunological Basis for Immunization Series: Module 17: Rabies. Geneva: World Health Organization; 2010b

42 Tuberkulose

W. Haas

Epidemiologie

Weltweit erkranken jedes Jahr mehr als 9 Mio. Menschen erstmalig an Tuberkulose und 2009 starben geschätzte 1,7 Mio. an der Erkrankung (WHO 2010). Etwa 1 Drittel der Erkrankungen betrifft Frauen und über 1 Mio. Menschen mit HIV/AIDS. Über die Zahl der Kinder, die jährlich an Tuberkulose erkranken, gibt es nur Schätzungen. Diese gehen von mehr als 1 Mio. neu erkrankter Kinder pro Jahr aus. Die Hauptlast an Erkrankungen durch Tuberkulose weltweit tragen Länder in den WHO-Regionen Südostasien, Afrika und Westpazifik (je 35%, 30% und 20%). Obwohl die Meldezahlen für die WHO-Region Europa seit 2005 rückläufig sind, erkrankten 2009 noch fast 330 000 Menschen neu an Tuberkulose. Eine Analyse der Tuberkuloseraten bei Kindern zeigte für die Mitgliedsstaaten der Europäischen Union mit niedrigen Inzidenzen (weniger als 20 Neuerkrankungen pro 100 000 Einwohner pro Jahr) einen gegenläufigen Trend. Die Erkrankungsrate für Kinder unter 5 Jahren stieg zwischen 2000 und 2009 im Durchschnitt um jährlich 7,4% an. Zusätzlich gehören Länder in Europa zu denjenigen mit der höchsten Rate an Resistenzen gegen Antituberkulotika weltweit.

In Deutschland setzt sich der rückläufige Trend mit 4.444 neudiagnostizierten Erkrankungen und einer Inzidenz von 5,4 pro 100.000 Einwohner 2009 (2008: 4.512 Erkrankungen, Inzidenz 5,5) fort (RKI 2010). Der Rückgang fiel gegenüber den Vorjahren jedoch deutlich geringer aus. Von den gemeldeten Neuerkrankungen waren 146 Kinder und Jugendliche unter 15 Jahren (2008: 124 Erkrankungen). Von den Erkrankten waren 55,4% in Deutschland und 44,6% im Ausland geboren, am häufigsten in der Türkei oder einem der Nachfolgestaaten der Sowjet Union. Etwa 80% der Erkrankungen waren Lungentuberkulosen und 20% extrapulmonal. Unter den Lungentuberkulosen gehörten mehr als 1/3 der Fälle zu der hochinfektiösen mikroskopisch positiven Form. Dies entspricht einem Anstieg sowohl der absoluten Zahl als auch der Inzidenz der mikroskopisch positiven Lungentuberkulosen (1.255 vs. 1.188 Fälle; Inzidenz: 1,5 vs. 1,4) und könnte darauf hinweisen, dass die Diagnose in einem späteren Stadium gestellt wird. Der Anteil der Erreger mit Resistenz gegen mindestens eines der 5 Medikamente der 1. Wahl zur Behandlung der Tuberkulose lag bei 11,4%. Eine multiresistente Tuberkulose (Resistenz gegen mindestens Isoniazid und Rifampicin) wurde in 2,1% (63 Erkrankungen) der Fälle nachgewiesen. Auch disseminierte Erkrankungen und andere schwere Formen der Tuberkulose mit einer Beteiligung des Zentralnervensystems wurden bei Erwachsenen und Kindern diagnostiziert (20 bzw. 41 Erkrankungen). Die Letalität unter allen gemeldeten Erkrankungen lag 2009 bei 3,5% (154 Todesfälle).

Die Bedeutung von HIV/AIDS für die Tuberkuloseerkrankungen in Deutschland ist unbekannt, da ein HIV-Test bei der Diagnostik der Tuberkulose nicht immer durchgeführt wird und diese Informationen trotz der anonymisierten Übermittlung nicht Teil der Meldedaten sind. Nach Schätzungen, basierend auf den Angaben zur Tuberkulose unter den AIDS-definierenden Diagnosen, liegt die Koinfektionsrate in Deutschland bei etwa 4%.

Erreger

Erreger der Tuberkulose sind aerobe, unbewegliche, langsam wachsende, stäbchenförmige Bakterien; sie werden im *Mycobacterium tuberculosis-Komplex* zusammengefasst. Am häufigsten erfolgt der Nachweis von Mycobacterium tuberculosis. An 2. Stelle folgt Mycobacterium bovis, aber auch Erkrankungen durch Mycobacterium caprae, Mycobacterium africanum, Mycobacterium microti und Mycobacterium canetti werden beim Menschen beschrieben. Zum Genus Mycobacterium gehören auch Mycobacterium leprae (Lepra) und Mycobacterium ulcerans (Buruli-Ulkus). Erkrankungen durch mehr als 120 Arten von nicht tuberkulösen Mykobakterien (NTM; früher auch „atypische Mykobakterien" genannt) sind selten und treten meist als Zeichen einer spezifischen Disposition auf. Letztere verursachen bei immunkompetenten Kindern die mykobakterielle Lymphadenitis und Weichteilinfektionen, bei Immundefizienz auch generalisierte Infektionen.

Pathogenese

Die Ansteckung mit Tuberkulose erfolgt von Mensch zu Mensch am häufigsten durch Inhalation von Mycobacterium tuberculosis-enthaltende feinste Tröpfchen (Aerosole; Durchmesser unter 5 µm). Infektionen sind auch durch nicht pasteurisierte Milch und Milchprodukte, die mit Mycobacterium bovis oder Mycobacterium caprae kontaminiert sind, oder durch direkte Inokulation von mykobakterienhaltigem Sekret in Hautverletzungen sowie über die intakte Schleimhaut möglich.

Priorität bei der *Prophylaxe* hat die Unterbrechung von Infektionsketten und damit die Verhütung von Neuinfektionen; denn aus den bei der Primärinfektion entstehenden „subprimären Streuherden" entstehen durch Exazerbation später – z. T. noch nach Jahrzehnten – die Organtuberkulosen und damit neue Ansteckungsquellen.

Zentrales Instrument zur Verhinderung neuer Infektionen ist die Umgebungsuntersuchung im Umfeld neu erkannter Tuberkulosen (Diel 2011). Sie dient einerseits der Auffindung der Infektionsquelle und weiterer infektiöser Erkrankter, um durch deren frühzeitige Behandlung eine schnellstmögliche Beseitigung der Bakterienausscheidung zu erreichen und damit Sekundärinfektionen zu verhindern; andererseits können Infektionen, die noch nicht zu einer aktiven Tuberkulose geführt haben, präventiv behandelt und damit die Entstehung von Erkrankungen effektiv verhindert werden. Die Tuberkuloseüberwachung und Umgebungsuntersuchung liegen in der Verantwortung des Öffentlichen Gesundheitsdienstes und erfolgen in enger Zusammenarbeit mit den behandelnden Ärzten, dem Arbeitsschutz sowie behördlichen und privaten Institutionen.

Immunsuppression erhöht wesentlich das Risiko für die Entwicklung einer aktiven Tuberkulose nach Infektion mit dem Erreger. Während immungesunde Erwachsene lebenslang nur in 5–10% der Fälle nach einer Infektion an Tuberkulose erkranken, beträgt das Risiko bei HIV-Infektion bis zu 10% pro Jahr. Während der Entwicklung des Immunsystems in den ersten Lebensjahren sowie bedingt durch die Immunseneszens im höheren Alter ist das Risiko der Erkrankung nach einer Infektion ebenfalls erhöht. Dies trifft auch bei Erkrankungen, welche die T-Zellfunktion beeinträchtigen, wie Diabetes mellitus oder Alkoholabusus, zu. Die Behandlung mit TNF-α-Inhibitoren, aufgrund einer rheumatoiden Arthritis oder anderer immunologischer Erkrankungen, stellt bei vorbestehender Infektion ein hohes Risiko für die Entstehung einer aktiven Tuberkulose dar, die durch einen besonders fulminanten Verlauf mit hoher Sterblichkeit gekennzeichnet ist (Harris u. Keane 2010). Bei den genannten Gruppen ist die Abklärung, ob eine Infektion mit Tuberkulose vorliegt, und – unter Abwägung der individuellen Risiken – die Durchführung einer präventiven Therapie entsprechend nationaler und internationaler Empfehlungen indiziert.

Impfung

Impfstoffe

Der BCG-Tuberkuloseimpfstoff (BCG: Bacille Calmette-Guérin) ist bisher der einzige lizensierte Impfstoff weltweit. Er wurde zwischen 1905 und 1921 durch die beiden Namensgeber Albert Calmette und Camille Guérin am Pasteur-Institut in Lille und Paris entwickelt.

BCG ist ein attenuierter *Lebendimpfstoff,* der durch serielle Kulturpassage eines Isolats von Mycobacterium bovis über 13 Jahre (auf Galle-Kartoffel-Nährboden) in seiner Virulenz abgeschwächt und erstmals 1921 einem Neugeborenen als orale Vakzine verabreicht wurde. Um die Sicherheit zu belegen, wurde der Impfstoff (in steigender Dosierung) zwischen 1921 und 1922 an 120 weitere Kinder verabreicht (Bonah 2005).

Durch weitere Laborpassagen nach 1921 und unterschiedliche Herstellungsprozesse sind verschiedene BCG-Tochterstämme entstanden. Seit 1956 werden daher von der WHO Referenzstämme aufbewahrt. Weltweit wird in mehr als 90% aller Impfungen einer der folgenden 4 Stämme eingesetzt:
- der Stamm Pasteur 1173 P2
- der dänische Stamm 1331
- der Stamm Glaxo 1077
- der japanische Stamm Tokyo 172

Die Lagerung der BCG-Lebendvakzine erfolgt bei 2–8 °C. Nach Resuspendierung des Trockenimpfstoffs mit der in beigefügter Ampulle enthaltenen physiologischen Kochsalzlösung (unmittelbar vor der Impfung) ist der Impfstoff sofort zu verbrauchen.

Die Impfung ist wegen eines ungünstigen Nutzen-Risikoverhältnis in Deutschland seit 1998 nicht mehr empfohlen; der Impfstoff ist nicht mehr zugelassen und nur über internationale Apotheken über das Ausland verfügbar.

Weltweit wird nach „besseren" Impfstoffen als BCG gesucht, wobei 4 verschiedene Ziele unterschieden werden können.

Eine präexpositionelle Vakzine zur Verhinderung einer Infektion nach Exposition, eine präexpositionelle Vakzine mit besserer Impfeffektivität als BCG bezüglich der Verhinderung der Krankheitsprogression nach Infektion, eine postexpositionelle Vakzine zur Verhinderung der Reaktivierung latenter Tuberkulose Infektionen, eine „immuntherapeutische" Vakzine zur Verkürzung der antituberkulotischen Therapie und Verbesserung des Behandlungserfolges. Unterschiedliche Strategien werden hierbei verfolgt (Parida und Kaufmann 2010). Die Impfstoff-Kandidaten werden entweder als Primärimpfstoff (prime) gegeben, zur Verstärkung/Verbesserung (prime boost) einer BCG-Impfung oder als Unterstützung einer medikamentösen Behandlung eingesetzt. Die Impfstofftypen reichen von rekombinanten Proteinen (in viralen Vektoren oder in Kombination mit Adjuvanzien) über Präparationen abgetöteter Tuberkulosebakterien bis hin zu modifizierten, „verbesserten" BCG-Stämmen, die rekombinante Proteine überexprimieren oder bei denen Virulenzfaktoren „ausgeschaltet" wurden. Eine weitere Alternative ist die Nutzung heterotypischer Immunität durch Impfung mit nichttuberkulösen Mykobakterien.

Derzeit befinden sich 14 Impfstoffkandidaten in klinischen Phase-I- oder -II-Studien (s.a. „The TB Vaccine Pipeline 2010"; im Internet: http://www.stoptb.org/wg/new_vaccines/; Stand: 01.08.2011).

Die nachfolgenden Ausführungen zur BCG-Impfung und deren Nebenwirkungen dienen zur Beurteilung von im Ausland geimpften Kindern. Darüber hinaus können sie beitragen, die Indikation in spezifischen Situationen (z.B. einem langfristigen Aufenthalt in einem Hochinzidenzland) abzuwägen und die Eltern zu beraten.

Impfdurchführung

Die Tuberkuloseschutzimpfung kommt nur für immungesunde, nicht infizierte, d.h. tuberkulinnegative Personen, infrage. Nur im Säuglingsalter kann man dies ohne Tuberkulintestung voraussetzen (cave: HIV-Koinfektion in Hochprävalenzländern!). Nur bei fehlender Tuberkulinreaktion ist später die BCG-Impfung gestattet, da die BCG-Impfung bei Tuberkulinreagenten zu einem Koch-Phänomen mit Ulzeration an der Impfstelle führen kann (Spiess 1990).

Bei Kindern unter 5 Jahren erfolgt die Untersuchung auf eine vorbestehende Tuberkuloseinfektion mittels Tuberkulin-Hauttest. Hierbei werden 2 IE RT23 (gereinigtes Tuberkulin) streng intrakutan an der Innenseite des Unterarms injiziert und die Injektionsstelle markiert. Die Ablesung erfolgt nach 48–72 Stunden, wobei jede Induration als positives Testergebnis zu werten ist (DGPI 2009). Bei älteren Kindern kann eine Kreuzreaktion aufgrund einer Infektion mit nicht tuberkulösen Mykobakterien durch einen Interferon-γ-Bluttest (Interferon-gamma Release Assay; IGRA) ausgeschlossen werden.

Die Impfung sollte nur nach Aufklärung – mit schriftlicher Einwilligung beider Eltern – und durch erfahrenes ärztliches Personal erfolgen! Die nachfolgenden Informationen zur Durchführung können daher nur einen Überblick geben (Vogt 1965):
- Die Impfung erfolgt durch streng intrakutane (i.c.) Injektion des frisch suspendierten BCG-Trockenimpfstoffs.
- Da es an der Impfstelle zur Narbenbildung kommen kann, sollte die Impfung vor dem Trochanter major, also an einer i.d.R. bedeckten Hautstelle, erfolgen (Abb. 42.1).
- Die i.c.-Injektion erfolgt mit dünner Kanüle (Nr. 18–20) und 1-ml-Tuberkulinspritze, nach Desinfektion der Haut mit 60–80% Propylalkohol, am Oberschenkel. Bei intrakutaner Injektion von 0,1 ml BCG-Impfstoff entsteht eine etwa 8 mm große Quaddel. Ein Verband ist unnötig. Selten kommt es zu einer Punktblutung.

Wenige Wochen nach der Impfung zeigt sich ein rotes Knötchen, das sich zu einer bläulichen schuppenden Infiltration umwandelt. In nahezu

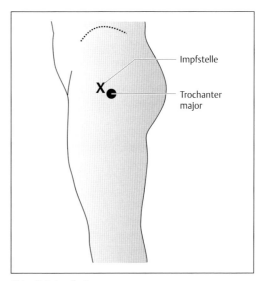

Abb. 42.1 Impfort.

der Hälfte der Fälle kommt es zu einer zentralen Einschmelzung und mäßiger Absonderung mit Krusten und schuppenden Hautveränderungen über Monate. Bei verhüteter Superinfektion (durch Kratzen) ist eine Geschwürbildung infolge der BCG-Impfung bei Neugeborenen selten, häufiger ist sie bei älteren Kindern.

In dem an der Impfstelle entstandenen Primärherd ist histologisch bis zu 1 Jahr lang spezifisches Granulationsgewebe nachzuweisen. Vergrößerte Leistenlymphknoten gehören zum „tuberkulösen" Primärkomplex, der infolge BCG-Impfung entsteht.

Wirksamkeit

Die Ergebnisse zur Wirksamkeit der BCG-Impfung variieren in verschiedenen Studien sehr stark. Wichtige Faktoren zur Erklärung der beobachteten Unterschiede sind die Dauer der Nachbeobachtung, die Qualität der Nachverfolgung von Interventions- und Kontrollgruppe sowie die geografische Entfernung vom Äquator. Der starke Einfluss der Studienregion und geografischer Gegebenheiten, wie z. B. Stadt- oder Landbevölkerung, kann durch eine vorbestehende heterologe Immunität aufgrund der Exposition gegenüber nicht tuberkulösen Mykobakterien erklärt werden. Paradoxerweise ist die Wirksamkeit aus den genannten Gründen am geringsten in den Regionen Afrikas, Asiens und Lateinamerikas, in denen der Impfschutz am dringendsten benötigt wird (Fine 1995).

Unter Berücksichtigung dieser Unterschiede kann die Wirksamkeit der BCG-Impfung zum Schutz vor einer Erkrankung an Tuberkulose im Kindesalter als über 50% angegeben werden, wobei der Schutz vor generalisierten Erkrankungen, wie disseminierter Tuberkulose und tuberkulöser Meningitis, mit etwa 80% noch deutlich höher liegt (Colditz et al. 1994; Trunz et al. 2006). Eine BCG-Impfung schließt jedoch eine Erkrankung an tuberkulöser Meningitis nicht aus. Beim Erwachsenen schwanken die Angaben zur Wirksamkeit je nach Region und Nachbeobachtungszeitraum zwischen 0% und 80%.

Neuere Fallkontrollstudien bei Ausbrüchen, in denen der Infektionsnachweis mittels IGRA-Test erfolgte, zeigen, dass die BCG-Impfung im Kindesalter möglicherweise nicht nur die Primärerkrankung, sondern auch die Infektion verhindern kann (Eriksen et al 2010).

Weniger bekannt ist die Wirksamkeit der BCG-Impfung gegen *Lepra*. Erstmals wurde diese auf heterologer Immunität beruhende Wirkung 1940 vermutet. Eine Metaanalyse von 28 klinischen Studien, Kohortenstudien und Fallkontrollstudien zur BCG-Impfung und Lepra zeigte Wirksamkeiten zwischen 43% und 62%. In 3 Studien, die gleichzeitig die Wirksamkeit gegen Tuberkulose und Lepra untersuchten, war die Schutzwirkung gegenüber Lepra jeweils deutlich stärker als gegen Tuberkulose (12–81% gegenüber –5–11%). Auch in diesen Untersuchungen fällt die deutliche regionale Variabilität der Impfstoffeffektivität auf (Zodpey 2006).

Auch gegen das durch Mycobacterium ulcerans verursachte Buruli-Ulkus konnte in Studien eine zumindest passagere Schutzwirkung der BCG-Impfung gezeigt werden.

Weitere Anwendungen von BCG betreffen die Behandlung des Blasenkarzinoms und in neuester Zeit der Einsatz zur Immunmodulation, z. B. bei Diabetes mellitus.

Wichtige Informationen

Nebenwirkungen

Die Häufigkeit der Entstehung von unerwünschten Arzneimittelwirkungen hängt vom BCG-Vakzine-Stamm, der applizierten Impfdosis, der Injektionsart und -stelle sowie dem Alter des Impflings ab (Murphy et al. 2008).

Am häufigsten treten Erytheme, Indurationen, Ulzera und Narbenbildung an der Injektionsstelle auf. Zu Ulzera kommt es insbesondere wenn der Impfstoff nicht intrakutan, sondern subkutan injiziert wird. Sie heilen innerhalb von Monaten spontan, wenn mechanische Reize, beispielsweise durch Kleidung oder Kratzen, entfallen. Neben Ulzera können Hautinfektionen mit oder ohne Lymphknotenbeteiligung, auch als Skrofuloderma und Lupus vulgaris, oder selten ein Erythema nodosum auftreten.

Eine Lymphadenitis tritt etwa einmal auf 1000 Impfungen klinisch sichtbar auf. Bei Lymphknoteneinschmelzung kann eine Exzision erforderlich sein. Affektionen am Auge stellen eine seltene bakteriell-allergische Reaktion dar und treten als Iritis und Conjunctivitis phlyktaenulosa auf. BCG-Osteomyelitis und -Meningitis wurden im Zusammenhang mit bestimmten Impfstämmen beobachtet und sind heute eine Rarität.

Eine generalisierte BCG-Erkrankung, die sogenannte „BCGitis" stellt eine lebensbedrohliche Komplikation dar, die in Studien (vor dem Auftreten von HIV) in etwa 2 Fällen pro 1 Mio. Impfungen auftrat. Bei Neugeborenen mit HIV-Infektion beträgt die Rate bis zu 1 %. Organmanifestationen oder disseminierte BCG-Erkrankungen müssen wie eine Tuberkulose mit einer Kombinationstherapie behandelt werden, wobei zu beachten ist, dass BCG aufgrund seines Ursprungs von Mycobacterium bovis grundsätzlich gegenüber Pyrazinamid resistent ist.

Indikation/Kontraindikation

In Deutschland und Ländern gleicher epidemiologischer Situation ist die BCG-Impfung seit 1998 nicht mehr empfohlen. Dies steht im Einklang mit den Empfehlungen der WHO, die in ihrer Stellungnahme 2004 eine einmalige Impfung möglichst rasch nach der Geburt nur noch für gesunde Neugeborene in Ländern mit hoher Krankheitslast an Tuberkulose empfiehlt (WHO 2004; GACVS 2010).

Die WHO sieht die Impfung für Kinder mit einem besonders hohen Tuberkulose-Expositionsrisiko und bei einer nicht zu vermeidenden Exposition gegenüber therapieresistenter Tuberkulose die BCG-Impfung unabhängig von der Krankheitslast ebenfalls als indiziert. Bei Exposition durch nicht resistente Tuberkelbakterien ist Chemoprophylaxe, bei Tuberkulinkonversion präventive Chemotherapie empfohlen.

Eine HIV-Infektion stellt aufgrund des hohen Risikos einer disseminierten Erkrankung an BCG eine *Kontraindikation* für die BCG-Impfung dar. Dies gilt generell für Kinder mit Immunsuppression. Weitere Kontraindikationen bestehen in einer immunsuppressiven Behandlung, inklusive Strahlentherapie, und während der Schwangerschaft. Eine Übersicht über die landesspezifischen BCG-Empfehlungen findet sich im BCG-Weltatlas (s. „The BCG World Atlas"; im Internet: http://www.bcgatlas.org/; Stand: 01.08.2011).

Meldepflicht

Nach IfSG sind Erkrankung und Tod an Tuberkulose sowie Therapieverweigerung/-abbruch und für das Labor bereits der mikroskopische Nachweis von säurefesten Stäbchen an das Gesundheitsamt meldepflichtig.

Literatur

Bonah C. The "experimental stable" of the BCG vaccine: safety, efficacy, proof, and standards, 1921–1933. Stud Hist Philos Biol Biomed Sci 2005; 4: 696–721

Colditz GA, Brewer TF, Berkey CS et al. Efficacy of BCG vaccine in the prevention of tuberculosis. Meta-analysis of the published literature. JAMA 1994; 9: 698–702

Deutsche Gesellschaft für Pädiatrische Infektiologie e.V. (DGPI). DGPI Handbuch. Infektionen bei Kindern und Jugendlichen. Stuttgart: Thieme; 2009

Diel R, Loytved G, Nienhaus A et al. Deutsches Zentralkomitee zur Bekämpfung der Tuberkulose. Neue Empfehlungen für die Umgebungsuntersuchungen bei Tuberkulose. Gesundheitswes 2011; 73(6): 369–388

Eriksen J, Chow JY, Mellis V et al. Protective effect of BCG-vaccination in a nursery outbreak in 2009: time to reconsider the vaccination threshold. Thorax 2010; 65: 1067–71

Fine PE. Variation in protection by BCG: implications of and for heterologous immunity. Lancet 1995; 8986: 1339–1345

Global Advisory Committee on Vaccine Safety (GACVS), 3–4 December 2009. Wkly Epidemiol Rec 2010; 85(5): 29–33

Harris J, Keane J. How tumour necrosis factor blockers interfere with tuberculosis immunity. Tuberculosis associated with infliximab, a tumor necrosis α-neutralizing agent. Clin Exp Immunol 2010; 1: 1–9

Murphy D, Corner LA, Gormley E. Adverse reactions to Mycobacterium bovis bacille Calmette-Guérin (BCG) vaccination against tuberculosis in humans, veterinary animals and wildlife species. Tuberculosis 2008; 4: 344–357

Parida SK, Kaufmann SH. Novel tuberculosis vaccines on the horizon. Curr Opin Immunol 2010; 3: 374–384

Robert Koch-Institut (RKI). Bericht zur Epidemiologie der Tuberkulose in Deutschland für 2009. Berlin: Robert Koch-Institut; 2011 (31.03.2011. Im Internet: http://www.rki.de/tuberkulose; Stand: 01.08.2011

Spiess H. Für und wider die BCG-Impfung. Atmenw Lungenkrkh 1990; 16: 126

Ständige Impfkommission am Robert Koch-Institut (STIKO). Impfempfehlungen/Stand: März 1998. Epid Bull 1998; 15: 114

Trunz BB, Fine P, Dye C. Effect of BCG vaccination on childhood tuberculous meningitis and miliary tuberculosis worldwide: a meta-analysis and assessment of cost-effectiveness. Lancet 2006; 9517: 1173–1180

Vogt D. Die Tuberkuloseschutzimpfung. In: Herrlich A, ed. Handbuch der Schutzimpfungen. Berlin: Springer; 1965

World Health Organization (WHO). BCG vaccine. WHO position paper. Wkly Epidemiol Rec 2004; 4: 27–38

World Health Organization (WHO). Global Tuberculosis Control: WHO Report 2010. WHO/HTM/TB/2010.7. Genf: World Health Organization; 2010. Im Internet: http://www.who.int/tb/publications/global_report/2010/en/index.html; Stand: 01.08.2011

Zodpey SP. Deciphering the story of Bacillus Calmette Guérin (BCG) vaccine in prevention of leprosy. Indian J Public Health 2006; 2: 67–69

43 Typhus

H. Kollaritsch

Epidemiologie

Typhus ist nach wie vor ein globales epidemiologisches Problem. Nach den Daten der WHO (Diarrheal Disease Control Program) wird geschätzt, dass 220 000–600 000 Erkrankte, meist Kinder, durch Typhus zu Tode kommen (Crump et al. 2004). In Tab. 43.1 sind die wichtigsten epidemiologischen Eckdaten zum Typhus wiedergegeben.

Staaten mit besonders hoher Typhusinzidenz scheinen einige Charakteristika zu teilen:
- rasches Bevölkerungswachstum,
- ausgeprägte Slumbildung mit katastrophaler Wohnsituation,
- fehlende oder zumindest insuffiziente Abfallentsorgung und
- nicht ausreichende Wasserversorgung bei
- gleichzeitig überlasteter medizinischer Infrastruktur.

In Indonesien beträgt die jährliche Typhusinzidenz rund 1 % und der Typhus abdominalis zählt zu den 5 wichtigsten Todesursachen. In Endemiegebieten sind vor allem Kinder jenseits des 1. Lebensjahres durch Typhus besonders gefährdet, zumal ihnen jede Immunität durch wiederholten Antigenkontakt noch fehlt. In dieser Altersgruppe verläuft die Erkrankung deutlich schwerer und Komplikationen sind wesentlich häufiger.

Am Beispiel der *Vereinigten Staaten* lässt sich die Entwicklung der Epidemiologie des Typhus in einem hochindustrialisierten Land eindrucksvoll aufzeigen: 1920 wurden in den USA noch 35 994 Fälle von Typhus abdominalis registriert, die Inzidenz fiel dann auf etwa 1/100 000 im Jahr 1955 und weiter auf 0,2/100 000 im Jahr 1966. Seit dieser Zeit ist die Inzidenz des Typhus relativ stabil geblieben, allerdings mit epidemiologischen Besonderheiten. In der Periode 1966–1972 waren etwa 33 % der in den USA gemeldeten Typhusfälle importiert, der Rest autochthonen Ursprungs. Der Anteil der importierten Fälle stieg dann in der Periode 1975–1984 auf 58 %, wobei sich innerhalb dieser Periode von Jahr zu Jahr ein Anstieg der importierten Fälle erkennen lässt. So lag der Anteil der importierten Fälle 1983 bei 68 % und 1984 bei 74 %. Während der gesamten Periode 1967 bis 1984 war aber das Gesamtaufkommen der Typhusfälle pro Jahr mit nur geringen Schwankungen gleich geblieben (458–683 Fälle pro Jahr). Größere epidemiologische Ausbrüche sind ebenfalls in den Vereinigten Staaten sehr selten. Seit 1973 wurden nur noch 4 Ausbrüche registriert, die mehr als 15 Personen betrafen, wobei gleichzeitig festzuhalten ist, dass es sich stets um Bevölkerungsgruppen handelte, die aufgrund ihrer Lebensumstände als Hochrisikogruppen einzustufen waren (Edelman u. Levine 1986).

Tabelle 43.1 Typhusinzidenz nach Regionen (Crump et al. 2004).

Region	Typhusfälle	Population	Inzidenz
Afrika (Südafrika*)	408 837	819 911 000	50
Asien (mittl. Osten)	10 118 879	2 688 534 000	274
Europa (Osteuropa)	19 144	729 328 000	3
Karibik/Lateinamerika	273 518	514 688 000	53
Nordamerika	453	308 636 000	< 1
Ozeanien (Melanesien*)	4656	30 252 000	15
global	10 825 487	6 091 349 000	178
global/korrigiert**	21 650 974	6 091 349 000	355

* Land/Region mit der jeweils höchsten Inzidenz
** Korrekturfaktor rechnet Blutkulturempfindlichkeit ein

Somit lassen sich aus den Daten der USA folgende Schlüsse ableiten:
- Die autochthonen Fälle von Typhus abdominalis gehen aufgrund der verbesserten Lebensumstände wie Wohnsituation, Abwasserentsorgung und Trinkwasserversorgung, Lebensmittelhygiene u.a. kontinuierlich zurück,
- gleichzeitig sorgt aber der verstärkte Tourismus in klassische Verbreitungsgebiete des Typhus dafür, dass diese Erkrankung insgesamt nicht mehr weiter abnimmt. Die wichtigsten Infektionsorte für amerikanische Touristen sind Indien und Pakistan (0,011% bzw. 0,01% der Reisenden), Peru (0,017%), Chile (0,006%) sowie naturgemäß Mexiko (0,002%).
- Einige Hochendemiegebiete (Ost- und Südostasien) tragen zu den Importzahlen trotz hoher Inzidenzen im Land selbst nur wenig bei, dies vor allem vermutlich aufgrund der Tatsache, dass Reisende in diese Region gegen Typhus eher geimpft sind (s.a. auf den Internetseiten des CDC, www.cdc.gov).

Deutschland ist hinsichtlich der epidemiologischen Daten des Typhus abdominalis mit den USA in vieler Hinsicht vergleichbar (RKI 2005). Von 22 406 Fällen von Typhus nach Kriegsende im Jahr 1946 ist die Fallzahl kontinuierlich gesunken, 2004 wurden (einschließlich der neuen Bundesländer) nur mehr 82 Erkrankungen diagnostiziert, was einer Inzidenz von $0{,}1 \times 10^{-5}$ entspricht. Etwa 85% aller Typhusfälle sind importiert, nur mehr ein kleiner Teil tatsächlich autochthon. Die Hauptimportgebiete sind (in absteigender Reihenfolge): Indien, Pakistan, Bangladesh, Indonesien, Türkei (!). Tödlich verlaufende Erkrankungen wurden seit 1990 nur mehr 5-mal gemeldet.

Österreich hat – soweit dies aufgrund der lückenhaften Meldestatistik nachvollziehbar ist – seit etwa 10 Jahren praktisch keine Fälle von autochthonem Typhus mehr, bei jährlichen Fallzahlen zwischen 8 und 17 Fällen. Die Hauptimportgebiete sind hier der nordafrikanische Raum, der indische Subkontinent und Südostasien.

In den letzten Jahren hat sich das Typhusrisiko für den Fernreisenden insgesamt nur wenig geändert. Es liegt, auf 4 Wochen Aufenthaltsdauer im Gastland unter normalen touristischen Bedingungen gemittelt, bei etwa 1 : 30 000, in einigen Hochrisikogebieten (wie Indien, Pakistan, Nepal) etwa 10-fach höher. Nur im nordafrikanischen Raum und in der Türkei, sowie in den südeuropäischen Staaten hat sich die Situation in den letzten 20 Jahren signifikant gebessert, zumindest was das Infektionsrisiko für Urlaubsreisende betrifft (Connor u. Schwartz 2005) (s. auch Kap. 13).

Erreger

Bakterium Salmonella enterica biovar Typhi, kurz Salmonella typhi; ausschließlich humanpathogen.

Pathogenese

Salmonellen können bei allen Wirbeltieren vorkommen. Viele weisen jedoch eine eindeutige Wirtsspezifität auf. Salmonella typhi ist ausschließlich humanpathogen. Demzufolge kann die Erkrankung nur dann übertragen bzw. akquiriert werden, wenn ein Salmonellenausscheider in unmittelbarer Nähe ist. Zumeist geschieht dies dadurch, dass Nahrungsmittel aufgenommen werden, die durch die Exkremente eines Ausscheiders kontaminiert wurden. Mangelhafte Lebensmittel- und Sanitärhygiene leisten der Übertragung also Vorschub. Auch eine direkte Übertragung ist möglich, wenngleich epidemiologisch von stark untergeordneter Bedeutung (am ehesten noch im bakteriologischen Labor oder bei Patientenkontakt).

Die *Inkubationszeit* des Typhus abdominalis beträgt etwa 1–3 Wochen (3–60 Tage), sie wird vom Ausgangsinokulum und vom Abwehrzustand des Patienten bestimmt.

Klinik

Beim Typhus abdominalis können (s. Tab. 43.2) *4 Stadien* – mit fließendem Übergang, aber doch recht ausgeprägter Eigenständigkeit – unterschieden werden. Säuglinge erkranken nicht typisch zyklisch, sondern es entsteht zumeist ein septisches Krankheitsbild mit Beteiligung der Hirnhäute und anderer innerer Organe. In der Schwangerschaft besteht Abortgefahr. Gefürchtet sind Darmblutungen und -perforation sowie thrombembolische Folgen.
- Das *Prodomalstadium* verläuft atypisch mit Kopf- und Gliederschmerzen und Temperaturerhöhung,
- das *Stadium incrementi* mit Zunahme dieser Beschwerden und kontinuierlichem Fieber,

Tabelle 43.2 Die 4 Stadien des Typhus abdominalis (adaptiert nach Höring u. Pohle 1981).

Parameter	Stadium I	Stadium II	Stadium III	Stadium IV
Dauer	1–3 Wochen	1–3 Wochen	2–5 Wochen	Jahre
pathogenetisches Stadium	Inkubation	Generalisation	Organmanifestation	Immunität
klinisches Stadium	prodromale	incrementi, acmes	decrementi	Rekonvaleszenz
Fieber	subfebril	ansteigend bis Kontinua	amphibolicum	fieberfrei
Symptome	unspezifisch	Milztumor, Roseolen	Darmsymptome	–
pathologisch-anatomische Stadien	(Primäreffekt)	markige Schwellung	Ulzeration	Restitutio
Widal-Reaktion	negativ	erst gegen Ende positiv	deutlich positiv	langsam negativ werdend
bakteriologischer Nachweis	negativ	Blutkultur positiv	Stuhl, Urin, evtl. Sputum positiv	nur bei Ausscheidern positiv

- das *Stadium acmes* mit andauerndem Fieber, Apathie, Appetitlosigkeit, Obstipation, Reizhusten, Auftreten von Roseolen,
- das *Stadium decrementi* mit zunehmend schlechtem Allgemeinzustand, Abdominalbeschwerden, Durchfall (Salmonellenausscheidungen!). Säuglinge sind besonders durch Exsikkose gefährdet.

Typische Laborwerte sind Leukopenie, Aneosinophilie und die in Abb. 43.1 dargestellten serologischen und bakteriologischen Befunde.

Rezidive beim Typhus sind Zweiterkrankungen, die bei insuffizienter antibiotischer Therapie und/oder bei unzureichend entwickelter Immunität im Sinne einer endogenen Reinfektion entstehen. Klinisch entsprechen sie der Originalerkrankung, wobei die Schwere der Zweiterkrankung in einem reziproken Verhältnis zur Ersterkrankung steht. Rezidive treten bei unbehandelten Patienten in bis zu 20 % auf, meist innerhalb von etwa 2 Wochen nach Abfieberung. Bei antibiotischer Therapie (insbesondere nach Chloramphenicol) wird die Zeitspanne bis zum Auftreten des Rezidivs meist verlängert und beträgt bis zu 1 Monat. Auch Mehrfachrezidive treten auf.

Impfung

Impfschutz kann im Wesentlichen auf 3 Wegen erreicht werden:
- via Ausbildung spezifischer sekretorischer (IgA-)Antikörper, die eine Mukosainvasion durch Salmonella typhi verhindern,
- über zirkulierende Antikörper, die ins System gelangende Salmonella typhi zu eliminieren imstande sind,
- über zellmediierte Immunvorgänge, die intrazellulär gelegene Keime abtöten.

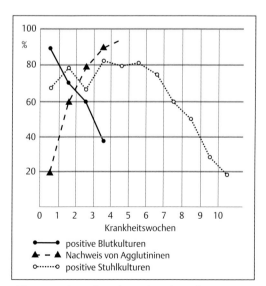

Abb. 43.1 Bakteriologische und serologische Untersuchungsergebnisse bei Typhus abdominalis.

Impfstoffe

Im Handel befindlich sind 2 Impfstoffarten:
- *Vi-Polysaccharidtotvakzine,* die eine humorale Immunität induziert (Typhim-Vi, Typherix):
  - Das Vi-Polysaccharid von Salmonella typhi ist ein Homopolymer der N-acetyl-Galakturonsäure und „bedeckt" das Bakterium als Kapselantigen. Es ist ein Virulenzmarker. Antikörper gegen dieses Vi-Antigen, so die gängige Meinung, spielen eine wichtige Rolle bei der Ausbildung eines Schutzzustands.
  - Da Polysaccharide eine T-Zell-unabhängige Immunantwort (IgM-Antiköper) induzieren, ist eine Wirksamkeit bei Kindern unter 2 Jahren kaum gegeben.
  - Da ein Schutz aber auch für Kinder sehr erstrebenswert ist, gab es zahlreiche Versuche, das Vi-Kapselpolysaccharid zu konjugieren, um damit die Immunantwort in eine T-Zell-abhängige Antwort zu konvertieren (ähnlich wie bei den Hib-Impfstoffen). Eine derartige Vakzine (Vi-Polysaccharid konjugiert an nicht toxisches rekombinantes Pseudomonas aeruginosa Exotoxin A, Vi-rEPA) konnte bereits im Feld bei Kindern und Adoleszenten überzeugende Resultate nachweisen (Lin et al. 2001) und scheint auch mehrere Jahre zu schützen, eine Zulassung steht aber nach wie vor aus.
- eine *orale Lebendvakzine,* die über eine lokale Darmimmunität schützt (Vivotif, Typhoral-L). Diese Impfstoffgeneration bedient sich hoch gereinigter Vi-Antigene von Salmonella typhi als Impfstoff (Whitacker et al. 2009):
  - 1975 entwickelten Germanier und Furer den Impfstamm Ty21a. Es handelt sich bei diesem Stamm um eine Mutante von Salmonella typhi Ty2, mit einer Mutation im galE-Gen, wodurch diesem Stamm die Uridindiphosphat-Galaktose-4-Epimerase fehlt, ein Schlüsselenzym im Zuckerstoffwechsel der Salmonelle. Dadurch entstehen unvollständige Zellwandlipopolysaccharide, wohingegen die immunologischen Eigenschaften erhalten bleiben. Die Ty21a-Vakzine ist Vi-Antigen-negativ.
  - Es sind derzeit Forschungen im Gange, die über biotechnologische Wege neue Mutanten für Kandidatvakzinen entwickeln.

Seit Kurzem bieten 2 Hersteller *fixe Kombinationen* mit anderen Impfstoffen an: Kombinationsimpfstoffe von Typhus-Vi und Hepatitis A an (Viatim, Hepatyrix). Die Impfstoffe sind im Wesentlichen identisch:
- während Hepatyrix als fertige Injektionslösung vorliegt,
- wird Viatim als Doppelkammerinjektionsspritze angeboten, bei der erst beim Injektionsvorgang die beiden Komponenten gemischt werden. Dies bietet möglicherweise Stabilitätsvorteile der Einzelkomponenten.

Interessanterweise – trotz sehr ähnlicher Zusammensetzung beider Produkte – gibt es Hinweise darauf, dass Viatim immunogener ist als Hepatyrix, während Letzteres offenbar lokal besser verträglich ist (Beeching et al. 2002). Insgesamt sind diese Kombinationsimpfstoffe jedoch Nischenprodukte, da sie nur zur Erstimpfung geeignet sind (nach 1 Jahr muss mit einem konventionellen Hepatitis-A-Impfstoff aufgefrischt werden).

Impfdurchführung

- *Vi-Polysaccharidtotvakzine* (Injektionsimpfung):
  - einmalige Impfung mit 0,5 ml s.c. oder i.m. Danach tritt der Impfschutz etwa nach 10 Tagen ein. Aufgrund der immunologischen Charakteristik des Impfstoffs kann man nicht „boostern", d.h. eine vorhergegangene Impfung „auffrischen". Vielmehr kann man nach etwa 3 Jahren erneut impfen und erzielt dann wieder einen Impferfolg, der dem der vorhergegangenen Impfung entspricht. Rezente Untersuchungen mit anderen nicht konjugierten Polysaccharidvakzinen lassen aber den Verdacht aufkommen, dass wiederholte Applikation zu einem zumindest teilweisen Wirkungsverlust (hyporesponsiveness) führen kann (Poolman u. Borrow 2011).
  - Frischt man vor Ablauf der Vorimpfung auf, so muss man mit verstärkten Lokalreaktionen rechnen.
  - Die Impfung ist mit anderen Impfstoffen kompatibel, es müssen keine Abstände eingehalten werden.
- *Oralimpfung:*
  - Um bei der Abreise geschützt zu sein, muss die Impfung wenigstens 2 Wochen vor Abreise genommen werden. Der Impfstamm ist temperaturempfindlich.

- Eine vollständige Impfung besteht – in der europäischen Zulassung des Impfstoffs – aus 3 Gaben, die an den Tagen 1, 3 und 5 mit Wasser 1 Stunde vor einer Mahlzeit einzunehmen sind. Danach muss noch eine Stunde Nahrungskarenz eingehalten werden.
- Die amerikanische Zulassung umfasst die Gabe von 4 Teilimpfungen.

Wirksamkeit

Beiden Impfstoffen, der Vi-Polysaccharidtotvakzine und der oralen Lebendvakzine, wird eine nur mittelmäßige Wirksamkeit bescheinigt, eine rezente Übersicht und Bewertung der klinischen Studien mit diesen Vakzinen gibt Fraser et al. (2007).

- *Vi-Polysaccharidtotvakzine:*
  - Eine Präparation aus nicht denaturiertem Vi-Antigen ohne Konservierungsmittel oder andere Zusatzstoffe stellt die Grundlage des Vi-Impfstoffs (Typhim-Vi, Typherix) dar. Bei Freiwilligen konnte ein derartiger Impfstoff bei über 90 % der Probanden eine gute Serokonversion erzeugen und die Antikörperspiegel hielten über mindestens 3 Jahre an. Feldstudien in Endemiegebieten bescheinigen dem Impfstoff eine Schutzrate von 72 % (Nepal) (Acharya et al. 1987) und 64 % (Südafrika) (Klugman et al. 1996) für eine Zeitdauer von etwa 2–3 Jahren bei ausgezeichneter Verträglichkeit, jedoch fehlt der Wirksamkeitsnachweis bei Reisenden.
  - Da Polysaccharide eine T-Zell-unabhängige Immunantwort (IgM-Antiköper) induzieren, ist eine Wirksamkeit bei Kindern unter 2 Jahren kaum gegeben.

- *Oralimpfstoff* (Ty21a-Vakzine):
  - Zahlreiche Feldstudien (Ägypten, Chile, Indonesien) mit dem Oralimpfstoff lassen sich im Ergebnis wie in Tab. 43.3 aufgeführt zusammenfassen.
  - Der Impfstoff aus Ty21a ist gut verträglich und auch gut immunogen. Er wird in einer magensaftresistenten (enteric coated) Kapsel, die den Impfstoff enthält, verabreicht. Mit dieser Formulierung wurde in den Chile-Feldstudien, nach 2-maliger Gabe des Impfstoffs, eine Schutzrate von 52–71 % für 2 Jahre erzielt.
  - Eine Schwäche des Ty21a-Impfstoffs (Vivotif, Typhoral-L) ist – ebenso wie bei der Vi-Vakzine –, dass eindeutige Daten über den Schutz des Reisenden, der aus einem nicht endemischen Gebiet in ein Endemiegebiet reist, nicht vorhanden sind. Alle Studien wurden mit Personen gemacht, die möglicherweise mit Salmonella typhi bereits „geprimt" waren und daher möglicherweise ein anderes Ansprechverhalten auf die Impfung hatten als nicht „geprimte" Reisende.
  - Die Angaben zur *Schutzdauer* divergieren: Sie beträgt nach der europäischen Zulassung 1 Jahr, sofern der Impfling nicht immer wieder ins Ausland reist. Ist dies aber der Fall, so verlängert sich die Schutzdauer auf 3 Jahre. Diese Angaben in der Fachinformation entbehren einer gewissen Logik, denn offenbar wird postuliert, dass der wiederholt Reisende durch eine natürliche Exposition seinen Impfschutz „boostet". Einerseits ist dies experimentell vor Ablauf des Schutzes gar nicht gut möglich (Kollaritsch et al. 2000), andererseits ist die Wahrscheinlichkeit, bei einem 1-jährigen Aufenthalt in ei-

Tabelle 43.3 Effektivität der Oralimpfung mit Lebendimpfstoff (Daten nach Ivanoff et al. 1994).

Studie	Vakzineformulierung	Effektivität	Effektivitätsvergleich
Ägypten	flüssig + NaHCO$_3$	96 %	–
Chile (Occidente)	ECC* vs. Gelatinekapseln	66 % ECC 19 % Gelatine	ECC >> Gelatine
Chile (Oriente)	flüssig vs. ECC	35 % ECC 76 % flüssig	flüssig >> ECC
Indonesien	flüssig vs. ECC	42 % ECC 53 % flüssig	flüssig > ECC

* ECC = Enteric coated Capsule

nem typhusendemischem Gebiet unter normalem Risiko eine natürliche „Boosterung" zu erfahren, nicht höher als 1 : 25 000, weshalb ein natürlicher „Booster" als konstanter Teil der Immunisierung wohl nicht angenommen werden kann. Die amerikanische Zulassung gibt eine Schutzdauer von 5 Jahren an, die aber nicht mit Reisenden geprüft wurde.

Wichtige Informationen

Nebenwirkungen

Die Verträglichkeit der Vi-Polysaccharidvakzine ist bis auf gelegentliche Lokalreaktionen ausgezeichnet.

Die Nebenwirkungen der Oralimpfung sind im Allgemeinen geringfügig, gelegentlich treten weiche Stühle auf.

Indikation/Kontraindikation

- *Vi-Polysaccharidvakzine:*
  - Anwendungsbeschränkungen bestehen für Kinder unter 2 Jahren wegen schlechter Wirksamkeit.
  - Gravidität ist eine relative Kontraindikation.
- *Oralimpfstoff:*
  - Die Verabreichung an kleine Kinder (ab dem 4. Lebensmonat zugelassen) scheitert meist aus praktischen Gründen (Kapseln werden nicht genommen).
  - Es bestehen Interaktionen mit verschiedenen Medikamenten wie Malariachemoprophylaktika (insbesondere Mefloquin und Chloroquin, es liegen keine Daten für Malarone vor) und Antibiotika.
  - Immunsupprimierte unterliegen den allgemeinen Einschränkungen für die Verabreichung von Lebendimpfstoffen.
  - Gravidität ist eine relative Kontraindikation, in manchen Staaten ist der Impfstoff in der Schwangerschaft freigegeben (z. B. Schweiz).

Therapie

Die spezifische Therapie des Typhus beruht auf Antibiotika-Gabe: Chinolone, Cephalosporine der 3. Generation, Chloramphenicol, Trimetoprim-Sulfamethoxazol und β-Lactam-Antibiotika. Sie sind in gleicher Weise für die akute Erkrankung, das Rezidiv oder eventuelle Komplikationen einsetzbar. Wichtig sind Flüssigkeit- und Elektrolytzufuhr (Übersicht und Metaanalyse der Studien bei Thaver et al. 2009).

Meldepflicht

Verdacht auf Typhus abdominalis, Erkrankung und Tod sind meldepflichtig.

Literatur

Acharya IL, Lowe CU, Thapa R et al. Prevention of typhoid fever in Nepal with the Vi capsular polysaccharide of Salmonella typhi. A preliminary report. N Engl J Med 1987; 317; 1101–1104

Beeching NJ, Clarke P et al. A Comparison of two combined Vaccines against Typhoid Fever and Hepatitis A: Viatim and Hepatyrix. Proceedings of the fourth scientific Conference of the British Travel Health Association. London: The Royal College of Physicians; 2002: 6

Connor BA, Schwartz E. Typhoid and paratyphoid fever in travellers. Lancet Infect Dis 2005; 5: 623–628

Crump JA, Luby SP, Mintz ED. The global burden of typhoid fever. Bull World Health Organ 2004; 82: 346–353

Edelman R. Levine MM. Summary of an international workshop on typhoid fever. Rev Infect Dis 1986; 8: 329–349

Fraser A, Paul M, Goldberg E. Typhoid fever vaccines: systematic review and meta-analysis of randomized controlled trials. Vaccine 2007; 25: 7848–7857

Höring FO, Pohle HD. Salmonellosen. In: Bock HE, Gerok W, Hartmann F, Hrsg. Klinik der Gegenwart II. München: Urban Schwarzenberg; 1981: 147

Ivanoff B, Levine MM, Lambert PH. Vaccination against typhoid fever: present status. Bull World Health Organ 1994 1994; 72: 957–971

Klugman KP, Koornhof HJ, Robbins JB et al. Immunogenicity, efficacy and serological correlate of protection of Salmonella typhi Vi capsular polysaccharide vaccine three years after immunization. Vaccine 1996; 14: 435–438

Kollaritsch H, Cryz Jr. SJ, Lang AB et al. Local and systemic immune responses to combined vibrio cholerae CVD103-HgR and salmonella typhi ty21a live oral vaccines after primary immunization and reimmunization. Vaccine 2000; 18: 3031–3039

Lin FY, Ho VA, Khiem HB et al. The efficacy of a Salmonella typhi Vi conjugate vaccine in two-to-five-year-old children. N Engl J Med 2001; 344; 1263–1269

Olsen JE, Brown DJ, Thomsen LE et al. Differences in the carriage and the ability to utilize the serotype associated virulence plasmid in strains of Salmonella enteric serotype Typhimurium investigated by use of a self-transferable virulence plasmid, pOG669. Microb Pathog 2004; 36: 337–347

Poolman J, Borrow R. Hyporesponsiveness and its clinical implications after vaccination with polysaccharide or glycoconjugate vaccines. Expert Rev Vaccines 2011; 10: 307–322

Robert Koch-Institut (RKI). Zur Situation bei wichtigen Infektionskrankheiten in Deutschland: Reiseassoziierte infektionsbedingte Erkrankungen im Jahre 2004. Aktuelle Statistik meldepflichtiger Infektionskrankheiten/Stand: August 2005. Epid Bull 2005; 35: 322–328

Thaver D, Zaidi AK, Critchley J et al. A comparison of fluoroquinolones versus other antibiotics for treating enteric fever: meta-analysis. BMJ 2009; 338: b1865

Whitaker JA, Franco-Paredes C, del Rio C et al. Rethinking typhoid fever vaccines: implications for travelers and people living in high endemic areas. J Travel Med 2009; 16: 46–52

44 Varizellen

J. G. Liese u. H. W. Kreth

Epidemiologie

Windpocken (Varizellen) sind die klinische Manifestation der Erstinfektion mit dem Varizella-Zoster-Virus (VZV). Es handelt sich um eine hoch kontagiöse Krankheit mit einem Manifestationsindex von über 90 %.

Der Häufigkeitsgipfel der Varizellen lag vor der Einführung der allgemeinen Impfempfehlung im Kleinkindalter, mit steilem Anstieg ab dem Alter von 4–5 Jahren sowie einer Durchseuchung von über 90 % im Alter von 10–11 Jahren. Bei Jugendlichen und Erwachsenen bis 40 Jahren bestehen dennoch Immunitätslücken von bis zu 5 % (Wutzler et al. 2002). Nach Einführung der allgemeinen Varizellenimpfung ist mit einem leichten Anstieg des mittleren Erkrankungsalters zu rechnen.

Erreger

Erreger der Varizellen ist das Varizella-Zoster-Virus (VZV), ein doppelsträngiges DNA-Virus aus der Gruppe der Herpesviren.

Pathogenese

Das Erregerreservoir für Varizellen ist ausschließlich der Mensch. Das Virus wird über Speichel- und Konjunktivalflüssigkeit ausgeschieden. Die Übertragung geschieht hauptsächlich durch infektiöse Tröpfchen und durch direkten Kontakt mit Varizellen- oder Zostereffloreszenzen. Eine aerogene Übertragung von Varizellen ist eher selten. Bei Herpes zoster ist v. a. der direkte Kontakt mit dem Effloreszenzen ansteckend. Die Inkubationszeit beträgt i. d. R. 14–16 Tage, in Ausnahmefällen 8–21 Tage, nach Gabe von Varizellenimmunglobulin bis zu 28 Tage. Die Infektiosität beginnt beim immunologisch Gesunden 1–2 Tage vor Ausbruch des Exanthems und erlischt etwa mit dem 5. Exanthemtag mit dem Verkrusten der Effloreszenzen. Eine Wiederzulassung von Immungesunden zu Gemeinschaftseinrichtungen ist 7 Tage nach Beginn des Exanthems möglich. Bei Patienten mit angeborenen oder erworbenen Störungen der zellulären Immunität, wie z. B. AIDS, kann es zu einer deutlich verlängerten Erkrankung und zu chronischen und rekurrierenden VZV-Infektionen kommen.

Die Eintrittspforten des Virus sind die Konjunktiven und der obere Respirationstrakt. Hier findet die initiale Virusvermehrung statt, die nach 4–6 Tagen zur primären Virämie führt. Nach extensiverer Virusvermehrung in den inneren Organen, wie z. B. in Leber und Milz, kommt es dann am 12. Tag zur sekundären Virämie mit viraler Aussaat v. a. in Haut- und Schleimhäute.

Nach Abklingen der akuten Erkrankung persistiert das Virus latent in den sensorischen Ganglien. Die Reaktivierung des Virus bei Nachlassen der T-Zell-spezifischen Immunität (z. B. im höheren Alter, unter immunsuppressiver Therapie, bei Malignomen) führt zum *Herpes zoster*. Herpes zoster kann jedoch prinzipiell in allen Altersgruppen auch ohne Immunsuppression auftreten.

Klinik

Das Exanthem besteht anfangs aus kleinen, stecknadelkopf- bis linsengroßen roten Flecken, die sich in wenigen Stunden über Papeln, wasserklare Bläschen, gelbliche Pusteln und Krusten weiterentwickeln. Da innerhalb von 4–5 Tagen mehrere Nachschübe von Effloreszenzen erfolgen, findet man verschiedene Stadien des Exanthems gleichzeitig nebeneinander (Bild des „Sternenhimmels"). Die behaarte Kopfhaut ist stets mit befallen. Bei unkompliziertem Verlauf verheilen Varizellen narbenlos, oft unter Hinterlassung eines kleinen hellen Flecks. Varizellen können auch bei geimpften Kindern als Durchbruchinfektionen mit dem Wildvirus auftreten, v. a. wenn nur 1 Impfung verabreicht wurde. Die Erkrankung ist dann weniger typisch, mit weniger Fieber und insgesamt von deutlich milderer Ausprägung. So weisen Geimpfte meist unter 50 Läsionen auf, z. T. bilden sich lediglich Papeln und keine Vesikel, was die Diagnosestellung häufig erschwert.

Der *Herpes zoster* ist eine meist einseitige Neuritis im Bereich eines oder mehrerer Dermatome (bis zu 75 % im Thoraxbereich) mit typischen, gruppiert angeordneten Effloreszenzen. Die postherpetische Neuralgie kommt im Kindesalter kaum vor. Komplikationen sind v. a. bei Zoster ophthalmicus und Zoster oticus zu erwarten (Grote et al. 2007).

Varizellen zeigen bei immunkompetenten Personen unter symptomatischer Therapie meist einen unkomplizierten, selbst begrenzenden Verlauf.

Trotzdem sind verschiedenste *Komplikationen* unterschiedlichen Schweregrads bekannt. Vor Einführung der Varizellenimpfung wurden jährlich etwa 2600 Kinder und Jugendliche unter 16 Jahren wegen Varizellen stationär behandelt. Hiervon waren etwa 500–600 stationäre Aufnahmen wegen neurologischen Komplikationen, 400–500 Aufnahmen wegen Hautkomplikationen, 150 Aufnahmen wegen schwerer systemischer Komplikationen, 85 Kinder mit möglichen Folgeschäden und 5 Todesfälle pro Jahr (Liese et al. 2008). Im Detail werden folgende Komplikationen beobachtet:

- *Haut:* Die häufigste Komplikation der Varizellen sind bakterielle Sekundärinfektionen der Haut, v. a. mit Streptococcus pyogenes und Staphylococcus aureus. Gelegentlich kann sich aus den lokalisierten Infektionen (Impetigo contagiosa, Abszess, Phlegmone) eine nekrotisierende Fasziitis, eine Pyomyositis, Sepsis, Arthritis, Osteomyelitis oder Meningitis entwickeln. Seltener kommt es zu Hämorrhagien im Rahmen von hämorrhagischen Varizellen, Purpura fulminans und postinfektiöser thrombozytopenischer Purpura.
- *ZNS:* Die besondere Affinität von Varizellen zum Nervensystem spiegelt sich auch bei den Komplikationen wieder. Die Inzidenz neurologischer varizellenassoziierter Komplikationen liegt bei 2,4 pro 100 000 Kinder, dies entspricht etwa 1 neurologischen Komplikation auf 2000 varizellenerkrankte Kinder. Hierunter kommen am häufigsten die Zerebellitis und die fieberassoziierten Krampfanfälle mit 1 auf etwa 6000–7000 Varizellenerkrankungen vor, etwas seltener kommt es zu Meningoenzephalitiden mit 1 auf etwa 16 000 Varizellenerkrankungen (Liese et al. 2008; Rack et al. 2010). Die mit Ataxie, Tremor und Nystagmus einhergehende Zerebellitis heilt in den meisten Fällen folgenlos aus. Dagegen hat die seltenere Varizellenenzephalitis, die sich mit zerebralen Krampfanfällen, Bewusstseinsstörungen und Lähmungen manifestiert, oft einen schwereren Verlauf und eine schlechtere Prognose. Zerebrovaskuläre Komplikationen in Form von Hirninfarkten, die zu akut einsetzenden Hemiplegien führen, sind in Einzelfällen nach Varizellen beschrieben (Häusler et al. 2004; Rack et al. 2010). In früheren Studien wurde ein pathogenetischer Zusammenhang zwischen Azetylsalizylgaben bei hochfieberhaften Varizelleninfektionen und dem Auftreten einer seltenen Enzephalopathie im Rahmen eines Reye-Syndroms beobachtet. Generell sollte daher auf Azetylsalizylpräparate bei fieberhaften Erkrankungen im Kindesalter verzichtet werden.
- Eine weitere häufige Komplikation im Kindesalter ist die Otitis media, seltener auch eine Otitis externa. Generell können sich Varizellen nahezu in jedem Organsystem manifestieren, so kann es zur viralen Pneumonitis, Myokarditis, Arthritis, Hepatitis und Glomerulonephritis kommen. Bakterielle Superinfektionen im Bereich der Atemwege kommen ebenfalls vor, ferner Hämorrhagien (postinfektiöse thrombozytopenische Purpura, Purpura fulminans) und andere Organmanifestationen.

Zu den *Risikogruppen* für Varizellenkomplikationen gehören seronegative Erwachsene, Neugeborene von VZV-seronegativen Müttern, ungeborene Kinder und Patienten mit angeborenen oder erworbenen zellulären Immundefekten:

- *Erwachsene:* Mit zunehmendem Alter bei Erstinfektion treten Komplikationen häufiger auf. An erster Stelle steht hier die Varizellenpneumonie (Risiko ca. 1 : 400, v. a. bei Rauchern und Schwangeren). Auch die Letalität nimmt zu.
- *Schwangere:* Treten Varizellen bei einer Schwangeren auf, so ergeben sich – neben dem höheren Komplikationsrisiko für die Schwangere selbst – je nach dem Zeitpunkt der Infektion 2 vorgeburtliche Risiken für das Kind:
  - Erkrankt die Schwangere in den ersten beiden Schwangerschaftsdritteln, kann eine teratogene Schädigung, v. a. bei Infektion des Fetus zwischen der 8. und 21. SSW, auftreten. Das Risiko eines fetalen Varizellensyndroms bei mütterlicher Varizelleninfektion beträgt bis zu 2 % (Enders et al. 1994). Die Häufigkeit der stillen Infektion ist dagegen nicht bekannt. Die häufigsten Krankheitszeichen und Symptome sind Hautdefekte (Narben), Skeletthypoplasien,

Augenaffektionen (Chorioretinitis, Katarakt, Mikrophthalmus, Anisochorie) und ZNS-Anomalien (kortikale Atrophie, Hydrozephalus, Kleinhirnhypoplasie).
- Das zweite vorgeburtliche Risiko besteht dann, wenn die werdende Mutter 5 Tage vor bis 2 Tage nach der Geburt an Windpocken erkrankt. In diesem Fall wird das Kind diaplazentar infiziert, es erhält aber keine schützenden IgG-Antikörper von der Mutter. Dadurch kann es bei bis zu 30% dieser Neugeborenen zwischen dem 5. und 12. Lebenstag zu schwerstverlaufenden „neonatalen Varizellen" mit lebensbedrohlichen Organmanifestationen kommen (Sauerbrei u. Wutzler 2001). Werden Varizellen dagegen exogen während der Neonatalzeit erworben, so ergibt sich keine besondere Gefährdung des jungen Säuglings, wenn die Mutter früher Windpocken hatte. Frühgeborene, bei denen der „Nestschutz" nicht oder nur begrenzt ausgebildet ist, können jedoch schwere Verläufe aufweisen.
- *abwehrgeschwächte Patienten:* Sie stellen die größte Gruppe der Gefährdeten dar. Hierzu gehören Patienten mit immunologischer Beeinträchtigung, z. B. durch immunsuppressive Therapie, onkologische Erkrankungen, HIV-Infektion, Stammzell- oder Organtransplantation und angeborene T-Zell-Defekte, aber auch Patienten mit Autoimmunopathien und chronisch-entzündlichen Erkrankungen.

Impfung

Impfstoffe

Die Varizellenimpfung wurde ursprünglich für abwehrgeschwächte Patienten entwickelt und zwar für Kinder mit Leukämie in kompletter klinischer Remission. Das Impfvirus geht auf ein Wildvirus zurück, das 1970 von dem japanischen Virologen Takahashi aus Bläscheninhalt von einem 3-jährigen Jungen mit dem Familiennamen Oka angezüchtet wurde. Die Attenuierung dieses Isolats wurde durch multiple Zellkulturpassagen mit einem Wechsel der Spezies von humanen embryonalen Lungenfibroblasten auf Meerschweinchenfibroblasten erreicht. Die in Deutschland zugelassenen Impfstoffe (Varilrix, Varivax, Priorix-Tetra) enthalten abgeschwächte Varizellaviren (Stamm OKA), die in humanen diploiden Zellkulturen vermehrt wurden. Die Unterscheidung zwischen dem Impfstamm und VZV-Wildviren ist molekulargenetisch möglich (Sauerbrei u. Wutzler 2004).

Impfdurchführung

Der lyophilisierte Impfstoff wird bei Kühlschranktemperatur (+2–8 °C) aufbewahrt und ist 2 Jahre haltbar. Der Impfstoff wird subkutan appliziert. Gleichzeitige Applikation mit anderen Impfstoffen ist möglich, z. B. gleichzeitige kontralaterale Injektion zusammen mit dem MMR-Impfstoff oder auch als Kombinationsimpfstoff MMR-V. Wenn die Varizellenimpfung nicht zeitgleich mit der Impfung gegen Masern-Mumps-Röteln erfolgt, ist – wie bei Lebendimpfung üblich – ein Abstand von mindestens 4 Wochen einzuhalten.

Die Varizellenimpfung ist *als Standardimpfung* für alle Kinder und Jugendliche in den Impfkalender aufgenommen (STIKO 2004a,b). Durchzuführen ist sie vorzugsweise im Alter von 11–14 Monaten, am besten gleichzeitig mit der 1. oder 2. MMR-Impfung, z. B. auch mit einem MMR-Varizellen- Kombinationsimpfstoff. Seit 2009 ist die 2-malige Impfung für alle Kleinkinder empfohlen, beide Impfungen sollen im 2. Lebensjahr mit einem Abstand von mindestens 6 Wochen durchgeführt werden (STIKO 2009).

Für alle Personengruppen werden – unabhängig vom Alter – 2 Dosen Varizellenimpfstoff in einem Mindestabstand von 4 Wochen empfohlen. Die Verabreichung der 1. Dosis der Impfung gegen Varizellen wird i. d. R. im Alter von 11–14 Monaten durchgeführt, und zwar entweder simultan mit der 1. MMR-Impfung oder frühestens 4 Wochen nach dieser. Es kann auch ein MMR-Varizellen-Kombinationsimpfstoff (MMRV-Kombinationsimpfstoff) angewendet werden. Die Gabe der 2. Dosis Varizellenimpfstoff sollte im Alter von 15–23 Monaten erfolgen. Der Mindestabstand zwischen 2 Dosen Varizellen- bzw. MMRV-Impfstoff sollte in Abhängigkeit von dem verwendeten Impfstoffprodukt 4–6 Wochen betragen (STIKO 2010).

Wirksamkeit

Der Impfstoff erzeugt sowohl eine humorale als auch eine zelluläre Immunität. Letztere scheint für den Schutzeffekt am wichtigsten zu sein.

Die Serokonversionsrate bei gesunden Kindern betrug in verschiedenen Studien über 95% mit einer Persistenz spezifischer Antikörper über den gesamten Beobachtungszeitraum. Die klinische Wirksamkeit einer einzelnen Impfung gegenüber jeglicher Varizelleninfektion liegt bei etwa 70% (Bayer et al. 2007), über 95% der Geimpften sind vor schweren Varizellen geschützt. Milde verlaufende Durchbruchserkrankungen mit i.d.R. weniger als 50 Effloreszenzen kommen jährlich bei 1–4% der Geimpften vor, insbesondere nach massiver Exposition im Haushalt, Kindergarten oder Schule. Oft sind die Symptome einer Durchbruchserkrankung so schwach ausgebildet, dass die Erkrankung nicht als Varizellen erkannt wird. Aufgrund der nicht seltenen Durchbruchsinfektionen nach 1 Impfung wird seit 2009 eine 2-malige Impfung für alle Altersgruppen empfohlen (STIKO 2009).

Der Impfstoff ist bei immunsupprimierten Kindern stärker reaktogen. In einer Kohortenstudie von Kindern mit Leukämie in vollständiger klinischer Remission und unter Erhaltungstherapie wurden nach Impfung in ca. 40% makulopapulöse oder papulovesikulöse Exantheme mit Fieber und Virusausscheidung beobachtet. Serokonversion, Schutzeffekt und Schutzdauer waren deutlich geringer als bei immunologisch Gesunden, sodass mehrfache Impfungen erforderlich waren (Gershon et al. 1996).

ganglien führen. Ob das immer der Fall ist, ist noch unklar. Das OKA-Impfvirus verursacht signifikant seltener einen Zoster als das Wildtypvirus. Es wird davon ausgegangen, dass die Zosterinzidenz etwa 5-fach niedriger ist als nach natürlichen Windpocken.

Bei immungesunden Impflingen treten keine Virämie und keine Virusausscheidung über den Oropharynx auf. Die Übertragung des Vakzinevirus von immungesunden Impflingen auf empfängliche Kontaktpersonen kommt sehr selten vor. So wurden nur 5 Übertragungen von immunkompetenten Personen bei über 55 Mio. verabreichten Impfdosen dokumentiert, alle 6 Sekundärinfektionen verliefen mild. Die Übertragung ist nur möglich, wenn der Impfling ein bläschenartiges Exanthem entwickelt, was bei 3–5% der Geimpften vorkommen kann. In diesen Fällen verläuft die Infektion bei der immungesunden Kontaktperson mild oder subklinisch. Auch bei immunkompromittierten Kontaktpersonen und Schwangeren wurden bisher keine Varizellenkomplikationen nach Übertragung des Impfvirus beobachtet, sodass eine prophylaktische räumliche Trennung von Risikopatienten und geimpften Personen nicht gerechtfertigt erscheint. Falls es beim Geimpften zu Impfvarizellen kommt, kann medikamentöse Aciclovir-Prophylaxe (s. u.) für immunkompromittierte Kontaktpersonen zur Sicherheit empfohlen werden.

Wichtige Informationen

Nebenwirkungen

Die Verträglichkeit des Impfstoffs ist bei gesunden Kindern, Jugendlichen und jungen Erwachsenen sehr gut. Die häufigsten Nebenwirkungen sind Schmerz, Rötung und Schwellung an der Impfstelle. Bei 3–5% der geimpften Kinder entwickeln sich an der Impfstelle 2–6 Wochen nach der Impfung varizellenartige, am häufigsten makulopapulöse, seltener vesikuläre Hauterscheinungen (im Durchschnitt 5 Läsionen). Generalisierte varizellenartige Exantheme, die innerhalb der ersten 2 Wochen nach Impfung auftreten, sind meistens auf eine Wildvirusinfektion zurückzuführen.

Da von Patienten mit Zoster in seltenen Fällen OKA-Impfviren isoliert wurden, ist davon auszugehen, dass die attenuierten Viren auch zu einer latenten Infektion der Neuronen in den Dorsal-

Indikation/Kontraindikation

Im Juli 2004 wurde die Varizellenimpfung von der STIKO *als Standardimpfung* für alle Kinder und Jugendliche in den Impfkalender aufgenommen (STIKO 2004a,b), seit 2009 ist die 2-malige Impfung für alle Kleinkinder empfohlen (STIKO 2009).

Die STIKO empfiehlt, auch ältere Kinder und Jugendliche ohne Varizellenanamnese zu impfen. Die *Nachholimpfungen* sollten jederzeit, spätestens im Alter von 9–17 Jahren erfolgen.

Weiterhin wird die Varizellenimpfung für folgende *medizinische* und *berufliche* Indikationen empfohlen (STIKO 2010):
- seronegative Frauen mit Kinderwunsch (bei der Impfung ist eine Antikonzeption über 3 Monate erforderlich)
- seronegative Patienten vor geplanter immunsuppressiver Therapie oder Organtransplantation

- seronegative Patienten mit onkologischen Erkrankungen (z. B. Leukämie) nach Beendigung der zytostatischen Therapie
- empfängliche Patienten mit schwerer Neurodermitis („empfängliche Personen" bedeutet: anamnestisch keine Windpocken, keine Impfungen und bei serologischer Testung kein Nachweis spezifischer Antikörper)
- empfängliche Kontaktpersonen zu den Obengenannten
- seronegatives Personal im Gesundheitsdienst, besonders in der Pädiatrie, Onkologie, Gynäkologie/Geburtshilfe, Intensivmedizin, Betreuung von Immundefizienten
- seronegatives Personal bei Neueinstellung in Gemeinschaftseinrichtungen für Kinder im Vorschulalter

Kontraindikationen liegen vor bei
- Personen mit bekannter Überempfindlichkeit gegen Bestandteile der Impfstoffe (Varilrix: z. B. Neomycin; Varivax: z. B. Gelatine, Neomycin),
- Personen mit akuten, insbesondere mit Fieber (> 38,5 °C) einhergehenden Infektionen,
- Kindern, Jugendlichen und Erwachsenen
  - mit angeborenen oder erworbenen Immundefekten (Lymphozytenzahl < 1200/µl Blut) oder
  - mit inkompetentem zellulären Immunsystem, wie bei Leukämie, Lymphomen, klinisch manifester HIV-Infektion, oder
  - unter immunsuppressiver Therapie (z. B. Kortikosteroide in hoher Dosierung, Strahlentherapie),
- schwangeren Frauen,
- stillenden Müttern, weil keine entsprechenden Daten vorliegen und Neugeborene seronegativer Mütter sich theoretisch mit dem Impfvirus infizieren könnten, sowie bei
- Personen, die Blutprodukte (v. a. Immunglobuline) während der zurückliegenden 5 Monate erhielten.

Eine Varizellenimpfung führt zu keiner Verschlechterung des Krankheitsverlaufs einer atopischen Dermatitis (Neurodermitis). Die Impfung ist genauso gut immunogen und wirksam wie bei Nichtatopikern.

Bei ungeimpften Personen mit negativer Varizellenanamnese und Kontakt zu Risikopersonen ist eine *postexpositionelle Impfung* innerhalb von 5 Tagen nach Exposition (1 Stunde oder länger mit infektiöser Person in einem Raum, Face-to-face-Kontakt, Haushaltskontakt) oder innerhalb von 3 Tagen nach Beginn des Exanthems beim Indexfall zu erwägen. Dies ist jedoch keine ausreichende Begründung für den Verzicht auf die Absonderung gegenüber Risikopersonen. Eine Wirksamkeit der Impfung kann nur erwartet werden, wenn sie innerhalb von 3 Tagen nach Auftreten des Exanthems beim Indexfall bzw. 5 Tage nach Kontakt mit dem Indexfall erfolgt (Watson et al. 2000). Zu beachten ist, dass die postexpositionelle Impfung nicht in jedem Fall die Varizellen verhindert. Die Wirksamkeit beträgt ca. 90 %.

Die *Prophylaxe einer exponierten Person* ist grundsätzlich ab Tag 7–9 nach Exposition auch als *Chemoprophylaxe* mit Aciclovir möglich: Dosierung: 4-mal 15(–20) mg/kgKG/d p.o. (oder 3-mal 15 mg/kgKG/d i.v.) über 5–7 Tage. Bei Beginn der antiviralen Prophylaxe in der 2. Woche nach Inkubation scheint die Effektivität höher zu sein als bei einem Beginn in den ersten Tagen nach Exposition (Suga et al. 1993). Die medikamentöse Prophylaxe gewinnt aufgrund der deutlich niedrigeren Kosten, der relativ einfachen Anwendung und der trotz fehlender Vergleichsstudien zunehmend großen Anzahl positiver Erfahrungsberichte zunehmend an Bedeutung.

Passive Immunisierung

Eine *Prophylaxe* von Varizellen mit Varizella-Zoster-Immunglobulin (VZIg) ist für eine begrenzte Anzahl von Hochrisikopatienten nach Varizellenexposition möglich und sinnvoll. VZIg wird als Plasma von gesunden Blutspendern gewonnen, die einen hohen VZV-Antikörpertiter infolge einer ausgeheilten Varizelleninfektion besitzen. Zur passiven Immunisierung stehen folgende Präparate zur Verfügung:
- ein i.v. zu verabreichendes Präparat (Varitect), das als 5 %ige Lösung vorliegt und auf einen Antikörpergehalt von mindestens 25 IE/ml eingestellt ist; die Dosierung ist 1,0 ml/kgKG. Das Präparat wird als Kurzinfusion über 60 Minuten verabreicht.
- ein nur i.m. zu injizierendes Präparat (Varicellon) als 10–17 %ige Lösung, eingestellt auf einen Antikörpergehalt von 100 IE/ml; die Dosierung ist 0,2(–0,5) ml/kgKG.

Die *prophylaktische Schutzwirkung* von VZIg ist durch mehrere Studien erwiesen. Die Schutzrate bei immunsupprimierten Kindern beträgt ca. 90 %. Wichtige Voraussetzung ist allerdings die möglichst frühzeitige Gabe des Präparats innerhalb von 96 Stunden nach stattgefundener Exposition, d.h. vor Auftreten der primären Virämie. Kommt es trotz VZIg-Gabe zu Durchbrüchen, was nach einer intensiven Exposition möglich ist, so verläuft die Erkrankung i.d.R. mild.

Nach Gabe von VZIg sind stationäre Patienten bis zum 28. Tag nach Beginn der Exposition zu isolieren. Die *Dauer der Schutzwirkung* nach passiver Immunisierung ist weniger gut bekannt; diese dürfte jedoch mindestens 14 Tage, maximal 28 Tage anhalten.

Die *Verträglichkeit* von VZIg ist im Allgemeinen gut. Nur gelegentlich kann es – wie bei allen anderen Immunglobulinpräparaten auch – zu Unverträglichkeitserscheinungen mit Rückenschmerzen, Hautausschlag, Tachykardie, Blutdruckabfall, Atemnot und zum anaphylaktischen Schock kommen. Entsprechend ist die Verabreichung wie bei allen Immunglobulinpräparaten immer unter ausreichender medizinischer Überwachung durchzuführen.

Aufgrund des hohen Preises für VZIg sowie der aufwendigen Verabreichung ist eine strenge Indikationsstellung erforderlich. Risikogruppen, für die die passive Immunisierung mit VZIg innerhalb von maximal 96 Stunden nach Varizellen-Exposition infrage kommt, sind:
- empfängliche, abwehrgeschwächte Kinder, Jugendliche und Erwachsene (z.B. mit angeborenen Immundefekten, HIV/Aids, unter Steroidtherapie, Bestrahlung oder Zytostatika)
- schwangere Frauen mit negativer Varizellenanamnese bis zum 5. Schwangerschaftsmonat (ob allerdings durch rechtzeitige Gabe von VZIg die vertikale Transmission des Virus und damit ein fetales Varizellensyndrom verhindert werden kann, ist bisher nicht erwiesen)
- neugeborene Kinder, deren Mütter 5 Tage vor bis 2 Tage nach Geburt an Varizellen erkrankten (erkrankt die Mutter kurz vor dem Zeitpunkt der Geburt, kann man auch versuchen, die Geburt um einige Tage hinauszuzögern)
- Frühgeborene > 28.–37. Gestationswoche bei negativer VZV-Anamnese der Mutter
- Frühgeborene ≤ 28. Gestationswoche oder unter 1000 g Geburtsgewicht, unabhängig von der VZV-Anamnese der Mutter

Meldepflicht

Derzeit gehören Varizellen nicht zu den meldepflichtigen, erregerbezogenen Erkrankungen (§6 IfSG).

Literatur

Bayer O, Heininger U, Heiligensetzer C et al. Metaanalysis of vaccine effectiveness in varicella outbreaks. Vaccine 2007; 25: 6655–6660

Enders G, Miller E, Cradock-Watson J et al. Consequences of varicella and herpes zoster in pregnancy: prospective study of 1739 cases. Lancet 1994; 343: 1548–1551

Gershon AA, LaRussa P, Steinberg S. The varicella vaccine. Clinical trials in immunocompromised individuals. Infect Dis Clin North Am 1996; 10: 583–594

Grote V, von Kries R, Rosenfeld E et al. Immunocompetent children account for the majority of complications in childhood herpes zoster. J Infect Dis 2007; 196: 1455–1458

Häusler M, Scheithauer S, Ramaekers VT et al. Neurologische Komplikationen der Varizellen. Kinderärztl Prax 2004; Sonderheft Impfen: 22–27

Liese JG, Grote V, Rosenfeld E et al. ESPED Varicella Study Group. The burden of varicella complications before the introduction of routine varicella vaccination in Germany. Pediatr Infect Dis J 2008; 27: 119–124

Nguven HQ, Jumaan AO, Seward JF. Decline in mortality due to varicella after implementation of varicella vaccination in the United States. N Engl J Med 2005; 352: 450–458

Rack AL, Grote V, Streng A et al. Neurologic varicella complications before routine immunization in Germany. Pediatr Neurol 2010; 42: 40–48

Sauerbrei A, Wutzler P. Neonatal Varicella. J Perinatol 2001; 21: 545–549

Sauerbrei A, Wutzler P, eds. Varicella-Zoster-Virus-Infektionen: Aktuelle Prophylaxe und Therapie. Bremen: Uni-Med; 2004

Ständige Impfkommission am Robert Koch-Institut (STIKO). Mitteilung der Ständigen Impfkommission am Robert Koch-Institut (RKI): Empfehlungen der Ständigen Impfkommission (STIKO) am Robert Koch-Institut/Stand: Juli 2004. Epid Bull 2004a; 30: 235–250

Ständige Impfkommission am Robert Koch-Institut (STIKO). Zur Varizellenimpfung. Begründung der STIKO für eine allgemeine Varizellenimpfung. Epid Bull 2004b; 49: 421–424

Ständige Impfkommission am Robert Koch-Institut (STIKO). Mitteilung der Ständigen Impfkommission am Robert Koch-Institut (RKI). Impfung gegen Varizellen im Kindesalter: Empfehlung einer zweiten

Varizellenimpfung. Empfehlung und Begründung. Epid Bull 2009; 32: 328–336

Ständige Impfkommission am Robert Koch-Institut (STIKO). Mitteilungen der Ständigen Impfkommission (STIKO) am Robert Koch-Institut (RKI): Empfehlungen der Ständigen Impfkommission am RKI 2010/ Stand Juli 2010. Epid Bull 2010; 30: 279–298

Suga S, Koshikawa T, Ozak T et al. Effect of oral acyclovir against primary and secondary viraemia in incubation period of varicella. Arch Dis Child 1993; 69: 639–643

Watson B, Seward J, Yang A et al. Postexposive effectiveness of varicella vaccine. Pediatrics 2000; 105: 84–88

Wutzler P, Färber I, Wagenpfeil S et al. Seroprevalence of varicella-zoster-virus in the German population. Vaccine 2002; 20: 121–124

IV Impfungen unter besonderen Umständen

45 Allergien
J. G. Liese u. D. Reinhardt

Beim impfenden Arzt bestehen häufig Unsicherheiten, ob ein Allergiker geimpft werden darf oder nicht, andererseits muss sich der Arzt auch zunehmend mit der häufig verbreiteten Meinung auseinandersetzen, dass durch das Impfen in verstärktem Maß Allergien ausgelöst werden. In der Praxis ist zunächst zu unterscheiden, ob es sich bei der zu impfenden Person um einen Allergiker im weiteren Sinne handelt oder um eine der extrem seltenen Personen, die eine bekannte oder vermutete Allergie auf Impfstoffbestandteile aufweist.

Akute allergische Reaktionen sind die sogenannten *anaphylaktischen Reaktionen* (Typ-I-Allergie), die das Vorhandensein spezifischer IgE-Antikörper gegen einen Impfstoffbestandteil durch vorangegangene Sensibilisierung beim Impfling voraussetzen und mit einer Ausschüttung von Botenstoffen (u. a. Histamin) einhergehen. Diese können innerhalb von Sekunden (bis ca. 60 Minuten) nach Impfung zu den Symptomen Blutdruckabfall, Übelkeit, Darmspasmen, Lidschwellungen, Spasmen der Atemwege bis hin zum anaphylaktischen Schock führen. Eine echte anaphylaktische Reaktion nach einer Impfung stellt ein extrem seltenes Ereignis dar (1–10 Fälle auf 1 Mio. Impfungen) (Georgitis 2001).

Davon abzugrenzen sind ähnliche *anaphylaktoide Reaktionen,* die möglicherweise auf eine direkte Ausschüttung entsprechender Botenstoffe ohne Vorhandensein von IgE-Antikörpern zurückzuführen sind. Auch eine versehentliche Injektion in ein Blutgefäß (intravasale Gabe) kommt als Ursache in Betracht. Anaphylaktoide Reaktionen nach Impfungen sind sehr selten. Sie können – im Gegensatz zu den echten IgE-vermittelten anaphylaktischen Reaktionen – auch bei einer Erstimpfung (ohne vorhergehenden Kontakt mit dem Allergen) auftreten. Sowohl von den anaphylaktischen als auch den anaphylaktoiden Reaktionen abzugrenzen sind funktionelle Kreislaufstörungen als Reaktion auf die Injektion (sogenannte vasovagale Reaktionen). Es ist anzunehmen, dass die Häufigkeit solcher Reaktionen der von Kollapszuständen nach anderen Injektionen entspricht.

Seltene *subakute allergische Reaktionen* können bis zirka 2 Tage nach Impfung auftreten, hierzu gehören vor allem allergische Reaktionen der Haut (Rötung, Ausschlag, Nesselsucht).

Verzögerte allergische Reaktionen (Typ-III-Allergie) treten typischerweise erst nach einigen Tagen (bis Wochen) nach Antigenverabreichung auf und beruhen unter anderem auf der Bildung von Immunkomplexen (Antigen-Antikörper-Komplexe). Diese können sich an Zellen/Geweben ablagern und zu entzündlichen Reaktionen z. B. an den Gelenken (Arthritis), an Blutgefäßen (Vaskulitis) oder in einem Organ (z. B. Nierenentzündung) führen. Arthritiden treten nachweislich nach Rötelnimpfung auf. Sie entsprechen der Arthritis nach Rötelnerkrankung. Nach der Impfung von Kindern tritt diese Reaktion sehr selten auf, nach Impfung erwachsener Frauen jedoch häufiger (13–15%). Ebenfalls bekannt sind Arthritiden nach Hepatitis-B-Impfungen, deren Häufigkeit wird hier als „gelegentlich" (unter 1%) angegeben.

Impfungen bei Allergikern und Patienten mit Risiko für die Entwicklung von Allergien

Am häufigsten stellt sich die Frage nach der Sicherheit von Impfungen bei Patienten mit einer Erkrankung aus dem atopischen Formenkreis sowie bei Säuglingen und Kleinkindern mit Allergierisikofaktoren. Hierzu gehören Impflinge mit einer familiären Vorbelastung für Allergien oder einem erhöhten Nabelschnur-IgE. Da bei etwa 11–12% aller Neugeborenen von einem erhöhten Risiko für die Entwicklung von Allergien ausgegangen wird, handelt es sich um eine relativ große Personengruppe (Kropf-Herwig et al. 1988).

Impfhindernisse und Kontraindikationen können Allergien gegen *Bestandteile* des Impfstoffs sein. In Betracht kommen vor allem Neomycin- und Streptomycinallergie sowie in seltenen Fällen Hühnereiweißallergie. Personen, die nach oraler Aufnahme von Hühnereiweiß mit anaphylaktischen Symptomen reagieren, sollten nicht oder nur in Ausnahmen mit Impfstoffen, die Hühnereiweiß enthalten (Gelbfieber-, Influenzaimpfstoff), geimpft werden (STIKO 2010).

Bei Personen mit einer Allergie, die sich nicht gegen bestimmte Impfstoffbestandteile richtet, können und sollen alle durch die Ständige Impfkommission empfohlenen Impfungen verabreicht werden (STIKO 2010). Auch bei klinischer Manifestation einer Allergie, z. B. in Form eines atopischen Ekzems oder einer obstruktiven Bronchitis, stellt der Nachweis einer Nahrungsmittelallergie bzw. einer Inhalationsallergie keine Kontraindikation gegen die im 1. und 2. Lebensjahr erforderlichen Impfungen gegen Diphtherie, Tetanus, Pertussis, Polio, Haemophilus influenzae, Hepatitis B, Mumps, Masern, Röteln und Varizellen dar. Man sollte die Eltern über die im Allgemeinen zu erwartenden lokalen und systemischen Reaktionen aufklären.

Auch eine positive Familienanamnese für allergische Erkrankungen oder ein erhöhtes Nabelschnur-IgE ist in keinem Fall ein Hinderungsgrund, die im 1. und 2. Lebensjahr erforderlichen und empfohlenen Impfungen bei dem Kind durchzuführen. In verschiedenen Studien konnte gezeigt werden, dass das Auftreten von allergischen Reaktionen bei Kindern mit einer atopischen Reaktionsbereitschaft nicht höher ist als bei gesunden Kindern (Koppen 2004). Bei den Hypersensitivitätsreaktionen auf Impfstoffe können 4 Typen unterschieden werden:

- allergische Reaktionen auf Hühnereiweiß-Antigene
- Reaktionen auf Quecksilber bei Impfstoffen, die Thiomersal enthalten
- allergische Reaktionen auf antimikrobielle Restsubstanzen (Antibiotika)
- Hypersensitivität gegenüber weiteren Impfstoffbestandteilen, wie z. B. Gelatine, Stabilisatoren etc.

Impfungen bei Patienten mit Hühnereiweißallergie

Die häufigste Frage nach möglichen allergischen Reaktionen nach Impfungen stellt sich bei Patienten mit einer klinischen Hühnereiweißallergie (HEA). Die derzeit verwendeten Mumps- und Masernimpfstoffe werden auf Hühnerembryonenfibroblasten-Kulturen vermehrt, enthalten jedoch keine signifikanten Mengen an kreuzreagierenden Proteinen aus Hühnerei. Der verbleibende Anteil von Hühnereiweiß (HE) aus Proteinen von Hühnerfibroblasten ist in Mumps-, Masern-, FSME- und Tollwutimpfstoff außerordentlich gering und entzieht sich i. d. R. dem biochemischen Nachweis. Nur nicht signifikante Spuren des Kulturmediums sind im Masern-Mumps-Rötelnimpfstoff, im FSME-Impfstoff sowie in einem der beiden in Deutschland zugelassenen Tollwutimpfstoffe (Rabipur) enthalten. Der Anteil von Hühnereiweiß ist dagegen größer beim Influenzaimpfstoff, der auf Allantoisflüssigkeit angezüchtet wird, und beim Gelbfieberimpfstoff, der auf Hühnerembryonen angezüchtet wird. Die in Impfstoffen enthaltenen Hühnereiweißproteine (vgl. Tab. 45.1) stammen von frühen Embryonalstadien, sodass viele der im Impfstoff vorhandenen Begleitproteine nicht mit den Proteinen eines erwachsenen Huhns übereinstimmen. Darüber hinaus sind Kreuzreaktionen zwischen erwachsenen und embryonalen Hühnerproteinen außerordentlich selten.

Trotzdem tragen unterschiedliche Empfehlungen seitens verschiedener Gesundheitsbehörden und der Hersteller in den Fachinformationen immer wieder zu erheblichen Verunsicherungen bei. Im Folgenden soll versucht werden, die Rolle der HEA für die am häufigsten verwendeten Impfstoffe zu definieren und eine praktikable Empfehlung für das Vorgehen bei Impfungen anzubieten.

Mumps-Masern-Röteln-Impfung

Das Risiko von allergischen Reaktionen nach MMR-Impfung oder MMR-Varizellenimpfung wird meist deutlich überschätzt. Die STIKO hat sich in den 2004 publizierten Hinweisen für Ärzte zum Aufklärungsbedarf bei Schutzimpfungen eindeutig festgelegt, dass eine Allergie gegen Hühnereiweiß grundsätzlich keine Gegenanzeige für eine MMR-Impfung darstellt, da die heutigen Impfstof-

Tabelle 45.1 Hühnereiweißgehalt verschiedener Impfstoffe.

Impfstoff	Anzucht auf	Hühnereiweißgehalt
Gelbfieber (Stamaril)	Hühnerembryonen	++++
Influenza*	Hühnerembryonen	++
Masern	Fibroblastenzellkulturen	+
Mumps	Fibroblastenzellkulturen	+
FSME	Fibroblastenzellkulturen	+
Tollwut (Rabipur)**	Fibroblastenzellkulturen	+

* Alle zugelassenen Influenzaimpfstoffe enthalten Hühnereiweiß, mit Ausnahme der mittels Zellkulturlinien hergestellten Influenzaimpfstoffe
** Rabivac wird mittels humanen diploiden Zellkulturen hergestellt und damit hühnereiweißfrei

fe keinerlei oder kaum nachweisbare Mengen an Ovalbumin enthalten (STIKO 2007).

In den letzten Jahren wurden daher aufgrund vieler Studien die Empfehlungen zum Teil wesentlich geändert, erweitert und angepasst. In den USA wird die Rate der anaphylaktischen Reaktionen bei Masernimpfungen durch das VAERS (Vaccine Adverse Event Reporting System) auf 1,8 : 1 Mio. verkaufter Masernimpfdosen (= extrem selten) geschätzt (Pool 2002). Es wird dabei davon ausgegangen, dass nicht Hühnereiweiß, sondern eher andere Zusatzsubstanzen im MMR-Impfstoff, z. B. Polygeline (ein Abkömmling der Gelatine), für die seltenen Hypersensitivitätsreaktionen verantwortlich sind.

Bei Patienten mit Hühnereiweißallergie ist die intrakutane Vortestung vor der MMR- oder MMR-V Impfung mit verdünntem Impfstoff weder sinnvoll noch notwendig und wird daher heute nicht mehr empfohlen. Untersuchungen von Baxter et al. zeigten, dass 145 von 150 Kindern mit einer bekannten klinischen HEA und negativem Pricktest oder Intradermaltest ohne signifikante Probleme geimpft werden konnten (Baxter 1996). Von den 5 Kindern mit positivem Pricktest wiesen 4 Kinder negative Intrakutantestungen auf und konnten ohne Komplikationen geimpft werden. Nur ein Kind zeigte 10 Minuten nach dem Intrakutantest eine Lokalreaktion, Urtikaria, Irritabilität und Hypotension. In einer weiteren Studie wurden 410 Kinder mit bekannter HEA und positivem Pricktest mit MMR-Impfstoff geimpft (Aickin 1994). Eine leichte Reaktion, die keine therapeutischen Maßnahmen erforderte, trat nur bei 4 Patienten (0,98 %) auf. Interessanterweise traten die 4 Reaktionen bei keinem der 5 Kinder auf, die einen positiven Pricktest mit dem MMR-Impfstoff aufwiesen und auch nur bei 1 von 46 Kindern, bei denen eine zusätzliche intradermale Testung mit MMR-Impfstoff positiv ausgefallen war. Die Autoren beider Studien schlussfolgern zu Recht, dass eine Hauttestung mit Impfstoff vor MMR-Impfung nicht geeignet ist, Risikokinder für schwere Reaktionen zu identifizieren und möglicherweise sogar das Risiko einer Allergisierung mit sich bringt. Auch eine fraktionierte MMR-Impfung erscheint in diesem Zusammenhang als nicht sinnvoll.

Gestützt werden diese Empfehlungen durch eine Metaanalyse (James 1995), die zeigte, dass es nur in 1 von 17 publizierten Untersuchungen zu allergischen Reaktionen nach MMR-Impfung bei Kindern mit einer positiven HEA-Anamnese kam und hier lediglich bei 2 von 1227 Kindern eine Reaktion mit Urtikaria, Angioödemen und respiratorischer Beeinträchtigung auftrat. Die Autoren schlussfolgerten, dass die meisten allergischen Reaktionen auf MMR-Impfstoff nicht bei Kindern mit einer HEA auftreten und diese daher problemlos die MMR-Impfung erhalten können. Für die sehr seltenen allergischen Reaktionen können am ehesten andere Bestandteile der MMR-Impfung, wie z. B. Gelatine oder Neomycin, verantwortlich sein. In diesen Fällen können spezifische Anti-IgE-Antikörper gegen Gelatine und Neomycin Aufschluss geben (Nakayama 1999; Pool 2002).

Zusammenfassend lässt sich folgendes sinnvolles, evidenzgestütztes Vorgehen bei MMR-Impfung von Kindern mit HEA ableiten (Abb. 45.1):
- Eine fraktionierte Impfstoffgabe oder eine Hauttestung vor der MMR-Impfung ist nicht sinnvoll und kann aufgrund der möglichen Sensibilisierung sogar gefährlich sein.

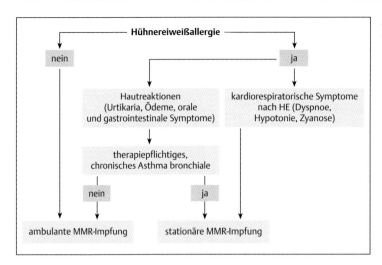

Abb. 45.1 Vorgehen bei Hühnereiweißallergie und geplanter MMR-Impfung.

- Die MMR-Impfung kann bei Kindern mit HEA als genauso sicher wie andere Regelimpfungen angesehen werden.
- Lediglich bei Kindern mit HEA *und* anamnestischer schwerer kardiorespiratorischer, anaphylaktischer Reaktion (Dyspnoe, Zyanose, Hypotension) nach Aufnahme von HE sollte, wie von Khakoo et al. (in einem Review im BMJ) empfohlen, die Impfung unter stationären Bedingungen erfolgen (Khakoo 2000; STIKO 2007). Dies gilt auch für Kinder mit chronischem, therapiepflichtigem Asthma bronchiale und leichteren klinischen Reaktionen (Urtikaria, Ödeme) nach HE (Abb. 45.1).

Minimale Mengen an Hühnereiweiß sind auch in dem derzeit zugelassenen FSME-Impfstoff sowie in einem der Tollwutimpfstoffe (Rabipur) enthalten, die wie die MMR-Impfstoffe mithilfe von Hühnerfibroblastenkulturen hergestellt werden. Falls diese nicht allgemein empfohlenen Impfungen bei Patienten mit HEA wirklich indiziert sind, kann ein zum MMR-Schema analoges Vorgehen zur Entscheidung zwischen ambulanter Regelimpfung oder stationär überwachter Impfung gewählt werden. Bei Tollwutimpfung von HEA-Patienten sollte der mit humanen diploiden Zellkulturen hergestellte, hühnereiweißfreie Impfstoff (Rabivac) verwendet werden.

Influenza-Impfung

Inaktivierte Influenza-Totimpfstoffe sowie attenuierte Influenza-Lebendimpfstoffe, die auf Eiern gezüchtet werden, enthalten Hühnereiweiß und können in seltenen Fällen allergische Sofortreaktionen z. T. mit Anaphylaxie induzieren. Diese Impfstoffe sind daher bei bekannter Allergie gegen Hühnereiweiß kontraindiziert (STIKO 2007; STIKO 2010). Daher sollten Kinder mit bekannter HEA nur in Ausnahmefällen nach ausführlicher Aufklärung und mit dem schriftlichen Einverständnis der Eltern stationär geimpft werden. Indiziert ist die Influenzaimpfung bei allen Kindern mit chronischen Erkrankungen, zu denen explizit die Asthmaerkrankungen gezählt werden (STIKO 2010).

In früheren Studien traten bei 7–40 % der influenzageimpften Personen mit HEA systemische Reaktionen auf. James et al. untersuchten 1998 die Effekte der Influenzaimpfung bei 83 Kindern mit einer durch Hauttest oder oraler Provokation gesicherten HEA, darunter 27 Patienten mit anamnestischer Anaphylaxie nach oraler HE-Aufnahme. Die Influenzaimpfung wurde dabei in eine 1//10- und 9//10-Dosis aufgeteilt und in einem Zeitabstand von 30 Minuten fraktioniert gegeben. Nur 3 der 83 Patienten zeigten auf die 1//10-Dosis eine leichte Reaktion (2 Mal Hautausschlag, 1 Mal Halskratzen, Husten und leichte Obstruktion) ohne systemische Zeichen; alle Patienten erhielten die 2. 9//10-Dosis ohne Probleme. Eine weitere Einzeldosis Auffrischimpfung nach 1 Monat bei 34 Patienten wurde von allen ohne Nebenwirkungen vertragen. Der Gehalt an Ovalbumin in den untersuchten Influenzaimpfstoffen lag bei ≤ 1,2 μmg/ml (James 1998). Aufgrund dieser Studie wurde in den meisten Empfehlungen ein analoges Vorgehen mit fraktionierter Impfung nach unauffälliger intradermaler Testung mit dem Influenzaimpfstoff empfohlen (Zeiger 2002).

Aufgrund mehrerer neuer Studien, v. a. aus den USA, kann die Notwendigkeit einer intradermalen Vortestung mit Influenzaimpfstoff infrage gestellt bzw. deutlich eingegrenzt werden (Webb 2011; Chung 2010; Greenhawt 2010; Kelso 2010): Erstens konnte gezeigt werden, dass es unabhängig vom Ergebnis des Hauttestes zu keinen schweren Reaktionen nach Influenzaimpfung bei Patienten mit HEA gekommen ist (Webb 2011; Chung 2010; Greenhawt 2010) und zweitens ist der Gehalt an Ovalbumin in den heute verfügbaren Influenzaimpfstoffen genau bekannt (Kelso 2011) und liegt meist deutlich unter 1 mg Ovalbumin/0,5 ml-Dosis. Auch bezüglich der fraktionierten Gabe gibt es neue Untersuchungen, die zeigen, dass eine nicht fraktionierte Einzelgabe auch bei HEA als sicher zu betrachten ist (Kelso 2011). In einer retrospektiven Studie konnten Webb et al. belegen, dass 280 nicht fraktionierte Influenzaimpfungen bei Patienten mit HEA (davon 65 bei Patienten mit anamnestisch schwerer HEA) ohne systemische Reaktionen durchgeführt werden konnten. Lediglich bei 2 Patienten kam es zu einer leichten Lokalreaktion (Webb 2011).

Auch wenn laut Fachinformation bei Hühnereiweißallergie weiterhin eine Kontraindikation besteht, so belegen doch diese neuen Untersuchungen, dass
- eine Influenzaimpfung bei den meisten Patienten mit HEA gut verträglich und möglich ist.
- Bei schwerer HEA-Allergie (anaphylaktische Reaktionen nach Einnahme von HE) sollte jedoch, bis weitere Daten verfügbar sind, entweder auf die Influenzaimpfung verzichtet werden oder eine intrakutane Vortestung sowie die fraktionierte Impfung unter stationären Bedingungen und Überwachung erfolgen.
- Kinder mit leichter HEA, bei denen eine Indikation für eine Influenzaimpfung nach STIKO besteht, können nach entsprechender schriftlicher Aufklärung gegen Influenza geimpft werden.
- Verwendet werden sollten die Influenzaimpfstoffe mit dem niedrigsten Ovalbumingehalt von unter 1 mg/0,5 ml-Dosis (Information über Paul-Ehrlich-Institut, www.pei.de). Es ist zu beachten, dass Impfungen immer unter entsprechender medizinischer Überwachung durchzuführen sind und die Möglichkeit einer sofortigen Behandlung einer anaphylaktischen Reaktion gegeben sein muss.

In Zukunft werden möglicherweise hühnereiweißfreie, im Zellkulturverfahren hergestellte Influenzaimpfstoffe auch für Kleinkinder zur Verfügung stehen und die Impfprävention erleichtern. Bei ungeimpften Risikokindern besteht neben der Impfung prinzipiell nach Influenzaexposition auch die Möglichkeit einer medikamentösen Prophylaxe mit den Neuraminidasehemmern Oseltamivir und Zanamivir.

Gelbfieber-Impfung

Bei der Gelbfieberimpfung, die die größte Menge an HE (1,6 mg/Impfdosis) enthält, besteht die Gefahr schwerer allergischer Reaktionen nach Impfung, weshalb diese Impfung bei HEA kontraindiziert ist (STIKO 2007).

Die Bedeutung von Zusatzsubstanzen in Impfstoffen

Einzelne Zusatzsubstanzen in Impfstoffen, wie Hilfsstoffe, Konservierungsmittel und Reste von Kulturmedien, können theoretisch Allergien induzieren und zu Lokalreaktionen mit Juckreiz (Urtikaria) bis hin zu systemischen anaphylaktoiden Reaktionen führen. Diese Reaktionen treten mit einer geschätzten Häufigkeit von 1 : 450 000 bis 1 : mehrere Mio. Impfungen extrem selten auf. Die Impfstoffentwicklung der letzten Jahre zielt daraufhin ab, Zusatzinhaltsstoffe weiter zu verringern und – soweit möglich – ganz darauf zu verzichten. Im Folgenden sollen die häufigsten Zusatzstoffe und ihre mögliche Relevanz bei der Auslösung allergischer Reaktionen dargestellt werden (s. Tab. 45.**2**).

Thiomersal

Als Konservierungsmittel wurde quecksilberhaltiges Thiomersal früher häufig in der Impfstoffherstellung verwendet. Thiomersal gehört zu den häufigsten Kontaktallergenen, die klinische Bedeutung ist jedoch als gering anzusehen. Eine Allergie gegen Thiomersal ist selten, gehört zu den Hypersensitivitätsreaktionen vom verzögerten Typ und kann gelegentlich zu Lokalreaktionen

Tabelle 45.2 Die häufigsten Zusatzstoffe in Impfstoffen: Funktion und allergologische Relevanz.

Substanz	Funktion	Allergie
Antibiotika (Neomycin, Streptomycin, Polymyxin B, Kanamycin, Gentamicin, Chlortetracyclin, Framycetin)	Kontaminationsvermeidung in der Impfstoffherstellung	• *Typ-I-Allergie* • Kontaktallergie Typ IV (v. a. Neomycin)
Formaldehyd	Inaktivierung von Toxinen, Viren	• mögliches Kontaktallergen, (minimale Restmengen in Impfstoffen) • Typ-I-Allergie nicht bekannt • pseudoallergische Reaktionen
2-Phenoxyethanol	Konservierungsmittel	Kontaktallergen (sehr selten)
Thiomersal	quecksilberhaltiges Konservierungsmittel (heutige Impfstoffe überwiegend thiomersalfrei)	Kontaktallergen, geringe klinische Bedeutung
Polygeline	Gelatinederivat, Stabilisator	• Typ-I-Allergie • pseudoallergische Reaktionen
Humanalbumin	Stabilisator	Typ-III-Reaktion, bei Impfungen nicht zu erwarten
Aluminium	Adjuvans	Kontaktallergie (Knötchen an der Injektionsstelle, Dermatitis)

führen. In einer Studie bei Patienten mit positivem Hauttest auf Thiomersal konnte gezeigt werden, dass diese – im Vergleich zu einer Kontrollgruppe mit negativem Hauttest – nicht häufiger Impfreaktionen aufwiesen (Cox 1988; Audicana 2002). Bedenken bezüglich einer potenziellen Toxizität, v. a. bei Säuglingen und Frühgeborenen, haben jedoch in den letzten Jahren dazu geführt, dass die heute im Kindesalter verwendeten Impfstoffe nahezu alle thiomersalfrei (Weisser 2004) sind. Hypothesen, die die Verwendung von Thiomersal in Impfstoffen mit Autismus und Entwicklungsverzögerung in Zusammenhang gebracht haben, konnten in vielen epidemiologischen Studien nicht bestätigt werden.

Formaldehyd

Formaldehyd wird bei der Herstellung einiger viraler und bakterieller Impfstoffe zur Inaktivierung der Ausgangsmaterialien (Bakterientoxine, Viren) eingesetzt. Personen mit spezifischen IgE-Antikörpern gegen Formaldehyd sind in der Literatur beschrieben. Hier kann es zu Kontaktallergien kommen, allerdings reichen die niedrigen Konzentrationen in den heutigen Impfstoffen (begrenzt auf 0,2 g/l, entsprechend 0,02 %) dazu nicht aus und sind auch in der Literatur mit Ausnahme eines Falles (mit Verstärkung eines vorbestehenden Exanthems) nicht beschrieben. Es ist bei den geringen Konzentrationen, die in den Impfstoffen eingesetzt sind und meist deutlich unter der vorgeschriebenen Norm liegen, nicht von einer formaldehydverursachten Hautreaktion nach Applikation auf die Haut oder in die Haut auszugehen, da z. B. selbst im Epikutantest deutlich höhere Konzentrationen von 1 % eingesetzt werden.

Antibiotika

Antibiotika (Neomycin, Streptomycin, Polymyxin B, Kanamycin, Gentamicin u. a.) werden bei einigen Impfstoffen (z. B. inaktivierte Polioimpfung, MMR- oder MMR-V-Impfung) im Herstellungsprozess eingesetzt, um bakterielle Verunreinigungen zu vermeiden. Da diese Antibiotika i. d. R. selten zum klinischen Einsatz kommen, stellen sie als Bestandteil von Impfstoffen ein eher geringes allergisches Potenzial dar (Weißer 2009). Da Typ-I-Allergien beschrieben sind, ist bei anamnestischen Hinweisen auf eine solche Sensibilisierung auf einen Impfstoff ohne diesen Bestandteil auszuweichen oder unter klinischer Überwachung zu impfen.

Neomycin ist ein Aminoglykosidantibiotikum und gehört zu den häufigeren Kontaktallergenen. Personen mit einer Neomycinallergie können eine Reaktion vom verzögerten Typ aufweisen, die sich 48–96 Stunden nach Impfung im Rahmen einer Lokalreaktion mit einer geröteten, oft juckenden Papel manifestiert. Hier ist jedoch der Nutzen der Impfung als deutlich höher als die Beeinträchtigung durch die vorübergehende Lokalreaktion einzuschätzen. Bisher sind keine Fälle generalisierter Reaktionen nach Impfungen beschrieben, die nachweislich auf einer vorausgegangenen Neomycinsensibilisierung beruhten (Heidary 2005). Dies ist durch die minimalen Restmengen an Neomycin von unter 30 mg in Impfstoffen gut erklärbar, wenn man bedenkt, dass diese Menge für einen positiven Hauttest nicht ausreichen würde.

Polygeline

Einige Lebendimpfstoffe (z. B. MMR, MMR-V und Gelbfieberimpfstoff) können *Polygeline* als Stabilisatoren enthalten. Diese werden als *Gelatinederivate* auch in Plasmaersatzmitteln medizinisch angewendet. Bei intravenöser Gabe großer Mengen von Polygelinen kommt es bei etwa 1% der Patienten durch direkte Histaminfreisetzung zu pseudoallergischen Reaktionen, die sich v.a als Hautreaktionen manifestieren (Weißer 2009). In den USA wurden bei etwa 1 Viertel der Patienten mit anaphylaktischen Reaktionen nach MMR-Impfung (Häufigkeit 1,8 : 1 Mio. MMR-Impfungen) Anti-Gelatin-IgE-Antikörper nachgewiesen, ohne dass deren pathophysiologische Bedeutung ganz geklärt werden konnte (Pool 2002).

Ein polygelinehaltiger FSME-Impfstoff für Kinder ist 1998, aufgrund von anaphylaktischen Reaktionen nach seiner Verabreichung, vom Markt genommen worden. Danach wurde der Impfstoff polygelinefrei entwickelt und ist seit 2001 wieder auf dem Markt. Eine vergleichende Betrachtung der Nebenwirkungsmeldungen zu diesem Impfstoff vor und nach Herausnahme des Stabilisators Polygeline zeigt deutlich, dass die Melderate von anaphylaktischen Reaktionen pro Impfung danach wieder auf normale Hintergrundwerte bei Impfungen sank. Außerdem fanden sich bei 12 von 14 nachuntersuchten Kindern mit allergischen Reaktionen auf den polygelinehaltigen Impfstoff IgE-Antikörper gegen Gelatine (Weißer 2009).

Humanalbumin

Bisher sind keine Fälle einer generalisierten allergischen Reaktion oder Schocksymptomatik im Zusammenhang mit Humanalbumin in Impfstoffen (als Stabilisator in einzelnen Tollwut-, FSME- und Rötelnimpfstoffen) bekannt geworden.

Die Verabreichung größerer Mengen an Humanalbumin in Form von Infusionen kann zu sogenannten Typ-III-Reaktionen (Reaktionen durch Immunkomplexe aus Antigen und Antikörpern) führen, die jedoch bei den kleinen Albuminmengen in Impfstoffen eher nicht zu erwarten sind (Weißer 2009).

Weitere Bestandteile

Das noch in Spuren in einigen Impfstoffen vorhandene *Thiocyanat* oder die *Bernsteinsäure*, bei welchen es sich um normale Stoffwechselprodukte handelt, lösen ebenso wie die geringen Mengen *Äther*, die in einigen Impfstoffen vorhanden sind, wegen der extrem niedrigen Mengen keine anaphylaktischen oder allergischen Reaktionen aus.

Wichtiger ist *Phenol*, das beispielsweise im Choleraimpfstoff und im 23-valenten Polysaccharid-Pneumokokkenimpfstoff, jedoch nicht in den heute deutlich häufiger verwendeten Pneumokokken-Konjugatimpfstoffen nachweisbar ist. *Phenol* kann die Ursache für eine lokale Typ-IV-Reaktion sein. Solche Allergien sind jedoch bei Kindern sehr selten, können jedoch bei Personen aus dem ärztlich-pflegerischen Bereich mit Kontakt zu phenolhaltigen Desinfektionsmitteln etwas häufiger auftreten und zu vorübergehenden Lokalreaktionen an der Einstichstelle führen.

Natriumtetraborat, *Protraminsulfat* und *Chloroform* können allergische Reaktionen verursachen. Die Substanzen sind aber in den Impfstoffen in so geringer Menge vorhanden, dass diese Möglichkeit nur theoretisch gegeben ist.

Zusammengefasst, ist die Zahl an allergischen Reaktionen in den letzten Jahren deutlich rückläufig. Neu entwickelte Impfstoffe enthalten zunehmend deutlich weniger Zusatzstoffe und Konservierungsmittel.

Insgesamt scheint die Inzidenz des Auftretens schwerer allergischer Reaktionen durch Zusatzstoffe bei einem Impfling mit einer Allergiebereitschaft nicht größer zu sein als bei einem Menschen, der eine solche Bereitschaft (negative Familienanamnese und normales IgE) nicht zeigt.

Durch Impfungen erzeugte Allergien

1996 erschien eine Arbeit, in der bei Kindern in Guinea-Bissau, die Masern durchgemacht hatten, eine geringere Prävalenz an allergischen Krankheiten im Vergleich zu Kindern, die gegen Masern geimpft worden waren, beschrieben wurde (Shaheen 1996). Die Autoren diskutieren als eine der Erklärungsmöglichkeiten eine mögliche Induktion von Allergien durch die Impfung. Die Studie ist jedoch in der methodischen Anlage umstritten, sodass die Ergebnisse und deren Übertragbarkeit auf europäische Populationen angezweifelt werden müssen (Liese 1996).

In einzelnen Studien wurde die Verwendung des Ganzkeim-Keuchhustenimpfstoffs als Risikofaktor für Asthmaerkrankungen identifiziert (Kemp 1997; Farooqi 1998), die meist retrospektiven Erfassungen unterliegen jedoch z.T. einem erheblichen Bias. In verschiedenen prospektiven Studien sowie in der einzigen randomisierten, plazebokontrollierten Studie konnte kein erhöhtes Risiko für die Entwicklung von Asthma nach einer Keuchhustenimpfung (Ganzkeim und azellulär) gefunden werden. In derselben Studie konnte jedoch ein signifikanter Zusammenhang zwischen einer Pertussiserkrankung und einem erhöhtem Risiko für rezidivierende obstruktive Lungenerkrankungen nachgewiesen werden (Nilsson 1998; Nilsson 2003). In einer großen amerikanischen Studie mit über 150 000 Kindern zwischen 0 und 6 Jahren konnte ebenfalls kein statistischer Zusammenhang zwischen verschiedenen allgemein empfohlenen Kinderimpfungen (Diphtherie-, Tetanus-, Ganzkeim-Pertussis-Impfung, orale Polioimpfung, MMR-Impfung) und der Entstehung von Asthma festgestellt werden (Destefano 2002).

Ein ausführlicher systematischer Review bestätigte, dass es derzeit keine eindeutigen Belege dafür gibt, dass die üblichen Regelimpfungen an der Entstehung von Nahrungsmittelallergien bzw. Inhalationsallergien beteiligt sind (Koppen 2004). Dies gilt sowohl für eine normale Population als auch für solche Impflinge, bei denen ein hohes Risiko für die Entwicklung einer Allergie oder Atopie aufgrund einer positiven Familienanamnese und eines erhöhten Nabelschnur-IgE besteht. Allergien auf Impfstoffe können theoretisch durch die den Impfstoffen zugesetzten Adjuvanzien entstehen. Aufgrund der heute üblichen Hochreinigungsverfahren sind solche Allergien jedoch extrem selten geworden.

Schlussfolgerung

Bei Allergikern mit nachgewiesener Inhalations- oder Nahrungsmittelallergie, die keine Allergie gegen Impfstoffbestandteile aufweisen, kann eine Routineimpfung gemäß der Empfehlungen der Ständigen Impfkommission für gesunde Säuglinge und Kinder durchgeführt werden.

Eine fraktionierte Impfstoffgabe oder eine Hauttestung vor der MMR-Impfung ist nicht notwendig und aufgrund der möglichen Sensibilisierung möglicherweise nachteilig. Die MMR-Impfung kann bei Kindern mit HEA als genauso sicher wie andere Impfungen angesehen werden. Lediglich bei Kindern, bei denen eine ausgeprägte kardiorespiratorische Reaktion oder eine generalisierte Urtikaria nach Hühnereiweißexposition aufgetreten ist, sollte die Impfung vorsichtshalber unter stationären Bedingungen erfolgen. Dies gilt auch für Kinder mit ausgeprägten Hautreaktionen, die aufgrund eines chronischen Asthmas therapiepflichtig sind.

Die Influenza- und insbesondere die Gelbfieberimpfung gelten bei bekannter HEA weiterhin als kontraindiziert. Für die Influenzaimpfung gibt es jedoch zunehmend Studien bei Patienten mit HEA, die das Risiko als extrem gering erscheinen lassen. Daraus resultieren Empfehlungen, die bei Berücksichtigung bestimmter Algorithmen eine Impfung als weitestgehend sicher erscheinen lassen (Kelso 2011).

Für die Tollwutimpfung steht jetzt auch ein hühnereiweißfreier Impfstoff (Rabivac) zur Verfügung, in Zukunft wird vermutlich auch ein hühnereiweißfreier Influenzaimpfstoff für das Kindesalter zur Verfügung stehen.

Übliche Nahrungsmittel- oder Inhalationsallergien werden nach derzeitigem Wissen durch Impfungen nicht ausgelöst. Seltene allergische Reaktionen auf Impfstoffe können auch auf Zusatzstoffe, wie z. B. Polygeline oder Neomycin, zurückzuführen sein. Da die heutigen Impfstoffe diese

Bestandteile nur noch selten und wenn, dann nur in sehr geringer Menge enthalten, sind diese Reaktionen jedoch außerordentlich selten geworden.

Literatur

Aickin R, Hill D, Kemp A. Measles immunisation in children with allergy to egg. BMJ 1994; 309: 223–225

Audicana MT, Muñoz D, del Pozo MD, Fernández E, Gastaminza G, Fernández de Corres L. Allergic contact dermatitis from mercury antiseptics and derivatives: study protocol of tolerance to intramuscular injections of thimerosal. Am J Contact Dermat. 2002 Mar; 13(1): 3–9.

Baxter DN. Measles immunisation in children with a history of egg allergy. Vaccine 1996; 14: 131–134

Chung EY, Huang L, Schneider L. Safety of influenza vaccine administration in egg-allergic patients. Pediatrics 2010; 125: 1024–1030

Cox NH, Forsyth A. Thiomersal allergy and vaccination reactions. Contact Dermatitis. 1988 Apr; 18(4): 229–33.

Deutsche Gesellschaft für Allergologie und klinische Immunologie (DGAKI), Deutsche Dermatologische Gesellschaft (DDG), Aktionsbündnis Allergieprävention. Leitlinie Allergieprävention. Allergo Journal 2004; 13: 252–260. AWMF-Leitlinien-Register Nr. 061-016. Im Internet: http://www.uni-duesseldorf.de/AWMF/ll/061-016.htm; Stand: 12.07.2011

DeStefano F, Gu D, Kramarz P et al. Vaccine Safety Datalink Research Group. Centers for Disease Control and Prevention. Childhood vaccinations and risk of asthma. Pediatr Infect Dis J 2002; 21: 498–504

Farooqi IS, Hopkin JM. Early childhood infection and atopic disorder. Thorax 1998; 53: 927–932

Georgitis JW, Fasano MB. Allergenic components of vaccines and avoidance of vaccination-related adverse events. Curr Allergy Rep 2001; 1: 11–17

Greenhawt MJ, Chernin AS, Howe L et al. The safety of the H1N1 influenza A vaccine in egg allergic individuals. Ann Allergy Asthma Immunol 2010; 105: 387–393

Heidary N, Cohen DE. Hypersensitivity reactions to vaccine components. Dermatitis. 2005 Sep; 16(3): 115–20.

James JM, Burks AW, Roberson PK et al. Safe administration of the measles vaccine to children allergic to eggs. N Engl J Med 1995; 332: 1262–1266

James JM, Zeiger RS, Lester MR et al. Safe administration of influenza vaccine to patients with egg allergy. J Pediatr 1998; 133: 624–628

Kelso JM. Administration of influenza vaccines to patients with egg allergy: Update for the 2010-2011 season. J Allergy Clin Immunol. 2010 Dec; 126(6): 1302-4. No abstract available.

Kemp T, Pearce N, Fitzharris P et al. Is infant immunization a risk factor for childhood asthma or allergy? Epidemiology 1997; 8: 678–680

Khakoo GA, Lack G. Recommendations for using MMR vaccine in children allergic to eggs. BMJ 2000; 320: 929–932

Kelso JM. Administration of influenza vaccines to patients with egg allergy. J Allergy Clin Immunol 2010; 125: 800–802

Koppen S, de Groot R, Neijens HJ et al. No epidemiological evidence for infant vaccinations to cause allergic disease. Vaccine 2004; 22: 3375–3385

Kropf-Herwig G, Lau S, Weitzel H et al. Wie viele Neugeborene haben ein Atopie-Risiko? Mschr Kinderheilk 1988; 136: 443

Liese J, von Mutius EV. Kommentar zur Arbeit von Shaheen et al. Forsch Komplementärmed 1996; 3: 302

Nakayama T, Aizawa C, Kuno-Sakai H. A clinical analysis of gelatin allergy and determination of its causal relationship to the previous administration of gelatin-containing acellular pertussis vaccine combined with diphtheria and tetanus toxoids. J Allergy Clin Immunol 1999; 103: 321–325

Nilsson L, Kjellman NI, Bjorksten B. A randomized controlled trial of the effect of pertussis vaccines on atopic disease. Arch Pediatr Adolesc Med 1998; 152: 734–738

Nilsson L, Kjellman NI, Bjorksten B. Allergic disease at the age of 7 years after pertussis vaccination in infancy: results from the follow-up of a randomized controlled trial of 3 vaccines. Arch Pediatr Adolesc Med 2003; 157: 1184–1189

Pool V, Braun MM, Kelso JM et al. Prevalence of anti-gelatin IgE antibodies in people with anaphylaxis after measles-mumps rubella vaccine in the United States. US Vaccine Adverse Event Reporting System. Pediatrics 2002; 110: e71

Shaheen et al. Measles and atopy in Guinea-Bissau. Lancet 1996; 347: 1792–1796

Ständige Impfkommission am Robert Koch-Institut (STIKO). Mitteilungen der Ständigen Impfkommission am Robert Koch-Institut: Empfehlungen der Ständigen Impfkommission am RKI 2010/Stand Juli 2010. Epid Bull 2010; 30: 279–298

Ständige Impfkommission am Robert Koch-Institut (STIKO). Aktualisierte Mitteilunge der Ständigen Impfkommission (STIKO) am RKI: Hinweise für Ärzte zum Aufklärungsbedarf über mögliche unerwünschte Wirkungen bei Schutzimpfungen/Stand: Juni 2007. Epid Bull 2007; 25: 209–232

Webb L, Petersen M, Boden S et al. Single-dose influenza vaccination of patients with egg allergy in a multicenter study. J Allergy Clin Immunol 2011; 128: 218–219

Weisser K, Bauer K, Volkers P et al. Thiomersal und Impfungen. Bundesgesundheitsbl Gesundheitsforsch Gesundheitsschutz 2004; 47: 1165–1174

Weisser K, Barth I, Keller-Stanislawski B. Sicherheit von Impfstoffen. Bundesgesundheitsbl Gesundheitsforsch Gesundheitsschutz 2009; 11: 1053–1064

Zeiger RS. Current issues with influenza vaccination in egg allergy. J Allergy Clin Immunol 2002; 110: 834–840

46 Immundefizienzen und HIV-Infektion

M. Knuf u. F. Zepp

Vorübergehende oder permanente Beeinträchtigungen der Immunfunktion und eine partielle sowie vollständige Immunsuppression können durch verschiedene Ursachen hervorgerufen werden. Solche Störungen können prinzipiell alle Funktionsbereiche des Immunsystems betreffen (Nebgen et al. 2010):
- unspezifisch-zelluläres System (Granulozyten, Monozyten/Makrophagen)
- spezifisch-zelluläres System (T- und B-Lymphozyten, NK-Zellen)
- unspezifisch-humorales System (Komplementsystem)
- spezifisch-humorales System (B-Zellen)
- Zytokine oder Lymphokine

Impfungen und Immundefekt/ Immunsuppression

Prinzipiell gelten *Totimpfstoffe* bei allen Immundefekten als *unbedenklich*. Allerdings ist die induzierte Schutzrate im Sinne der Bildung von als protektiv anzunehmenden, spezifischen Antikörpern, je nach zugrunde liegender Störung nicht vorherzusagen. Es empfehlen sich daher regelmäßige Titerkontrollen nach der Impfung, bzw. eine (regelmäßige) Wiederholung der Impfung (McFarland 1999; Bouchaud u. Mouas 1998; Avery 2001).

Darüber hinaus ist die Impfung mit einem Totimpfstoff auch eine *diagnostische* Möglichkeit, um fehlende, spezifische Antikörper bei infektanfälligen Patienten, auch nach einer Auffrischungsimpfung, zu identifizieren.

Über die Wirksamkeit einer Totimpfung bei einem primären oder sekundären Immundefekt ist wenig bekannt.

Lebendimpfstoffe galten bei Immundefekten lange Zeit als absolut kontraindiziert. Gefürchtet war die Gefahr der Replikation und Reaktivierung der lebenden, attenuierten Viren im Organismus des Patienten mit einer fehlenden oder inadäquaten T-Zell-Antwort (Debat Zoguereh u. Ruiz 2000). Tödliche Impfkomplikationen sind bei Patienten mit B- und T-Zell-Defekten nach der Masern- und BCG-Impfung berichtet worden. Auch nach der oralen Polioimpfung (OPV) verstarben Patienten mit B-Zell-Defekt an Meningoenzephalitiden, nachdem die Erreger im Darm der Patienten rückmutiert waren und Virulenzeigenschaften des Wildvirus erlangt hatten (Suttorp 1999, Liese u. Belohradsky 2005).

Aktuell werden Lebendimpfstoffe bei gestörter Immunfunktion nicht mehr generell als kontraindiziert betrachtet, sondern ihre Verwendung wird von der eventuell vorhandenen, spezifischen immunologischen Restfunktion abhängig gemacht (Sartori 2004). Das Risiko beim Einsatz von Lebendimpfungen ist ohne exakte Kenntnis der individuellen Immunfunktion nicht absehbar, daher kommt auch der *lückenlosen Impfung der Familie bzw. der Kontaktpersonen* immunkompromittierter Patienten eine ausgesprochen große Bedeutung zu (Nebgen et al. 2010).

Immundefekte

Es werden primäre, angeborene von sekundären, erworbenen Immundefekten unterschieden.

Primäre Immundefekte

Die *primären Immundefekte (PID)* können wie in Tab. 46.1 aufgeführt eingeteilt werden (Mannhardt-Laakmann u. Wahn 2011).

Zur *Gruppe der PID,* von denen nur wenige Patienten betroffen sind, gehören
- B-Zell-Defekte (z. B. Morbus Bruton) oder
- T-Zell-Defekte (z. B. DiGeorge-Syndrom).

Darüber hinaus sind hier kombinierte T- und B-Zell-Immundefekte (SCID: Severe combined Immunodeficiency) mit allen Formen zu nennen (Mannhardt-Laakmann u. Wahn 2011):
- JAK/RAG-Mangel (JAK: Janus aktivierende Kinase; RAG: recombination activating genes)
- ADA-Mangel (ADA: Adenosindeaminase)
- DNA-Ligase-Mangel
- Cemunnos-Defekte
- MHC-I/II-Defekte
- CD3-/CD8-/CD25-Defekte
- Signaltransduktionsstörungen

Tabelle 46.1 Klassifikation der PID (nach Mannhardt-Laakmann u. Wahn 2011).

Defekte der spezifischen Abwehrfunktion	Defekte der unspezifischen Abwehrfunktion
kombinierte T- und B-Zell-Immundefekte	kongenitale Defekte der Phagozyten in Anzahl und Funktion
Immundefekte mit Antikörpermangel	Defekte der angeborenen Immunität
andere gut definierte Immundefizienzsyndrome	autoinflammatorische Syndrome
Erkrankungen der Immunregulation	Komplementdefekte

Auch Granulozyten-Makrophagen-Defekte oder Komplement-Defekte werden dieser Gruppe zugerechnet.

Patienten mit Antikörpermangel weisen je nach Erkrankung unterschiedlich hohe Spiegel von Immunglobulinen auf. Bei diesen Patienten ist die Fähigkeit zur Bildung spezifischer Antikörper, die auch durch eine Auffrischungsimpfung oftmals nicht zu induzieren sind, deutlich eingeschränkt.

Bei anderen Erkrankungen sind Effektorfunktionen der T-zellulären Immunität und damit verbundene regulatorische Effekte (Isotypenswitch von IgM zu IgG bei dem Hyper-IgM-Syndrom, Untergruppen von CVID [Variables Immundefektdefektsyndrom]) beeinträchtigt. Anders als bei bakteriellen Infektionen, werden vor allem Virusinfektionen der Atemwege von diesen Patienten i.d.R. komplikationslos überstanden. T-Zell-Defekte bzw. kombinierte und T- und B-Zell-Immundefekte treten häufig bereits im frühen Säuglingsalter mit lebensbedrohlichen Verläufen auf. Daher wird bei diesen Patienten oftmals die Diagnose bereits zu einem Zeitpunkt gestellt, bevor die Grundimmunisierung initiiert oder vollständig erfolgt ist.

In einigen Ländern wird in der Neonatalperiode immer noch die BCG-Impfung angewendet. Patienten mit schweren T- oder kombinierten T-/B-Zell-Defekten erkranken dann an einer generalisierten BCG-Infektion und versterben nicht selten daran. Therapie der Wahl bei kombinierten B- und T-Zell-Immundefekten ist die allogene Stammzelltransplantation.

Die *Empfehlungen zur Impfung* der Patienten mit primären Immundefekten beruhen nicht auf Studien, sondern auf Analogieschlüssen aus Erfahrungen und einzelnen Untersuchungen bei Patienten mit sekundären Immundefekten. Tab. 46.2 fasst *Impfempfehlungen* für PID-Patienten zusammen.

Der Impferfolg bei primären Immundefekten ist sehr variabel und hängt von der zugrunde liegenden Erkrankung ab. Zur zellulären Immunreaktion nach einer Impfung ist nur wenig bekannt. Es liegen Hinweise vor, dass bakterizide Serumantikörper gegenüber Polysaccharidantigenen von Meningokokken bei CVID-Patienten mit dem klinischen Verlauf (z.B. Bronchiektasen) gut korrelieren (Mannhardt-Laakmann u. Wahn 2011). Die letztliche Frage, ob eine aktive bzw. passive Immunisierung für Patienten mit einem primären Immundefekt schützend wirkt, ist in der wissenschaftlichen Diskussion.

Bei *Granulozytenfunktionsstörungen,* wie z.B. zyklische Neutropenie, Morbus Kostmann oder septische Granulomatose, und bei *Komplementdefekten* findet sich eine unauffällige B- und T-Zell-Antwort. Daher besteht auch kein erhöhtes Risiko bezüglich der allgemein empfohlenen Tot- und viralen Lebendimpfung. Einzig bakterielle Lebendimpfstoffe dürfen aufgrund des Unvermögens der Patienten mit Granulozytendefekten, Erreger intrazellulär abzutöten, bei diesen nicht verimpft werden. Der Immunisierung dieser Patientengruppe sollte entsprechend den aktuellen STIKO-Empfehlungen erfolgen, inklusive der Impfungen gegen Pneumokokken, Meningokokken und Influenza (jährlich). Insbesondere der *Varizella-Zoster-Impfung* kommt wegen des erhöhten Risikos einer bakteriellen, kutanen Superinfektion eine wesentliche Bedeutung zu. Da das spezifische Immunsystem bei diesen Erkrankungen unbeeinträchtigt ist, ist der Impferfolg oftmals mit dem bei Gesunden vergleichbar. Eine Ausnahme bilden Patienten mit *Komplementdefekten,* da hier trotz des Vorliegens spezifischer Antikörper sowohl die Opsonisation als auch die bakterielle Lyse durch den Komplementdefekt gestört sein können. Die Impfungen ersetzen daher die lebenslange Antibiotikaprophylaxe nicht.

Tabelle 46.2 Impfempfehlungen bei PID-Patienten (nach Mannhardt-Laakmann u. Wahn 2011).

		Kombinierte T-/B-Zell-Defekte[1]	Antikörpermangel	Definierte PID-Syndrome	Störungen der Immunregulation	Phagozytosedefekte	angeborene Immunität	Autoinflammation	Komplementdefekte
Grundimmunisierung und Auffrischungsimpfungs (Kinder)									
Totimpfstoffe	DTPa-Hib-IPV-HBV	+	(+)	+	+	+	+	+	+
	PNK	+	+	+	+	+	+	+	+
	MenC	+	+	+	+	+	+	+	+
	HPV	+	+	+	+	+	+	+	+
Lebendimpfstoffe	MMR	(+)[2]	–	(+/–)[2]	(+/–)[2]	+	–	(+)	+
	VZV	(+)	–	(+/–)[2]	(+/–)[2]	+	–	(+)	+
Indikationsimpfungen									
Totimpfstoffe	Influenza (jährlich)	+	+/(–)	+	+	+	+	+	+
	HAV	+	(+)	(+)	(+)	+	+	+	+
	FSME	(+)	(+)	(+)	(+)	(+)	(+)	(+)	(+)
Lebendimpfstoff	Rotavirus	(+)	–	–	?	–	–	–	+
passive Immunisierung	IVI, SCIG	+/–[3]	+++	+/–[3]	+/–[3]	–	(+)	–	–
	RSV-IG	+/–	–	(+)	–	–	–	–	–
	VZV	+/–	–	+	+	–	+	–	–
	Masern	+/–	–	+	+	–	+	–	–

[1] nach erfolgreicher Stammzelltransplantation mit Immunrekonstitution (Lebendimpfungen frühestens nach 2 J., keine GvHD (GvHD: Graft-versus-Host-Disease)
[2] nur nach Rücksprache mit pädiatrischem Immunologen
[3] je nach B-Zell-Funktion (nach Stammzelltransplantation)
DTPa: Diphtherie-Tetanus-Pertussis (azellulär); FSME: Frühsommermeningoenzephalitis; GvHD: Graft-versus-Host-Disease; HAV: Hepatitis-A-Virus; HBV: Hepatitis-B-Virus; Hib: Haemophilus influenzae Typ b; HPV: humanes Papillomavirus; IPV: inaktiviertes Poliovirus; IVIG; i.v.-Immunglobulin; MenC: Meningokokken der Serogruppe C; MMR: Masern Mumps Röteln, PID: primärer Immundefekt; PNK; Pneumokokken; RSV: Respiratory syncytial virus; SCIG: subkutanes Immunglobulin G

Sekundäre Immundefekte

Zu den sekundären Immundefekten, die weitaus häufiger vorkommen als primäre Immundefekte und hinsichtlich der zugrunde liegenden Erkrankungen eine große Heterogenität aufweisen, werden z. B.
- chronisch-infektiöse Erkrankungen (Human Immunodeficiency Virus, HIV),
- onkologische Erkrankungen (Chemotherapie) oder der
- Zustand nach einer SOT (Solid Organ Transplantation) oder SZT (Stammzelltransplantation) gerechnet.

Auch eine iatrogene, medikamentöse Beeinträchtigung des Immunsystems, wie beispielsweise bei Autoimmunerkrankungen oder eine funktionelle und/oder anatomische Asplenie oder der Zustand nach Splenektomie werden hierunter subsumiert.

Der Vollständigkeit halber seien auch Frühgeburtlichkeit, Unterernährung und akute Infektionen (mit Epstein-Barr-Viren [EBV], Zytomegalieviren [CMV] u. a.), Erkrankungen des atopischen Formenkreises (Asthma bronchiale, Neurodermitis, Allergien) oder andere Grundkrankheiten, die mit einer transienten oder chronischen Immunsuppression und daraus resultierender „Infektanfälligkeit" einhergehen, erwähnt.

Immunsuppression

Unter einer *pharmakologischen Immunsuppression* gelten Totimpfstoffe als unbedenklich, erzeugen jedoch ggf. auch nur eine verminderte Immunantwort. Lebendimpfstoffe werden unter bestimmten Umständen als kontraindiziert angesehen. Sind Routineimpfungen geplant, so sollte damit bis mindestens 3 Monate nach Beendigung einer immunsuppressiven Therapie gewartet werden. Werden Impfungen während einer Steroidtherapie durchgeführt, so gilt es, die topische oder lokale von der systemischen Anwendung zu unterscheiden:
- Unter topischer oder lokaler Steroidtherapie (inhalativ, intraartrikulär) sowie unter physiologischer, systemischer Erhaltungsdosis (< 2 mg/kgKG/d Prednison) stellen Lebendvakzinen nach aktueller Studienlage keine Kontraindikation zur Impfung dar und sind mit einem guten Impferfolg verbunden (Murphy 2006).
- Werden hohe systemische Steroiddosen (> 2 mg/kgKG/d oder > 20 mg/d Prednison bei einem Körpergewicht über 10 kg) verabreicht, so gilt:
  – Bei einer Behandlungsdauer von unter 14 Tagen kann ein Lebendimpfstoff unmittelbar nach Therapieende verabreicht werden (Duchet-Niedziolka 2009).
  – Wird die immunsuppressive Therapie über 14 Tage hinaus geführt, so sollte mit der Lebendimpfung bis mindestens 4 Wochen nach Therapieende gewartet werden (Kroger et al. 2006).

Autoimmunerkrankungen

Bei *Autoimmunerkrankungen,* die mit einer immunsuppressiven Therapie behandelt werden, besteht generell das Risiko einer Reaktivierung der Grundkrankheit durch die Impfung. Totimpfstoffe gelten als sicher, allerdings mit oftmals unsicherer Schutzrate. Neuere, kontrollierte Studien konnten eine adäquate Serokonversion und Verträglichkeit nach verschiedenen Impfungen (H1N1, Pneumokokken) bei immunsupprimierten Patienten (MTX, Azathioprin) mit z. B. juveniler rheumatoider Arthritis oder chronisch-entzündlicher Darmerkrankung demonstrieren (Coulson et al. 2011; Elkayam et al. 2011; Cullen et al. 2011; Fiorino et al. 2011). Für andere immunmodulatorische Therapeutika, wie z. B. TNF-α ist die aktuelle Datenlage noch unzureichend.

Stammzelltransplantation und Organtransplantation

Nach einer *autologen/allogenen Stammzelltransplantation* (SZT) wird i. d. R. nur eine kurzzeitige Immunsuppression durchgeführt. Der Empfänger verfügt bei regelrechtem Verlauf nach 1–2 Jahren wieder über ein funktionsfähiges Immunsystem. Nach allogener Transplantation entwickelt der Empfänger die Spenderimmunität (STIKO 2005). Eine *allogene Organtransplantation* (SOT) geht i. d. R. mit einer lebenslangen Immunsuppression einher. Eine Impfung kann theoretisch unter bestimmten Umständen eine Transplantatabstoßung fördern.

Totimpfstoffe gelten nach SZT bzw. SOT als unbedenklich, gehen jedoch mit einer ggf. verminderten Immunantwort einher, sodass die Bestimmung der Antikörperkonzentrationen und Wiederholungsimpfung sinnvoll sein können. Die STIKO hat für einige Impfungen Empfehlungen ausgesprochen:
- Die Hepatitis B-Impfung ist bei SZT und SOT empfohlen.
- Bei SZT sollten 3 DTPa-IPV-Impfungen 1 Jahr nach der SZT verabreicht werden (Monat 12, 14, 24), bei SOT ist die DTPa-Impfung akzeptiert.

Eine andere Empfehlung (Mannhardt-Laakmann u. Wahn 2011) gibt 6–12 Monate nach SZT als frühesten Impfzeitpunkt für die DTPa-, Hib-, HBV-, IPV- und Pneumokokkenimpfung an. Die IPV-Impfung zeigte in Studien bei einigen Patienten nach SOT suboptimale Titer (Nieren- und Lebertransplantierte). Die Hib-Impfung wird bei SOT empfohlen, bei SZT sollten 3 Impfungen 1 Jahr nach SZT erwogen werden, da die Impfung prä transplantationem bei mehr als 50 % der Geimpften keinen Effekt gezeigt hat (Nebgen et al. 2010). Trotz weitgehend fehlender Daten wird die Pneumokokkenimpfung bei SZT empfohlen, da das Erkrankungsrisiko als sehr hoch einzustufen ist. Es sollten, wie im Impfkalender für Säuglinge vorgesehen, Konjugatimpfstoffe verwendet werden. Die Impfung gegen

Meningokokken der Serogruppe C (MenC) wird bei SOT/SZT vom CDC empfohlen, die Datenlage ist jedoch limitiert (Kroger et al. 2006). Da ACWY-Konjugatimpfstoffe verfügbar sind, ist damit zu rechnen, dass diese anstelle der MenC-Impfung eingesetzt werden könnten. Mädchen sollten ab dem 12. Lebensjahr die HPV-Impfung erhalten, da das HP-Virus ein bedeutsames, klinisches Problem bei stammzelltransplantierten SCID-Patienten zu sein scheint (Liese u. Behloradsky 2005).

Für *Lebendimpfstoffe* gelten Einschränkungen; neuere Studien belegen aber, dass auch, wenn Immunsuppressiva verwendet werden, nach SOT oder SZT Lebendimpfungen sowohl immunogen als auch sicher sein können (Danerseau u. Robinson 2008; Levin 2008). Die MMR-Impfung ist für Patienten nach einer SZT frühestens 2 Jahre nach der Transplantation und nur dann indiziert, wenn keine chronische GvHD besteht. Außerdem sollte 6 Monate zuvor keine immunsuppressive Therapie durchgeführt werden und die Gesamtlymphozytenzahl über 1500/µl betragen. Bei SOT ist diese Impfung kontraindiziert.

Sowohl bei SZT als auch bei SOT ist die *Varizellenimpfung* kontraindiziert (Umgebungsprophylaxe!).

Gegen Influenza sollte nach einer SZT 1-mal jährlich geimpft werden. Für SOT ist die Impfung ebenfalls empfohlen, obwohl oftmals suboptimale Antikörperkonzentrationen erreicht werden.

Tab. 46.3 fasst das Vorgehen für einzelne Impfantigene bei Patienten mit SZT bzw. SOT zusammen.

HIV-Infektion

Die HIV-Infektion beeinträchtigt in Abhängigkeit vom Krankheitsstadium das spezifische, zelluläre

Tabelle 46.3 Impfungen bei sekundären Immundefekten (STIKO 2005).

	DTPa-IPV-Hepatitis B	Hib	Pneumokokken	Meningokokken	MMR	VZV	Influenza
sekundäre Immundefekte							
HIV	A	A/I	I	I	A*/I*	I*	I
Asplenie	A	A/I	I	I	A	A	I
onkologische Erkrankungen	I	I	I	I	K	K	I
nach Therapieabschluss in Remission					I***	I***	
funktionell relevante pharmakologische Immunsuppression	A/I	I	I	I	K	K	I
Transplantation							
Stammzelltransplantation**	I	I	I	I	bD	K	I
Organtransplantation	I	I	I	I	K	K	I
Haushaltskontakte	A/I	A/I	kD	kD	A/I	A/I	A/I

A: Impfung entsprechend der allgemeinen Impfempfehlung
I: indiziert
K: kontraindiziert
bD: begrenzte Datenlage; Durchführung frühestens 2 J. nach Stammzelltransplantation, wenn keine chronische GvHD besteht und 6 Monate zuvor keine immunsuppressive Therapie durchgeführt wurde und falls eine ausreichende Lymphozytenzahl vorliegt (1500/µl)
kD: keine Daten
* nicht bei schwerer Immunsuppression
** Zeitpunkt entscheidend für Nutzen und Risiko
*** Patienten nach Abschluss der Therapie einschließlich Dauertherapie in Remission (≥ 12 Monate) und Gesamtlymphozytenzahl ≥ 1500/µl

Immunsystem. Neben dem Risiko, an viralen, aber auch bakteriellen (impfpräventablen) Infektionen zu erkranken, ist der Erfolg der Impfung vom aktuellen Immunstatus zum Zeitpunkt der Impfung abhängig. Insgesamt sind Impfungen bei Vorliegen einer HIV-Infektion nach dem STIKO-Schema für Säuglinge, Kinder, Jugendliche und Erwachsene empfohlen, wenngleich auch gewisse Einschränkungen vorliegen (McFarland 1999; Melvin u. Mohan 2003; Moss et al. 2003; Eley 2008). In den USA wird neben den bekannten Standardimpfungen (DTPa, Hib, IPV, HBV) auch die Rotavirusimpfung empfohlen (Mofenson et al. 2009). Die HPV-Impfung wird in den USA auch für HIV-positive Frauen empfohlen (Kaplan et al. 2009).

Um Impfrisiko und Impferfolg adäquat berücksichtigen zu können, sollte zwischen einer asymptomatischen und einer symptomatischen Infektion unterschieden werden. Vor allem die Anzahl CD4-positiver Zellen zum Impfzeitpunkt ist ein Parameter, der bekannt sein sollte. *Totimpfstoffe* gelten als unbedenklich. Eine eingeschränkte Immunantwort kann bei einer CD4-Zahl unter 100/µl erwartet werden. *Lebendimpfstoffe* sind nicht generell kontraindiziert, sondern ihr Einsatz ist abhängig vom Erkrankungsstadium. Selbst bei bereits symptomatischer HIV-Infektion war einer Studie zufolge die Lebendimpfung mit MMR sicher, wenn auch nicht immer effektiv (Frenkel et al. 1994).

- Gegen Masern, Mumps und Röteln sollte unbedingt frühzeitig bei noch guter Immunfunktion geimpft werden. Die MMR-Impfung ist bereits im Alter von 6 Monaten mit hoher Immunogenität und guter Verträglichkeit möglich (Chandwani et al. 2011). Kontraindiziert ist die Impfung immer dann, wenn die absolute CD4-Zahl
  - bei Kindern zwischen 0 und 12 Jahren unter 750/µl,
  - bei Kindern zwischen 1 und 5 Jahren unter 500/µl und
  - bei Personen über 5 Jahren unter 200/µl beträgt (Lima et al. 2004; Auripibul et al. 2007).
- Die Windpockenimpfung wird 2-mal im Abstand von 3 Monaten durchgeführt. Voraussetzung ist hierbei, dass die CD4-Zellen mehr als 25 % der Gesamtlymphozytenzahl (> 1000/µl) ausmachen (Marin et al. 2007).
- Die Influenzaimpfung wird ab dem Alter von 6 Monaten jährlich in altersentsprechender Dosis verimpft. Eine deutlich schlechtere Immunantwort ist bei einer CD4-Zahl unter 100/µl zu erwarten.

Obwohl immunsupprimierte Patienten einem höheren Risiko für Infektionserkrankungen aus-

Tabelle 46.4 Anteil von nach STIKO empfohlenen Impfungen und von Indikations-/Reiseimpfungen bei 203 Patienten mit chronisch-entzündlicher Darmerkrankung und Immunsuppression (Teich et al. 2011).

	Impfung nie/nein		Impfung ja/1-mal		Impfung 2-mal		Impfung ≥ 3-mal	
Influenza 2008	112	66,7 %	56	33,3 %	–	–	–	–
Hepatitis A	112	66,7 %	7	4,2 %	10	6 %	39	23,2 %
Hepatitis B	106	63,1 %	1	0,6 %	3	1,8 %	58	34,5 %
Masern	76	45,2 %	20	11,9 %	47	28 %	25	14,9 %
Mumps	129	76,8 %	20	11,9 %	15	8,9 %	4	2,4 %
Röteln	111	66,1 %	28	16,7 %	23	13,7 %	6	3,6 %
Varizellen	166	98,8 %	2	1,2 %	–	–	–	–
Meningokokken	165	98,2 %	3	1,8 %	–	–	–	–
Pneumokokken	150	89,3 %	12	7,1 %	6	3,6 %	–	–
Poliomyelitis	11	6,5 %	6	3,6 %	9	5,4 %	142	84,5 %
FSME	123	73,2 %	4	2,4 %	12	7,1 %	29	17,3 %
HPV	110	99,1 %	1	0,9 %	–	–	–	–

gesetzt sind und daher, wann immer möglich, geimpft werden sollten, lag der Impfschutz einer aktuellen Untersuchung zufolge bei Patienten mit einer chronisch-entzündlichen Darmerkrankung und Immunsuppression deutlich hinter den Empfehlungen zurück (Teich et al. 2011). Tab. 46.**4** fasst den Nachweis von Impfungen – nach den Empfehlungen der STIKO vorgenommenen – sowie von Indikations- und Reiseimpfungen in einem Studienkollektiv zusammen.

Es gilt, die schlechten Impfquoten bei Immunsuprimierten durch ein konsequentes Impfregime deutlich zu verbessern.

Literatur

Aurpibul L, Puthanakit T, Sirisanthana T et al. Response to measles, mumps, and rubella revaccination in HIV-infected children with immune recovery after highly active antiretroviral therapy. Clin Infect Dis 2007; 45: 637–642

Avery RK. Immunizations in adult immunocompromised patients: which to use and which to avoid. Cleve Clin J Med 2001; 68: 337–348

Bouchaud O, Mouas H. Vaccinations and systemic diseases. Vaccinations and immunosuppression. Ann Med 1998; 149: 351–360

Chandwani S, Beeler J, Li H et al. Safety and immunogenicity of early measles vaccination in children born to infected mothers in the United States: results of Pediatric AIDS Clinical Trial (PACTG) protocol 225. J Infect Dis 2011; 204 (Suppl. 1):S179–S189

Coulson E, Saravanan V, Hamilton J et al. Pneumococcal antibody levels after pneumovax in patients with rheumatoid on methotrexate. Ann Rheum Dis 2011; 70: 1289–1291

Cullen G, Bader C, Korzenik JR et al. Serological response to the 2009 HJ1N1 influenza vaccination in patients with inflammatory bowel disease. Gut 2011; ohne Seitenzahl, DOI: 10.1136/gutjnl-2011-300256

Danerseau AM, Robinson JL. Efficacy and safety of measles, mumps, rubella and varicella live viral vaccines in transplant recipients receiving immunosuppressive drugs. World J Pediatr 2008; 4: 254–258

Debat Zoguereh D, Ruiz JM. Immunosuppression and vaccinations. Sante 2000; 10: 211–219

Duchet-Niedziolka P. Vaccination in adults with autoimmune disease and/or drug related immune deficiency: results of the GEVACCIM Delphi survey. Vaccine 2009; 27: 1523–1529

Eley B. Immunization in patients with HIV infection: are practical recommendations possible? Drugs 2008; 68: 1473–1481

Elkayam O, Amir S, Mendelson E et al. Efficacy and safety of vaccination against pandemic 2009 influenza A (H1N1) among patients with rheumatic diseases. Arthritis Care Res 2011; 63: 1062–1067

Fiorino G, Peyrin-Biroulet L, Naccarato P et al. Effects of immunosuppression on immune response to pneumococcal vaccination in inflammatory bowel disease: A prospective study. Inflamm Bowel Dis 2011; ohne Seitenzahl, DOI: 10.1002/ibd.21800

Frenkel LM, Nielsen K, Garakian A et al. A search for persistent measles, mumps, and rubella vaccine virus in children with human immunodeficiency virus type 1 infection. Arch Pediatr Adolesc Med 1994; 148: 57–60

Kaplan JE, Benson C, Holmes KH et al. Guidelines for prevention and treatment of opportunistic infections in HIV-infected adults and adolescents: recommendations from CDC, the National Institutes of Health, and the HIV Medicine Association of the Infectious Diseases Society of America. MMWR Recomm Rep 2009; 58: 1–207

Kroger AT, Atkinson WL, Marcuse EK et al. General recommendations of the Advisory Committee on Immunization Practices (ACIP). MMWR Recomm Rep 2006; 55: 1–48

Levin MJ. Varicella vaccination of immunocompromised children. J Infect Dis 2008; 197 (Suppl. 2): S200–S206

Liese JG, Belohradsky BH. Impfungen bei primären und sekundären Immundefekten. In: Wahn U, Seger R, Wahn V, Holländer GA, Hrsg. Pädiatrische Allergologie und Immunologie. 4. Aufl. München/Jena: Elsevier Urban Fischer; 2005: 539–545

Lima M, DeMenezes Succi RC, Nunes Dos Santos AM et al. Rubella immunization in human immunodeficiency virus type-1 infected children: cause for concern in vaccination strategies. Pediatr Infect Dis J 2004; 23: 604–607

Mannhardt-Laakmann W, Wahn V. Impfungen bei primären Immundefekten. Monatsschr Kinderheilkd 2011; 159: 451–460

Marin M, Guris D, Chaves SS et al. Prevention of varicella: recommendations of the Advisory Committee on Immunization Practices (ACIP). MMWR Recomm Rep 2007; 56: 1–40

McFarland E. Immunizations for the immunocompromised child. Pediatr Ann 1999; 28: 487–496

Melvin AJ, Mohan KM. Response to immunization with measles, tetanus, and Haemophilus influenzae Type b vaccines in children who have human immunodeficiency virus type 1 infection and are treated with highly active antiretroviral therapy. Pediatrics 2003; 111: e641–644

Mofenson LM, Brady MT, Danner SP et al. Guidelines for the Prevention and Treatment of Opportunistic Infections among HIV-exposed and HIV-infected children: recommendations from CDC, the National Institutes of Health, the HIV Medicine Association of the Infectious Diseases Society of America, the Pediatric Infectious Diseases Society, and the American Academy of Pediatrics. MMWR Recomm Rep 2009; 58: 1–166

Moss WJ, Clements CJ, Halsley NA. Immunization of children at risk of infection with human immunodeficiency virus. Bull World Health Organ 2003; 81: 61–70

Murphy K, Ververeli K, Harvey BM et al. Antibody response after varicella vaccination in children treated with budenoside inhalation suspension or non-steroidal conventional asthma therapy. Int J Clin Pract 2006; 60: 1548–1557

Nebgen A, Kieninger-Baum D, Mannhardt-Laakmann W et al. Impfungen und Immunsuppression. Atemw Lungenkrh 2010; 36: 326–335

Ständige Impfkommission am Robert Koch-Institut (STIKO). Mitteilungen der Ständigen Impfkommission (STIKO) am Robert Koch-Institut (RKI). Hinweise zu Impfungen für Patienten mit Immundefizienz. Epid Bull 2005; 39; 352–364

Sartori AM. A review of the varicella vaccine in immunocompromised individuals. Int J Infect Dis 2004; 8: 259–270

Suttorp M. Impfungen bei Kindern mit fehlender oder geschwächter Immunabwehr. Immunologie Impfen 1992; 2: 70–76

Teich N, Klugmann T, Tiedemann A et al. Impfschutz bei Immunsupprimierten. Dtsch Arztebl 2011; 108: 105–111

47 Operationen

M. Knuf u. F. Zepp

Die Narkose wie auch der operative Eingriff können das Immunsystem in vielfacher Weise beeinflussen. Dabei kann es zur Beeinträchtigung der unterschiedlichsten Bestandteile des spezifischen und des unspezifischen Immunsystems kommen. Die Art der angewendeten Anästhetika, die Anästhesietechnik, die chirurgische Intervention an sich und deren Dauer bestimmen das Ausmaß der möglichen immunologischen Veränderungen. Weiterhin können Anästhesie und Operation theoretisch auch Einfluss auf die Rate unerwünschter Wirkungen nach der Impfung haben. Es liegen bis heute keine klinischen Studien vor, in denen der Einfluss der Narkose und Operation auf den Impferfolg und auf die Rate von unerwünschten Impfwirkungen dokumentiert worden ist.

Immunologische Grundlagen

T-Zellen, insbesondere T-Helferzellen spielen eine entscheidende Rolle für die Impfantwort (Brand et al. 1997, Eskola et al. 1984, Habermehl et al. 2003), auch nach einer Operation. Der Anteil zirkulierender T-Zellen nimmt perioperativ ab. Dabei sinkt der Anteil der CD4-positiven T-Helferzellen stärker ab als der der CD8-positiven T-Zellen. In allen Studien lässt sich der Effekt nicht eindeutig der chirurgischen Intervention oder der Anästhesie zuordnen. Die absolute B-Zell-Zahl verringert sich im Verlauf von Operationen mit kardiopulmonalem Bypass (Brand et al. 1997, Chu et al. 1995). In zahlreichen Studien konnte belegt werden, dass HLA-Klasse-II-Moleküle auf Monozyten nach Trauma, bei Sepsis, aber auch nach chirurgischen Eingriffen herunterreguliert werden (Cheadle et al. 1996, Schinkel et al. 1998). Proinflammatorische als auch antiinflammatorische Zytokine treten in veränderter Konzentration im zeitlichen Zusammenhang mit Anästhesie und Operationen auf (Habermehl et al. 1999).

Unerwünschte Wirkungen von Impfungen

Nach einer Impfung treten lokale und/oder systemische Reaktionen auf (Habermehl et al. 1997). Zu dieser „Reaktogenität" gehören lokale Effekte (Schwellung, Rötung, Überwärmung, Schmerzen) und systemische Effekte (Fieber, Unruhe, hypotone Reaktion, Appetitlosigkeit, Erbrechen, Unruhe, Schreien, Anaphylaxie, Irritabilität, Myalgien). Der zeitliche Rahmen, in dem solche Reaktionen zu erwarten sind, reicht von einigen Stunden bis zu maximal 3 Wochen nach der Impfung.

Es liegen keine validen Hinweise dafür vor, dass derartige, unerwünschte Wirkungen im Rahmen operativer Eingriffe häufiger vorkommen oder schwerer verlaufen.

Ebenso fehlen Studien, die eine reduzierte Immunogenität oder Schutzrate von perioperativ durchgeführten Impfungen belegen könnten. Manche Impfungen sind sogar perioperativ empfohlen (z.B. Tetanusimpfung im Rahmen der Unfallchirurgie).

In einer englischen Untersuchung (Short et al. 2006) wurden britische und australische/neuseeländische Anästhesisten zur Thematik „Immunisierung und Anästhesie" befragt. 382 Antworten (etwa 50% der Anfragen) konnten ausgewertet werden. Grundsätzlich ließ sich kein Konsens bezüglich des anzunehmenden Risikos einer Narkose nach der Impfung ermitteln. 60% der Befragten würden eine Anästhesie für eine Elektivoperation durchführen, auch wenn eine Lebendimpfung erst vor 1 Woche appliziert worden ist. Andererseits verweisen die Autoren auf den Umstand, dass Narkose und Operation *in vivo* und *in vitro* einen Einfluss auf die Immunantwort haben. Aus letztlich theoretischen und rechtlichen Erwägungen empfehlen die Autoren ein eher defensives Vorgehen, mit einem Abstand von 1 Woche zwischen Totimpfung und Operation bzw. 3 Wochen nach einer Lebendimpfung. Aufgrund der vielen offenen Fragen, die mit dieser Empfehlung einhergehen, ist eine lebhafte, kontroverse wissenschaftliche Diskussion in Gang (Nafiu u. Lewis 2007, Crowcroft u. Elliman 2007).

In einem vor einiger Zeit veröffentlichten Übersichtsartikel (Siebert et al. 2007) wurden 277 Artikel zum Thema „Anästhesie und Immunantwort" identifiziert. Lediglich 16 Arbeiten waren Originalien. Die Autoren schließen aus den vorliegenden Arbeiten, dass der Einfluss von Anästhetika auf das Immunsystem gering und transient (48 Stunden) ist. Der gegenwärtige Kenntnisstand rechtfertige eine Kontraindikation für eine Impfung bei gesunden Kindern, die elektiv operiert werden sollen, nicht. Um Fehlinterpretationen von Impfnebenwirkungen oder perioperativen Komplikationen zu vermeiden, empfehlen die Autoren einen minimalen Abstand zu Totimpfstoff-Impfungen von 2 Tagen und zu Lebendimpfstoff-Impfungen von 14–21 Tagen.

Vorgehen in der Praxis

- Bei *kleineren Operationen* (bis zu 1 Stunde Dauer) braucht weder der Impftermin noch die Operation verschoben zu werden.
- Da Impfreaktionen hauptsächlich in den ersten 48 Stunden nach Impfung auftreten, sollte ein planbarer *größerer Eingriff* (länger als 1 Stunde Dauer) – wenn möglich – 2 Tage nach Gabe eines Totimpfstoffes und frühestens 2(–3) Wochen nach Gabe eines Lebendimpfstoffes (z.B. MMR[V]) erfolgen. Alle systemischen oder lokalen Impfreaktionen sollten nach Möglichkeit abgeklungen sein.
- Im 1. Lebensjahr (Grundimmunisierung) sollte – wenn möglich – ein größerer Eingriff und nicht die Impfung verschoben werden. Bei Auffrischungsimpfungen ist der exakte Impfzeitpunkt nicht so kritisch, es könnte auch die Impfung zugunsten eines Eingriffs verschoben werden.
- *Notfalleingriffe* können immer erfolgen und sollten unter Berücksichtigung der aktuellen oder zu erwartenden Impfreaktionen mit entsprechend angepassten Anästhesieverfahren und postoperativer Überwachung durchgeführt werden.

Literatur

Brand JM, Kirchner H, Poppe C et al. The effects of general anesthesia on human peripheral immune cell distribution and cytokine production. Clin Immunol Immunopathol 1997; 83: 190–194

Cheadle WG, Mercer JM, Heinzelmann M et al. Sepsis and septic complications in the surgical patient: who is at risk? Shock 1996; 6 (Suppl. 1): S6–S9

Chu SH, Hu RH, Lee YC et al. Changes of white blood cells, immunosuppressive acidic protein, and interleukin-2 receptor after open heart surgery. Thorac Cardiovasc Surg 1995; 43: 94–98

Crowcroft NS, Elliman D. Vaccination and anesthesia: the precautionary principle is to vaccinate. Pediatric Anesthesia 2007; 17: 1216–1227

Eskola J, Salo M, Viljanen MK et al. Impaired B lymphocyte function during open-heart surgery. Effects of anaesthesia and surgery. Br J Anaesth 1984; 56: 333–338

Habermehl P, Knuf M, Kampmann C et al. Changes in lymphocyte subsets after cardiac surgery in children. Eur J Pediatr 2003; 162: 15–21

Habermehl P, Lignitz A, Knuf M et al. Cellular immune response of a varicella vaccine following simultaneous DTaP and VZV vaccination. Vaccine 1999; 17: 669–674

Habermehl P, Schroff C, Knuf M. Impfung und Anästhesie. Immunologie & Impfen 1999; 2: 83–84

Nafiu OO, Lewis I. Vaccination and anesthesia: more questions than answers. Pediatric Anesthesia 2007; 17: 1215–1216

Schinkel C, Sendtner R, Zimmer S et al. Functional analysis of monocyte subsets in surgical sepsis. J Trauma 1998; 44: 743–748

Short JA, Van der Walt JH, Zoanetti DC. Immunization and anesthesia – an international survey. Pediatric Anesthesia 2006; 16: 514–522

Siebert JN, Posfay-Barbe KM, Habre W et al. Influence of anesthesia on immune responses and its effect on vaccination in children: review of evidence. Pediatric Anesthesia 2007; 17: 410–420

48 Zerebralschäden

P. Weber u. U. Heininger

Der Zusammenhang zwischen Impfungen und Zerebralschäden umfasst 2 Fragestellungen:
- Welche Impfindikationen bzw. -kontraindikationen bestehen bei Patienten mit vorbestehenden neurologischen Krankheiten?
- Existiert ein bestimmtes *Impfrisiko* für das De-novo-Auftreten neurologischer Krankheiten?

Impfindikationen

Chronisch neurologische Krankheiten, für die prinzipiell die Frage nach speziellen Impfindikationen gestellt wird, umfassen v. a.
- angeborene ZNS-Anomalien (mit und ohne bekannten genetischen Defekt und entsprechend assoziierter Multimorbidität)
- mentale Retardierung und Autismus
- neuromuskuläre Erkrankungen
- zerebrale Anfallsleiden
- Zerebralparese
- chronisch entzündliche Krankheiten des Zentralnervensystems (z. B. autoimmunologische Neuropathien, Multiple Sklerose, Guillian-Barré-Syndrom)

Neurologisch kranke Patienten sind im Prinzip immunkompetent. Aus diesem Grunde gibt es keinen physiologischen Grund, bei ihnen prinzipiell andere Impfindikationen anzunehmen.

Bei Patienten, bei denen eine *immunsuppressive Therapie* erfolgt (z. B. Steroidtherapie bei Patienten mit Muskeldystrophie Duchenne oder Beta-Interferon-Therapie bei Patienten mit Multipler Sklerose) sind jedoch besondere Impfbedingungen bzw. Kontraindikationen (bei Lebendimpfstoffen) zu berücksichtigen. Deshalb sollten Impfungen, insbesondere gegen Krankheiten die bei immunsupprimierten Patienten ein erhöhtes Risiko für komplizierte Verläufe aufweisen, möglichst *vor* Einleitung der Immunsuppression durchgeführt bzw. aktualisiert werden. Dies betrifft neben allen Standardimpfungen (einschließlich Varizellenimpfung) auch verschiedene Indikationsimpfungen (z. B. Influenza).

Hinweise über die Indikation von Schutzimpfungen bei *zerebral geschädigten Kindern* gibt Tab. 48.1.

Nicht selten werden Patienten mit *zerebraler Vorschädigung* allerdings von Impfungen zurückgestellt (Tillmann et al. 2005). Eine Infektionskrankheit kann aber gerade bei diesen Patienten im Fall einer Beteiligung des ZNS eine Leidensverschlechterung mit zusätzlicher funktioneller Einschränkung zur Folge haben (second hit).

Neurologisch kranke Kinder bedürfen der allgemeinen Schutzimpfungen, der *Standardimpfplan* (s. Abb. 11.1 u. 11.2) kann uneingeschränkt eingehalten werden. Alle *unter besonderen Voraussetzungen* indizierte Impfungen (s. Tab. 9.1) können auch Kindern und Erwachsenen mit neurologischen Krankheiten bzw. Nervenschäden (einschließlich Myopathien) gegeben werden, sofern keine individuelle Kontraindikation besteht.

Zusätzlich ist bei Unterbringung in einer Fürsorgeeinrichtung die Impfung gegen Hepatitis A und B indiziert. Von besonderer Bedeutung ist auch die Influenza-Indikationsimpfung: So zeigen z. B. Kinder mit Trisomie 21 ein 18-fach höheres Hospitalisationsrisiko, ein 8-fach erhöhtes Intubationsrisiko und ein über 300-fach höheres Risiko, an einer H1N1-Influenzainfektion zu sterben (Perrez-Padilla et al. 2010).

Kontraindikationen bei vorbestehenden neurologischen Krankheiten

Anfallsleiden, Zerebralparese, ZNS-Anomalien, Autismus oder entzündliche Krankheiten des Nervensystems stellen *keine* grundsätzlichen Kontraindikationen für Impfungen dar. Vielmehr sollten Standard- und Indikationsimpfungen zur Vermeidung eines Second Hit gemäß den Impfempfehlungen der STIKO (2010) angeraten werden. Die Betroffenen bzw. ihre Sorgeberechtigten sollten jedoch ausführlich über Nutzen und Risiken der Impfungen wie auch über die Möglichkeit der zufällig koinzidierenden Verschlechterung des neurologischen Grundleidens nach Impfung aufgeklärt werden.

Tabelle 48.1 Impfungen bei Personen mit Zerebralschäden.

Art der Krankheit	Polio inaktiviert	Diphtherie	Tetanus	Pertussis	Hib	Masern Mumps Röteln Varizellen*	Hepatitis B	Influenza	Hepatitis A	Tollwut	FSME	Meningokokken	Pneumokokken
Oligophrenie ohne organischen Hirnschaden	+	+	+	+	+	+	+	+	wenn indiziert	wenn indiziert	wenn indiziert	+	+
Anfallsleiden mit Anfällen	+	+	+	+	+	+	+	+	wenn indiziert	wenn indiziert	wenn indiziert	+	+
konnataler Hirnschaden (ohne Anfälle)	+	+	+	+	+	+	+	+	wenn indiziert	wenn indiziert	wenn indiziert	+	+
erworbene nicht progressive zerebrale Erkrankung	+	+	+	+	+	+	+	+	wenn indiziert	wenn indiziert	wenn indiziert	+	+
progressive ZNS-Schädigung	+	+	+	+	+	+	+	+	wenn indiziert	wenn indiziert	wenn indiziert	+	+

* Cave Lebendimpfungen, kontraindiziert bei signifikanter Immundefizienz

Die frühere Empfehlung, Patienten mit positiver Anamnese für zerebrale Krampfanfälle (einschließlich Fieberkrämpfen) zeitgleich mit Impfungen prophylaktisch fiebersenkende Medikamente zu geben (z. B. Paracetamol) oder vorübergehend die Dosierung der antikonvulsiven Medikation zu erhöhen, hat sich nicht bewährt.

Impfrisiken

Bei Auftreten neurologischer Symptome und Krankheiten *nach* einer Impfung muss unterschieden werden zwischen
- zeitlicher Koinzidenz von neurologischer Symptomatik und Impfung,
- dem Auftreten neurologischer Symptome als Folge einer Allgemeinreaktion nach Impfung,
- einer möglichen Triggerfunktion der Impfung für die Manifestation der Krankheit,
- einer direkt pathogenen Wirkung des Impfstoffs oder eines Zusatzstoffs (Piyasirisilp u. Hemachudha 2002)

Kriterien für einen Zusammenhang zwischen Impfung und neurologischen Symptomen sind:
- *zeitliches Intervall:* 1 Stunde bis 28 Tage (maximal bis 6 Wochen)
- *biologische Plausibilität* (erklärende Mechanismen)
- epidemiologische Beobachtungen verschiedener Wichtungen:
  - niedriger Stellenwert: Einzelfallberichte, Fallserien, unkontrollierte deskriptive Studien
  - mittlerer Stellenwert: kontrollierte Fallstudien
  - hoher Stellenwert: plazebokontrollierte prospektive klinische Studien

Zur Abschätzung der Wahrscheinlichkeit einer Kausalität zwischen Beschwerden und einer oder mehreren vorausgegangenen Impfungen ist eine *umfangreiche Differenzialdiagnostik* in Anlehnung an eine Empfehlung der Kommission für Infektionskrankheiten und Impffragen der Deutschen Akademie für Kinder- und Jugendmedizin (DAKJ, www.dakj.de) erforderlich (Bartmann et al. 2005):
- *Anamnese:*
  - zeitlicher Ablauf der Ereignisse
  - Wiederauftreten bei Reexposition
  - lokale Impfreaktionen
  - Impfstoff-Chargennummer
  - Medikamenten- und Drogenanamnese (Alkohol)
  - Stoffwechselkrankheiten
  - Familienanamnese
- *Labordiagnostik* zum Ausschluss anderer Krankheiten, in Abhängigkeit von der individuellen Symptomatik:
  - *Immunologie:* quantitative Immunglobuline inkl. IgE, Immunelektrophorese, Komplementanalyse, Rheumafaktoren, antinukleäre Antikörper, ggf. Immunkomplexnachweis, ACE, CRP, c-ANCA, p-ANCA
  - *Serologie:* spezifischer Nachweis von Antikörpern gegen das Impfagens (4-facher Titeranstieg nach ≥ 2 Wochen), bzw. Hinweise auf koinzidierende Infektionen wie z. B. Influenza A und B, Parainfluenza 1–3, Adenoviren, Masernvirus, Varicella-Zoster-Virus, Zytomegalievirus, Herpes-simplex-Virus, Mumpsvirus, FSME, Borrelia burgdorferi, Mycoplasma pneumoniae, Listeria monocytogenes, Toxoplasma gondii
  - *Liquor:* Zytologie, Glukose, Albuminquotient, IgG-Index, isoelektrische Fokussierung, PCR-Diagnostik für HSV, VZV, Enteroviren
  - *Stuhlproben:* Enterovirus-PCR
  - *Blutkulturen:* bei Fieber ohne Fokus
  - *Genetik*: differenzieller Nachweis von Wildtyp-Erreger bzw. des attenuierten Impfvirus

Ein Zusammenhang zwischen Impfung und Auftreten neurologischer Symptome kann mit unterschiedlichem Wahrscheinlichkeitsgrad angenommen werden.

Für manche neurologische Manifestationen im zeitlichen Zusammenhang mit Impfungen wurden einheitliche Falldefinitionen von Arbeitsgruppen der Brighton Collaboration definiert, u. a. für zerebrale Krampfanfälle (Bonhoeffer et al. 2004), aseptische Meningitis (Tapiainen et al. 2007), Enzephalitis, Myelitis und akute demyelinisierende Enzephalomyelitis (Sejvar et al. 2007) und Guillain-Barré-Syndrom (Sejvar et al. 2011). Die Anwendung dieser Falldefinitionen erlaubt eine Klassifizierung von Verdachtsfällen und Inzidenzvergleiche dieser Ereignisse in unterschiedlichen Populationen.

Als spezifische neurologische Impfrisiken werden diskutiert:
- *Krampfanfälle/Epilepsie:* Zerebrale Anfälle werden insbesondere im Kindesalter infolge von Fieber nach Impfungen mit der Immuni-

sierung in Verbindung gebracht. In diesem Zusammenhang werden in Deutschland jährlich etwa 1200–1400 Verdachtsfälle von Fieberkrämpfen als Impfnebenwirkungen gemeldet (Mannhardt-Laakmann 2009).
- Voraussetzung: Auftreten innerhalb von 72 Stunden nach Impfung
- verstärktes Risiko von impfinduzierten Fieberkrämpfen nach kombinierter Masern-Mumps-Röteln-Varizellen-Impfung, statt isolierter MMR- und Varizelenimpfung, zwischen Tag 5 und 12 nach Impfung (Jacobsen et al. 2009; Klein et al. 2010)
- verstärktes Risiko von impfinduzierten Fieberkrämpfen nach kombinierter Diphtherie-/Tetanus-Impfung mit Ganzkeimpertussisimpfstoff im Vergleich zu Kombination mit azellulärem Pertussisimpfstoff, wie er seit 1995 in Deutschland verwandt wird (Huang et al 2010)
- Es gibt keinen belegten Zusammenhang zwischen dem Auftreten einer Epilepsie als chronisches Anfallsleiden und einer Impfung (Barlow et al. 2001). Die sogenannte Pertussisenzephalopathie scheint eher mit einem genetischen Defekt im SCN1A-Gen in Zusammenhang zu stehen (Berkovic et al. 2006).
- Differenzialdiagnose impfinduzierter (Fieber-)Krämpfe: Erstmanifestation eines Anfallsleidens, Enzephalitiden anderer Genese, Tumoren

- *Mononeuritis:*
  - Auftreten bis maximal 4 Wochen nach Immunisierung
  - bei Tetanus- und Diphtherieimpfung: wahrscheinlich kein Kausalzusammenhang
  - bei FSME-Impfung in Einzelfällen beschrieben
  - einzelne Fallserien von gehäuften Optikusneuritiden nach verschiedenen Impfungen (Diphtherie, Tetanus, Poliomyelitis, Hepatitis A und B, Tollwut, Masern, Röteln, humanes Papillomavirus, H1N1-Influenza, Meningokokken). Der ursächliche Zusammenhang ist jedoch jeweils nicht gesichert bzw. konnte widerlegt werden (Hepatitis-B-Impfung).
- *Plexusneuritis*:
  - Auftreten bis maximal 4 Wochen nach Immunisierung oder Gabe von Immunglobulinen
  - Tetanus- und Diphtherieimpfung: in Einzelfällen beschrieben
  - FSME-Impfung: in Einzelfällen beschrieben
- *Guillain-Barré-Syndrom:*
  - Ein (gering) erhöhtes Risiko nach Tetanus-, Influenza- (H1N1-) und Poliomyelitisimpfung (v. a. Lebendvakzine) kann nicht sicher ausgeschlossen werden. Bei H1N1-Impfung besteht ein wahrscheinlicher Kausalzusammenhang mit einem Risiko von ca. 0,3/100 000 Impfungen innerhalb der ersten 6 Wochen (wahrscheinlicher Zeitraum).
  - Kein erhöhtes Risiko ist dagegen belegt für Hepatitis-B-, Masern-, Mumps-, und Rötelnimpfung.
- *Multiple Sklerose:*
  - Verschiedene Impfungen (Hepatitis B, Tetanus, Masern, Mumps, Röteln, Influenza, FSME) erhöhen das Risiko von Schüben nicht wesentlich, gänzlich kann die Induktion eines Schubs durch eine Impfung wegen der hierbei erfolgenden Aktivierung des Immunsystems jedoch nicht ausgeschlossen werden (Baumhackl et al. 2003; DeStefano et al. 2003).
  - Im Vergleich zu den Risiken der entsprechenden Krankheiten bei Infektion mit den jeweiligen Erregern ist das Risiko nach Impfung gering.
- *Meningitis:*
  - bei Mumps-Impfung: Risiko je nach Stamm 1 : 10 000 (beim nicht mehr im Handel erhältlichen Impfstamm Urabe) bis unter 1 : 1 Mio. (bei allen anderen Impfstämmen), die vorliegenden Daten sprechen gegen einen ursächlichen Zusammenhang.
- *Enzephalitis/akute demyelinisierende Enzephalomyelitis:*
  - Einzelfallberichte nach Impfung gegen Tollwut, Diphtherie-Tetanus-Polio, Pocken, Masern, Mumps, Röteln, Japanischer Enzephalitis, Pertussis, Influenza inkl. H1N1-Subtyp, Hepatitis B (Huynh et al. 2008).
  - Ein kausaler Zusammenhang ist maximal für Fälle, die das Level 2 der Brighton-Falldefinition erfüllen, belegt (Sevjar et al. 2007).
- Zum Zusammenhang zwischen Impfung und *autoimmunologisch induzierten* neurologischen Krankheiten s. Salemi u. D'Amelio (2010).
- *Autismus/mentale Retardierung:*

- Ein Zusammenhang zwischen Masern-, Mumps-, Röteln-Impfung und der Entwicklung eines Autismus konnte ausgeschlossen werden.
- Diskutiert wurde ein möglicher Zusammenhang zwischen thiomersalhaltigen Impfstoffen und Entwicklungsstörungen (Geier u. Geier 2006), dieser erscheint aufgrund klinischer Untersuchungen jedoch von geringer Relevanz (Tozzi et al. 2009).

Zur Meldung des Verdachts einer Impfkomplikation s. Kap. 7.

Literatur

Baumhackl U, Franta C, Retzl J et al. A controlled trial of tick-borne encephalitis vaccination in patients with multiple sclerosis. Vaccine 2003; 21 (Suppl. 1): 56–61

Barlow WE, Davis RL, Glasser JW et al. The risk of seizures after receipt of whole-cell pertussis or measles, mumps, and rubella vaccine. New Engl J Med 2001; 345: 656–661

Bartmann P, Heininger U, Huppertz HI et al. Differentialdiagnostische Abklärung von möglichen neurologischen Nebenwirkungen von Impfungen im Kindes- und Jugendalter. Stellungnahme der Kommission für Infektionskrankheiten und Impffragen der DAKJ. Monatsschr Kinderheilkd 2005; 153: 194–197

Berkovic SF, Harkin L, McMahon JM et al. De-novo-mutations of the sodium channel gene SCN1A in alleged vaccine encephalopathy: a retrospective study. Lancet Neurol 2006; 5: 488–492

Bonhoeffer J, Menkes J, Gold MS et al. Generalized convulsive seizure as an adverse event following immunization: case definition and guidelines for data collection, analysis, and presentation. Vaccine 2004; 22: 557–562

DeStefano F, Verstraeten T, Jackson LA et al. Vaccinations and risk of central nervous system demyelinating diseases in adults. Arch Neurol 2003; 60: 504–509

Geier DA, Geier MR. A meta-analysis epidemiological assessment of neurodevelopmental disorders following vaccines administered from 1994 through 2000 in the United States. Neuro-Endocrinol Letters 2006; 27: 401–413

Huang WT, Gargiullo PM, Broder KR et al. Lack of association between acellular pertussis vaccine and seizures in early childhood, Pediatrics 2010; 126: 263–269

Huynh W, Cordato DJ, Kehdi E et al. Post-vaccination encephalomyelitis: literature review and illustrative case. J Clin Neurosci 2008; 15: 1315–1322

Jacobsen SJ, Ackerson BK, Sy LS et al. Observational safety study of febrile convulsions following first dose MMRV vaccination in a managed care setting. Vaccine 2009; 27: 4656–4661

Klein NP, Fireman B, Yih WK et al. Measles-mumps-rubella-varicella combination vaccine and the risk of febrile seizures. Pediatrics 2010; 126: e1–e8

Mannhardt-Laakmann W. Impfungen bei chronischen Krankheiten. Monatschr Kinderheilkd 2009; 157: 767–781

Pérez-Padilla R, Fernàndez R, Garcia-Sancho C et al. Emerg Infect Dis 2010; 16: 1312–1314

Piyasirisilp S, Hemachudha T. Neurological adverse events associated with vaccination. Current Opinion Neurol 2002; 15: 333–338

Salemi S, D'Amelio R. Could autoimmunity be induced by vaccination? Int Rev Immunol 2010; 29: 247–269

Sejvar JJ, Kohl KS, Bilynsky R et al. Encephalitis, myelitis, and acute disseminated encephalomyelitis (ADEM): case definitions and guidelines for collection, analysis, and presentation of immunization safety data. Vaccine 2007; 25: 5771–5792

Sejvar JJ, Kohl KS, Gidudu J et al. Quillain-Barré syndrome and Miller-Fisher syndrome: case definitions and guidelines for collection, analysis, and presentation of immunization safety data. Vaccine 2011; 29: 599–612

Ständige Impfkommission am Robert Koch-Institut (STIKO). Mitteilung der Ständigen Impfkommission am Robert Koch-Institut: Empfehlungen der Ständigen Impfkommission am RKI 2010/Stand Juli 2010. Epid Bull 2010; 30: 279–298

Tapiainen T, Prevots R, Izurieta HS et al. Aseptic meningitis: case definition and guidelines for collection, analysis and presentation of immunization safety data. Vaccine 2007; 25: 5793–5802

Tillmann B, Tillmann HC, Heininger U et al. Acceptance and timelines of standard vaccination in children with chronic neurological deficits in north-west Switzerland. Eur J Ped 2005; 164: 320–325

Tozzi AE, Bisiacchi P, Tarantino V et al. Neuropsychological performance 10 years after immunization in infancy with thiomerosal-containing vaccines Pediatrics 2009; 123: 475–482

49 Schwangerschaft

U. Heininger u. B. Keller-Stanislawski

Die Schwangerschaft setzt durch physiologische Vorgänge die Immunabwehr der Frau herab.

Da Gynäkologen und Allgemeinmediziner im Allgemeinen die primären Ansprechpartner von Frauen in Gesundheitsfragen sind, kommt diesen Berufsgruppen eine besondere Verantwortung in Bezug auf Impfprävention zu. Diese Verantwortung betrifft nicht nur die Impfprävention kongenitaler Röteln, perinataler Hepatitis-B-Infektion und prä- oder perinataler Varizellen im Falle einer Schwangerschaft. Vielmehr ist darauf zu achten, dass alle erforderlichen allgemein empfohlenen Schutzimpfungen und die empfohlenen Auffrischimpfungen zeitgerecht verabreicht werden bzw. Nachholimpfungen bei bestehenden Impflücken empfohlen werden. Ferner sind Indikationen für weitere Impfungen in Abhängigkeit von der individuellen gesundheitlichen Situation der Frau zu beachten.

Ebenso sollen Kinder- und Jugendärzte bzw. Allgemeinmediziner darauf hinwirken, dass alle Mädchen schon vor Erreichen des gebärfähigen Alters die empfohlenen allgemein empfohlenen und Indikationsimpfungen erhalten.

Im Hinblick auf eine mögliche Schwangerschaft (s.a. Tab. 49.**1**) werden spezifisch empfohlen:
- bei *seronegativen Frauen mit Kinderwunsch* wie auch bei *ungeimpften Mädchen* im Alter von 9–17 Jahren ohne Varizellenanamnese: die Impfung gegen Varizellen (s. Kap. 44)
- bei *Frauen im gebärfähigen Alter:*
  - eine einmalige Impfung gegen Pertussis (als Kombinationsimpfung mit Tdpa- bzw. Tdpa-IPV-Impfstoff), sofern in den letzten 10 Jahren keine Pertussisimpfung stattgefunden hat (s. Kap. 33)
  - eine vollständige Rötelnimpfung mit 2 Dosen, im Allgemeinen als MMR-Kombinationsimpfung (s. Kap. 38)

Nach Verabreichung einer Lebendimpfung wird bis zur Planung einer Schwangerschaft ein Intervall von mindestens 4 Wochen, besser 3 Monaten, empfohlen.

Auch wenn grundsätzlich in der Schwangerschaft nicht erforderliche Eingriffe unterbleiben sollten, sind Schäden für das ungeborene Kind durch *inaktivierte Impfantigene („Totimpfstoffe")* nicht zu befürchten und diese deshalb auch nicht kontraindiziert. Die Indikation für eine Impfung mit inaktivierten Impfantigenen wird individuell gestellt.

Aufgrund theoretischer Überlegungen sind *Lebendimpfstoffe* in der Schwangerschaft im Allgemeinen kontraindiziert. In seltenen Einzelfällen sind transplazentare Übertragungen von vermehrungsfähigen, attenuierten Impfviren, wie z. B. Rötelnimpfvirus, beschrieben worden, ohne dass es jedoch zu einer Rötelnembryopathie gekommen wäre (Bart et al. 1985). Auch bei mehreren Hundert versehentlichen Applikationen von Lebendimpfungen, wie z. B. MMR oder Varizellen, kurz vor bzw. während einer Schwangerschaft sind Embryo- oder Fetopathien durch Impfviren in der Literatur bisher nicht belegt (Bar-Oz et al. 2004; Wilson et al. 2006). Deshalb sind versehentlich kurz vor oder während einer Schwangerschaft durchgeführte Lebendimpfungen *keine* Indikation für einen Schwangerschaftsabbruch.

Während der Schwangerschaft ist eine serologische Untersuchung zum Ausschluss bzw. Nachweis einer chronischen Hepatitis B empfohlen. Nach der 32. SSW und möglichst nahe am Geburtstermin sollte im Serum HBs-Antigen getestet werden. Bei positivem Nachweis ist das Neugeborene in den ersten 12–24 Stunden aktiv und passiv gegen Hepatitis B zu impfen, gefolgt von einer Komplettierung der aktiven Impfserie und einer serologischen Erfolgskontrolle nach Abschluss der Grundimmunisierung (s. Kap. 26).

Poliomyelitis

Die Schutzimpfung gegen Poliomyelitis (mit inaktiviertem Impfstoff) ist für Schwangere nur bei unzureichendem Impfschutz und drohender Exposition indiziert, z. B. vor einer Reise in ein Poliomyelitisrisikogebiet. Bei unzureichendem Impfschutz *ohne* drohende Exposition während der Schwangerschaft sollte die Komplettierung des Impfschutzes nach der Entbindung geplant werden.

Als vollständig geimpft gelten Erwachsene dann, wenn sie im Säuglings- und Kleinkindalter

Tabelle 49.1 Impfungen in der Schwangerschaft.

Impfstoff	gegen	
Lebendimpfstoffe	Masern (Kap. 30)	kontraindiziert
	Mumps (Kap. 32)	kontraindiziert
	Röteln (Kap. 38)	kontraindiziert
	Varizellen (Kap. 44)	kontraindiziert
	Gelbfieber (Kap. 23)	wenn aus epidemiologischen Gründen dringend indiziert
	Typhus (oral) (Kap. 43)	wenn aus epidemiologischen Gründen dringend indiziert
inaktivierte Impfstoffe	Diphtherie (Kap. 20)	wenn indiziert
	Pertussis (Kap. 33)	nicht empfohlen
	Tetanus (Kap. 40)	wenn indiziert
	Polio (Kap. 37)	wenn indiziert
	Hepatitis B (Kap. 26)	wenn indiziert
	HPV (Kap. 28)	nicht empfohlen
	Meningokokken (Kap. 31)	wenn indiziert
	Pneumokokken (Kap. 35)	wenn indiziert
	FSME (Kap. 22)	wenn indiziert
	Hepatitis A (Kap. 25)	wenn indiziert
	Influenza (Kap. 29)	wenn indiziert
	Cholera (Kap. 19)	wenn indiziert
	Tollwut (Kap. 41)	wenn indiziert
	Typhus (Kap. 43)	wenn aus epidemiologischen Gründen dringend indiziert
	Pocken (Kap. 36)	wenn indiziert

eine vollständige Grundimmunisierung *und* als Jugendliche oder Erwachsene eine Auffrischimpfung erhalten haben oder im Erwachsenenalter eine Grundimmunisierung (Anzahl Dosen gemäß Hersteller) erhalten haben (STIKO 2010a). Weitere Auffrischimpfungen sind bei gegebener Indikation im 10-Jahresabstand empfohlen.

Ist eine frühere Grundimmunisierung durchgeführt, so kann bei gegebener Poliomyelitisexposition mit einer Auffrischimpfung ein schützender Antikörperanstieg erreicht werden. Ebenso kann bei drohender Exposition die Grundimmunisierung mit inaktiviertem Polioimpfstoff nach Salk begonnen oder vervollständigt werden. Der früher gebräuchliche orale Lebendimpfstoff nach Sabin, der im Fall eines Poliomyelitisausbruchs wieder zum Einsatz kommen könnte, ist dagegen in der Schwangerschaft kontraindiziert.

Masern

Masern in der Schwangerschaft können zu schweren Krankheitsverläufen führen, jedoch sind keine Schädigungen des ungeborenen Kindes im Sinne einer Embryo- oder Fetopathie bekannt.

Die 2-malige Masernimpfung, meist als MMR-Kombinationsimpfung gemeinsam mit attenuierten Mumps- und Rötelnviren im frühen Kindesalter verabreicht, verleiht Langzeitschutz und erfordert deshalb nach heutigem Kenntnisstand keine Auffrischimpfungen. Bei weniger als 2 dokumentierten Masernimpfungen wird allen nach 1970 geborenen Erwachsenen eine Nachholimpfung, vorzugsweise als MMR-Kombinationsimpfung, empfohlen (STIKO 2010a). In der Schwangerschaft ist die Masern- bzw. MMR-Impfung kontraindiziert, auch wenn bislang keine Embryopathien durch transplazentare Übertragung von Masernimpfvirus bekannt geworden sind. Bei einer gegen Masern ungeimpften Schwangeren bzw. bei unklarem Masernimpfstatus, sollte zu ihrem Schutz eine passive Immunisierung (Postexpositionsprophylaxe) möglichst innerhalb von 3(–6) Tagen nach Exposition erwogen werden. Dazu wird ein Standardimmunglobulin (0,25 ml/kgKG i.m.) appliziert.

Röteln

Hauptziel der allgemein empfohlenen Rötelnimpfung ist die Verhinderung einer Rötelnembryopathie bei Röteln in der Frühschwangerschaft (v.a. 1. Trimenon). Die 2-malige Rötelnimpfung, als MMR-Kombinationsimpfung gemeinsam mit attenuierten Masern- und Mumpsviren im frühen Kindesalter empfohlen, verleiht soliden Langzeitschutz und erfordert deshalb nach heutigem Kenntnisstand keine Auffrischimpfungen, auch nicht – wie früher empfohlen – spezifisch bei präpubertären Mädchen (Davidkin et al. 2000). Im Rahmen der europaweiten Erfassung von konnatalen Rötelninfektionen wurden dem Robert Koch-Institut 2001 bis 2009 jährlich zwischen 0 und 3 Fälle gemeldet, ein markanter Rückgang im Vergleich zu 100 und mehr Fällen vor Einführung des Impfprogramms (STIKO 2010b).

Bei weniger als 2 dokumentierten Rötelnimpfungen wird allen Frauen *im gebärfähigen Alter* 1 oder 2 Nachholimpfungen, vorzugsweise mit einem MMR-Kombinationsimpfstoff, empfohlen (STIKO 2010a). *In der Schwangerschaft* ist die Röteln- bzw. MMR-Impfung kontraindiziert, auch wenn bislang keine Embryopathien durch transplazentare Übertragung von Rötelnimpfviren nachgewiesen worden sind.

Auf die bislang gemäß Mutterschaftsrichtlinien in Deutschland empfohlene Kontrolle der rötelnspezifischen IgG-Antikörper im Serum zur Überprüfung der Immunität bei allen Schwangeren kann nach Auffassung der Ständigen Impfkommission (STIKO) verzichtet werden, wenn der Nachweis einer 2-fachen Rötelnimpfung vorliegt (STIKO 2010b). Dies ist dadurch begründet, dass Rötelnembryopathien durch Infektionen bei vollständig geimpften Schwangeren nur in extrem seltenen Ausnahmefällen beschrieben sind, wohingegen die unzureichende Sensitivität der allgemein verfügbaren Antikörpertests (Hämagglutinationshemmtest, ELISA) zu falsch-negativen bzw. unsicheren Ergebnissen („Antikörper im Grenzbereich") und damit zur nachhaltigen Verunsicherung der Schwangeren führen kann.

Die postexpositionelle *passive* Immunisierung bei nicht oder unvollständig geimpften Schwangeren nach Kontakt zu Röteln ist mangels Verfügbarkeit eines spezifischen Rötelnimmunglobulins nicht mehr möglich. Die Wirksamkeit eines Standardimmunglobulins ist in dieser Situation zweifelhaft.

Mumps

Mumps in der Schwangerschaft führt nicht zu einer erhöhten Rate von kongenitalen Fehlbildungen (Enders et al. 2007).

Die 2-malige Mumpsimpfung, als MMR-Kombinationsimpfung gemeinsam mit attenuierten Masern- und Mumpsviren im frühen Kindesalter empfohlen, verleiht Schutz in der Größenordnung von ca. 90%. Für unvollständig geimpfte Erwachsene gibt es keine allgemeine Empfehlung für Nachholimpfungen, nur bei beruflicher Indikation bzw. postexpositionell (STIKO 2010a). *In der Schwangerschaft* ist die Mumps- bzw. MMR-Impfung kontraindiziert, auch wenn keine Embryopathien durch transplazentare Übertragung von Mumpsimpfvirus beschrieben sind.

Varizellen

Varizellen (VZV) in der Schwangerschaft können zu schweren Komplikationen der erkrankten Frau und zum Abort oder zur Schädigung des Fetus in utero mit konnatalen Fehlbildungen an Haut und Skelett führen (Enders et al. 1994). Besonders gefährlich verlaufen Varizellen beim Neugeborenen, wenn die Mutter 5 Tage vor bis 2 Tage nach der Geburt daran erkrankt. Sie sollte daher unverzüglich 1,0(–2,0) ml/kgKG VZV-Immunglobulin i.m. injiziert bekommen (Scholz et al. 2009). Aciclovir und Valaciclovir sind zur Behandlung von schwangeren Frauen nicht erprobt; ihre Verwendung muss im Einzelfall entschieden werden.

Die 2-malige Varizellenimpfung, als monovalente Varizellen- oder MMRV-Kombinationsimpfung gemeinsam mit attenuierten Masern-, Mumps- und Rötenviren im frühen Kindesalter empfohlen, verleiht Schutz in der Größenordnung von ca. 95 %. Für nicht geimpfte VZV-seronegative *Frauen mit Kinderwunsch* gibt es eine Empfehlung zur Nachholimpfung (STIKO 2010a). Wie nach anderen Lebendimpfungen auch, ist ein Abstand zwischen Impfung und Konzeption von 1–3 Monaten empfehlenswert. *In der Schwangerschaft* ist die Varizellenimpfung kontraindiziert, auch wenn die transplazentare Übertragung von Varizellenimpfviren nur in Einzelfällen und ohne Schädigung des ungeborenen Kindes beschrieben sind (CDC 1996).

Tetanus

Tetanus in der Schwangerschaft führt zur lebensbedrohlichen Erkrankung der Mutter.

Die Tetanusschutzimpfung ist allgemein empfohlen, mit Impfbeginn im Alter von 2 Monaten und lebenslangen regelmäßigen Auffrischimpfungen. Sie wird im Allgemeinen als Kombinationsimpfung mit verschiedenen anderen Impfantigenen (Diphtherie, Pertussis u. a.) verabreicht, enthält inaktivierte Antigene und ist deshalb grundsätzlich bei gegebener Indikation auch *in der Schwangerschaft* möglich. Sie schützt auch das Kind vor dem Tetanus neonatorum. Schwangere, die nicht ausreichend gegen Tetanus geimpft sind, erhalten im Verletzungsfall neben der aktiven Impfung ggf. auch Tetanusimmunglobulin (STIKO 2010a).

Diphtherie

Unvollständig geimpfte Schwangere sollten nur bei gegebener Expositionsgefahr auf Empfehlung der Gesundheitsbehörden mit dem Diphtherie-Tetanus-Kombinationsimpfstoff für Erwachsene (Td) geimpft werden (STIKO 2010a). Bei Diphtherie einer Schwangeren ist eine antimikrobielle Therapie erforderlich.

Pertussis

Pertussis bei Neugeborenen und jungen Säuglingen ist eine bedrohliche Krankheit (Heininger 2010). Die Pertussisimpfung ist allgemein empfohlen, mit Impfbeginn im Alter von 2 Monaten und regelmäßigen Auffrischimpfungen einschließlich der einmaligen Impfung im Erwachsenenalter. Sie wird als Kombinationsimpfung mit verschiedenen anderen Impfantigenen (Diphtherie, Tetanus u. a.) verabreicht, enthält inaktivierte Antigene und wäre deshalb grundsätzlich bei gegebener Indikation auch *in der Schwangerschaft* möglich. Mangels Daten wird dies bislang jedoch nicht empfohlen. Vielmehr sollen Frauen im gebärfähigen Alter wie auch enge Haushaltkontaktpersonen von Neugeborenen über einen ausreichenden Pertussisimpfschutz verfügen (Riegelungsimpfung im Rahmen der „Kokonstrategie").

Hat die empfohlene präkonzeptionelle Impfung nicht stattgefunden, so sollte sie bald nach der Geburt des Kindes nachgeholt werden, um neben dem Selbstschutz der Mutter die Übertragung einer Pertussisinfektion von der Mutter auf den Säugling zu verhindern.

Influenza (Grippe)

Influenza in der Schwangerschaft, insbesondere im 2. oder 3. Trimenon, geht mit einem erhöhten Komplikationsrisiko für die erkrankte Frau einher (Lindsay et al. 2006). Auch im Neugeborenen- und frühen Säuglingsalter besteht ein erhöhtes Komplikationsrisiko. Daher kommt dem mütterlichen (und dadurch indirekt auch kindlichem) Impfschutz ein hoher Stellenwert zu.

Die Influenzaimpfung, i. d. R. mit einer jährlich neu formulierten, trivalenten, inaktivierten Vakzine, wird bestimmten Risikopersonen empfohlen. Dazu gehören seit 2009 in Deutschland auch alle Schwangeren im 2. oder 3. Trimenon (STIKO 2010a). Dies ist natürlich nur möglich, wenn dieser Schwangerschaftsabschnitt in den Herbst oder frühen Winter vor bzw. während der saisonalen Influenzaepidemie fällt. Für Schwangere mit erhöhter gesundheitlicher Gefährdung wegen eines Grundleidens wird die Influenzaimpfung unabhängig von der Schwangerschaftsphase, also auch im 1. Trimenon empfohlen.

HPV

Der ideale Zeitpunkt für die Impfung gegen humanpathogene Papillomaviren (HPV) ist die Präpubertät vor Beginn der sexuellen Aktivität, weshalb sie von der STIKO allgemein für Mädchen im Alter von 12–15 Jahren empfohlen ist (STIKO 2010a).

Für die Impfung in der Schwangerschaft liegen keine systematisch erhobenen Daten betreffend Verträglichkeit, Sicherheit und Immunogenität bzw. Wirksamkeit vor, weshalb sie für schwangere Frauen nicht empfohlen wird. Da aber keine biologisch plausiblen Sicherheitsbedenken für das ungeborene Kind bestehen, ist eine versehentliche HPV-Impfung in der Schwangerschaft keine Indikation für eine Interruptio graviditatis.

Tollwut

Tollwut ist eine praktisch immer tödlich verlaufende Infektionskrankheit, übertragen durch den Biss eines tollwütigen Tieres. Deshalb ist bei zu erwartender Exposition auch in der Schwangerschaft die präexpositionelle Impfung und nach stattgefundenem Kontakt die postexpositionelle aktiv-passive Immunisierung uneingeschränkt indiziert.

Gelbfieber

Das hypothetische Risiko einer transplazentaren Infektion sowie die Beobachtung, dass junge Säuglinge (und damit potenziell auch der ungeborene Fetus) suszeptibel gegenüber einer Neuroinvasion des Impfvirus 17D sind, haben zu der generellen Empfehlung geführt, dass Schwangere nicht geimpft werden sollen, auch wenn Spontanaborte, Totgeburten oder kongenitale Schädigungen durch Gelbfieberimpfung bisher nicht beschrieben worden sind. Die versehentliche Impfung während der Schwangerschaft stellt deshalb auch keine Indikation zum Schwangerschaftsabbruch dar.

Wenn eine Impfung während der Schwangerschaft bei unvermeidbarem Aufenthalt in Gelbfiebergebieten und hohem Risiko einer Exposition dringend indiziert ist, kann laut Fachinformation nach sorgfältiger Risikoabschätzung geimpft werden. Der Impferfolg sollte mittels Test auf neutralisierende Antikörper 10–14 Tage nach der Impfung überprüft werden, da die Immunantwort in der Schwangerschaft reduziert sein kann. Gegebenenfalls ist eine wiederholte Impfung nach der Entbindung durchzuführen.

Eine weitere Einschränkung hat die Gelbfieberimpfung kürzlich erfahren, indem nun auch bei stillenden Frauen die Impfindikation sehr streng gestellt werden sollte. Hintergrund dafür sind 3 publizierte Fälle von Enzephalitiden bei Neugeborenen, die zwischen 8 und 25 Tagen nach Impfung der stillenden Mutter auftraten. In einem Fall konnte das Impfvirus mittels PCR im Liquor cerebrospinalis des Kindes nachgewiesen werden (CDC 2010).

Passive Immunisierung

Eine passive Immunisierung ist neben den bereits genannten Indikationen auch möglich gegen Hepatitis A mit Standardimmunglobulin (Gesamtdosis mindestens 5 ml) und mit spezifischen Immunglobulinen gegen Hepatitis B, Tetanus und Tollwut (Simultanimmunisierung postexpositionell). Bei jeder passiven Immunisierung sollten die in den aktuellen Fachinformationen der Hersteller gegebenen Hinweise zur Dosierung der Präparate sowie zur Art und Dauer der Anwendung beachtet werden.

Literatur

Bar-Oz B, Levichek Z, Moretti ME et al. Pregnancy outcome following rubella vaccination: a prospective controlled study. Am J Med Genet A 2004; 130: 52–54

Bart SW, Stetler HC, Preblud SR et al. Fetal risk associated with rubella vaccine: an update. Rev Infect Dis 1985; 7 (Suppl. 1): S95–S102

Centers for Disease Control and Prevention (CDC). Unintentional Administration of Varicella Virus Vaccine – United States, 1996. JAMA 1996; 276: 1792.

Centers for Disease Control and Prevention (CDC). Transmission of yellow fever vaccine virus through breast-feeding – Brazil, 2009. MMWR 2010; 59: 130–132

Davidkin I, Peltola H, Leiniki P et al. Duration of rubella immunity induced by two-dose measles, mumps and rubella (MMR) vaccination. A 15-year follow-up in Finland. Vaccine 2000; 18: 3106–3112

Enders G, Miller E, Cradock-Watson J et al. Consequences of varicella and herpes zoster in pregnancy: prospective study of 1739 cases. Lancet 1994; 343: 1548–1551

Enders M, Biber M, Exler S. Masern, Mumps und Röteln in der Schwangerschaft. Bundesgesundheitsbl Gesundheitsforsch Gesundheitsschutz 2007; 50: 1393–1398

Heininger U. Update on pertussis in children. Expert Rev Anti Infect Ther 2010; 8: 163–173

Lindsay L, Jackson LA, Savitz DA et al. Community influenza activity and risk of acute influenza-like illness episodes among healthy unvaccinated pregnant and postpartum women. Am J Epidemiol 2006; 163: 838–848

Scholz H, Borte M, Heininger U et al. Varizellen-Zoster. In: Scholz H, Belohradsky B, Bialek R, Heininger U, Kreth W, Roos R, Hrsg. Deutsche Gesellschaft für Pädiatrische Infektiologie: Handbuch Infektionen bei Kindern und Jugendlichen. 5. Aufl. Stuttgart: Thieme; 2009: 556–561

Ständige Impfkommission am Robert Koch-Institut (STIKO). Mitteilung der Ständigen Impfkommission am Robert Koch-Institut: Empfehlungen der Ständigen Impfkommission am RKI 2010/Stand Juli 2010. Epid Bull 2010a; 30: 279–298

Ständige Impfkommission am Robert Koch-Institut (STIKO). Mitteilung der Ständigen Impfkommission am Robert Koch-Institut. Änderung der Empfehlungen zur Impfung gegen Röteln. Epid Bull 2010b; 32: 322–325

Wilson E, Goss MA, Marin M et al. Varicella vaccine exposure during pregnancy: data from 10 years of the pregnancy registry. J Infect Dis 2008; 197 (Suppl. 2): S178–S184

Sachverzeichnis

A

Aciclovir, Varizellenprophylaxe 92
Adjuvanzien 3, 15
– Qualitätssicherung 24
– Wirkung 3
Adsorbatimpfstoff
– in der Subkutis 38
– Tetanus 243
Aedes aegypti 135, 136
Afrika
– Gelbfieber 135, 136
– Gelbfieberimpfung 73
– Malaria 81, 82
– Meningitisgürtel 78
– Poliomyelitisimpfung 77
– Tuberkulose 257
AIDS, Tuberkulose 257
Akzeptanz, Impfung 98
Allergie 277
– durch Impfung 284
– Risikofaktoren 277
Allergiker
– Impffähigkeit 277, 284
– Impfung 284
Allergische Reaktion
– subakute 277
– verzögerte 277
– – humanalbumin-
  bedingte 283
Aluminium 282
Aluminiumhydroxid 243
Aluminiumphosphat 243
Aluminiumsalz 3
Amoxicillin 218
Anaphylaktische Reaktion 39, 277
Anaphylaktoide Reaktion 277
Anästhesie 294
Aneosinophilie 264
Anfallsleiden 297, 298
Angebotsuntersuchung, arbeits-
  medizinische 67
Anthrax 107
– bioterroristischer Missbrauch 107
– Chemoprophylaxe 108
– Expositionsprophylaxe 108
– gefährdete Berufsgruppen 107
– Meldepflicht 108
– Therapie 108
Anthraximpfstoff 107
– Nebenwirkungen 108
Anthraxschutzimpfung 107
– Durchführung 108
– Wirksamkeit 108

Antibiotika im Impfstoff, allergi-
  sche Reaktion 278, 282
Antibiotikaprophylaxe s. Chemo-
  prophylaxe 89
Anti-FSMEV-Seroprävalenz 68
Antigen
– Erkennung 8, 10
– Prozessierung 9
Antigenpräsentation 15
Anti-HAV-IgG 77
Anti-HBc-Durchseuchung 69
Anti-HBs-Durchseuchung 69
Anti-HBs-Konzentration 158,
  159, 160
Anti-HBs-Test 161
Antikörper 12
– aufgereinigte 14
– monoklonale 14
– mütterliche 14
  – – Gelbfieber 137
  – – Haemophilus influenzae
    Typ b 142
  – – Poliomyelitis 226
  – – Varizellen 271
Antikörper-Antigen-Bindung 12
Antikörpermangel 287
Antikörperproduktion 12
Antikörpertiter, Impfstoffwirksam-
  keit 27
Antimalariamittel 83
– beim Kind 85
Anti-Neuraminidase-Antikör-
  per 178
Arbeitsmedizin
– Diphtherieimpfung 67, 70
– FSME-Impfung 67, 70
– Hepatitis-A-Impfung 67, 70
– Hepatitis-B-Impfung 68, 70
– Impfung 66
– Influenzaimpfung 69, 70
– Masernimpfung 70
– Meningokokkeninfektion,
  Impfung 70
– Mumpsimpfung 70
– Pertussisimpfung 67, 70
– Poliomyelitisimpfung 70
– Rötelnimpfung 70, 234
– Tetanusimpfung 67, 70
– Tollwutimpfung 70, 71
– Typhusimpfung 70
– Varizellenimpfung 70
– Vorsorge 102
Arbeitsschutzgesetz, Impfung 48

Arbeitsstoff, biologischer 67
Arbovirose 123
Area bullosa 222
Artemether 83
Arthritis
– eitrige, Pneumokokkeninfek-
  tion 213
– nach Hepatitis-B-Impfung 161,
  277
– Meningokokkeninfektion 190
– Mumps 197
– Röteln 231
– nach Rötelnimpfung 233, 277
– Varizellen 270
– verzögerte allergische Reak-
  tion 277
Arthus-Phänomen, Tetanus-Postex-
  positionsimpfung 88
Arzneimittel
– biologische 16
  – – Herstellungsbetriebsinspek-
    tion 23
– chemisch definiertes 16
– Klassen 17
Arzneimittelgesetz 102
Asien
– Malaria 82
– Poliomyelitisimpfung 77
– Tuberkulose 257
Asplenie
– Hib-Impfung 56, 80
– Impfung 290
  – – gegen Meningokokkeninfek-
    tion 80
  – – gegen Pneumokokkeninfek-
    tion 80
– Influenzaimpfung 80
– Pneumokokkeninfektion
  – – Therapie 218
Asthmaerkrankung durch Pertus-
  sis-Ganzkeimimpfstoff 284
Atopie 289
– Impffähigkeit 277
Atovaquon 83
Auffrischimpfung 46, 105
– Auslandsreise 76
– Cholera 113
– Diphtherie 56, 89
– Erwachsene 54, 55, 56
– Kind/jugendliche 50
– Pertussis 202
– postexpositionelle, Tollwut 93
– Tollwut 78

Aufklärung 31, 37
- Dokumentation 33
- Form 33
- Impfmotivation 100
- Informationsblatt 33
- STIKO-Hinweise 37
- unvollständige 34
Aufklärungsblatt 33, 37
Aufklärungsgespräch 32, 33
- Adressat 33
Aufklärungspflicht
- ärztliche 31
- Impfung 37
- Verletzung 33
Auslandsreise
- ärztliche Beratung 72
- beruflich bedingte, Impfung 66
- Impfabstände 80
- Impfempfehlung 48, 72
- Impfplan 80
- Impfung (s. auch Reiseimpfung) 48, 50
- - Informationsquellen 73
- - Kosten 48
- Indikationsimpfung 77
- Prophylaxe 72
- Typhusrisiko 263
- Verhaltensregeln 72
Australian-Bat-Lyssavirus 249
Autismus 300
Autoimmunerkrankung 289

B

Bacillus anthracis 107
Baculovektoren 172
Bakterien
- attenuierte 6
- bekapselte, Impfstoff 3
BALT (Bronchus associated lymphoid tissue) 8
BCG-Erkrankung, generalisierte 260
BCG-Impfempfehlung, historischer Überblick 44
BCG-Impfstoff 62, 258
- Nebenwirkungen 260
- Wirksamkeit 259
BCG-Impfung 71, 258
- Kontraindikation 80, 260
BCGitis 260
BCG-Tochterstämme 258
Beratung, ärztliche, Auslandsreise 72
Beratungspflicht, Impfung 37
Bernsteinsäure 283
B-Gedächtniszellen 12
Biostoffverordnung 66
Blutung 40
Bordetella pertussis 77, 200

Botulismus 41
Bradykardie, relative 176
Bubonenpest 209
Buruli-Ulkus 260
B-Zell-Antwort 12

C

CAIV-T (Cold-adapted-Influenza-Virus-trivalent) 178
CD150-Molekül 183
Ceftriaxon 145
- Meningokokkeninfektions-Prophylaxe bei Schwangerschaft 190
Cervarix 172
Cervix-uteri-Neoplasie, intraepitheliale 171, 173
Chemokine 9
Chemoprophylaxe
- Anthrax 108
- Diphtherie 89
- Hib-Infektion 145
- Malaria 81, 82, 83
- Meningokokkeninfektion 190
- Pertussis 206
ChimeriVax-JE 125
China LA (JE-Impfstoff) 125
Chinin, Malariaerregerresistenz 82
Chloramphenicol 210
Chloroform 283
Chloroquin 83
- Malariaerregerresistenz 82
- Schwangerschaft 85
Cholera 110
- Antibiotikawirkung 115
- Auffrischimpfung 113
- Elektrolytersatz 114
- Elektrolytverschiebungen 112
- Flüssigkeitsersatz 111, 114
- Flüssigkeitsverlust 111
- Inkubationszeit 111
- klassische 111
- Komplikationen 112
- Meldepflicht 115
- Pathogenese 110
- Therapie 114
Choleraepidemie 110
Choleraimpfstoff 112, 113
- oraler 1, 79
Choleraimpfung 74, 79
- Mindestalter 75
Cholerapandemie 110
Choleraschutzimpfung 112
- Durchführung 113
- Nebenwirkungen 113
- Schutzdauer 113
- Schutzrate 112
Choleratoxin 111

Choleravibrionen 110
- Antikörper 112
Chronische Erkrankung, Impffähigkeit 38, 47
Ciprofloxacin 145
- Meningokokkeninfektions-Prophylaxe bei Schwangerschaft 191
Circulating vaccine-derived Polio Virus 77, 225
Clostridium tetani 242
Cold-adapted-Influenza-Virus-trivalent 178
Condylomata accuminata 171, 173
Corynebacterium
- diphtheriae 117
- - gesunder Trägerstatus 118
- - toxinbildendes, Meldepflicht 121
- pseudotuberculosis 119
Corynebacterium-pseudotuberculosis-Infektion, Tierimpfstoff 119
Cotrimoxazol 115
Culexmücke 123
cVDPV (Circulating vaccine-derived Polio Virus) 77, 225

D

Darmepithelnekrose 237
Darmerkrankung, chronisch entzündliche 9
- Impfempfehlung 291
Dehydratation, Rotavirusinfektion 237
Dendritische Zellen 9
- Antigenpräsentation 10
Dengue-Fieber, Expositionsprophylaxe 82
Dermatose 47
Deutschland
- FSME-Risikogebiete 56, 128
- Typhusinzidenzentwicklung 263
Dexamethason 194
Diarrheal Disease Control Program 262
Diphtherie 116
- Antibiotikatherapie, präventive 89
- Antitoxin 89
- Antitoxinspiegel 119, 120
- Antitoxin-Test 116
- Auffrischimpfung 56, 89
- Epidemie 116
- epidemiologische Untersuchungen 116
- Grundimmunisierung 117, 119
- Immunisierung

- – aktive 89, 119
- – passive 120
- Impfempfehlung, historischer Überblick 44
- Impfkalender 63
- Impfschutz 98
- Inkubationszeit 118
- Meldepflicht 121
- primär toxische 118
- quantitatives Impfschutzkorrelat 27
- Therapie 120
Diphtherieimpfstoff 119
- Historie 118
- reduzierter Toxoidgehalt 77, 119
Diphtherie-Pertussis-Tetanus-Impfstoff 202
Diphtherie-Pertussis-Tetanus-Impfung 32
- Auslandsreise 74
- hypotone hyporesponsive Episode 39
- Kind/Jugendliche in Gemeinschaftsunterkünften 53
Diphtherieschutzimpfung 67, 116, 118
- Arbeitsmedizin 70
- Auslandsreise 76
- Booster 119
- Durchführung 119
- Historie 118
- Kombinationsimpfstoff 119
- Nebenwirkungen 119
- Schutzdauer 119
- Schutzraten 116, 117
- Schwangerschaft 304
- Vorsichtsmaßnahmen 120
- Wirksamkeit 119
Diphtherietoxin 117
Diphtherietoxoid 119
- Konjugatimpfstoff 144
DNA-Impfstoff 6
- Sicherheit 7
- Veterinärbereich 6
DNA, rekombinante 6
Dokumentation
- Aufklärung 33
- Impfung 35
Doxycyclin 83, 115, 210
- Kontraindikation 85
DPT-Impfung s. Diphtherie-Pertussis-Tetanus-Impfung 144
Dryvax 222
Dschungelgelbfieber 135
DTG (Deutsche Gesellschaft für Tropenmedizin und Internationale Gesundheit)
- Empfehlungen
- – Malariaprophylaxe 84, 86

- – Reiseimpfungen 72
- Gelbfieberimpfung 138
Durchfall
- Cholera 111
- reiswasserähnlicher 111
- Rotavirusinfektion 237
- Typhus 264
Duvenhage-Virus 249

E

Eczema vaccinatum 222
Eikosanoide 9
Ekzem 47
Encepur 131
- Kinder 131
- Seroprotektionsraten 132
Endokarditis, Diphtherie 118
Endophthalmitis, Meningokokkeninfektionen 190
Entzündungsmediatoren 9
Entzündungsreaktion 8
Enzephalitis
- Gelbfieber 137
- Gelbfieberimpfung 139
- japanische
- – Epidemiologie 123
- – Immunisierung
- – – aktive 125
- – – passive 126
- – Impfstoff 124
- – Impfung 125
- – Indikationsimpfung 78
- – Meldepflicht 127
- – Mückenschutz 126
- – Reiseimpfung 74
- – – Mindestalter 75
- – Verbreitung 123
- Masern 184
- nach Impfung 299
- postvakzinale 222
- Röteln 231
- Varizellen 270
Enzephalomyelitis
- demyelinisierende, akute 299
- disseminierte, akute 139
Enzephalopathie 206
EPI (Expanded Programme of Immunization) 4
Epiglottitis, Hib-Infektion 142, 143
Epilepsie 298
Epitop 9
Erbrechen
- Cholera 111
- FSME 130
Erythema nodosum 260
Erythromycin, Pertussisprophylaxe, postexpositionelle 89
EU-Arzneimittelgesetzgebung 18

EU-GMP-Vorschriften 24
Europäische Fledermaus-Lyssaviren 247
European-Bat-Lyssaviren 249
Expanded Programme of Immunization 4
Expositionsprophylaxe
- Anthrax 108
- Auslandsreise 72
- Dengue-Fieber 82
- Malaria 81, 82
Exsikkose
- Cholera 111, 114
- Säugling 264
Exzessmortalität 175

F

Fansidar, Malariaerregerresistenz 82
Fieber 41
- FSME 130
- Gelbfieber 137
- Hib-Epiglottitis 144
- Influenza 176
- Japanische Enzephalitis 124
- Mumps 197
- nach Masernimpfung 186
- Typhus 264
- Varizellen 270
Fieberkrämpfe 39, 47
Flavivirus 136
Flavivirusinfektion 137
Fledermaustollwut 247
Flüssigkeitsverlust, Cholera 111
Formaldehyd 282
Frühgeborenes, Impffähigkeit 38
Frühgeburt, Rötelninfektion 232
Frühsommermeningoenzephalitis s. FSME 50
FSME (Frühsommermeningoenzephalitis)
- Auffrischimpfung 56, 131
- Erkrankungsrisiko nach Zeckenbiss 130
- Immunisierung, aktive 93
- Impfempfehlung 133
- Impfprävention 129
- Impfschema 131
- Impfschutzdauer 131, 132
- Impfstoff 131
- – Hühnereiweißgehalt 279
- – Nebenwirkungen 132
- – Seroprotektionsraten 132
- Impfung 131
- – Arbeitsmedizin 67, 70
- – bei Hühnereiweißallergie 280
- – bei primärem Immundefekt 288

FSME
- – Booster-Intervalle 132
- – Kontraindikation 133
- – Österreich 131
- – postexpositionelle 133
- – Schweiz 131
- – Wirksamkeit 132
- Indikationsimpfung 56
- – Kinder/Jugendliche 51
- Inkubationszeit 93, 133
- Krankheitsfälle 128
- Meldepflicht 133
- Reiseimpfung 74
- – Indikationsimpfung 79
- – Mindestalter 75
- Risikogebiete
- – in der Schweiz 128, 129
- – in Deutschland 56, 128
- – in Österreich 128, 129
- Verbreitungsgebiete 79
- Virusreservoir 130
FSME-Immun 131
- Seroprotektionsraten 132
FSME-Virus 130
- alimentär übertragenes 130
- Antikörper 130
- inaktiviertes 131
- Kreuzimmunität zwischen Varianten 130
- Nachweis, Meldepflicht 133
- Überträger 130

G

GALT (Gut associated lymphoid tissue) 8
Ganzzellimpfstoff 209
Gedächtnis, immunologisches 8
Gedächtnis-T-Zellen 10
Gefahrensignal, molekulares 8, 9
Gefäßanomalie 40
Gelbfieber 73, 135
- Endemiegebiete 73, 135, 136
- Immunglobuline 138
- Immunität 137
- Impfbefreiung 140
- intermediäres 135
- Krankheitsfälle 135
- Meldepflicht 141
- – Österreich 141
- – Schweiz 141
- Riegelungsimpfung 138
- Risiko für Reisende 135
- sylvatisches 135
- – Virusreservoir 135
- urbanes 135
Gelbfieberähnliche Erkrankung nach Gelbfieberimpfung 139
Gelbfieberimpfbescheinigung 35

Gelbfieberimpfstelle, autorisierte 138
Gelbfieberimpfstoff 73, 137
- attenuierter 137
- – historische Daten 1
- Hühnereiweißgehalt 279
- Nebenwirkungen 139
- Wirksamkeit 138
Gelbfieberimpfung 35, 73, 74
- Befreiung 140
- bei Hühnereiweißallergie 281
- Durchführung 138
- Indikation 140
- Komplikation 139
- – neurologische 139
- Kontraindikation 74, 140
- Mindestalter 75
- Schwangerschaft 79, 140, 305
- Stillzeit 305
Gelbfiebervirus 135, 136
- Antikörper 138
Gemeinsamer Bundesausschuss 103
Gemeinschaftseinrichtung
- Mumpsmeldepflicht 199
- öffentliches Impfangebot 102
- Poliomyelitiserkrankungsfall 228
- Varizellen 269
Gemeinschaftsunterkunft
- Erwachsene, Impfempfehlung 54
- Kind/Jugendliche, Impfempfehlung 50
- Mumpserkrankungsfall 199
Gesundheitsamt, Pockenimpfung 94
GKV-Wettbewerbsstärkungsgesetz 48
Glandula-parotis-Schwellung 196
GlaxoSmithKline 202
Gliederschmerzen 41
Global Polio Eradication Initiative 224
Glomerulonephritis, Varizellen 270
Glottislähmung 243
Glykopeptidantibiotika 218
GMP-Vorschriften 24, 25
GPEI (Global Polio Eradication Initiative) 224
Granulombildung 38
Granulozytenfunktionsstörung 287
Gregg-Trias 232
Grippe s. Influenza 175
Grundimmunisierung 46, 54
- Diphtherieschutzimpfung 117, 119
- Haemophilus influenzae Typ b 144

- Hepatitis-B-Impfung 157, 158, 159, 160
- Japanische Enzephalitis 125
- Kind/Jugendliche in Gemeinschaftsunterkünften 50
- Masernimpfung 185
- Pertussisimpfung 202
- Poliomyelitisimpfung 227
- Reiseimpfung 80
- Rötelnimpfung 233
- Tollwutimpfung 78
- Vorsorgeuntersuchungen (U4, U5) 64
- Zeitabstand zwischen Impfungen 95
Guillain-Barré-Syndrom 299
- Diagnostik 40
- Gelbfieberimpfung 139
- Influenzaimpfung 39
Gut associated lymphoid tissue 8

H

H1N1-Influenzavirus, Impfstoff 3
Haemophilus influenzae Typ b 142
- Chemoprophylaxe 145
- Erkrankungsfälle 142
- – altersabhängige 143
- Grundimmunisierung 144
- Impfempfehlung, historischer Überblick 45
- Impfkalender 63
- Impfstoff 144
- – Nebenwirkungen 145
- – Wirksamkeit 144
- Impfung 3, 144
- – bei Asplenie 80
- – hypotone hyporesponsive Episode 39
- – Kind/Jugendliche in Gemeinschaftsunterkünften 53
- – Kontraindikation 145
- Indikationsimpfung 56
- – Kinder/Jugendliche 51
- Kapselpolysaccharid-Vakzine 144
- Konjugatimpfstoff 144
- – Wirksamkeit 144
- Meningitis 142
- Nachholimpfung 144
- quantitatives Impfschutzkorrelat 27
- Sepsis 143
Hämagglutinin, filamentöses 200
Hämagglutinin-Neuraminidase-protein 196
Hautdiphtherie 118
Hautmilzbrand 107
HAV s. Hepatitis-A-Virus 147

HBsAg 155
HBV s. Hepatitis-B-Virus 154
Hefeimpfstoff 157
Helfer-T-Zellen, follikuläre 10, 12
Hepatitis
– Gelbfieber 137
– Varizellen 270
Hepatitis A 147
– berufsbedingtes Risiko 67, 151
– Erkrankungsfälle 147, 148
– Immunisierung
  – – passiv/aktive 90, 151
  – – passive 152
    – – – Schwangerschaft 305
– Immunität 68, 77
– Impfstoff 77, 149
  – – monovalenter 150
  – – Nebenwirkungen 151
  – – Wirksamkeit 150
– Impfung 150
  – – Antikörperproduktion 150
  – – Arbeitsmedizin 67, 70
  – – bei primärem Immundefekt 288
  – – Indikation 151
  – – mit JE-Impfung 126
  – – postexpositionelle 151
– Indikationsimpfung 57
  – – Kinder/Jugendliche 51
– Inkubationszeit 90, 149, 151
– Meldepflicht 152
– Postexpositionsimpfung 90
– Präexpositionsprophylaxe, Immunglobulin 152
– prophylaktische Maßnahmen 148
– quantitatives Impfschutzkorrelat 27
– Reiseimpfung 74, 77
  – – Kurzimpfschema 77
  – – Mindestalter 75
– Riegelungsimpfung 90, 151
Hepatitis-A/B-Kombinationsimpfstoff 77, 149, 150, 157
Hepatitis-A-Typhus-Kombinationsimpfstoff 150
Hepatitis-A-Virus 147, 148
– Ausscheidung im Stuhl 149
– Stabilität 148
Hepatitis B 154
– Chronifizierungsrate 156
– Erkrankungsfälle 154, 155
– fulminante 156
– Grundimmunisierung 157, 158, 159, 160
– Immunglobulin 90, 162
  – – nach Lebertransplantation 162
– Immunisierung

  – – aktive 89
  – – passiv/aktive 90, 162
  – – passive 162
    – – – Schwangerschaft 305
  – – postnatale 162
– Impfempfehlung, historischer Überblick 45
– Impfkalender 63
– Impfstoff
  – – Adjuvanzien 157
  – – rekombinanter 6, 157
  – – Wirksamkeit 158
– Impfung 157
  – – Arbeitsmedizin 68, 70
  – – Indikation 161
  – – Kind/Jugendliche in Gemeinschaftsunterkünften 53
  – – Non-Responder 158, 161
  – – Schutzdauer 159, 160
  – – Schwangerschaft 161
– Indikationsimpfung 57
  – – Kinder/Jugendliche 51, 52
– Inkubationszeit 156
– Meldepflicht 162
– postexpositionelle Prophylaxe 69
– Postexpositionsimpfung 90, 162
– Prodromalstadium 156
– progrediente 156
– quantitatives Impfschutzkorrelat 27
– Reiseimpfung 74, 77
  – – Kurzimpfschema 77
– Risikogruppen 161
– Schwangerschaft 301
– Testung, postexpositionelle 90
Hepatitis-B-Immunglobulin 69
Hepatitis-B-Virus 155
– anamnestische Immunantwort 160
– Mutanten 155
– Übertragungswege 154
Hepatitis-B-Virus-Infektion
– Immunisierung 3, 4
Hepatitis C 165
– Chronifizierungsrate 165
– Impfstoff 166
Hepatitis-C-Virus 165
Hepatitis E 166
– Impfstoff 167
– Letalität 167
Hepatitis-E-Virus 167
Hepatovirus 148
Hepatyrix 265
Herdenimmunität 102
Herpes zoster 269, 270
– nach Varizellenimpfung 272
Herzmissbildung, Rötelninfektion,

fetale 232
Hib-Impfung s. Haemophilus influenzae Typ b, Impfung 39
Hirnfehlbildung 40
Hirnschaden s. Zerebralschaden
Hirnschädigung
– perinatale 40
– pränatale 40
Hirntumor 40
Histaminsensitivierender Faktor 200
HIV-Infektion
– Impfung 290
– Reiseimpfung 76, 80
– Tuberkulose 257
HPV s. Humanpapillomavirus 169
Hühnereiweißallergie 74, 139, 140, 180, 186, 187, 199, 278
– Impfung 278
Humanalbumin im Impfstoff 283
Humanalbumininfusion, verzögerte allergische Reaktion 283
Humanpapillomavirus 170
– Mukosatypen 171
– Typen 169, 170
Humanpapillomavirus-Infektion
– Impfkalender 63
– Impfstoff 171
  – – Adjuvanz 172
– Impfung 4, 98, 172
  – – Empfehlung, historischer Überblick 45
  – – Indikation 58
  – – Mädchen in Gemeinschaftsunterkunft 53
  – – Schwangerschaft 305
– onkogene 169
– permissive 171
– transformierende 171
Husten 201
Hyperreflexie 243
Hypersensitivitätsreaktion, Impfstoff 278
Hypokaliämie, Cholera 111
Hypotone hyporesponsive Episoden
– nach DTP-Impfung 39
– nach Hib-Impfung 39, 41
– nach Pertussisimpfung 205, 206

I

IgA-Antikörper, sekretorische 233
IgE-Antikörper 277
IgG-Antikörper 13
IgM-Antikörper 13
Ikterus, Hepatitis A 149
Immunantwort 8
– adaptive 8
– anamnestische 160

Immunantwort
– spezifische 10, 11
– T-Zell-vermittelte 12
Immundefekt 47, 286
– Hepatitis E 167
– primärer 286
– – Impfempfehlung 287, 288
– sekundärer 288
– – Impfung 290
Immundefizienz s. Immunschwäche 286
Immungedächtnis 13
Immunglobuline
– Applikation, intravenöse 41
– Gelbfieber 138
– Hepatitis A 152
– Hepatitis B 90, 162
– Infektionserregerübertragung 41
– Masern 91, 187
– Schockreaktion 41
– Tetanus 244, 245
– Tollwut 92, 252, 253, 255
– Varizellen 92, 273
– Zeitabstand zwischen Impfungen 96
Immunisierung
– aktive
– – Diphtherie 89
– – FSME 93
– – Hepatitis B 89
– – historische Daten 1, 2
– – Pertussis 89
– – Röteln 92
– – Varizellen 92
– genetische 6, 7
– passiv/aktive
– – Hepatitis A 90
– – Hepatitis B 90
– – Tollwut 71
– passive 14
– – Diphtherie 120
– – Hepatitis A 152
– – historische Daten 1, 2
– – natürliche 14
– – Schadensverhütung 41
– – Schwangerschaft 305
– – Varizellen 92
Immunität 8
– angeborene 8
– antitoxische, Diphtherie 118, 119
– erworbene 8
– spezifische 8
– T-zelluläre, Störung 287
– unspezifische 8
Immunkomplexe 277
Immunmodulation 6
Immunogenität, Adjuvanzwirkung 4

Immunologie, neurologische Symptome nach einer Impfung 298
Immunregulationsstörung 287
Immunschwäche 74
– Impfung 286
– Maserninfektion 185
– Poliovirusausscheidung 226
– Reiseimpfung 80
– Tuberkulose 258
– Varizella-Zoster-Virus-Reaktivierung 269
– Varizellen 271
Immunsuppression, pharmakologische 289
– Impfung 290, 296
Immunsystem 8
– Operationseinfluss 294
– Schwangerschaft 301
Impfantigene, immunologische Interferenzen 96
Impfausweis 35
– fehlender 46
– internationaler 73, 138
Impfbuch 35
Impfempfehlung 54, 103
– aktualisierte 48
– Auslandsreise 48, 72
– Auswirkung 49
– bei Hühnereiweißallergie 279
– bei primärem Immundefekt 287, 288
– Erwachsene in Gemeinschaftsunterkünften 54
– historischer Überblick 44
– Influenza 179
– Japanische Enzephalitis 126
– Kind/Jugendliche 50
– – in Gemeinschaftsunterkünften 50
– neue 48
– öffentliche 103
– Pertussis 205
– Röteln 233
– Schwangerschaft 301
– Tuberkulose 260
– Umsetzung 48
– Varizellen 272
Impffähigkeit 37
– Feststellung 37
Impfgegner 101
Impfindikation 50
Impfkalender 50, 63, 64
– nationale Unterschiede 104
– Säuglinge/Kleinkinder 63
– Standardimpfungen 63, 271
Impfkeloid 222
Impfkomplikation 39
– neurologische 39
Impfkrankheit 41
– Gelbfieberimpfung 139

– Masern-Mumps-Röteln-Impfung 39, 41
Impfleistung 46
– Abrechnung 36
– – für Erwachsene in Gemeinschaftsunterkünften 55
– niedergelassener Arzt 48
– öffentlicher Gesundheitsdienst 48, 102
Impfmasern 186
Impfmotivation, Verbesserung 100, 104
Impfplan, Auslandsreise 80
Impfpolio 227
Impfpolitik 101
Impfprävention HPV-assoziierter Neoplasien, Leitlinie 173
Impfprogramm
– internationales 103
– nationales 103
Impfquotenüberwachung 49
Impfreaktion 38
Impfschaden 32, 54
– beim Nichtimpfling 39
– Definition 39
– gesetzliche Schadensregelung 39
– Haftung 33, 46
– Meldung des Verdachts 39
Impfschutz
– quantitative Korrelate 27
– Verbesserung 104
Impfschutzkorrelat, quantitatives 27
Impfstatus 101
– unklarer 46
Impfstoff
– allergene Bestandteile 278
– attenuierter 15
– – historische Daten 1
– – nach Immunglobulingabe 96
– Ausgangsmaterial 20, 21
– Chargenfreigabe 24
– FSME 131
– Homogenisieren 29
– Hühnereiweißgehalt 199, 278, 279
– Hypersensitivitätsreaktionen 278
– Implementierung 44
– inaktivierter 7, 15, 177
– – nach Immunglobulingabe 96
– – Schwangerschaft 302
– – Zeitabstand zwischen Impfungen 95
– Japanische Enzephalitis 124
– Koadministration 96

– – Unbedenklichkeitsnachweis 96
– Lagerung 38, 47
– Lagerungstemperatur 29, 38, 47
– monovalenter, Varizellen 92
– Nutzen-Risiko-Verhältnis 26
– Qualitätssicherung 17
– randomisierte, kontrollierte, verblindete Studien 26
– Regeln 16
– Rohmaterialkontrolle 19
– Schutzkorrelat, quantitatives 27
– Sicherheitsnachweis 7
– Stabilität 24
– Suspensionsmittel 29
– Umgangsgrundregeln 38, 47
– Verträglichkeitsnachweis 25
– Verwendbarkeitsdauer 29, 38
– Viruskontaminationsausschluss 20
– Wirksamkeitsbestimmung 26
– Zielkrankheit 44
– Zulassungsantrag 18
– Zusatzsubstanzen 281, 282
Impfstoffampulle, angebrochene 38
Impfstoffapplikation 38
– intramuskuläre 38, 48
Impfstoffentwicklung 6, 13
– STIKO-Empfehlungen 44
Impfstoffherstellung 16, 19
– Betriebsinspektion 23
– Erlaubnis 23
– Kontrolle 22
– Kontrollzellen 23
– Saatmaterial 21
– Verfahrensvalidierung 22
Impfstoffprüfung
– klinische
 – – EU-Leitfaden 26
 – – gesetzliche Regelungen 34
 – – Phasen 25
– nicht klinische 25
Impfstrategie 44
Impftechnik 29
Impfulzera 222
Impfung 107
– Akzeptanz 98
 – – Ärzte 99
 – – Bevölkerung 99, 104
 – – Hebammen 100
– Allergieentstehung 284
– Allergiker 284
– amtlich empfohlene 32
– Arbeitsmedizin 70
– Arbeitsschutzgesetz 48
– Aufklärung s. Aufklärung 31
– Auslandsreise s. Auslandsreise 48

– bei beruflichem Risiko 50
– bei HIV-Infektion 290
– bei Hühnereiweißallergie 278
– bei Minderjährigen 33
– bei neurologischen Erkrankungen 296
 – – Kontraindikation 296
– bei sekundärem Immundefekt 290
– Beratungspflicht 37
– betriebsärztliches Angebot 100
– DGUV-Grundsätze 66
– Dokumentation 35
 – – fehlende 46
 – – Ziel 35
– Durchführungsempfehlungen 46
– Einwilligung 37
– Erwachsene 54
– Evaluierungsinstrumente 49
– Freiwilligkeit 32
– individuelle 32
– individueller Nutzen 31
– Information der Bevölkerung 49
– Informationspolitik 98
– Kinder/Jugendliche 50
– Komplikation, neurologische 298
– Kontraindikation 37, 46
 – – absolute 47
 – – falsche 47
 – – relative 47
– Kosten-Nutzen-Relation 104
– Kostenübernahme 48
– öffentlich empfohlene 54, 103
– öffentliches Angebot 102
– postexpositionelle 50
– präventive 16
– Qualität 29
– Rahmenbedingungen 32
– Reaktogenität 294
– rechtliche Bestimmungen 102
– Rechtsprechung 31
– Schwangerschaft 302
– staatliches Interesse 102
– therapeutische 14
– unerwünschte Wirkung 294
– unter Steroidtherapie 289
– Vorsichtsmaßnahmen 32
– Zeitabstand 95
Impfversagen
– mögliches 29
– primäres 29, 185
– sekundäres 29
– Ursachen 29
Impfviren, Vermehrung 21, 22
Impfzeitpunkt 64
– STIKO-Empfehlungen 46

Indien
– Poliomyelitis 224
– Typhus 263
Indikationsimpfung 50
– Auslandsreise 77
– bei chronisch entzündlicher Darmerkrankung 291
– bei primärem Immundefekt 288
– bei Zerebralschaden 297
– Enzephalitis, japanische 78
– Erwachsene 54, 55, 56
– FSME 51, 79
– für Risikogruppen 55
– Haemophilus influenzae Typ b 51
– Hepatitis A 51
– Hepatitis B 51, 52
– Influenza 52, 79
– Kinder/Jugendliche 50, 51
– Meningokokkeninfektion 52
 – – Auslandsreise 78
– Pneumokokkeninfektion 53
– Tollwut 78
– Typhus 78
Infarkt 40
Infekt, banaler 47
Infektion
– bakterielle, bei Varizellen 270
– Expositionsprophylaxe, Auslandsreise 72
– pränatale 40
Infektionskrankheit 105
– Entwicklungsländer 5
– Impffähigkeit 37
– impfpräventable, Meldepflicht 49
– ohne verfügbare Impfung 5
– trinkwasserassoziierte 110
Infektionsrisiko, beruflich bedingtes, Impfung 50, 66
Infektionsschutzgesetz 33, 35, 102
Infektiöse Erkrankung, chronische 288
Influenza 175
– Hauptaktivitätsgebiete 79
– Impfempfehlung 179
 – – historischer Überblick 45
– Impfkalender 63
– Indikationsimpfung 58
 – – Kinder/Jugendliche 52
– Postexpositionsprophylaxe 180
– quantitatives Impfschutzkorrelat 27
– Reiseimpfung, Mindestalter 75
– Schwangerschaft 177
– Therapie 180
Influenzaepidemie 178
Influenzaimpfstoff 79, 177
– Gewinnung 177

Influenzaimpfstoff
– Hühnereiweißgehalt 279
– Nebenwirkungen 179
– saisonaler 177
– Wirksamkeit 178
Influenzaimpfung 178
– Arbeitsmedizin 69, 70
– Auslandsreise 74, 79
– bei Asplenie 80
– bei Hühnereiweißallergie 280
– Guillain-Barré-Syndrom 39
– Indikation 179
– Schwangerschaft 304
Influenza-Intranasalimpfstoff 177
Influenzapandemie 4, 178
Influenzavirus 175, 176
– Antigendrift 175
– Antigenshift 175
– H1N1 175
– – Impfstoff 3
– – Resistenz gegen Oseltamivir 180
– Terminologie 176
– Therapieresistenz 180
Informationspolitik, Impfung 98
Inhalationsanthrax 107
Injektionsstelle, Reaktion 41
Inkubationszeit
– Cholera 111
– Diphtherie 118
– FSME 93, 133
– Hepatitis A 90, 149, 151
– Hepatitis B 156
– Masern 91
– Mumps 91
– Pertussis 89
– Poliomyelitis 226
– Röteln 231
– Tetanus 242
– Tollwut 92, 249
– Typhus 263
– Varizellen 92
Innenohrschwerhörigkeit, Röteln-infektion, fetale 232
Interferon 9
Interferon γ 10
Interleukine 9, 10
Intoxikation, Diagnostik 40
Intranasalimpfstoff, attenuierter 177
Invagination nach Rotavirusimpfung 237, 239
IPV s. Polioimpfstoff, inaktivierter 4
Ixiaro 124
– Kontraindikation 126
Ixodes ricinus 130

J

Japanese-Encephalitis-Vaccine-GCC-Impfstoff 125
– Nebenwirkungen 126
Jespect 125
JE-Virus (Japanische-Enzephalitis-Virus) 123
Jugendliche(r)
– Auffrischimpfung 50
– Impfempfehlung 50
– Indikationsimpfung 50, 51
– in Gemeinschaftsunterkunft 50
– Reiseimpfung 79
– Standardimpfungen 50

K

Kapselpolysaccharid-Vakzine, Haemophilus influenzae Typ b 144
Karzinom, hepatozelluläres 156, 166
Katarakt, Rötelninfektion, fetale 232
Keuchhusten s. Pertussis 32
69-Kilodalton-Protein 200
Kind
– Auffrischimpfung 50
– Cholera 110, 112
– Diphtherie 118
– FSME 130
– Hepatitis A 149
– Hib-Impfung 145
– Impfempfehlung 50
– Indikationsimpfung 50, 51
– Influenza 176
– Influenzaimpfstoff-Nebenwirkung 179
– Influenzaimpfung bei Hühnereiweißallergie 281
– in Gemeinschaftsunterkunft 50
– Japanische Enzephalitis 124
– – Impfung 125
– Malariaprophylaxe 85
– Pneumokokkeninfektion 212
– Reiseimpfung 79
– Rötelninfektion 231
– Standardimpfungen 50
– Tuberkuloseinzidenz 257
– Tuberkuloseschutzimpfung 259, 260
– Typhusimpfstoff 265
– Varizellenkomplikation 270
Kinderlähmung s. Poliomyelitis 224
Kleinkind
– Allergierisikofaktoren 277
– FSME 130
– Hib-Infektion 142
– Impfkalender 63

Koma, FSME 130
Kombinationsimpfstoff 4, 7, 63, 96, 157
– Hepatitis A 265
– Masern s. Masern-Mumps-Röteln-Impfung; s. Masern-Mumps-Röteln-Varizellen-Impfung 265
– Mumps s. Masern-Mumps-Röteln-Impfung
– Poliomyelitis 227
– Reisemedizin 80
– Röteln s. Masern-Mumps-Röteln-Impfung
– Tetanus-Postexpositionsimpfung 88
– Typhus 265
– Varizellen s. Masern-Mumps-Röteln-Varizellen-Impfung 265
Komplementdefekt 287
Komponenten-Impfstoffe 15
Kondylome 171, 172
Konjugatimpfstoff 14
– Diphtherietoxoid 144
– Haemophilus influenzae 3, 144
– Meningokokken 191
– Tetanustoxoid 144
Konservierungsmittel 24
Kopfschmerz 41
– FSME 130
– Gelbfieber 137
– Japanische Enzephalitis 124
– Meningokokkenmeningitis 190
– Mumps 197
– nach Pockenimpfung 222
– Typhus 264
Koplik-Flecken 183
Kosten-Nutzen-Relation 104
Krampfanfall
– fieberassoziierter 270
– FSME 130
– nach Pertussisimpfung 205
– Varizellen 270
Krampfanfälle, zerebrale 298
Krämpfe, Tetanus 243
Krampfleiden 47, 298
– Impffähigkeit 38
Krankenkasse, Schutzimpfungen 102
Krankenversicherung, gesetzliche, Pflichtleistung 103, 104
Kurzimpfschema, Hepatitis 77

L

Lagos-Bat-Virus 248
Landesgesundheitsbehörden, Impfempfehlung 103
Lariam 83
– Malariaerregerresistenz 82

Larynxpapillomatose 172
Lebendimpfstoff 6, 15
– Allgemeinreaktion 39
– attenuierter
  – – nach Immunglobulingabe 96
  – – Tuberkulose 258
– bakterieller 1
– bei Immundefizienz 286
– bei primärem Immundefekt 288
– Gelbfieber 73, 137
– historische Daten 1
– Masern 15, 185
– Mumps 197
– nach Organtransplantation 290
– nach Stammzelltransplantation 290
– oraler
  – – Cholera 1, 112
  – – Poliomyelitis 1
  – – Typhus 1, 265, 266, 267
– pharmakologische Immunsuppression 289
– Röteln 233
– Schwangerschaft 301, 302
– Varizellen 15, 92
– Zeitabstand zwischen Impfungen 95, 96
Lebendvirusimpfstoff
– Herstellung 22
– Mehrfachimpfungen 46
Lebererkrankung, chronische, Hepatitis-A-Impfung 151
Lebertransplantation, Hepatitis-B-Immunglobuline 162
Leberzirrhose 156
Lepra, BCG-Impfstoff-Wirksamkeit 260
Leukozytopenie, Typhus 264
Liquoruntersuchung, neurologische Symptome nach einer Impfung 298
LLV (Rotavirusimpfstoff) 238
Lumefantrin 83
Lungenmilzbrand 107
Lupus vulgaris 260
Lyme-Borreliose, quantitatives Impfschutzkorrelat 27
Lymphadenitis nach BCG-Impfung 260
Lymphadenopathie
– nach Rötelnimpfung 234
– Röteln 231
Lymphknotenschwellung 41
Lymphocytosis promoting factor 200
Lymphozyten, naive, Aktivierung 9

M

Major histocompatibility complex 10
Malaria 81
– ärztliche Beratung 81, 85
– Chemoprophylaxe 81, 82, 83
– Endemiegebiete 82, 84
– Expositionsprophylaxe 81, 82
– Multiresistenz 83
– notfallmäßige Selbstbehandlung 83, 85
– Parasitämie 82
– Prophylaxe 81
  – – DTG-Empfehlungen 84, 86
  – – Kind 85
– Risikogebiete 83
– Schwangerschaft 85
– Standby-Therapieempfehlung 84
– tropica 81
  – – Rekrudenz 82
  – – Resistenz 82
Malarone 83
Masern 182
– bei Erwachsenen 182
– Durchimpfungsraten 182
– Erkrankungsfälle 182
– Grundimmunisierung 185
– Immunglobuline 91
– Immunisierung
  – – aktive 91, 185
  – – passive 187
– Immunsuppression 183
– Impfempfehlung, historischer Überblick 45
– Impfkalender 63
– Impfquote 98
– Indikationsimpfung 59
– Inkubationszeit 91
– Komplikationen 184
– Lebendimpfstoff 15
– Meldepflicht 187
– Postexpositionsimpfung 91, 186
– Prodromalstadium 184
– quantitatives Impfschutzkorrelat 27
– Reiseimpfung 74
  – – Mindestalter 75
– Schwangerschaft 303
Masernenzephalitis 184
Masernimpfstoff
– historische Daten 1
– Hühnereiweißspuren 187, 279
– Lagerung 185
– Nebenwirkungen 186
– Stabilisatoren 185
– Wirksamkeit 185
Masernimpfung 59, 185

– Arbeitsmedizin 69, 70
– bei primärem Immundefekt 288
– Indikation 186
– Kontraindikation 186
– Nichtansprechen 185
– Schwangerschaft 303
Masern-Mumps-Röteln-Impfung 91, 92, 185, 197, 198
– Akzeptanzrückgang 198
– allergische Reaktion 278
– bei Hühnereiweißallergie 279, 280
– bei primärem Immundefekt 288
– Durchimpfungsrate 198
– Impfkrankheit 39
– Impfung 59
– intrakutane Vortestung 279
– Kind/Jugendliche in Gemeinschaftsunterkünften 53
– Kontraindikation 198
– Schwangerschaft 303
– Thrombozytopenie 39
Masern-Mumps-Röteln-Varizellen-Impfung 4, 91, 92, 185, 233
– bei Hühnereiweißallergie 279
Masernpneumonie 184
Masernvirus 183
– Impfstamm 185
Master Seeds 22
Mefloquin 83
– Malariaerregerresistenz 82
Mehrfachimpfungen 46
Meldepflicht
– Anthrax 108
– Cholera 115
– Diphtherie 121
– FSME 133
– Gelbfieber 141
– Hepatitis A 152
– Hepatitis B 162
– Japanische Enzephalitis 127
– Masern 187
– Meningokokkenmeningitis 194
– Mumps in Gemeinschaftseinrichtung 199
– Pest 210
– Poliomyelitis 228
– Rotavirusinfektion 240
– Röteln 234
  – – konnatale 234
– Tollwut 255
– Tuberkulose 261
Meningismus 190
Meningitis
– aseptische 198
  – – Poliomyelitis 226
– eitrige 190, 212, 213
– epidemica 189, 190

Meningitis
- fulminante 143
- Haemophilus influenzae Typ b 142, 143
- Mumps 197
- Mumpsimpfung 299
- Pneumokokkeninfektion 212, 213

Meningitisgürtel 78
Meningoenzephalitis
- Diagnostik 40
- Gelbfieberimpfung 139
- koinzidierende 40
- Mumps 197, 198

Meningokokken 144, 189
- Serogruppen 78

Meningokokken-C-Impfung 78
Meningokokken-Gruppe-A+C+W135+Y-Konjugatvakzine 191
Meningokokken-Gruppe-C-Infektion 189
Meningokokken-Gruppe-C-Konjugatvakzine 191
Meningokokkenimpfstoff 191
- Nebenwirkungen 193
- Wirksamkeit 192

Meningokokkeninfektion 189, 297
- Antibiotikaprophylaxe, postexpositionelle 190
- Erkrankungsfälle 189
- Impfempfehlung, historischer Überblick 45
- Impfkalender 63
- Impfstoff 78
- Impfung 3, 190, 192
  - – Antikörperbildung 192
  - – Arbeitsmedizin 70
  - – Kind/Jugendliche in Gemeinschaftsunterkünften 53
- Indikationsimpfung 59, 193
  - – Auslandsreise 78
  - – Kinder/Jugendliche 52
- Letalität 190
- Prophylaxe 190
- Reiseimpfung 74
  - – Mindestalter 75
- Therapie 194
- ungünstige prognostische Faktoren 190
- Wiederimpfung 192

Meningokokken-Konjugatimpfstoff 191, 192
- quadrivalenter 4

Meningokokkenmeningitis 190
- foudroyante 190
- Meldepflicht 194

Meningokokken-Polysaccharidvakzinen 191

MHC (Major histocompatibility complex) 10
MHC-Restriktion 10
Mikrozephalie 232
Milwaukee-Protokoll, Tollwut 250
Milzbrand 107
- intestinaler 107
- Therapie 108

MMR-Impfung s. Masern-Mumps-Röteln-Impfung 39
MMRV-Impfung s. Masern-Mumps-Röteln-Varizellen-Impfung 4
Mokola-Virus 249
Mononeuritis 299
Monozyten 9
Morbilli s. Masern 182
Multiorganversagen, Gelbfieber 137
Multiple Sklerose 161, 299
Mumps 69, 196
- Impfempfehlung, historischer Überblick 45
- Impfkalender 63
- Impfquote 98
- Impfstoff 91
- Indikationsimpfung 60
- in Gemeinschaftseinrichtung, Meldepflicht 199
- Inkubationszeit 91
- Nachholimpfung 198
- Postexpositionsimpfung 91, 198
- Prodromalstadium 196

Mumpsimpfstoff 197
- historische Daten 1
- Hühnereiweißgehalt 199, 279

Mumpsimpfung 196
- Arbeitsmedizin 69, 70
- Kontraindikation 198
- Schwangerschaft 303

Mumpsvirus 196
Musculus
- deltoideus, Impfstoffinjektion 48, 251
- vastus lateralis, Impfstoffinjektion 48

Myalgie, Japanische Enzephalitis 124
Mycobacterium-tuberculosis-Komplex 257
Mycobacterium ulcerans 260
Mykobakterien, atypische 257
Myokarditis
- Diphtherie 118
- Meningokokkeninfektion 190
- Varizellen 270

N

Nackenhautbiopsie, Tollwutnachweis 250
Nackensteifigkeit 190
Narkolepsie 179
Nasendiphtherie 118
Natriumtetraborat 283
Negri-Körperchen 249
Neomycin 283
Neomycinallergie 278, 282
Neoplasie, HPV-assoziierte, Impfprävention 173
Nestschutz 14
Neugeborenes
- HBsAg-positiver Mutter 162, 301
- Hepatitis-B-Impfung 301
- Influenza 176
- Pertussisimpfung 304
- Tetanus 242, 243
- Varizelleninfektion 271
- Varizellen-Postexpositionsprophylaxe 92

Neuraminidase 176
- Antikörper 178

Neuraminidasehemmer 180
Neuritis 40
Neurologische Erkrankungen 39
- autoimmunologisch induzierte 299
- beim Kind 296
- Diagnostik 40
- Impfrisiko 298
- Impfung 296
  - – Kontraindikation 296
- Japanische Enzephalitis 124
- nach einer Impfung 298
- nach Tollwutimpfung 254

Nierenversagen, Cholera 111
Nigeria, Poliomyelitis 224
Notfalleingriff, chirurgischer 295

O

Oberflächenprotein E 130, 136
Obstipation, Typhus 264
Öffentlicher Gesundheitsdienst
- Hepatitis-A-Indikationsimpfung 57
- Hepatitis-B-Indikationsimpfung 58
- Impfungsausführung 48, 102
- Impfungskostenübernahme 48
- Schutzimpfungen 102

ÖGD s. Öffentlicher Gesundheitsdienst 48
OKA-Impfviren 271, 272
- Übertragung 272

Okulorespiratorisches Syndrom 179
Oligophrenie 297
Öl-in-Wasser-Emulsion, squalenhaltige 3
Onkologische Erkrankung 288
– Impfung 290
Oophoritis 197
Operation 294
Opisthotonus 243
OPV s. Polioimpfstoff, oraler 4
Orchitis 197
Organtransplantation 288, 289
– Impfung 290
Orochol 112
ORS (orale Rehydratationslösung) 114
Orthopoxvirus variola 220
Oseltamivir 180
Österreich
– FSME-Durchimpfung 129
– FSME-Impfung 131
– FSME-Meldepflicht 133
– FSME-Risikogebiete 128, 129
– Gelbfieber-Meldepflicht 141
– Hepatitis-A-Meldepflicht 152
– Hepatitis-B-Meldepflicht 162
– Tollwut-Meldepflicht 255
– Typhusinzidenzentwicklung 263
Otitis media
– Häufigkeit nach Pneumokokkenimpfung 215
– Masern 184
– Varizellen 270

P

Pakistan
– Poliomyelitis 224
– Typhus 263
Palivizumab 97
Paludrine 83
PAMP (Pathogen-associated molecular pattern; pathogenassoziierte molekulare Strukturen) 9, 15
Panenzephalitis, sklerosierende, subakute 184
Pankreatitis, Mumps 197
Papillomavirus, humanes s. Humanpapillomavirus 169
Parasitämie, Malaria 82
Parotitis epidemica s. Mumps 196
Pathogen-associated molecular pattern (Pathogenassoziierte molekulare Strukturen) 9, 15
Pathogenassoziierte molekulare Strukturen 9, 15
Pattern-recognition receptor (pathogenerkennender Rezeptor) 9

PCR (Polymerasekettenreaktion) 20
– Tollwutnachweis 250
Penizillin bei Meningokokkeninfektion 191
Penizillin G 194, 218, 245
Peptidsynthese, Impfstoffentwicklung 6
Perikarditis, Meningokokkeninfektion 190
Pertaktin 200
Pertussis
– Auffrischimpfung 202
– Chemoprophylaxe 206
– Grundimmunisierung 202
– Immunisierung, aktive 89
– Impfkalender 63
– Indikationsimpfung 60
– Inkubationszeit 89
– Komplikationen 201
– Postexpositionsimpfung 89
– Therapie 206
Pertussis-Ganzkeimimpfstoff 201
– Asthmaerkrankung 284
– Wirksamkeit 202
Pertussisimpfstoff 201
– azellulärer 200, 201
– – Wirksamkeit 202, 204
Pertussisimpfung 32, 202
– Akzeptanz 200
– Arbeitsmedizin 67, 70
– Auslandsreise 76
– Impfempfehlung, historischer Überblick 44, 45
– Indikation 205
– Kontraindikation 205
– lokale Reaktion 204
– Neugeborenes 304
– Schutzdauer 203
– Schwangerschaft 301, 304
Pertussis-Kombinationsimpfstoff 202
Pertussistoxin 200
Pest 208
– bubonische 209
– Expositionsprophylaxe 210
– Meldepflicht 210
– pneumonische 209
– Quarantäne 210
– Verbreitung 208
Pest-Ganzzellimpfstoff 209
Pestimpfstoff 209
Pestimpfung 210
Pestsepsis 209
Pflichtuntersuchung, arbeitsmedizinische 67
Phagozyten 9
Phagozytose 9
Phakomatose 40
Phase-IV-Studie 26

Phenol 283
2-Phenoxyethanol 282
Plasmaimpfstoff, Hepatitis B 157
Plasmazellen 12
Plasmid 6
Plasmodium falciparum
– Multiresistenz 83
– Resistenz 83
Plexusneuritis 299
Pneumokokken 212
– quantitatives Impfschutzkorrelat 27
– Virulenzfaktoren 212
Pneumokokkeninfektion 212, 297
– Impfempfehlung, historischer Überblick 45
– Impfkalender 63
– Impfschema 214, 218
– Impfstoff 213
– Impfung 3, 214
– – bei Asplenie 80
– – Kind/Jugendliche in Gemeinschaftsunterkünften 53
– – Serotyp-Replacement-Phänomen 216
– Indikationsimpfung 60
– – Kinder/Jugendliche 53
– invasive 212
– Reiseimpfung 74
– – Mindestalter 75
– Serotypen 213
Pneumokokken-Konjugatimpfstoff 63, 214
– Wirksamkeit 214, 215
Pneumokokken-Polysaccharidimpfstoff 214
Pneumolysin 212
Pneumoweb 218
Pocken 220
– Historie 2, 4
– Impfempfehlung, historischer Überblick 44
– Postexpositionsimpfung 94
– Riegelungsimpfung 94
Pockenimpfstoff 220
Pockenimpfung
– Erfolgsbeurteilung 221
– Kontraindikation 222
– Lokalreaktion 222
– Nebenwirkung 222
Pockenvirus 220
Polioimpfstoff 226
– inaktivierter 4, 224, 226, 227
– Nebenwirkungen 227
– oraler 77, 224, 226, 227
– – historische Daten 1, 4
– – WHO-Empfehlung 228
– Wirksamkeit 227
Poliolebendimpfstoff s. Polioimpfstoff, oraler 4

Poliomyelitis 224
- abortive 226
- Auffrischimpfung 61, 224
- - Indikation 228
- Ausbruch durch Poliowildviren 224
- endemische Erkrankungen 224
- freie Region 4
- Grundimmunisierung 227
- Impfempfehlung, historischer Überblick 44
- Impfkalender 63
- Impfquote 224
- Impfung
  - - Antikörperbildung 227
  - - Arbeitsmedizin 67, 70
  - - Kind/Jugendliche in Gemeinschaftsunterkünften 53
  - - Schwangerschaft 301
- Indikationsimpfung 61
- in Gemeinschaftseinrichtung 228
- Inkubationszeit 226
- Kombinationsimpfstoff 227
- Meldepflicht 228
- mütterliche Antikörper 226
- nicht paralytische 226
- paralytische 226
  - - vakzineassoziierte 225, 227
- Postpoliosyndrom 226
- quantitatives Impfschutzkorrelat 27
- Reiseimpfung 74, 77
- Schwangerschaft 226
Poliomyelitisvirus 225
- fäkale Ausscheidung 226
- Typen 225
- vom Impfstoff abstammendes 225
Poliowildviren 224
Polygeline 283
Polymerasekettenreaktion s. PCR 20
Polysaccharidimpfstoff 14, 78, 191
Porine 189
Postexpositionsimpfung 88
- FSME 133
- Hepatitis A 90
- Hepatitis B 90
- Masern 91
- Mumps 91
- Pertussis 89
- Pocken 94
- Tetanus 88
- Tollwut 92
- Varizellen 92
Postexpositionsprophylaxe 16
Postpoliosyndrom 226, 228
Präventivleistung 48
Prevenar 214

Prevenar 13 214
Primärherd nach Tuberkuloseimpfung 259
Priorix-Tetra 271
Production Seeds 22
Proguanil 83
- Schwangerschaft 85
Proteinkapsel-Faktor 1 209
Protaminsulfat 283
PRP-T-Konjugatimpfstoffe 144
PRR (Pattern-recognition receptor; pathogenerkennender Rezeptor) 9
Purpura
- fulminans 270
- thrombozytopenische
  - - Röteln, konnatale 232
  - - Varizellen 270

Q

Qualitätssicherung, Impfstoff 17
Quarantäne, Pest 210

R

Rachendiphtherie 118
Rachenentzündung 118
Rehydratationslösung, orale
- hypotone 115
- plasmaisotone 114
Rehydratationstherapie, Cholera 114
Reinfektion, endogene, Salmonella typhi 264
Reisediarrhö 111
Reiseimpfung 48, 74
- ältere Menschen 79
- bei chronisch entzündlicher Darmerkrankung 291
- bei HIV-Infektion 76, 80
- DTG-Empfehlungen 72
- generell empfehlenswerte 76
- Grundimmunisierung 80
- Impfabstände 80
- Informationsquellen 73
- Kinder/Jugendliche 79
- Kombinationsimpfstoff 80
- kontraindizierte, in der Schwangerschaft 75
- Mindestalter 75
- Schwangerschaft 79
- vorgeschriebene 73
Resochin 83
- Malariaerregerresistenz 82
Respiratory-syncytial-Virus-Infektion, Prophylaxe 97
Retardierung, mentale 300
Reverse Vaccinology 6
Rezeptor, pathogenerkennender 9

Rhesusrotavirus 237
Riegelungsimpfung 50, 88
- Gelbfieber 138
- Hepatitis A 90, 151
- Pocken 94
- Poliomyelitis 228
Rifampicin 145
- Kontraindikation 190
- Meningokokkeninfektions-Prophylaxe 190
Ringer-Laktat-Applikation, parenterale 114
Risikoaufklärung 31
RNA-Impfstoff 6
Roseolen 264
Rotarix 238
- Impfschema 238
RotaTeq 238
- Impfschema 238
Rotavirus 236
Rotavirusimpfstoff 237
- attenuierter 238
- Impfschema 238
- Nebenwirkungen 239
- pentavalenter 238
- Wirksamkeit 238, 239
Rotavirus-Impfung bei primärem Immundefekt 288
Rotavirusinfektion 237
- chronische 237
- Meldepflicht 240
Röteln 230
- Durchimpfungsrate 230
- Grundimmunisierung 233
- Immunisierung, aktive 92
- Impfempfehlung 233
  - - historischer Überblick 45
- Impfkalender 63
- Impfquote 98
- Indikationsimpfung 61
- Inkubationszeit 231
- Inzidenz 230
- Kombinationsimpfstoff s. Masern-Mumps-Röteln-Impfung
- konnatale 231
  - - Manifestationen 232
  - - Meldpflicht 234
- quantitatives Impfschutzkorrelat 27
- Reinfektion nach Impfung 233
- Schwangerschaft 91, 230, 232, 303
Rötelnembryopathie 91, 230, 232, 303
Rötelnepidemie 232
Rötelnimpfstoff 230, 233
- historische Daten 1
- Nebenwirkungen 233
- Wirksamkeit 233
Rötelnimpfung 230

- Arbeitsmedizin 69, 70, 234
- gebärfähige ungeimpfte Frau 234
- Indikation 234
- Kontraindikation 234
- Schutzrate 233
- Schwangerschaft 301, 303

Rötelninfektion
- fetale 232
- Komplikation 231
- konnatale 230
- postnatale 231

Rötelnvirus 231
- Ausscheidung 231
- diaplazentare Übertragung 232

Routineimpfung, Rechtsprechung 32
RSV-Infektion (Respiratory-syncytial-Virus-Infektion) 97

S

Salmonella typhi 263
- Impfstamm 265
- Nachweis 264

Sanofi Pasteur MSD 202
Saudi-Arabien, Meningokokkenmeningitis-Impfung 73, 78

Säugling
- Allergierisikofaktoren 277
- Diphtherie 118
- Exsikkose 264
- Hib-Impfung 145
- Hib-Infektion 142
- Immunglobulingabe 97
- Impfkalender 63, 145
- Influenza 176
- Meningokokkeninfektionen 190
- MMR-Impfung 186
- Pertussisimpfung 304
- Typhus 264

Savannengelbfieber 135
Schadensersatz 33
Schadensregelung, gesetzliche 39
Schildzecke 130

Schluckimpfung
- Cholera 113
- Poliomyelitis s. Polioimpfstoff, oraler 224
- Typhus 265

Schmerzensgeld 33
Schmierinfektion, fäkal-orale
- Poliovirus 225
- Rotavirus 237

Schock
- Hib-Meningitis 143
- humanalbuminbedingter 283
- hypovolämischer, Cholera 111
- Meningokokkenmeningitis 190
- nach Immunglobulingabe 41
- septischer 190

Schwangerschaft 47, 74, 301
- Diphtherieimpfung 304
- Gelbfieberimpfung 79, 140, 305
- Hepatitis B 301
- Hepatitis-B-Impfung 161
- Hib-Infektion, Chemoprophylaxe 145
- HPV-Impfung 305
- Immunisierung, passive 305
- Impfempfehlung 301
- Impfung 302
- Influenza 177
- Influenzaimpfung 304
- Lebendimpfstoff 301
- Malaria 85
- Masern 303
- Masernimpfung 303
- Meningokokkeninfektions-Prophylaxe 190
- Mumpsimpfung 303
- Pertussisimpfung 301, 304
- Poliomyelitis 226
- Poliomyelitisimpfung 301
- Reiseimpfung 75, 79
- – kontraindizierte 75
- Röteln 91, 230, 232, 303
- Rötelnimpfung 301, 303
- Tetanus 304
- Tetanusimpfung 304
- Tollwutimpfung 305
- Totimpfstoff 301
- Varizellenimpfung 301, 303
- Varizellenkomplikation 270
- Varizellenpostexpositionsprophylaxe 92

Schweinegrippevirus, Impfstoff 3
Schweiz
- FSME-Impfung 131
- FSME-Meldepflicht 133
- FSME-Risikogebiete 128, 129
- Gelbfieber-Meldepflicht 141
- Hepatitis-A-Meldepflicht 152
- Hepatitis-B-Meldepflicht 162
- Röteln-Meldepflicht 234
- Tollwut-Meldepflicht 255

SCID (Severe combined Immunodeficiency) 286
Sechsfachimpfstoff 4, 7
Seed-Lot-System 22
Serienschutzimpfungen, Nutzen 31
Serologie, neurologische Symptome nach einer Impfung 298
Seroprotektionsraten, FSME-Impfstoffe 132
Serotyp-Replacement-Phänomen, Pneumokokkeninfektion 216

Serumalbumin, humanes 21
Severe combined Immunodeficiency 286
Shimoni-Bat-Virus 249
Skrofuloderma 260
Spaltvakzine 177
Speicheldrüsenschwellung 196
Spontanabort, Rötelninfektion 232
Sporeninokulation, Tetanus 242
SSPE (subakute sklerosierende Panenzephalitis) 184
Stakkatohusten 201
Stammzelltransplantation 288, 289
- Impfung 290

Standardimmunglobulin 152
Standardimpfungen 50
- Auslandsreise 76
- Erwachsene 54
- Impfkalender 63
- Kind/Jugendliche 50

Ständige Impfkommission s. STIKO 43
Stechmücken 135, 136
Sternenhimmel-Exanthem 269
Steroidtherapie
- Impfung 289
- systemische 289
- topische 289

STIKO-Empfehlungen 43
STIKO-Impfempfehlung s. Impfempfehlung 48

Stillzeit
- Antimalariamittel 85
- Gelbfieberimpfung 305

Stoffwechselerkrankung, angeborene, Ausschlussdiagnostik 40
Strafprozess 33
Streptococcus pneumoniae s. Pneumokokken 212
Streptomycin 210
Streptomycinallergie 278, 282
Studie, randomisierte, kontrollierte, verblindete 26
Subunit-Impfstoff 3, 15, 177
- adjuvantierte 177

Südamerika
- Gelbfieber 135, 136
- Gelbfieberimpfung 73
- Malaria 82

Sulfonamid/Pyrimethamin, Malariaerregerresistenz 82
Synflorix 214

T

Taubheit 197
Tetanus 242
- Auffrischimpfung 62, 88

Tetanus
- Chemotherapie 245
- Durchimpfungsrate 244
- Immunisierung, passive 245
- – Schwangerschaft 305
- Impfempfehlung, historischer Überblick 44
- Impfkalender 63
- Indikationsimpfung 62
- maternaler 242
- neonatorum 242, 243
- Postexpositionsimpfung 88
- Prophylaxe
- – postexpositionelle 88
- quantitatives Impfschutzkorrelat 27
- Schwangerschaft 304
- Überimpfung 88
Tetanusantitoxin, Serumspiegelbestimmung 243
Tetanus-Diphtherie-Impfstoff 77
Tetanus-Immunglobulin 244, 245
Tetanusimmunprophylaxe im Verletzungsfall 245
Tetanusimpfstoff 243, 245
- Nebenwirkungen 244
- Wirksamkeit 244
Tetanusimpfung 243
- Arbeitsmedizin 67, 70
- Auslandsreise 76
- Boosterimpfung 243
- pränatale 244
- Schwangerschaft 304
Tetanustoxoid 243, 245
- Konjugatimpfstoff 144
T-Gedächtniszellen 10
T-Helferzellen 10, 294
Thiocyanat 283
Thiomersal 24, 243, 281
- allergische Reaktion 278
- Toxizität 282
Thrombose 40
Thrombozytopenie 186
- nach MMR-Impfung 39
- nach Rötelnimpfung 234
- Röteln 231
Thymus 10
Tierpocken 220
TLR (Toll-like-Rezeptoren) 9, 15
TNF-α 9
TNF-α-Inhibitoren-Therapie, Tuberkuloserisiko 258
Toll-like-Rezeptoren 9, 15
Tollwut 247
- Auffrischimpfung 62, 78, 251
- – postexpositionelle 93
- beim Tier 250
- Boosterimpfung 253
- enzephalitische 249
- Erkrankungfälle 247

- Exposition 93
- Grundimmunisierung 78
- Immunglobuline 92
- Immunisierung, passiv/aktive 71, 92, 252
- – Schwangerschaft 305
- Impfstoff 250, 251
- Indikationsimpfung 62
- – Auslandsreise 78
- Inkubationszeit 92, 249
- Meldepflicht 255
- Milwaukee-Protokoll 250
- paralytische 250
- Postexpositionsprophylaxe 250, 251
- – passiv/aktive 92
- Präexpositionsprophylaxe 251
- Prodromalstadium 249
- Reiseimpfung 74
- Risikogruppe 251
- terrestrische 247
Tollwutfreie Regionen 247
Tollwut-Immunglobulin 252, 253, 255
Tollwutimmunprophylaxe, postexpositionelle 253
- Indikation 254
Tollwutimpfstoff
- Applikation
- – intradermale 251
- – intramuskuläre 251
- Hühnereiweißgehalt 279
- Nebenwirkungen 254
- Wirksamkeit 252
Tollwutimpfung
- Arbeitsmedizin 70
- bei Hühnereiweißallergie 280
- Indikation 254
- postexpositionelle 251
- – Indikation 252
- Schutzdauer 253
- Schwangerschaft 305
Tollwutvirus 247
- Persistenz 249
- Übertragung 249
Totimpfstoff 15, 71
- bei Autoimmunerkrankung 289
- bei Immundefizienz 286
- bei pharmakologischer Immunsuppression 289
- bei primärem Immundefekt 288
- Cholera 112, 113
- Hepatitis A 77
- nach Organtransplantation 289
- nach Stammzelltransplantation 289
- Nebenwirkung 15
- Pest 210

- Poliomyelitis 228
- Reaktion 38
- Schwangerschaft 301
Toxoidimpfstoff
- Diphtherie 119
- Tetanus 243
Tracheitis 176
Transplantation, Tollwutvirusübertragung 249
Tuberkulose 62, 71, 257
- Erkrankungsfälle 257
- Impfstoff 258
- Meldepflicht 261
- Prophylaxe 257
- WHO-Empfehlung 260
Tuberkuloseschutzimpfung 258
- Kontraindikation 260
- Lokalisation 259
Tumor
- HPV-assoziierter 171
- Immunantwort 7
Typhoral-L 265, 266
Typhus 262
- Hochendemiegebiete 263
- Indikationsimpfung, Auslandsreise 78
- Inkubationszeit 263
- Inzidenz 262
- Kombinationsimpfstoff 265
- Reiseimpfung 74
- – Mindestalter 75
- Rezidiv 264
- Stadien 263
- Therapie 267
Typhus-Hepatitis-A-Kombinationsimpfstoff 265
Typhusimpfstoff 265
- oraler 1
Typhusimpfung 95, 265
- Arbeitsmedizin 70
- orale 265, 266
- Schutzdauer 266
Typ-I-Allergie s. Anaphylaktische Reaktion 277
Typ-III-Allergie s. Allergische Reaktion, verzögerte 277
T-Zell-/B-Zell-Defekt, kombinierter 287
T-Zell-Defekt 287
T-Zellen 294
- Aktivierung 11
- CD4-positive 10
- regulatorische 10
- zytotoxische 10
T-Zell-Immungedächtnis 11

Sachverzeichnis

U
Übelkeit 41
Übersterblichkeit 175
Ulzera nach BCG-Impfung 260
USA, Typhusinzidenzentwicklung 262

V
Vaccine Adverse Event Reporting System 279
Vaccinia
– gangraenosa 222
– generalisata 222
– progressiva 222
– secundaria 222
Vacciniaimmunglobulin 221
VAERS (Vaccine Adverse Event Reporting System) 279
Vakzination (s. auch Immunisierung, aktive) 1
– Pocken 1
Vakzine s. Impfstoff 5
VAPP (Vakzineassoziierte paralytische Poliomyelitis) 225, 227
Varilrix 271
Variola s. auch Pocken
– major 220
– minor 220
Varitect 92
Varivax 271
Varizella-Zoster-Immunglobulin 273
Varizella-Zoster-Virus 269
– Impfstamm 271
– Persistenz 269
Varizellen 71, 269
– Aciclovir-Prophylaxe 92
– bakterielle Sekundärinfektion 270
– hämorrhagische 270
– Immunglobuline 92
– Immunisierung
– – aktive 92, 271
– – passive 92, 273
– Impfempfehlung, historischer Überblick 45
– Impfkalender 63
– Impfstoff, monovalenter 92
– Indikationsimpfung 62
– Infektiosität 269
– Inkubationszeit 92
– Kombinationsimpfstoff s. Masern-Mumps-Röteln-Varizellen-Impfung 271
– Komplikationen 270
– – Erwachsener 270
– – Kind 270
– – Schwangere 270
– Lebendimpfstoff 15
– Nachholimpfung bei Kinderwunsch 304
– neonatale 271
– peripartale 271
– Postexpositionsimpfung 92, 273
– Postexpositionsprophylaxe 273
– quantitatives Impfschutzkorrelat 27
– Wildvirusinfektion 272
Varizellenenzephalitis 270
Varizellenimpfstoff 271
– historische Daten 1
– Nebenwirkungen 272
Varizellenimpfung 271
– Arbeitsmedizin 69, 70, 272
– bei primärem Immundefekt 288
– Indikation 272
– Kind/Jugendliche in Gemeinschaftsunterkünften 53
– Kontraindikationen 273
– Schwangerschaft 301, 303
Vektor, viraler 6
Verletzungsfall, Tetanusimmunprophylaxe 245
Viatim 265
Vibramycin 83
Vibrio cholerae 110
– Antikörper 112
Vi-Polysaccharidtotvakzine
– konjugierte 265
– Typhus 265, 266, 267
Viren, attenuierte 6
Virosom 149
Virushepatitis 147, 149
Virusimpfstoff
– Fremdvirenfreiheit 20, 23
– humanes Serumalbumin 21
Vivotif 265, 266
Vogelgrippe 175
Vorsorge, arbeitsmedizinische 102
Vorsorgeuntersuchung, arbeitsmedizinische, DGUV-Grundsätze 66
Vorsorgeuntersuchungen (U4, U5)
– Grundimmunisierung 64

W
Wanderseuche 110
Waterhouse-Friderichsen-Syndrom 190
Westpazifik, Tuberkulose 257
Widal-Reaktion 264
Windpocken s. Varizellen 27
Working Seeds 22
Wunddiphtherie 118
Wundstarrkrampf s. Tetanus 242

Y
YEL-AND (Yellow fever vaccine-associated neurologic disease) 139
Yellow fever vaccine-associated neurologic disease 139
Yersinia pestis 208

Z
Zanamivir 180
Zecke 129, 130
– Aktivitätsschwankung 130
Zeckenbiss, FSME-Impfung 133
Zeckenenzephalitis, europäische s. FSME 79
Zeitabstand zwischen Impfungen 95
Zelllinien
– Impfvirenvermehrung 21
– nicht tumorigene 21
Zerebellitis 270
Zerebralschaden 296
– Impfung 297
Zervixkarzinom 173
Zivilprozess 33
ZNS-Erkrankung
– degenerative 40
– nicht progressive 47
– progressive 38
– Varizellen 270
ZNS-Schädigung, progressive 297
Zoonose 247
Zwangsimpfung 32
Zwerchfelllähmung 243
Zytokine 9, 10
Zytotoxische T-Zellen 10